重庆市出版专项资金资助项目

感染病科
常见临床综合征

Clinical Syndromes and Syndromic Illnesses
in Infectious Disease Practice

陈耀凯　编著

重庆大学出版社

内容提要

本书共收集 137 条与感染病科临床实践相关的临床综合征或具有综合征性质的疾病，按照中文名称、英文原名、同义名、定义和简史、临床表现、诊断、治疗和预后加以叙述。本书内容实用、新颖、系统、全面。书末附有中英文索引，以便查阅。读者对象为感染病科 / 传染病科及其他相关临床学科的医生及科研人员等，也可供医学院校师生参考。

图书在版编目（CIP）数据

感染病科常见临床综合征 / 陈耀凯编著. --重庆：

重庆大学出版社，2023.1

ISBN 978-7-5689-3751-1

Ⅰ.①感… Ⅱ.①陈… Ⅲ.①感染—疾病—综合征—

诊疗 Ⅳ.①R4

中国国家版本馆CIP数据核字（2023）第033644号

感染病科常见临床综合征
GANRAN BING KE CHANGJIAN LINCHUANG ZONGHEZHENG

陈耀凯　编著

策划编辑：鲁　黎

责任编辑：陈　力　鲁　黎　　　版式设计：鲁　黎

责任校对：刘志刚　　　　　　　　责任印制：张　策

*

重庆大学出版社出版发行

出版人：饶帮华

社址：重庆市沙坪坝区大学城西路21号

邮编：401331

电话：（023）88617190　88617185（中小学）

传真：（023）88617186　88617166

网址：http：//www.cqup.com.cn

邮箱：fxk@cqup.com.cn（营销中心）

全国新华书店经销

重庆升光电力印务有限公司印刷

*

开本：787mm×1092mm　1/16　印张：38　字数：744千

2023年1月第1版　　2023年1月第1次印刷

ISBN 978-7-5689-3751-1　定价：168.00元

编者（按姓氏笔画排序）

刘　敏　许晓蕾　李　瑶　杨红红　张　南

何小庆　陈叶苗　陈耀凯　欧阳净　周怡宏

赵　庭　赵文利　袁　婧　聂静敏　黄广宇

黄银秋　蒋业贵　覃学英　鲁雁秋　曾妍茗

前　言 | Foreword

　　综合征是指病因或（和）发病机制不明，而临床表现为一组症状、体征或其他异常的疾病。综合征数量日益增多，迄今各科综合征已达万余条之多，超过内科学、外科学、妇产科学及儿科学疾病病名的总和，给广大临床医师阅读文献和诊断工作带来不便。感染科疾病常涉及多个器官、系统和领域，综合征性疾病较多，其中不少为复杂或少见综合征，临床诊治困难。为此，我们组织感染科专家、教授和高年资医师，参阅文献资料，结合日常工作中的经验，编写了这本《感染病科常见临床综合征》。本书共收集 137 条与感染病科相关的综合征性疾病，约 70 万字，分为肝脏病相关综合征、感染性疾病、免疫性疾病、危重症及其他等章节。每个综合征按照中文名称、英文原名、同义名、定义与简史、临床表现、诊断、治疗和预后加以叙述。

　　本书收录的综合征性疾病包括以下几类：①中英文均以综合征命名者，如汉坦病毒肺综合征及全身炎症反应综合征等；②目前常用名称不以综合征命名，但曾经以综合征命名或同义名中有以综合征命名者，如原发性胆汁性肝硬化同义名为 Hanot 综合征、原发性硬化性胆管炎同义名为 Mirizzi 综合征等；③中英文名称均不以综合征命名，但病因或发病机制不明，且临床表现为综合征者，如斑疹伤寒、猫抓病等；④其他，如发热虽不是一种独立疾病，但为感染病科所常见，在此一并收入以利于查阅；部分综合征并非感染病科收治范畴，但易与感染病科疾病相混淆，亦收入本书以方便参考。

　　本书参考了大量文献、著作和科研成果，谨向这些作者表示衷心的感谢和诚挚的敬意。限于篇幅，参考文献和书籍未能一一列出，谨此表示歉意。

　　限于水平，书中可能存在不少缺点和可商榷之处，恳望读者及专家批评指正。

编　者

2022 年 2 月

目　录 | Contents

第一章　肝脏病相关综合征

第二章 感染性疾病

第三章 免疫性疾病

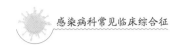

第四章　危重症

第五章　其　他

第一章
肝脏病相关综合征

第一节　肝炎及相关综合征

一、重型肝炎

【中文名】

重型肝炎。

【英文名】

severe hepatitis。

【同义名】

Rokitansky 病、Budd 黄疸、暴发性肝炎（fulminant hepatitis）、急性肝坏死（acute hepatic necrosis）、急性重型肝炎（acute severe hepatitis）、急性黄色肝萎缩。

【定义、简史】

重型肝炎是指在急、慢性肝炎基础上出现急性肝功能衰竭表现。广义地说，其内涵包括两方面：一是各种原因引起的急性或慢性肝炎，药物、中毒等非肝炎病毒所致的肝损害亦在此范畴之内；二是具有急性肝功能衰竭的病理生理表现与临床特征。重型肝炎临床表现复杂，发病机制尚未阐明，具有综合征性质。

由肝炎病毒感染所致的严重肝炎（肝功能衰竭）在西方国家较少见，而药物和毒物引起者则较常见，因此国外研究者主要从肝功能衰竭角度进行研究，绝少有"重型肝炎"的表述。国内因病毒性肝炎病情恶化而发生急性肝衰竭的病例在所有病因引起的急性肝衰竭病例中占大多数。发生急性肝衰竭的病毒性肝炎被称为"重型肝炎"，临床上分为"急性重型肝炎（acute severe hepatitis，ASH）""亚急性重型肝炎（subacute severe hepatitis，SSH）"及"慢性重型肝炎（gestational severe hepatitis，CSH）"三型。ASH 又名暴发性肝炎、肝性脑病前期（prehepatic encephalopathy，PEP），规定病程为起病后 2 周内发生严重的急性肝衰竭；SSH 指起病 2～24 周发生急性肝衰竭的急性病毒性肝炎；CSH 临床表现与 SSH 相似，但有慢性肝炎、慢性无症状乙型肝炎病毒（hepatitis B virus，HBV）携带状态或肝硬化的证据。

【病原学】

1. 甲型肝炎病毒（hepatitis A virus，HAV）　属于微小 RNA 病毒科，是一种无包膜正 20 面体颗粒，直径 27 nm，内含一条线状单正链 RNA 基因组，由衣壳包封而成核壳体，此即 HAV 病毒体。HAV 只有一种已知的血清型。该病毒对甲醛、氯及紫外线敏感，加热 98 ℃、1 min 可被灭活。野生株 HAV 基因组（HAV RNA）全长为 7 478 个碱基对（bp），由三大部分组成：① 5′-非编码区（5′-noncoding region，5′-NCR）位于基因组前段，长度为 734 bp，该区可能携带一些特殊信号，如顺式作用控制序列（cis-acting control sequence），对 HAV RNA 识别和结合宿主肝细胞质核蛋白体，从而影响 HAV 复制有重要意义；②编码区（coding region），即开放读码框架（open reading frame，ORF），仅 1 个，长度为 6 681 bp，可编码 2 227 个氨基酸的聚合蛋白（polyprotein）；③ 3′-非编码区（3′-NCR），位于 ORF 之后，长度为 63 bp，无编码病毒蛋白的功能，但含顺式作用信号序列，也参与 HAV 复制的调节。ORF 编码的聚合蛋白分 P1 区、P2 区和 P3 区。P1 区包括 4 种衣壳蛋白（capsid protein）：1A、1B、1C 和 1D，HAV 免疫决定簇抗原位点主要限定在 1C。P2 区包括 3 种结构蛋白：2A、2B 和 2C，2C 可能参与病毒的转录。P3 区包括 4 种非结构蛋白：3A、3B、3C 和 3D，3B 可能参与病毒体的组装。3D 是 HAV RNA 复制所依赖的 RNA 聚合酶，即 RNA 指导的 RNA 聚合酶（RNA-directed RNA polymerase，RDRP）。

2. 乙型肝炎病毒（hepatitis B virus，HBV）　属嗜肝 DNA 病毒。HBV 感染者血清中存在 3 种形式的病毒颗粒：①小球形颗粒，直径约 22 nm；②丝状或核状颗粒，直径约 22 nm，长度 100～1 000 nm。这两种颗粒均由与病毒包膜相同的脂蛋白即乙型肝炎表面抗原（HBsAg）组成，不含核酸，无感染性；③大球形颗粒，也称 Dane 颗粒，为完整的 HBV 颗粒，直径 42 nm，脂蛋白包膜（HBsAg）厚 7 nm，核心直径 27 nm，内含环状双股 DNA、DNA 聚合酶（DNA polymerase，DNAP）、核心蛋白即乙型肝炎核心抗原（HBcAg）。大球形颗粒是病毒复制的主体。

环状双链 HBV DNA 即 HBV 基因组，全长 3 182 bp（约 3.2 kb），其负链（长链）有 4 个主要 ORF：S 基因区、C 基因区、P 基因区和 X 基因区。S 基因（678 bp）编码含 226 个氨基酸的多肽，称为 S 蛋白、小表面抗原（SHBsAg）或主蛋白。HBsAg 共分 10 个亚型，包括 ayw_1、ayw_2、ayw_3、ayw_4、ayr、adw_2、adw_4、adr、adyw 和 adyr，共同决定簇 a 的抗体对不同亚型感染有保护作用。HBV 分为 7 个基因型，即 A、B、C、D、E、F 及 G 型。A 型主要分布在北欧和非洲，B 型和 C 型分布在东亚，D 型分布在中东、北非和南欧，E 型分布在非洲，F 型仅分布在南美。我国慢性乙型肝炎与无症状 HBV 携带者以 B 型和 C 型为主，其中北方主要是 C 型。与 B 型相比，C 型更易发生肝硬化，且对 α- 干扰素应答较差；肝硬化患者 C/B 混合型约占 50%，与无症状携带者基因型相比有差异，提示不同型别混合感染与炎症及重症化相关。C 基因区全长 636 bp，由前 C 基因和 C 基因组成。前 C 基因编码功能性信号肽（functional signal peptide），功能性信号肽将 HBeAg 前体蛋白引导至肝细胞内质网膜，其氨基端和羧基端被部分削减，即形成 HBeAg。C 基因（549 bp）编码含 183 个氨基酸的多肽，称为核心蛋白（即 HBc）。血清中检测不出游离 HBc。其特异性抗体称抗 -HBc。HBeAg 阳性表示 HBV 复制活跃，是传染性强的标志。抗 -HBe 阳性如系抗病毒治疗或机体产生了对 HBV 的免疫清除作用，表示 HBV 复制减弱，传染性降低；如系前 C 基因变异所致，则仍常见 HBV 复制，并有传染性。P 基因区全长 2 496 bp，编码含 832 个氨基酸的多肽，称为 HBV DNA 聚合酶。HBV DNA 聚合酶具有 DNA 依赖性 DNA 聚合酶（DNA-dependent polymerase，DDDP）、RNA 依赖性 DNA 聚合酶（RNA-dependent DNA polymerase，RDDP；系逆转录酶）和 RNA 酶 H 活性，血清 HBV DNA 聚合酶阳性是 HBV 复制和有传染性的标志。X 基因区全长 462 bp，编码含 154 个氨基酸的多肽，称为乙型肝炎 X 抗原（HBxAg），也是 HBV 复制和有传染性的标志。血清 HBxAg 及其特异抗体抗 -HBx 动态变化和 HBeAg 及抗 -HBe 大体一致。HBxAg 有反式激活（trans-activation）功能，可激活肝细胞基因组内的原癌基因（proto-oncogene），促使肝细胞癌变，故与原发性肝癌的发生有关。HBV DNA 负链全长 3 281 bp，而 4 个主要 ORF 相加总长为 4 734 bp，所以各 ORF 必须重叠，以反复利用长度有限的基因组。

HBV 基因组虽为环状双链 DNA，但其复制过程很特殊，正链（短链）在自身 DDDP 的作用下先延伸将正链缺口封闭而成共价闭合环状 DNA（covalently closed circular DNA，cccDNA），以此为模板在宿主肝细胞转录酶即 DNA 指导的 RNA 聚合酶（DNA-directed RNA polymerase，DDRP）的作用下转录成复制中间体——前基因组 RNA（pregenomic RNA，即 HBV mRNA），再以此为模板在病毒 RDDP 作用下逆转录成子代负链 DNA。前基因组 RNA 模板即被病毒 RNA 酶 H 降解。然后在病毒 RDDP 作用下以子代负链 DNA 为模板合成子代正链 DNA。该双链 DNA 部分环化，即完成 HBV 基因组复制。HBV 复制时，HBV DNA 可出现于肝细胞和血清中。存在于肝细胞和血清中的游离型 HBV DNA 是 HBV 复制和传染性强的标志。慢性 HBV 感染者常见 HBV DNA 整合入肝细胞 DNA 序列，整合的 X 基因可顺式激活其附近的原癌基因，也是诱导肝细胞癌变的重要因素。

HBV 复制方式的一个最显著特点是以 mRNA 中间体进行逆转录，这一过程因缺乏校对酶（proofreading enzyme）而容易发生错误，从而在 HBV DNA 序列内发生一些突变形成准种（quasispecies），即存在于同一宿主中相互关联而各不相同的病毒株。HBV 对黑猩猩易感，恒河猴也可受感染，但体外培养尚未成功。HBV 在外界抵抗力很强，能耐 60 ℃、4 h 及一般浓度的消毒剂。煮沸 10 min、高压蒸气消毒及 2% 过氧乙酸浸泡 2 min 可灭活。

3. 丙型肝炎病毒（hepatitis C virus，HCV） 属黄病毒科，直径 30 ~ 60 nm。HCV 基因组为一线状单股正链 RNA，全长 9.4 ~ 9.6 kb。由编码区、5′- 非编码区和 3′- 非编码区组成。编码区包括结构基因和非结构（NS）基因。结构基因分 C 区和 E 区，相应的编码产物分别是核心蛋白和包膜蛋白，由它们组装病毒颗粒。非结构基因分别为 NS_1、NS_2、NS_3、NS_{4a}、NS_{4b}、NS_{5a} 和 NS_{5b} 基因，相应的编码产物依次是 NS_1、NS_2、NS_3、NS_{4a}、NS_{4b}、NS_{5a} 和 NS_{5b} 蛋白。E 区又分成 E_1 区和 E_2 区，后来认为 NS_1 基因实际就是 E_2 区，故用 E_2/NS_1 表示，属包膜结构基因而不属于非结构基因。C 区和 E1 区、E_2/NS_1 区表达产物（核心抗原和包膜蛋白）均含重要的抗原表位（核心抗原和包膜抗原）。NS_3 蛋白为病毒蛋白酶和 HCV RNA 的螺旋酶，NS_5 蛋白为 HCV RNA 指导的 RNA 聚合酶。故非结构蛋白主要是参与 HCV 复制的功能酶。HCV 与 HBV 相比，许多生物特性存在差别：① RNA 病毒 HCV 不如 DNA 病毒 HBV 稳定，更易变异，因而更易慢性化；② HCV 复制过程无逆转录环节，不像 HBV DNA 那样可整合入肝细胞基因组；③ HCV 感染者的病毒血症水平比 HBV 感染者低得多，因而感染力也弱得多；④ HCV 感染者抗体水平很低，故自行康复的患者再次暴露 HCV 后有可能再次受感染。HCV 对有机溶剂敏感，终浓度为 10% 的氯仿可杀灭 10 倍黑猩猩感染剂量（CID/mL）病毒。加热 60 ℃、10 h 或用 1:1 000 甲醛在 37 ℃下处理 6 h 也可使血清传染性丧失。血制品中的 HCV 可用干热 80 ℃、72 h 或加变性剂使之灭活。

4. 丁型肝炎病毒（hepatitis D virus，HDV） 原称 δ 因子，是一种 RNA 病毒，颗粒呈球形，直径 35 ~ 37 nm，其外壳是嗜肝 DNA 病毒表面抗原（在人类为 HBsAg），内部含有丁型肝炎抗原（HDAg）和 HDV 基因组。HDV 基因组为一环状单股闭合负链 RNA，全长 1 679 bp。HDV 基因组为环状正链 RNA，也可折叠成双链杆状结构。HDAg 分 2 种抗原性相关的多肽，一种分子量为 24 kD，称 HDAg-P^{24}，另一种分子量为 27 kD，称 HDAg-P^{27}，均能与相应抗 -HD 发生特异性反应。HDV 是一种缺陷性病毒，其复制需要 HBV 等嗜肝 DNA 病毒的辅佐。HBV 等嗜肝 DNA 病毒为其提供 HBsAg 外壳，并协助其组装、成熟、分泌和释放。实验证明，黑猩猩、土拨鼠和北京鸭对 HDV 易感，可用于 HDV 感染动物模型的研究。

5. 戊型肝炎病毒（hepatitis E virus，HEV）　颗粒呈球形，直径 27 ~ 34 nm，平均 32 nm，无包膜，基因组为线状单正链 RNA，长度 7 200 ~ 7 600 bp。HEV 至少存在 7 种基因型，其中 4 种（基因型 1 ~ 4）是人类 HEV 感染的主要类型。最近有学者认为来自中国的 HEV 分离株至少可分为 2 个基因型，其中一部分与缅甸原型株相似，另一部分可能为一种新的基因型。1 型和 2 型只感染人类，主要通过饮用污染的水进行传播。而基因 3 型和 4 型可以同时感染人类和动物，动物宿主以世界各地的猪群为主。近年来，HEV 的传播途径除水源外，通过接触、食用猪或猪制品也成为 HEV 传播的途径，3 型、4 型 HEV 为食源性疾病的感染菌株之一。目前 HEV 感染在我国家畜中广泛存在，而我国又以猪为主要食用肉来源，这无疑增加了人类感染的风险。研究表明，中国东部和南部地区 4 型 HEV 可在猪和人之间传播；江苏省戊肝病例均为 HEV 基因 4 型，与猪 HEV 同源性达 95% 以上。

6. 己型肝炎病毒（hepatitis F virus，HFV）　病毒颗粒直径为 27 ~ 37 nm，在感染猴和肠道型非甲至非戊型肝炎患者的粪便提取物中均检测到 20 kb 长的病毒 DNA。

7. 庚型肝炎病毒（hepatitis G virus，HGV）　属于黄病毒属，为单股正链 RNA 病毒，直径小于 100 nm，基因组范围为 9 103 ~ 9 392 bp。3′ 端为非结构区，5′ 端为结构区，编码长约 2 900 个氨基酸多肽，只有 1 个 ORF。HGV 与 HCV 的基因组序列非常相似，HGV 可能是短缺病毒，其缺失部分位于聚合蛋白氨基末端的核心蛋白。到目前为止，已经确定了 HGV 的 5 个基因类型，它们之间的差别为 12%，其中 3 基因型主要在亚洲流行。

【发病机制】

发病机制尚未完全阐明，以下机制可从不同方面解释重型肝炎的发生与发展。

1. 病毒因素　一般而言，各种嗜肝病毒感染均可能引起重型肝炎，但发生率有很大差别。HAV 与 HEV 属于非囊膜肝炎病毒，而非囊膜病毒感染后重型肝炎的发生率很低。HBV、HCV 及 HDV 属于囊膜病毒，感染后较易发生重型肝炎，其中 HBV 感染、HBV/HDV 协同或重叠感染发生重型肝炎者较多见，单纯 HCV 感染发生重型肝炎者较

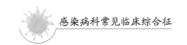

少。我国 HBV 感染率很高，因而重型肝炎绝大多数由 HBV 感染引起。HBV 变异与乙型肝炎患者发生重型肝炎可能存在某种联系，特别是前 C 区及基本核心启动因子（BCP）与乙型肝炎重型化的关系已经引起重视。

2. 免疫损伤　关于 HBV 感染引起重型肝炎的发生机制，早期存在 2 个著名的假说。一是 Dudley 假说：当 HBV 感染后，HBV 特异抗原和机体细胞或体液免疫反应之间即发生复杂的相互作用，其中细胞免疫反应决定着肝细胞损伤的严重性和持续性，在暴发性肝炎的发病机制中占据主导地位。进入体内的 HBV 与肝细胞相互接触，然后侵入肝细胞并在其中复制，产生新 HBV 颗粒和过剩的病毒外壳（即囊膜），此时并不引起肝细胞损伤。当 HBV 颗粒及外壳转移出肝细胞时，HBV 特异抗原被整合到受感染的肝细胞膜。释放入血液循环中的 HBV 特异抗原被免疫活性 T 淋巴细胞识别，T 淋巴细胞即发生增殖而产生致敏 T 淋巴细胞，继而致敏 T 淋巴细胞与受感染肝细胞膜上的 HBV 特异抗原发生反应，产生并释放多种可溶性因子，如转移因子、转化因子、细胞毒因子及巨噬细胞移动抑制因子等，结果 HBV 被清除，同时受感染肝细胞亦遭大量破坏。体液免疫反应对肝细胞损伤亦有一定作用，但不是主导因素。二是 Almeida-Woolf 假说：某些 HBV 感染者脾脏过早产生大量抗 -HBs，并通过脾静脉超大量地出现于门静脉中。同时，受 HBV 感染的肝细胞因被致敏 T 淋巴细胞攻击而溶解，细胞内 HBsAg 释放入肝血窦中。超量抗 -HBs 与 HBsAg 在肝血窦内相遇形成免疫复合物，由此激发肝内局限性Ⅲ型超敏反应——Arthus 反应。在该反应中，免疫复合物沉积于肝血窦内皮表面，结合、固定并激活补体，吸引中性粒细胞浸润及血小板凝聚，结果导致已受 HBV 感染和未受 HBV 感染的大量肝细胞发生局部缺血性坏死，从而发生暴发性肝功能衰竭。

暴发性肝炎发生于特异免疫反应亢进的个体。强烈的 T 细胞毒反应迅速破坏大量 HBV 感染的肝细胞；或由于早期产生大量特异性抗体充斥门静脉血，在肝血窦与肝细胞释放的 HBV 特异抗原结合成免疫复合物，沉积于肝细胞血窦内，激活补体。当抗体大大超过抗原量时，导致肝脏局限性Ⅲ型超敏反应，以肝出血性坏死为特征，并破坏大量肝细胞，形成原发损伤。

20 世纪 80 年代初，人们对 HBV 感染引起重型肝炎的认识进入一个新阶段，公认肝细胞坏死不是 HBV 大量复制的结果，机体强烈的细胞免疫反应才是肝细胞大量坏死的主导机制。细胞免疫反应分为两大类：一类是迟发型超敏反应，效应细胞是 CD4[+] 辅助性 T 细胞（Th），并证实为 Th1 细胞，称为迟发型超敏反应性 T 细胞，受Ⅱ类 MHC 分子限制，通过释放多种淋巴因子诱导炎症反应而损伤靶细胞；另一类是 T 淋巴细胞毒反应，效应细胞是 CD8$^+$ 细胞毒性 T 细胞（CTL），受 I 类 MHC 分子限制，通过细胞质颗粒释放穿孔素（perforin）和淋巴因子而损伤肝细胞。HBV 感染引起的肝细胞免疫病理损伤以 T 淋巴细胞毒反应为主。

3. 细胞因子损伤　由于肝内屏障受损，肠源性内毒素侵入体循环而形成内毒素血症。内毒素可激发 Shwartzman 反应，促进肝实质缺血性坏死，还可刺激单核 - 巨噬细胞释放肿瘤坏死因子 -α（TNF-α）、白细胞介素 -1（IL-1）、白细胞介素 -6（IL-6）和白三烯等炎性细胞因子，直接或间接促进肝细胞损害，造成继发损伤。HBV 感染可使肝细胞对 TNF-α 溶细胞作用敏感性增强。TNF-α 致肝坏死机制主要是通过与肝细胞膜 TNF-α 受体（mTNF-αR）结合，引发复杂的生化过程，破坏肝细胞脂质膜结构和 DNA，并损伤肝窦内皮细胞，促使肝窦内纤维蛋白沉积、微血栓形成和微循环障碍，导致大量肝细胞缺血缺氧。在这些病理环节中，TNF-α 起关键核心作用，其他细胞因子起协同和强化作用。上述原发和继发损伤因素共同导致急性大块肝坏死。目前认为原发损伤只引起肝细胞灶性坏死，继发损伤则导致肝细胞大块、亚大块坏死。故继发损伤危害最大。

总之，重型肝炎发病机制十分复杂，是多种因素交互作用的结果，归纳起来可分为两个方面：一是原发性损伤，包括免疫病理反应和 HBV 本身的作用；二是继发性损伤，即以 TNF-α 为核心的细胞因子等炎性介质对肝脏的致损伤效应（介质病）。

【病理改变】

基本病理变化包括肝细胞变性、坏死及凋亡，炎细胞浸润，肝细胞再生，Kupffer 细胞、小胆管及纤维组织增生。坏死区浸润的淋巴细胞以 CD8$^+$ T 淋巴细胞居多。肝细胞呈一次性坏死，坏死面积 > 肝实质的 2/3，或亚大块坏死，或桥接坏死，伴存活肝细胞的重度变性；坏死 > 2/3 者，多不能存活；反之，肝细胞保留 50% 以上者，肝细胞虽有变性及功能障碍，若度过急性阶段，肝细胞再生迅速，可望恢复。如发生弥漫性小泡性脂肪变性，往往预后较差。较陈旧的坏死区网状肝纤维塌陷，并可有胶原纤维沉积；残存肝细胞增生成团，可见小胆管增生和淤胆。在慢性肝炎或肝炎肝硬化基础上继发亚大块或大块肝坏死者，可见新鲜亚大块或大块坏死区有慢性陈旧病变的背景，炎细胞浸润密集，淤胆显著，肝组织结构高度变形。

【临床表现】

重型肝炎患者的基本临床表现主要是健康状况全面衰退、显著乏力、消化道症状

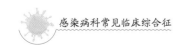

严重、黄疸进行性加深、出血倾向明显、焦虑和烦躁、低热及出现肝臭等。病情发展到一定程度，即发生急性肝性脑病或腹水。病情进一步发展，则可出现脑水肿、肝肾综合征、上消化道出血、严重继发感染等致命性并发症。

1. 急性重型肝炎（暴发性肝炎）　以急性黄疸性肝炎起病，2 周内出现极度乏力，消化道症状明显，迅速出现Ⅱ度以上（按Ⅳ度划分）肝性脑病，凝血酶原活动度 ≤ 40% 并排除其他原因，肝浊音界进行性缩小，黄疸急剧加深，或黄疸很浅，甚至尚未出现黄疸。出血倾向明显（如注射部位大片瘀斑），一般无腹水。常在 3 周内死于脑水肿或脑疝等并发症。

2. 亚急性重型肝炎　以急性黄疸性肝炎起病，15 d 至 24 周内出现极度乏力，消化道症状明显，凝血酶原活动度 ≤ 40% 并排除其他原因，黄疸迅速加深，每日上升 ≥ 17.1 μmol/L 或血清胆红素大于正常值 10 倍。首先出现Ⅱ度以上肝性脑病者，称脑病型；非脑病型中首先出现腹水者，称腹水型。

3. 慢性重型肝炎　发病基础有：①慢性肝炎或肝硬化病史；②慢性 HBV 携带史；③无肝病史及无 HBsAg 携带史，但有慢性肝病体征（如肝掌、蜘蛛痣等），影像学改变（如脾脏增厚等）及生化检测改变者（如丙种球蛋白升高，白 / 球蛋白比值下降或倒置）；④肝穿刺检查支持慢性肝炎。

慢性重型肝炎起病时的临床表现同亚急性重型肝炎，随着病情发展而加重达到重型肝炎诊断标准（凝血酶原活动度 ≤ 40%，血清总胆红素大于正常值 10 倍或每日上升 ≥ 17.1 μmol/L）。为便于判定疗效及估计预后，亚急性重型和慢性重型肝炎可根据其临床表现分为早、中、晚三期：

（1）早期　符合重型肝炎的基本条件，如：①严重乏力及消化道症状；②黄疸迅速加深，血清胆红素大于正常 10 倍；③凝血酶原活动度 ≤ 40% 或经病理证实。但未发生明显的脑病，亦未出现腹水。

（2）中期　除具备重型肝炎 3 项基本条件外，又出现Ⅱ度以上肝性脑病或明显腹水、出血倾向（出血点或瘀斑），凝血酶原活度 ≤ 30%。

（3）晚期　有难治性并发症如肝肾综合征、消化道大出血、严重出血倾向（注射部位瘀斑等）、严重感染、难以纠正的电解质紊乱或Ⅱ度以上肝性脑病、脑水肿，凝血酶原活动度 ≤ 20%。此期已趋向多器官衰竭。

肝性脑病的临床表现因原有肝病类型、肝细胞损害程度、起病缓急以及不同诱因而有所不同。大多数肝性脑病患者最早出现性格改变，这种改变没有固定模式，可偏重欣快，也可偏重抑郁或孤僻。早期患者还可出现昼夜睡眠规律颠倒或失眠。肝性脑病患者可出现扑翼样震颤，这是一种相对特异的体征，在肝性脑病早期、中期直至完全昏迷前均可出现，亦可见舌、下腭及面部的微细震颤。随着病情进展，一切震颤消失。患者智能发生改变，表现为时间和空间概念不清、人物概念模糊、吐词不清、颠三倒四、书写困难、对简单的计算不能作出正确的回答或回答缓慢。继智能障碍之后，患者可出现较明显的意识障碍，开始处于昏睡状态，但对刺激尚有反应，各种反射或可引出。此后肝性脑病进一步发展，患者即进入全昏迷状态，各种反应、反射均消失，可有脑水肿表现。

根据肝性脑病的发生、发展及病情的缓急轻重，可分为急性型、慢性型及肝脑变性型。急性型与慢性型肝性脑病的主要表现与区别见表1-1。在慢性型肝性脑病患者中，特别是自发性或术后的门-体静脉分流患者，肠源性毒性物质不断随肝内外分流注入体循环，患者中枢神经系统经常暴露于毒性代谢产物或代谢失衡作用之下，逐渐出现一些不可逆的精神、神经症状。本型已不是单纯的功能性改变，而是具有脑组织的广泛退行性变，包括Alzheimer Ⅱ型星状胶质细胞增生或皮质脊髓小脑囊和后索的脱髓鞘变化，从而产生一系列脑脊髓损害表现。因与脑组织变性有关，故称为肝性脑病。

表1-1　急性型肝性脑病和慢性型肝性脑病的区别

特征	急性型	慢性型
起病速度	急剧	缓慢
肝脏急性萎缩	显著	不明显
腹壁侧支循环	多无	有
腹水	无或有	常见
扑翼样震颤	可见	常见
躁狂	常见	罕见
血清胆红素	显著升高	轻中度升高或正常
血氨	升高或不升高	显著升高
血清氨基酸	除支链氨基酸外，普遍增加	芳香氨基酸增加，支链氨基酸降低
中枢神经系统	脑水肿常见，易形成脑疝	神经胶质异常极常见（Ⅱ型星状胶质细胞增生）
肝脏病变	坏死表现	肝硬化表现

腹水是重型肝炎的常见体征。少量腹水只能在肘膝位叩诊脐部显示浊音而确定，中等量腹水则出现显著的移动性浊音。大量腹水时两侧胁腹膨出如蛙腹，检查时将左手置于患者的右侧腹壁，以右手指叩击左侧腹壁，左手掌便可感觉到一种波动感。

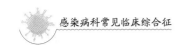

出血症状也是重型肝炎的常见表现，出血发生率可高达 73%，其中严重出血发生率可达 30% 以上。最常见的出血部位是胃肠道，主要是胃黏膜糜烂和食管胃底静脉曲张破裂所致。其他尚可见到鼻咽、肺、腹膜后、肾脏和皮肤注射部位出血。

【并发症】

1. 脑水肿　中枢神经系统主要并发症是脑水肿，严重者可发生脑疝。缺氧、毒素、脑代谢异常和脑血流动力学改变等因素是引起脑水肿的主要原因。

2. 肝肾综合征　由于内毒素血症、肾血管收缩、肾缺血、前列腺素 E2 减少以及有效血容量下降等因素导致肾小球滤过率和肾血浆流量降低，从而引起急性肾功能衰竭，这种肾功能衰竭多为功能性的，但亦可发展为急性肾小管坏死。

3. 肝肺综合征　患者可出现气促、呼吸困难、肺水肿、间质性肺炎、盘状肺不张、胸腔积液和低氧血症等病理和功能改变，统称为肝肺综合征。产生的原因是肺内毛细血管扩张或（和）动静脉分流所致。

4. 成人呼吸窘迫综合征　急性肝衰竭时，肺内血液分流量增大，血液氧合度下降，加之肝昏迷易致呼吸道分泌物滞留、肺部感染和出血，以及大量腹水使横膈抬高而压迫双肺，均可严重影响换气功能，引起低氧血症。低氧血症导致血管内皮细胞损伤和代谢性酸中毒，使肺毛细血管通透性增加。内毒素直接或间接损伤肺毛细血管 - 肺泡界面，促使血浆外渗。肝细胞广泛坏死释放大量凝血活酶入血，触发凝血系统，加之内毒素血症的促凝作用，均易致弥散性血管内凝血（DIC），加重肺脏及其他脏器微循环障碍，以上因素共同促使急性呼吸窘迫综合征（ARDS）的发生。

5. 继发感染　重型肝炎患者常伴有免疫功能下降，容易发生继发感染。细菌和真菌感染发生率约 80%，是重型肝炎患者的主要死亡原因之一。

6. 颅内大出血　某些重型肝炎患者在病程中突然发生死亡，小脑延髓池穿刺证实为颅内大出血。颅内大出血虽然少见，但后果严重。

【实验室检查】

1. 病原学检查　通过免疫学检测及聚合酶链式反应（PCR）等方法可发现肝炎病毒感染的证据及病毒复制状态。

2. 肝功能检查

（1）血清胆红素　由于肝细胞严重损伤、胆小管阻塞及破裂等原因，血清内总胆红素明显升高（> 171 μmol/L）或在短期内迅速升高（每日上升 ≥ 17.1 μmol/L）。直接胆红素与间接胆红素均有升高。

（2）血清酶学检查 各种原因所致的肝细胞损伤都会导致血清丙氨酸转氨酶（ALT）及天门冬氨酸转氨酶（AST）活性增高。重型肝炎患者，由于肝细胞大量坏死，ALT 及 AST 活性反而迅速下降。与此形成对比的是，血清胆红素显著升高，此现象称为"胆酶分离"。急性肝炎时，血清胆碱酯酶（ChE）活性增高，但重型肝炎时由于肝细胞严重损害与坏死，此酶活性显著降低。此外，血清碱性磷酸酶（ALP）及 γ-谷氨酰转肽酶（GGT）可有不同程度增高。

（3）蛋白代谢检查 肝细胞大量坏死可导致血清白蛋白降低，血清白蛋白逐渐下降者多预后不良。球蛋白含量及 γ-球蛋白比例增高提示慢性肝病的存在。

（4）血清总胆汁酸 急性肝炎、慢性肝炎、重型肝炎及胆道梗阻时，胆汁酸合成、摄取及排泄均存在障碍，因此血清胆汁酸水平明显升高，尤以重型病毒性肝炎和肝外胆道梗阻最为显著。

3.凝血功能检查

（1）凝血酶原时间（PT） 凝血因子Ⅰ、Ⅱ、Ⅴ、Ⅶ、Ⅹ中任何一种缺乏均可致 PT 延长。PT 的表示方法有 3 种：①PT 延长的秒数，比对照值延长 3 s 为异常；②国际标准化比值（INR），即通过一定的校正系数计算患者 PT 与正常对照者 PT 的比值，>1.2 为异常；③凝血酶原活动度（PTA）由 PT 计算而来。急性肝衰竭患者由于肝脏合成上述凝血因子障碍，PT 明显延长，PTA<40%。

（2）活化部分凝血活酶时间（APTT） 参与内源性凝血系统的任何因子缺乏时均可致 APTT 延长。APTT 延长首先提示凝血因子Ⅷ、Ⅸ、Ⅺ、Ⅻ缺乏，但也提示凝血因子Ⅰ、Ⅱ、Ⅴ、Ⅹ缺乏。肝功能衰竭时 APTT 延长非常常见。

（3）纤维蛋白原定量 重型肝炎时，由于肝细胞合成能力降低及并发 DIC 等原因，可出现血浆纤维蛋白原含量降低。

4.血氨测定 重型肝炎时，肝细胞合成尿素功能障碍，体内氨不能被清除，加之门-体分流使来自肠道的氨直接进入体循环，因此可出现血氨增高。

5.血清电解质 重型肝炎时，血清电解质平衡紊乱极为常见，其中以低钾血症、低钠血症及低氯血症最为常见，但有时也可出现高钾血症、高钠血症及高氯血症。

6.酸碱平衡检查 重型肝炎时常出现酸碱平衡失调，其中以呼吸性碱中毒较为常见，其次是代谢性碱中毒。

7.血糖测定 空腹血糖低，餐后血糖高；肝细胞严重损伤时，对胰岛素的灭活功能降低，继而影响胰岛素功能，有可能会导致低血糖，甚至引起低血糖昏迷。

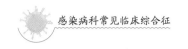

【诊断】

重型肝炎的诊断要点包括患者的全身状况极差，高度乏力，显著厌食，恶心，呕吐，厌油，呃逆，腹胀，黄疸迅速加深，出血倾向明显，言语性格改变，不同程度的意识障碍，肌张力增强，扑翼样震颤阳性，出现肝臭，肝浊音界进行性缩小，腹水迅速出现，胆酶分离现象，胆碱酯酶活性显著降低，PA ≤ 40%，血清胆固醇及胆固醇酯降低，血浆鲎溶解试验阳性，血氨水平升高，血清 AST/ALT 比值增高，血浆支链氨基酸 / 芳香氨基酸比值下降等。

重型肝炎在临床上可分为早期、中期和晚期。早期患者有严重的全身及消化道症状，黄疸迅速加深，血清胆红素 ≥ 171 μmol/L 或每日上升 ≥ 17.1 μmol/L，PTA ≤ 40%，但未发生明显的肝性脑病，也未出现腹水。中期指患者在早期的基础上发生 II 度以上肝性脑病或出现明显腹水。晚期指患者发生难治性或致死性并发症，如脑水肿、肝肾综合征、上消化道大出血、严重继发感染等，此期实际上已陷入多器官功能衰竭。慢性肝衰竭最常见于失代偿性肝硬化和门 - 体分流状态，其特点是慢性肝性脑病反复发作，黄疸可深可浅，大多较浅，甚者可无黄疸，血氨水平高。

【鉴别诊断】

1. 胆道阻塞性疾病及严重胆道感染　此类疾病一般黄疸深而肝功能损害轻，ALT 上升幅度小，但常有发热、腹痛、肝肿大等特点可资鉴别。肝功能衰竭可因 ALT 正常或轻度升高而被误诊为肝外阻塞性疾病，特别是肝功能衰竭伴有胆囊肿大者更易混淆。

2. 肝内胆汁淤积综合征　肝内胆汁淤积综合征特别是胆汁淤积性肝炎，黄疸可以很深，有时会误诊为重型肝炎。但本症存在"三分离"特点：黄疸深而消化道症状轻；黄疸深而血清 ALT 不太高；黄疸深而 PT 延长不明显。患者多有明显皮肤瘙痒及粪便颜色变浅，血清 ALP 及 GGT 活性明显升高，极少出现肝性脑病、出血及腹水。

3. 高黄疸病毒性肝炎　患者血清胆红素超过 171 μmol/L，甚至达到 500 ~ 600 μmol/L，但一般情况较好，全身乏力和消化道症状不很严重，出血倾向不明显，PTA > 40%。此类患者预后较好，但也可进一步加重而发生肝功能衰竭。

4. 重度肝性脑病应与其他原因引起的昏迷相鉴别　许多疾病可致昏迷，如重症乙型脑炎、暴发型流行性脑脊髓膜炎、中毒型菌痢、肾综合征出血热等感染性疾病，以及尿毒症、低血糖昏迷、水电解质紊乱等非感染性疾病。严重输液反应亦可致意识障碍、黄疸、休克、出血及肾功能衰竭。应注意鉴别。

【治疗】

重型肝炎的形成是肝细胞以不同速度发生大量坏死和凋亡而陷入肝衰竭的过程。肝衰竭能否逆转，决定因素是尚存活肝细胞数量多寡。如果肝细胞死亡殆尽，丧失再生基础，欲用药物使肝衰竭逆转的机会甚少，所以必须在尚有相当数量存活肝细胞早期或较早期抓紧监护和治疗。

1. 支持疗法　患者入院后需绝对卧床休息，实施重症监护、观察患者病情变化，同时给予对症治疗，包括预防感染、加强营养支持、补充新鲜血浆或白蛋白、补充足量维生素、维持血容量和胶体渗透压及纠正水电解质酸碱平衡等，防止上消化道出血、肝性脑病、肝肾综合征等并发症的发生。

2. 饮食、热量、静脉营养　饮食蛋白量应在病变恢复需要和肝功能可耐受之间，进行不同病期的个体化探索。在血浆白蛋白过低、水肿及腹水时，更需给高蛋白饮食，可按 1.5 ~ 2.0 g/（kg·d）体重计算，即成人需 100 ~ 120 g/d。肝性脑病早期（首日）应严格限制蛋白质摄入，以减少肠源性氨的来源，以后每日蛋白质摄入量为 1.5 g/kg 体重，植物蛋白可能较易耐受。待清醒后逐渐增加蛋白质供应，以患者耐受为度。支链氨基酸未必能拮抗芳香族氨基酸，但用于营养目的，以维持正氮平衡，可能较为安全。高糖和高维生素是肝病的常规饮食，脂肪量不必限制。热量常需 8 300 kJ/d 以上。有些患者病情恶化，可能与消耗、衰竭而热量长期不足有关。肝衰竭时，糖利用无明显异常，而糖原合成与贮备不足。热量主要由葡萄糖溶液补给，但时间过久浓度过高时因肝脏不能同化而以尿糖排出，单用葡萄糖溶液常不能满足热量需求。适量静脉滴入脂肪乳是重要的。静滴葡萄糖溶液应注意时间分配，防止夜间和清晨低血糖。葡萄糖抑制神经毒胺（如酪胺等）的产生；蛋白提高血浆胶体渗透压，可有效控制腹水；支链氨基酸的作用也主要是营养性的，可获得与同量饮食蛋白的正氮平衡，而很少因氮素增加引起脑病。

早期低钠一般仅限制液体入量以纠正血钠稀释。终末期低钠血症可能因 Na^+ 进入细胞，体内钠贮备甚至过负荷，补充高渗氯化钠可引起脑水肿或肺水肿，补充高渗氯化钠需严格限制在肯定有大量失钠或血钠水平低于 120 mmol/L 的患者。低钾时同时口服和静脉补钾。低钙时可予 10% 葡萄糖酸钙 10 mL 等量稀释后静滴；每输入 200 mL 枸橼酸血液，另补钙 1 g。绝大多数患者有呼吸性碱中毒或同时有代谢性碱中毒。因而重点应纠正碱中毒血症。当有乳酸血症时，主要应纠正低氧血症、休克或肾衰竭。

3. 药物治疗

（1）抗病毒治疗　对血清 HBV DNA 阳性，提示 HBV DNA 复制活跃者，可酌用拉米夫定、阿德福韦、恩替卡韦以及胸腺肽 α_1 治疗，可试用 α- 干扰素（IFN-α）。早

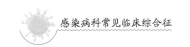

期应用可阻止与病毒复制相关的肝坏死，长期应用有助于预防病情复发。

（2）其他药物　国内目前应用肝细胞生长因子（HGF）、前列腺素 E1（PGE1）、天门冬氨酸钾镁，还原型谷胱甘肽等药物静脉滴注治疗重型肝炎较多。*N-* 乙酰半胱氨酸（*N*-acetylcysteine，NAC）可改善血液动力学和氧在组织中的释放和利用，抑制 TNF-α 等炎性细胞因子和氧自由基，从而改善病情，用法为 100 mg/kg 体重在 16 h 内缓慢静滴。

4. 拮抗肠源性内毒素血症和炎性细胞因子　重型肝炎患者极易发生内毒素血症，发生率可达 70% ~ 100%。积极抗内毒素治疗对于重型肝炎 / 肝功能衰竭者具有极为重要的临床意义。应用肠道抗菌剂、乳果糖或拉克替醇口服，以及采用保留灌肠等方法都有减轻肠源性内毒素血症的功效。

5. 抑制肝细胞凋亡　半胱氨酸天门冬氨酸特异性蛋白酶（caspase）在细胞凋亡途径中发挥关键作用，抑制 caspase 可有效抑制肝细胞凋亡。目前已对多种 caspase 家族成员抑制剂进行了临床前研究，初步显示对阻止暴发性肝衰竭的发生发展具有显著效果。

6. 防治肝性脑病

（1）降低血氨　每日蛋白摄入量为 1.5 g/kg 体重。口服新霉素抑制肠道细菌繁殖，减少氨的产生，用法为 0.2 g/ 次，3 ~ 4 次 /d。口服乳果糖或拉克替醇，可通过降低肠腔 pH 值而抑制肠菌产生氨及氨的吸收。其中拉克替醇效果稳定，口感较好，易为患者接受。或用适量生大黄泡开水口服，使患者保持轻泻状态，以减少氨的吸收。

氢氯精氨酸通过鸟氨酸循环降低血氨，但急性肝衰竭时鸟氨酸循环中的酶类活性减弱，解氨的能力有限，疗效不佳，但可用其纠正碱中毒。用法为 5 ~ 10 g/ 次，溶于液体静滴。鸟氨酸 - 天门冬氨酸（商品名雅博思）有降解氨的功效。用法为Ⅰ~Ⅱ度肝性脑病 20 ~ 40 g/d，Ⅲ~Ⅳ度肝性脑病 100 ~ 150 g/d，稀释静滴，意识改善后减量。

肝性脑病使内源性阿片样肽增多，可促进肝性脑病。纳洛酮为阿片受体拮抗剂，可作为治疗肝性脑病的药物之一。用法为 0.4 mg/ 次，静注每 2 h 1 次，待苏醒后延长注射时间，维持 2 d。若肝性脑病很快进入Ⅳ度，可改为每小时 1 次。

氟马西尼（flumazenil）为苯二氮䓬受体拮抗剂，是治疗肝性脑病新药，用药后患者苏醒率较高，显效快，用药量小，体内代谢快。本品 15 mg 静滴 3 h，可使大部分患者肝性脑病改善，但需反复用药，显效用药量个体差异较大。

（2）对抗假性神经递质　左旋多巴可通过血脑屏障，经多巴脱羧酶作用变成多巴胺，再变成去甲肾上腺素和肾上腺素（真性神经递质），取代假性神经递质，用法为首剂 100 mg 静滴，以后每 12 h 递增 100 mg，可达 300 ~ 600 mg。维生素 B_6 可使左旋多巴在血中脱羧过快，故两药不能同时使用。

（3）纠正氨基酸代谢　补充富含支链氨基酸溶液以求使血浆支链氨基酸与芳香氨基酸的比例恢复正常，抑制芳香氨基酸入脑，而且可以补充营养。用法为 250～500 mL/d。

7. 防治脑水肿　脑水肿、脑疝是肝性脑病的直接死因。预防措施主要是限制水的输入量。治疗常用 20% 甘露醇或 25% 山梨醇，每次 1～2 g/kg 体重，加压于半小时内输入，每 4～6 h 1 次，可以单用或与 50% 葡萄糖液 100 mL 交替使用。并发肝肾综合征时，为防血容量过高宜改用速尿静注，速尿还可抑制脑脊液分泌。

8. 防治消化道大出血　给予氢离子受体拮抗剂甲氰咪胍、雷尼替丁或氢泵抑制剂洛赛克。可静脉注射维生素 K、止血敏、凝血酶原复合物和多次输新鲜血液。用冰盐水洗胃，去甲肾上腺素 8 mg 溶于 10% 葡萄糖 500 mL 中持续胃管滴入，有一定止血作用。生长抑素（somatostatin）250 μg 静脉注射，接着 100 μg 稀释后持续静脉滴入疗效较好。

9. 防治肝肾综合征　禁用肾毒性药物。肝肾综合征应当与肾前性少尿鉴别。一旦发生，应严格限制入水量，用大剂量速尿，但成功者甚少。高钾形成很快，患者多死于高钾。血液透析治疗仅有暂时疗效。当肝肾综合征兼发脑水肿时，连续肾替代治疗暂时效果明显。特利加压素（terlipressin）或鸟氨酸加压素（ornipressin）加白蛋白输注治疗肝肾综合征疗效较好。

10. 腹水的治疗　宜排钾利尿药和保钾利尿药合用，常用安体舒通加双氢克尿塞、氨苯蝶啶加速尿口服。与血浆、白蛋白配合可提高利尿效果。

11. 自发性细菌性腹膜炎的治疗　腹水氧分压不低，大多为需氧菌感染，宜选用抗菌强的新型喹诺酮类药物及第三代头孢菌素治疗，控制感染。随着细菌耐药的增多，有时需用第四代头孢菌素或碳青霉烯类治疗。

12. 人工肝支持疗法　见有关章节。

13. 肝移植　通过同种异体肝移植治疗重型肝炎，确能显著提高存活率。术后肝炎病毒再感染可用高效价乙型肝炎免疫球蛋白（HBIG）和拉米夫定进行预防。国内通过肝移植治疗重型肝炎的研究发展较快，经验正在积累，最近发现有拉米夫定逃逸株，须用阿德福韦控制。在等待供肝期间可用人工肝辅助装置治疗以支持肝功能。

【预后】

重型肝炎病死率高，曾高达 90% 以上。随着近年来治疗措施的不断进步，病死率有所下降，但仍维持在较高水平。早期诊断、早期正规治疗有利于降低病死率。年龄较小、治疗及时、无并发症者病死率较低。急性重型肝炎存活者远期预后较好，多不发展为慢性肝炎和肝硬化；亚急性重型肝炎存活者多数转为慢性肝炎或肝硬化。

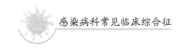

【参考文献】

［1］康谊，曾艳丽. 重型戊型肝炎［J］. 肝博士，2016（6）：45-46.

［2］龚晓莹，周阳. 庚型肝炎病毒感染的研究进展［J］. 中国医药导报，2010，7（19）：12-13.

［3］李兰娟，任红. 传染病学［M］. 9 版. 北京：人民卫生出版社，2018.

（陈耀凯　鲁雁秋）

二、暴发性肝炎样综合征

【中文名】

暴发性肝炎样综合征。

【英文名】

fulminant hepatitis like syndrome。

【同义名】

无。

【定义、简史】

本综合征是指一组非病毒性因素引起并具有暴发性肝炎样表现的肝病综合征，其中包括妊娠急性脂肪肝、酒精、四环素致中毒性肝炎及 Reye 综合征等。1973 年日本医生奥村首先总结。

【发病机制】

病因及发病机制不明，一般认为是肝脏脂肪代谢紊乱所致。酒精、四环素中毒、妊娠、某些病毒或肝毒性物质等均可导致肝脏脂肪代谢紊乱而引起本综合征。

【病理改变】

病变肝脏呈急性黄色肝萎缩的病理改变。

【临床表现】

不同病因引起者，其共同表现为急性起病、重度恶心、呕吐及腹胀、进行性黄疸、肝功能衰竭、出血倾向及意识障碍等症状。

1. 妊娠期急性脂肪肝　患者多为 20～30 岁初产妇，在妊娠晚期（36～40 周）突发颜面浮肿、蛋白尿、高血压，继而上腹痛、恶心、呕吐、出血倾向、黄疸进行性加深、意识障碍，血胆红素明显升高、尿胆红素阴性、血 ALT 不增高为其特征，并常有低血糖。病死率高达 70%～80%。死亡原因可为急性肝肾功能衰竭、致命性低血糖、DIC、出血性胰腺炎和胃肠道出血。

2. Reye 综合征　又称脑病脂肪肝综合征，是指病毒、中毒及代谢障碍等所致脑水肿及肝肾等器官脂肪沉积。临床表现为患者先有感冒样先驱症状，2 d 至 3 周后，突然出现频繁呕吐伴剧烈头痛，随即出现肝功能受损和意识障碍等综合征。

3. 四环素所致急性脂肪肝　又称四环素致中毒性肝炎，是由于服用大剂量四环素族抗生素引起急性脂肪肝或（和）肝细胞性黄疸，以孕妇多见。病理表现为弥漫性脂肪变性、肝细胞坏死和淤胆。临床表现有突然发热、恶心、呕吐、腹胀、肝区痛、黄疸及不同程度肝肿大，严重病例黄疸进行性加重，伴有全身出血倾向及意识障碍，同时也可发生早产和死产。若病情继续恶化，可发生急性或亚急性肝坏死，患者可在短期内死于肝功能衰竭和 DIC。

【诊断】

根据妊娠、用药史、典型临床表现等可考虑诊断。肝脏活体组织检查有助于确诊。主要应与病毒性肝炎所引起的急性或亚急性黄色肝萎缩相鉴别。后者即使经治疗而存活，也常遗留有坏死后性肝硬化等后遗症，而本综合征患者如能存活，肝脏病变可以完全恢复。

【治疗】

1. 一般处理　首先停用一切可致肝损伤的药物，卧床休息，给予清淡多维生素饮食；对呕吐、进食过少者可静注葡萄糖溶液、多种维生素、高能量药物（三磷酸腺苷、辅酶 A、肌苷等）；抗生素治疗无效，尤应禁用四环素族抗生素。

2. 特殊治疗

（1）保肝和对症支持疗法　注意纠正氨基酸失衡及降低血氨，积极纠正水、电解质紊乱和抗休克；治疗肝昏迷，脑水肿者应用甘露醇降低颅压；在急性肝肾功能衰竭时，严禁蛋白质摄入，必要时行透析或换血治疗。

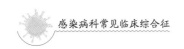
（2）肾上腺皮质激素治疗　大剂量肾上腺皮质激素可抑制强烈的免疫反应，缓解症状，抑制非特异性免疫，加速胆红素在肝细胞内的代谢，改善肝细胞合成白蛋白的功能等，对肝昏迷和休克有一定疗效。但激素可促进脂肪浸润，所以对激素的应用应全面考虑、灵活掌握、扬长避短。

（3）妊娠的处理　上述治疗效果不佳者应引产或剖宫产，妊娠36周以上者应提前终止妊娠。

【预后】

病死率高，但不同病因者病死率差异较大。

（陈耀凯　黄银秋）

三、婴儿肝炎综合征

【中文名】

婴儿肝炎综合征。

【英文名】

infantile hepatitis syndrome（IHS）。

【同义名】

新生儿肝炎（neonatal hepatitis，NH）、新生儿肝炎综合征（neonatal hepatitis syndrome，NHS）、婴肝征。

【定义、简史】

本综合征是指出生1岁以内婴儿（包括新生儿）因多种病因导致以黄疸、肝肿大或肝脾肿大、肝功能异常为主要表现的临床综合征。自本病首次被提出以来，命名术语繁多，诊断名称各异，迄今其概念范畴仍未完全统一。

【病因学】

婴儿肝炎综合征病因复杂，包括病原微生物感染、先天性遗传代谢性疾病以及部分病因未明者。能够引起婴儿肝脏损害的病原微生物包括病毒、细菌、弓形虫以及梅毒螺旋体、钩端螺旋体等。最常见的是病毒感染，以巨细胞病毒（cytomegalovirus，CMV）和乙型肝炎病毒（HBV）较多见，其次包括风疹病毒、单纯疱疹病毒、柯萨奇病毒、EB 病毒、甲型肝炎病毒（HAV）、丙型肝炎病毒（HCV）、腺病毒、埃可病毒等。其中肝炎病毒主要在婴儿期致病，引起新生儿胆汁淤积少见。细菌感染也是婴儿肝炎综合征的常见原因之一，其中以金黄色葡萄球菌、B 组 β 溶血性链球菌、大肠埃希菌以及李斯特菌属多见，其次包括表皮葡萄球菌、类白喉杆菌、沙门菌属、分枝杆菌、肺炎双球菌、绿脓杆菌以及各种条件致病菌。病原微生物可通过胎盘感染胎儿，也可在产程中或生后感染致病。其中围产期感染意义重大，以 STORCH（S 代表梅毒，T 代表弓形虫，O 代表其他，R 代表风疹病毒，C 代表巨细胞病毒，H 代表单纯疱疹病毒）代表宫内感染的主要病原体。

一些先天性遗传代谢性疾病可引起胎儿或新生儿肝脏损害。碳水化合物、氨基酸、脂类代谢异常均是婴儿肝炎综合征的病因基础。其中 α_1- 抗胰蛋白酶缺陷被认为是引起婴幼儿原发性慢性肝内胆汁淤积的重要原因。可引起婴儿肝炎综合征的脂类代谢障碍包括尼曼 - 匹克病等，碳水化合物代谢障碍包括半乳糖血症、果糖不耐受症以及糖原累积病等。半乳糖血症是由于缺乏 1- 磷酸半乳糖尿苷酰转移酶引起半乳糖代谢障碍，从而导致 1- 磷酸半乳糖堆积及半乳糖血症；磷酸果糖醛缩酶缺陷可引起 1- 磷酸果糖蓄积而导致果糖不耐受症；葡萄糖 -6- 磷酸激酶缺陷可导致糖原累积病。氨基酸代谢异常的代表性疾病是遗传性酪氨酸血症 I 型。胆酸代谢异常如家族性进行性肝内胆汁淤积综合征（Byler 病）等可在婴儿引起以黄疸为主要特征的肝脏病变。肝豆状核变性（Wilson 病）是一种常染色体隐性遗传的铜代谢障碍病，因为大量铜蓄积在肝细胞内导致肝功能异常和肝硬化改变，一般在 5 ~ 6 岁发病，极少数病例可在婴儿期发病。其他引起婴儿肝炎综合征的遗传代谢病包括囊性纤维增生症、Wolman 病、Zellweger 综合征等。在亚洲地区由遗传代谢性疾病引发的婴儿肝炎综合征很少见甚至罕见，以病原微生物感染为病因者常见。巨细胞病毒感染是发生婴儿肝炎综合征和新生儿胆道闭锁的重要原因，而且与胆总管囊肿有密切关系。往往多因素共同致病，病原微生物感染、遗传代谢性疾病以及先天性肝胆发育异常混淆于本综合征中。

【流行病学】

本病多见于男性患儿及低出生体重儿。不同病原体感染，其传播途径各有不同。新生儿 CMV 感染主要通过母婴垂直传播，经过胎盘或宫颈感染胎儿为先天感染，出生时经产道吸入生殖道被活化病毒污染的分泌物为产时感染。产后可通过母乳、唾液、输血等途径获得感染。产时感染是单纯疱疹病毒感染最常见的传播途径。EB 病毒感染主要传播途径为生后通过唾液、母乳、呼吸道或输血，宫内是否能垂直传播尚有争议。有研究表明，约 59% 的肠道病毒感染通过母婴垂直传播，生后可通过消化道或呼吸道传播病毒，新生儿可因护理人员的感染或与其他婴儿间的交叉感染而发病。新生儿风疹病毒感染均为宫内感染。HBV 既有垂直传播又有水平传播途径。弓形虫宫内感染为新生儿肝炎的主要传播途径。初次感染弓形虫的孕妇，30% ~ 50% 可经胎盘将感染传给胎儿，引起先天感染，生后可通过胃肠道、接触、输血以及器官移植等方式传播感染。新生儿感染李斯特菌属可通过胎盘和脐静脉途径，也可在通过产道时吸入受污染的羊水以及生后从周围环境中获得。分枝杆菌可引起宫内感染，其他细菌主要通过产时和产后感染婴儿。梅毒螺旋体感染可通过胎盘传播给胎儿，是新生儿感染的主要途径，也可在通过产道时接触感染灶直接感染。

【发病机制】

病原微生物感染时，肝细胞受到病原体直接损伤或免疫损伤，导致胆红素代谢障碍。不同病原体作用于肝细胞的机制各有差异。人 CMV 吸附与穿入细胞可能与细胞表面存在 CMV 受体有关，β_2- 微球蛋白可能在病毒包膜糖蛋白和细胞受体之间起桥梁作用。CMV 进入宿主体内后，通过血液传播到全身各器官，病毒可持续存在或终生在机体某些组织或器官中潜伏，此时病毒与机体相对平衡，一旦这种平衡被破坏，可导致病毒复制被激活，在感染局部繁殖，出现临床症状，并从感染部位排毒。有关 HBV 致病机制，目前一致认为病毒感染导致肝脏受损并不是病毒在肝内复制繁殖的直接结果，而是机体对病毒表达产物的免疫应答反应所致。弓形虫侵入机体后，随淋巴和血液循环到达单核 - 巨噬细胞和各组织器官实质细胞内繁殖引起炎症和坏死病变。在所有感染过程中，细胞和体液免疫不同程度参与发病。有研究表明，细胞因子参与婴儿肝炎综合征发病。患儿血清中 TNF-α、IL-6、IL-8、IFN-α 含量明显高于正常对照组，分析可能细胞因子在增强机体抵抗力的同时，也参与整个炎症反应，诱导活性氧产生，引起中性粒细胞介导的毒性损伤，加重肝细胞炎症和免疫损伤。各种先天性遗传代谢性疾病主要是在先天发育缺陷基础上，各种毒性代谢产物损害肝脏，同时可能有感染叠加作用。

【病理改变】

婴儿肝炎综合征病因虽多，但主要病理改变相似。巨细胞变、胆汁淤积、炎细胞浸润程度与病情轻重有关。轻者肝小叶结构正常，肝细胞轻度巨细胞变，表现为少量非特异性的多核巨细胞形成，轻度胆汁淤积，可有点状坏死，无小胆管增生，Kupffer细胞增生活跃，肝间质和汇管区有炎细胞浸润；重者肝小叶结构紊乱，巨细胞变严重，呈片状坏死，可见肝细胞再生现象，胆汁淤积明显，少量小胆管增生，肝间质细胞增生活跃，淋巴细胞和浆细胞浸润，偶有嗜酸性粒细胞浸润，汇管区尤甚，病程久者可见门静脉周围纤维化。

遗传代谢性疾病除相似的主要病理改变外，半乳糖代谢障碍者可见汇管区纤维化，假性胆管增生，胆栓形成，肝细胞排列紊乱和脂肪沉积等改变。果糖不耐受者以肝脏脂肪变性为突出改变。不同病原体感染，肝脏病理可有细微特征性差异。CMV感染的特征为受累细胞内可见核内包涵体，包涵体周围与核膜之间有一清晰的透明圈隔开，似猫头鹰眼睛，有诊断价值。这种巨大的包涵体细胞一般限于胆管上皮细胞，尤其汇管区周围的胆管，也可见于Kupffer细胞内。单纯疱疹病毒感染时镜下可见坏死灶边缘的肝细胞内有强嗜酸性核内包涵体。EB病毒感染以局限性及血管周围单核细胞（包括异型淋巴细胞）浸润为主要病理特点。柯萨奇病毒和埃可病毒感染以引起弥漫性出血、坏死为特点。风疹病毒、肝炎病毒、腺病毒感染所致肝炎的病理改变类似成人肝炎。李斯特菌属感染特征为病程早期坏死灶周围缺乏细胞反应，在坏死区与正常肝组织之间不存在过渡区域。弓形虫病的特点是在病变部位可见弓形虫滋养体和包囊。先天性梅毒的肝脏病理改变以明显的纤维化和髓外造血为特征。

【临床表现】

1. 基本表现　典型病例起病常缓慢而隐匿。主要表现为黄疸，多出现在新生儿早期或生后3～4周，往往因生理性黄疸持续不退或退而复现就诊。其他症状包括低热、少许呕吐、厌食、腹胀、腹泻、体重不增等。多数出生时粪便颜色为正常的黄色，以后逐渐转为淡黄色、灰白色，甚至白陶土样大便。尿色逐渐呈深黄色，呈现梗阻性黄疸征象。体检时可见皮肤及巩膜不同程度黄染，轻症者仅肝脏肿大，重症者肝脏肿大明显，脾脏同时也肿大。

轻症病例经一般处理后，大多逐步好转，大便首先变黄，黄疸逐渐消退，肝脏缩小，生长发育良好，整个病程4～6周。部分病例发展缓慢，因症状不明显而被忽视，逐渐转为重症。也有急性起病的重症病例，黄疸持续加重，大便呈白陶土样，肝脾明显增大，质地较硬。可出现腹壁静脉曲张、腹水、会阴及下肢水肿，甚至发展为肝昏迷，或因胃肠道大出血等并发症死亡，存活者多留有不同程度的后遗症。少数病程迁延者可发展为肝硬化，表现为经久不退的黄疸，出现肝掌、面部毛细血管扩张，肝左叶质地硬而大，右叶缩小，脾肿大，伴有食管静脉曲张和生长发育迟缓。

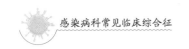

2. 不同病因所致婴儿肝炎综合征的特点

（1）α₁-抗胰蛋白酶缺乏症　是一种常染色体隐性遗传病。临床表现主要为肝损害和肺气肿。典型者表现为肝肿大、黄疸、溶血性贫血、低出生体重等。起病年龄不一，多在生后出现肝病表现，最早可在生后第 1 天即出现黄疸。部分患儿在婴儿期死亡，也有部分患儿在婴儿期后才出现症状。同病毒感染相比更易发展为肝硬化。部分病例表现为一过性胆汁淤积伴肝硬化或慢性活动性肝炎，有少数患儿甚至无肝病表现。婴儿期多无肺气肿发生，个别病例表现为迁延不愈的新生儿肺炎。

（2）弓形虫病　病情轻重与感染时的孕期有关。妊娠早期感染的病例，症状较重，妊娠中、晚期感染的胎儿，出生后表现多为轻型或亚临床型。以肝脏受损为突出表现时出现黄疸、肝脾肿大，可伴有出血性皮疹、贫血等。同时可有中枢神经系统及眼受累表现，如小头畸形、脑积水、脑膜脑炎、惊厥、精神障碍、脑神经麻痹、脉络膜视网膜炎、眼肌麻痹及白内障等。

（3）CMV 感染　宫内感染者可在新生儿期出现临床症状，而生后感染者一般在 4 个月左右发病。一般多脏器受累，以黄疸、肝脾肿大为突出表现，可伴有听觉异常、脉络膜视网膜炎、体重过轻、小头畸形、血小板减少、贫血及呼吸道感染等表现。

（4）HBV 感染　婴儿乙型肝炎与成人相似，多呈亚临床症状，黄疸不明显，肝肿大少见，可以仅表现为氨基转移酶持续性轻度升高和慢性抗原血症。少数重症型可表现为黄疸迅速加重、肝昏迷、肺出血，此型预后极差，死亡原因多为败血症、肝衰竭、肺出血等。

（5）李斯特菌属感染　经胎盘感染，多于生后 3 d 或数日内发病，其母多为无症状携带者。除全身败血症表现外，患儿多个脏器呈现播散性脓肿和（或）肉芽肿，肝脏受累明显者表现为黄疸、肝脾肿大。患儿常伴有结膜炎、咽炎、皮疹，重者体温不升、呼吸窘迫、呼吸暂停，并有心内膜炎及脑膜炎症状。

（6）其他病原体　风疹病毒感染、单纯疱疹病毒感染以及梅毒螺旋体感染所致肝损害的临床表现与 CMV 感染相似，可根据病原学检查结果及各自特有的伴随症状来区分。风疹病毒感染也伴有小头畸形、听力异常等表现，若出现中心性白内障或先天性心脏病则具有诊断意义。单纯疱疹病毒感染多伴有水疱并易出现暴发性脑膜脑炎和肺炎等表现。肠道病毒感染多呈败血症样表现。当伴有婴儿鼻塞、水疱型大疱突起、广泛性淋巴结肿大、梅毒湿疣、对称性骨骺端损害则考虑梅毒螺旋体感染可能性大。

【并发症】

肝脏受损后影响脂溶性维生素的吸收和利用，同时有凝血酶原合成障碍，可以发生皮肤干燥、角膜软化、肝性佝偻病、低钙性惊厥以及出血等并发症。还可出现来自肝硬化的胃肠道出血，维生素 K 缺乏所致的颅内出血，以及各种继发感染、核黄疸、白内障、精神运动发育迟缓。

【实验室检查】

1.肝功能改变及酶学检查　血胆红素包括结合和未结合胆红素均升高，以前者为主。血清丙氨酸氨基转移酶（ALT）升高，但程度不一，轻度升高更多见。γ-谷氨酰转肽酶（GGT）和碱性磷酸酶（ALP）升高，其中 GGT 在 α_1-抗胰蛋白酶缺乏症和胆道闭锁时升高明显。$2',5'$-寡腺苷酸合成酶（$2',5'$-AS）活性升高，可以作为鉴别病毒和细菌感染的依据。

2.甲胎蛋白（AFP）　AFP 由胚胎肝细胞合成，胎儿 6 周时产生，生后含量逐渐下降，$6 \sim 8$ 周时定量 < 25 μg/L，定性多为阴性。婴儿肝炎综合征时 AFP 升高，提示有肝细胞坏死和再生现象。急性期高 AFP 者预后较好，可能是由于婴儿肝细胞尚留有胎儿期功能，再生能力强，可合成分泌大量 AFP。婴儿急性乙型肝炎 AFP 可持续升高数月，提示肝脏损伤明显。随病情好转 AFP 逐渐下降，若病情不缓解而 AFP 下降或升高不明显，提示病情严重，说明肝脏损害严重，已达不能再生的程度，预后较差。

3.甲状腺功能及代谢水平改变　婴儿肝炎综合征是因碘化原氨酸 $5'$-脱碘酶障碍或缺乏，使 T_4 转化为 T_3 减少，γT_3 清除率下降，导致 T_3 降低，γT_3 升高，T_4 和 TSH 水平多正常。因活性较高的 T_3 减少，而无活性的 γT_3 增高，可使机体维持较低代谢率，免于代谢消耗，是一种保护性反应。先天性遗传代谢性疾病均有相应的血、尿生化异常改变，呈碳水化合物、氨基酸或脂类代谢障碍表现，如半乳糖血症等。

4.病原学检查

（1）血清学检查　主要检测血清中抗体和（或）抗原。目前应用较多的方法有补体结合试验、ELISA、免疫荧光试验、放射免疫法、间接荧光试验等。血清特异性 IgM 抗体升高提示近期感染，脐血 IgM 抗体阳性有助于宫内感染诊断（因 IgM 不能通过胎盘）。IgG 抗体阳性应区分是来自母体还是婴儿自身感染，近期持续升高者多为自身感染。恢复期血清抗体效价较急性期血清抗体效价提高 4 倍以上，对原发性感染有诊断意义。

（2）病毒分离与鉴定　常需要从一个患儿收集多种标本，如尿、便、唾液、咽分泌物、疱疹液、脑脊液、组织等进行动物接种或组织细胞培养等，而后通过特殊细胞病变或应用特异免疫血清进行鉴定。

（3）细菌培养　确定细菌感染可取血、尿、便、病灶分泌物等做细菌培养。

（4）其他　核酸杂交技术、限制性片段长度多态性分析（RFLP）、聚合酶链式反应（PCR）、限制性内切酶酶谱分析等基因诊断技术具有敏感、特异的优点，而且所需时间短，可代替病毒培养对婴儿感染作出早期诊断。病理学检查可发现特征性改变，如疱疹病毒感染时常出现核内包涵体，同时可通过染色涂片等方法直接确定病原体。末梢血常规在 EB 病毒感染时有特异性改变，异型淋巴细胞超过 10% ~ 30%。

5.其他检查　蛋白电泳等方法可用于测定 α_1- 抗胰蛋白酶含量。脂蛋白 X（LP-X）通常阴性。胆管造影、放射性同位素肝扫描以及 B 超、CT 手段多用于婴儿肝炎综合征与新生儿胆道闭锁的鉴别诊断。必要时可行肝穿刺活检进行肝组织学检查。

【诊断与鉴别诊断】

1.诊断　凡黄疸发生在婴儿期（主要为出生后 2 个月内），大便颜色变白，尿色深黄，肝脾肿大，实验室检查血清胆红素升高，肝功能异常者可诊断为婴儿肝炎综合征。病因诊断很重要，不同病因的病例处理原则不尽相同，及早发现病因，并给予适当治疗能够增加康复的机会。

2.鉴别诊断　主要与新生儿胆道闭锁相鉴别。目前仍未阐明新生儿胆道闭锁与婴儿肝炎综合征之间的关系。二者在病原体感染等方面有相似之处，因此认为这两种疾病实际上是同一疾病的不同发展阶段。但也有相反观点，认为新生儿胆道闭锁来自先天肝胆发育障碍。目前倾向于认为胆道闭锁后天形成可能性大。尽早做出新生儿胆道闭锁与婴儿肝炎综合征的鉴别诊断至关重要。因为胆道闭锁通常在出生后 3 个月左右发展成肝硬化，此时已失去手术时机，早期手术可以提高生存率，故应争取在 3 个月内作出鉴别诊断。但是二者的临床表现和血生化检查有很多重叠之处，且缺乏特异性，给早期鉴别诊断带来较大困难。具体鉴别要点如下：

（1）临床特点　①黄疸出现时间：生理性黄疸持续不退或加深，多为新生儿胆道闭锁；生理性黄疸退而复现则婴儿肝炎综合征可能性大。②粪便颜色：生后即发白，考虑新生儿胆道闭锁的可能；若生后粪便由黄转白则婴儿肝炎综合征及新生儿胆道闭锁均有可能，前者多见。③出生体重和食欲：胆道闭锁患儿出生体重和生后初期食欲均正常；婴儿肝炎综合征宫内感染者发育多落后，出生体重偏低，可为小于胎龄儿，生后食欲较差。④肝脏触诊：胆道闭锁患儿肝脏肿大多于肋下 4 cm 以上，早期可发生肝硬化；婴儿肝炎综合征患儿肝脏肿大多小于 4 cm，质地多较软，除先天性遗传代谢性疾病，一般不易发展为肝硬化。

（2）实验室检查　①胆红素：胆道闭锁患儿病程早期结合胆红素持续升高，后转为双相改变；婴儿肝炎综合征患儿多为双相改变，动态观察波动较大。② ALT 与 GGT：新生儿胆道闭锁时 ALT 一般不升高，而婴儿肝炎综合征在疾病早期即升高。胆道闭锁患儿血清 GGT 水平通常高于 300 U/L，婴儿肝炎综合征患儿血清 GGT 常小于此值。③ AFP：婴儿肝炎综合征时 AFP 呈阳性，定量时数值多较高；而新生儿胆道闭锁时 AFP 多为阴性，即使出现阳性，数值一般不高。④ LP-X：LP-X 于阻塞性黄疸增高。新生儿胆道闭锁时 LP-X 阳性，多高于 4 g/L（400 mg/dL）；而婴儿肝炎综合征时 LP-X 多为阴性，有明显胆汁淤积者可呈阳性，一般小于 4 g/L（400 mg/dL）。⑤动态持续十二指肠液检查：胆道闭锁患儿十二指肠液中无胆汁，持续引流可由白色变为淡黄色，十二指肠液总胆红素 < 8.5 μmol/L；婴儿肝炎综合征时十二指肠液中有胆汁，持续引流颜色变浅。重型肝炎胆汁排泄障碍，24 h 引流液中可无胆汁，应延长引流时间以助诊断。⑥核素肝胆显像：通过 ^{99m}Tc 标记各种亚氨基二乙酸结合计算机断层扫描可特异诊断肝外胆道闭锁，用于鉴别诊断敏感性高。胆道闭锁时肝脏放射性滞留，肠道不显像；而婴儿肝炎综合征除严重胆汁滞留时肠道均显像。扫描前 3～5 d 口服苯巴比妥可增加显像效果。⑦肝活检：胆道闭锁时肝小叶结构正常，胆管增生明显，有胆栓形成，轻度肝间质细胞浸润；婴儿肝炎综合征时肝小叶结构紊乱，巨细胞变明显，肝细胞坏死，明显肝间质细胞浸润。⑧肝胆超声：胆道闭锁时显示胆道发育不良或缺如；婴儿肝炎综合征时肝脏回声增强或基本正常。⑨给苯巴比妥或胆酪胺后血清胆酸动态观察：苯巴比妥能使部分有肝内胆汁淤积患儿血清胆盐和胆红素浓度降低；胆酪胺在肠道内与鹅胆酸结合，原发性肝细胞病变患儿给此药后血清胆酸盐与鹅胆酸比例增加。胆道闭锁患儿均无上述效应。⑩试验治疗：肝炎时强的松治疗有效（用药 3 周内），可见粪便转黄，黄疸减轻，若用药无效（6 周）应考虑剖腹探查，但此方法耗时过长，不利于争取手术时间。

【治疗】

对于婴儿肝炎综合征患儿，通常采用护肝、退黄、防止出血及病因治疗。查明原因后，应按原发疾病的治疗原则进行治疗，但大多数病例在疾病早期病因较难确定，临床上往往以对症治疗为主。

1. 利胆退黄　主要应用茵陈、山栀、大黄等中药行利胆治疗，苯巴比妥（5 mg/kg 体重，每天 3 次）口服具有改善与提高酶活力及促进胆汁排泄作用。儿童使用苯巴比妥可能引起反常兴奋，应注意。

2. 护肝、改善肝细胞功能　ATP、辅酶 A 有保护肝细胞、促进肝细胞新陈代谢的作用，也可辅以 B 族维生素及维生素 C。还可应用促进肝细胞增生的肝细胞生长因子、保肝解毒的葡醛内酯、促进肝脏解毒与合成功能的还原型谷胱甘肽、降酶作用显著的联苯双酯、甘草酸二铵及补充肠道微生态制剂等。

3. 其他处理　低蛋白血症时可用白蛋白制剂；凝血因子缺乏时可用维生素 K 或凝血酶原复合物；有丙种球蛋白低下及反复感染时可用静脉丙种球蛋白；可应用维生素 D 制剂和钙剂治疗低血钙惊厥和佝偻病；有感染时可适当选用抗生素或考虑病毒感染时可给予更昔洛韦和干扰素等。

4. 胆汁分流术及肝移植　如为胆道闭锁及其他原因所致的胆汁淤积，则应行胆汁分流术，待条件允许时行肝移植术。

5. 病因治疗

（1）细菌感染所致肝炎　对细菌感染所致的中毒性肝炎，应根据标本培养的药敏试验选用敏感的抗生素治疗。

（2）遗传代谢性缺陷病　如半乳糖血症应停用一切奶类和奶类制品，改用豆浆及蔗糖喂养，对酪氨酸血症，则给予低苯丙氨酸、酪氨酸饮食等。

（3）病毒感染

①阿昔洛韦（acyclovir，ACV）：又名无环鸟苷。病毒 DNA 复制依靠病毒编码的 DNA 聚合酶，而三磷酸无环鸟苷可作为 DNA 聚合酶抑制剂，特异性地抑制病毒合成。无环鸟苷可在疱疹病毒感染细胞中被胸苷激酶激活而磷酸化从而发挥抑制作用，故对疱疹病毒作用最为显著，对 CMV 也有抗病毒活性。剂量为每次 15 ~ 30 mg/（kg·d），分 3 次静注，连用 10 ~ 14 d。主要副作用是短暂性肾功能不全。

②更昔洛韦（ganciclovir，GCV）：又名丙氧鸟苷，与无环鸟苷同为嘌呤核苷的衍生物，疗效明显强于无环鸟苷，还可与 CMV 的 DNA 结合，能有效抑制 CMV 复制。剂量为急性期每日 5 ~ 15 mg/kg 体重，分 2 ~ 3 次静脉用药，疗程 10 ~ 14 d。急性期后可用维持量，每日 5 mg/kg 体重，每周 5 ~ 7 d。用药超过 1 周的患儿可出现骨髓抑制，多表现为粒细胞或血小板减少，这种反应一般是可逆的，若减少明显则应减量或停药。

③干扰素：IFN 可选择性阻断病毒 mRNA，从而抑制病毒蛋白的合成。剂量为 100 万 U/d 肌内注射，疗程 10 d。

④阿糖腺苷：用于疱疹病毒感染，能阻碍病毒 DNA 合成。每日 10 ~ 15 mg/kg 体重，每日滴注持续 12 h，疗程 10 ~ 14 d，药物浓度不超过 700 mg/L。阿糖腺苷毒副作用较多，肾功能不全时慎用。与 IFN 合用对部分病例可提高疗效。

⑤拉米夫定（lamivudine，LAM）：是一种脱氧胞苷类似物。LAM 在 HBV 感染细胞和正常细胞内代谢生成拉米夫定三磷酸盐，是拉米夫定的活性形式，既是 HBV 聚合酶抑制剂，亦是此聚合酶底物，掺入到病毒 DNA 链中阻断病毒 DNA 合成。LAM 的三磷酸盐也是 HIV-1 逆转录酶的抑制剂，可抑制 HIV 病毒复制。目前主要用于慢性 HBV 感染者及艾滋病患者。LAM 不良反应较轻，耐受性较好。

（4）其他治疗　针对细菌感染应使用敏感抗生素；弓形虫病的特效药为乙胺嘧啶和磺胺嘧啶；青霉素是治疗梅毒螺旋体感染的首选药物，青霉素过敏者换用红霉素；肝脏移植是 α_1-抗胰蛋白酶缺乏症目前唯一的根治方法；特异性丙种球蛋白可用于单纯疱疹病毒、CMV、肠道病毒感染以及细菌感染的治疗。中医中药治疗婴儿肝炎综合征疗效肯定，如茵栀黄、茅根木贼汤合四苓汤加减等具有退黄作用，而且毒副作用小，可以长期应用。

【预防】

对于由感染引起的婴儿肝炎综合征患儿应隔离并积极治疗，同时注意对患儿用品消毒以切断传播途径，避免感染扩散。有病毒携带的妇女应给予孕前治疗。患有生殖道疱疹病毒感染的孕妇可通过剖宫产分娩。既往育有畸形新生儿的妇女，最好间隔 3 年以上再怀孕。患二期梅毒的孕妇于妊娠末一个月给予适当驱梅治疗，可使先天性梅毒的发生率明显下降。在某病毒感染高发区开展筛查，检查出病例应加以诊治。对可能被感染或已受染的婴儿采用丙种球蛋白或高效特异免疫球蛋白进行短期保护性免疫。对易感人群的保护以疫苗接种最为适宜，但多数病毒的预防疫苗尚处于研究阶段，目前仅有乙肝疫苗、风疹疫苗应用于临床。婴儿肝炎综合征常为多种病原体合并感染，单价疫苗很难达到预期效果。

【预后】

预后一般较好，60%～70%可治愈。多数病例黄疸可于 2～4 个月内消退，肝功能于 6～12 个月内恢复正常。转为肝硬化或死亡者少见。国内统计资料显示病死率为13% 左右。肝衰竭、肝硬化、并发肺炎为常见死因。

【参考文献】

徐灵敏．婴儿肝炎综合征［J］．中国临床医生，2011，39（5）：13-15.

（陈耀凯　鲁雁秋）

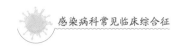

四、肝炎后综合征

【中文名】

肝炎后综合征。

【英文名】

post-hepatitis syndrome。

【同义名】

恢复期肝炎综合征（convalescent hepatitis syndrome）。

【定义、简史】

本综合征系病毒性肝炎预后所出现的以自主神经紊乱为特点的综合病症，临床表现为疲劳、倦怠、厌油和肝区隐痛。

【病因】

病因及发病机制不明。综合征与神经精神因素有密切关系，多见于敏感、易激动及多虑性格者。患者对肝炎后果有一定认识和疑虑。本综合征可看作是一种自主神经紊乱所致的神经官能症。

【临床表现】

1. 消化道症状　食欲不振、厌油、恶心、呕吐、上腹部不适、肝区痛、腹胀、腹泻等。
2. 神经血管性症状　眩晕、多汗、兴奋、体温不稳、情绪不稳、工作效率低、易疲劳倦怠、皮肤瘙痒等。
3. 神经精神症状　头痛、抑郁、思维混乱、思想不集中、失眠、多愁、多虑等。

【实验检查】

肝功各项指标无明显异常，偶有转氨酶等轻度异常；B超检查正常；肝组织活检亦无明显异常。

【诊断】

本病诊断应持慎重态度，经观察和各项检查确属正常者，亦可诊断为本病，必须除外慢性肝炎及其他慢性消化道疾患。

【治疗】

1. 心理治疗　医生应以认真负责的态度取得患者信任，才能解除患者疑虑。辅以必要的安慰剂和对症治疗。

2. 中医治疗　认为肝炎后综合征属于肝郁脾虚证的范畴，治疗应以疏肝解郁、健脾益气为主，可用柴胡 12 g，白术、茯苓、厚朴、枳壳、炒谷麦芽、淮山药、沙参、麦冬各 10 g，水煎服，每日服 1 剂。

【预后】

较好，多数患者可缓解或治愈。

（赵文利　陈耀凯）

五、肝炎 - 再生障碍性贫血综合征

【中文名】

肝炎 - 再生障碍性贫血综合征。

【英文名】

hepatitis and aplastic anemia syndrome。

【同义名】

肝炎相关性再障（hepatitis associated aplastic anemia， HAAA）、肝炎 - 再障综合征（hepatitis aplastic anemia syndrome）。

【定义、简史】

本综合征是一种病毒性肝炎并发再生障碍性贫血的综合征。1955 年 Lorenz 首先报道。我国于 1978 年郑传经首先报道之后，时有病例报道。

【病因】

本综合征可发生于不同类型、不同病期的病毒性肝炎患者，但以急性黄疸性肝炎

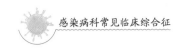

恢复期较为多见。巨细胞病毒（CMV）、人类微小病毒 B19（human parvovirus B19，HPVB19）感染常导致肝移植术后再障。尤其是 HPVB19，可能是另一种迄今为止尚未被完全认识的嗜肝病毒，它能够导致类似肝炎的临床表现并使某些肝炎病毒血清学检查呈现假阳性，HPVB19 可能才是本综合征真正病原；更有学者提出所有慢性贫血患者都有必要进行有关 HPVB19 的检查。

【发病机制】

1. 肝脏解毒功能减退　不能对外来及内生的可抑制骨髓或引起溶血的物质解毒，使毒物积聚、骨髓受损、红细胞寿命缩短，但这一机制并不能解释所有病例。

2. 脾功能亢进　15%～25% 急性病毒性肝炎患者合并脾肿大及脾功能亢进，脾功能亢进可破坏血细胞，并抑制骨髓造血及释放血细胞功能，但仍不能合理解释肝炎恢复期发生再障的机制。

3. 病毒对骨髓造血功能的直接影响　嗜肝病毒可损害造血干细胞染色体，抑制白细胞核染色体的有丝分裂，使白细胞在成熟过程中遭到破坏。①部分患者外周血及骨髓中 CD8$^+$ T 细胞数量明显增加而 CD4$^+$ T 细胞数量则低于正常人，致 CD4$^+$/ CD8$^+$ 比例失调；同时活性 T 细胞释放出畸变的（aberrant）INF-γ、TNF-β 及淋巴毒素 α（LT-α），这些细胞因子诱导骨髓中 CD34$^+$ 细胞表达出高水平的 Fas 抗原（Fas-Ag），促进细胞毒性 T 细胞对自身造血干细胞的杀伤作用，从而引起造血障碍。②IL-6 是骨髓造血过程中的一种重要正调控因子，但病毒感染后 IL-6 合成减少，骨髓造血微环境受到影响。③CMV 可使红细胞生成素（erythropoietin，EPO）基因"失调节"或"正向调节失灵"，而导致 EPO 不能正常地生成及发挥作用，参与再障的发生。④HPVB19 只能在红细胞系统的干细胞内复制，多引起"纯红细胞性再障"，也能使骨髓中血小板相关免疫球蛋白 IgG 含量明显升高而致外周血血小板数量减少。

4. 骨髓与肝脏在胚胎发生学同源性的影响　两者具有共同的网状内皮系统成分，故可为相同因子损害而致病。

5. 免疫损伤作用　肝炎患者血中有自身免疫性抗体存在，可与骨髓成分抗原发生免疫反应，也可通过免疫反应损伤骨髓血窦微循环，使造血功能衰竭而致再生障碍。

【临床表现】

从感染肝炎病毒至发生骨髓造血抑制的潜伏期 6～12 周，最长者可在确诊肝炎后 >1.5 年，但大多数 HAAA 发生于急性肝炎恢复期。HAAA 多见于 18～22 岁的年轻肝炎患者，男女比例为（2～4）∶1。HAAA 占再障总发病人数的比例，在东西方国家分别为 4% ~ 10% 和 2% ~ 5%，这可能与病毒性肝炎在上述地区间发病率的差异有关。

各年龄组均可发病，多于肝炎发病后 8 周内发病。表现为出血（包括鼻衄、齿龈、消化道出血、尿血、咯血等）及贫血。外周血全血细胞减少，骨髓初起可无明显变化，而后增生低下，甚至极度减低。严重患者可因出血及感染而死亡。

【诊断与鉴别诊断】

病毒性肝炎患者出现再障临床及骨髓象表现，尤其是恢复期患者应考虑本综合征可能。发病前无药物、毒物及放射线接触史，无输血史。诊断本综合征应除外溶血性贫血，亦应与再障并发黄疸性肝炎相鉴别。

【治疗】

1. 西医治疗

（1）保肝　因再障时患者肝功能多已恢复正常，故多以减轻肝脏负担为主，适量保肝药物为辅。

（2）再障治疗　予以皮质激素、士的宁、睾丸酮及维生素 B_{12} 等治疗；若有大出血应输鲜血；骨髓移植是较为有效的治疗方法。有 HLA 基因位点相合的供体者首选骨髓移植治疗。

（3）血浆置换　IgG 增高者可行血浆置换。

（4）病原学治疗　对于由 CMV、HPVB19 等引起的再生障碍性贫血，目前认为应行抗病毒治疗，常用更昔洛韦，但应强调早期及持续用药。一般应在病毒血症初期即给药，对上述病毒有潜在感染危险者（如器官移植术后患者）可以预防性治疗，疗程持续 3 ~ 4 周。HBV 感染所致再障可给予拉米夫定、阿德福韦酯或恩替卡韦治疗。IFNα 有引起骨髓增生减低及纤维化的可能，不适用于病毒感染所致再障的抗病毒治疗。重症或合并感染者应用抗生素治疗。

2. 中医治疗

（1）气血两虚伴有湿热下注　目黄、身黄、小便黄多见于甲型肝炎或乙肝伴有肝功损害的 HAAA 患者，治疗多气血双补，利湿退黄，选当归补血汤或八珍汤加茵陈、焦栀子、大黄、青蒿。

（2）肝肾阴亏邪毒内陷　多见于 HAAA 病久邪毒内陷营血伤及肝肾，多滋补肝肾，清热解毒，方用六味地黄丸或知柏地黄加何首乌、当归、鳖甲，桑椹、半枝莲、黄药子、白花蛇舌草、蚤休、连翘。

（3）祛瘀利水生血法　患者病久见面色晦暗，肌肤甲错，皮下瘀斑，咯血不止，

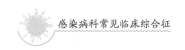

舌上瘀点，脉沉细而涩，同时伴有腹水双下肢水肿，由于脾肾亏损血溢脉外，不能通调水道，治疗健脾补肾，祛瘀利水生血，用党参、白术、黄芪、山药、鳖甲、黑丑、牵牛子、茯苓、大腹皮、丹参、三七、生地黄、熟地黄。

【预后】

与其他原因引起的再障相比，本综合征治疗效果及预后均较差。

【参考文献】

李书云．肝炎相关性再生障碍性贫血的中西医结合治疗［J］．中国中医药现代远程教育，2011,9（3）：132-133.

（赵文利　陈耀凯　黄银秋）

第二节　肝硬化及相关综合征

一、肝硬化

【中文名】

肝硬化。

【英文名】

liver cirrhosis。

【同义名】

肝硬变、肝炎肝硬化、肝炎后肝硬化（posthepatitic cirrhosis）、坏死后肝硬化（postnecrotic cirrhosis）。

【定义、简史】

肝硬化是一个病理解剖学概念，源于希腊语 Kirros，意为黄色或橙色。18 世纪法国医师 Laennec 用以描述黄色和硬化的肝脏，随后该词演变为 Zirrhosis 或 Cirrhosis。肝硬化是一种常见的由不同病因引起的肝脏慢性、进行性、弥漫性病变，肝脏结构已发生了不可逆性改变，包括肝纤维化、假小叶及再生结节形成。肝硬化是一种严重和不可逆的肝脏疾病，但其病变并不局限于肝脏，肝外多个脏器或系统均可受累。

【病因及发病机制】

1.嗜肝病毒感染　在我国，肝硬化与乙型病毒性肝炎（HBV）、丙型肝炎病毒（HCV）及丁型肝炎病毒（HDV）等嗜肝病毒感染有密切关系，特别是 HBV，是国内肝硬化病例的常见原因。病毒感染后，多经过慢性肝炎阶段逐渐形成肝硬化，也可在急性或亚急性发病（大量肝细胞坏死）后演变为肝硬化，病毒持续存在是肝硬化形成的主要始动因素。从病毒性肝炎发展至肝硬化的病程，可短至数月，也可长达 20～30 年。

2.慢性酒精中毒　在欧美国家，酒精中毒是肝硬化的常见原因，占 50%～90%，嗜肝病毒感染所致的肝硬化病例相对少见。我国因酒精中毒所致的肝硬化病例近年来呈上升趋势。发病机制主要是酒精中间代谢产物乙醛对肝脏的直接损害。乙醛增加脂质过氧化，刺激中性粒细胞，形成超氧化物，通过刺激星状细胞和细胞因子增加胶原合成，与磷脂结合影响细胞膜功能，干扰线粒体电转运链，抑制细胞核修复，激活补体，干扰微管功能引起肝细胞内水及蛋白潴留、肝细胞肿胀。乙醇转变为乙醛过程中，辅酶Ⅰ（NAD）与还原型辅酶Ⅰ（NADH）比例下降，减少乙酰辅酶 A 形成，抑制三羧酸循环，脂肪氧化减弱、肝内脂肪酸合成增多，形成脂肪肝、酒精性肝炎，严重时发展为酒精性肝硬化。

3.遗传和代谢疾病　由遗传性和代谢性疾病的肝脏病变逐渐发展而成的肝硬化，称为代谢性肝硬化。①血色病（hemochromatosis）：系由铁代谢障碍，过多铁质在肝组织中沉积引起纤维组织增生及脏器功能障碍。临床表现主要有肝硬化、糖尿病、皮肤色素沉着及性腺萎缩等，均系含铁血黄素沉着于脏器和组织所致。②肝豆状核变性（hepato lenticular degeneration）：或称 Wilson 病，多见于青少年，由于先天性铜代谢异常，铜沉积于肝脑组织而引起。主要病变为双侧脑基底核变性和肝硬化，临床上出现精神障碍，锥体外系症状和肝硬化症状，并伴有血浆铜蓝蛋白降低，铜代谢障碍和氨基酸尿等。③半乳糖血症（galactosemia）：为婴幼儿及少年疾病。由于肝细胞和红细胞内缺乏半乳糖代谢所需的半乳糖 -1- 磷酸 - 尿苷酰转换酶，以致大量半乳糖 -1- 磷酸和半乳糖堆积在肝细胞，造成肝脏损害，可致肝硬化。临床表现为呕吐、腹泻、营养不良、黄疸、腹水、白内障、智力迟钝、半乳糖血症、半乳糖尿和氨基酸尿等。④纤维性囊肿病或黏稠液阻塞症（mucoviscidosis）：肝脏常有脂肪变和纤维化，胆道被嗜酸黏液阻塞而发生淤胆、胆管扩张和扭曲。⑤α_1- 抗胰蛋白酶（α_1-antitrypsin，α_1-AT）缺乏症：

α₁-AT 是由肝脏合成的低分子糖蛋白，占血清 α₁- 球蛋白的 80%～90%，有抑制胰蛋白酶和其他蛋白酶（弹力蛋白酶等）的作用。α₁-AT 基因位于第 14 对染色体上，基因异常导致该酶缺乏或异常 α₁-AT 在肝脏堆积，导致肝硬化。⑥糖原贮积病（glycogenosis）：只有 4 型糖原贮积病（又名 Andersen 病）伴有肝硬化，多见于儿童。由于缺乏淀粉 -（1，4，1，6）- 转葡萄糖苷酶而致肝细胞内大量糖原贮积。临床表现肝呈大结节状进行性肿大，常伴有脾肿大、黄疸和腹水，因肝硬化病变呈进行性加重，最后可有肝功能衰竭。⑦酪氨酸代谢紊乱症：又称酪氨酸血症（tyrosinemia），由酪氨酸代谢紊乱所引起。临床特征为肝硬化、佝偻病（低磷酸血症引起）、多发性肾小管回吸收缺陷、血和尿酪氨酸浓度增高。

4. 长期胆汁淤积　包括原发性和继发性。肝内小胆管渐进性破坏和炎症反应，导致胆流障碍，出现肝内慢性淤胆的临床和生化表现，最终发展为肝纤维化和肝硬化。

5. 肝脏瘀血　慢性充血性心力衰竭、慢性缩窄性心包炎、各种原因引起的肝静脉阻塞综合征（Budd-Chiari 综合征）和肝小静脉闭塞病（veno occlusive disease，VOD），均可使肝内长期瘀血、缺氧，而导致肝小叶中心区肝细胞坏死、萎缩和消失，网状支架塌陷和星芒状纤维化，即瘀血性肝硬化。由心脏引起的肝硬化也称为心源性肝硬化。

6. 化学毒物或药物　长期服用某些药物如消核片、抗痨药物、双醋酚酊、甲基多巴、四环素等，或长期反复接触磷、砷、四氯化碳等化学毒物，均可引起中毒性肝炎，最后演变为肝硬化。

7. 免疫紊乱　自身免疫性慢性肝炎最终可发展为肝硬化。

8. 隐源性　所谓隐源性肝硬化不是一种特殊的类型，而是一类未能查出病因的肝硬化，占全部病例的 5%～10%。

9. 其他原因　包括营养不良、血吸虫病、肉芽肿性肝病、感染等。

【病理改变】

1. 按病理形态分类

（1）小结节性肝硬化（micronodular cirrhosis）：特征是结节大小相等，直径 <3 mm，结节失去正常肝小叶结构，周围被纤维包围，纤维间隔较窄、均匀。血色病多表现为该类型，少部分呈大结节性肝硬化；半乳糖血症多属小结节性肝硬化；α₁- 抗胰蛋白酶缺乏症可呈小结节性肝硬化，也可呈大结节性肝硬化；心源性肝硬化呈小结节性肝硬化。

（2）大结节性肝硬化（macronodular cirrhosis）：结节大小不一，直径 >3 mm，也可达数厘米，纤维间隔粗细不等，一般较宽。大结节内可包含正常肝小叶。慢性乙型肝炎和慢性丙型肝炎导致的肝硬化多为大结节性，也可表现为大小结节混合性肝硬化；肝豆状核变性呈大结节性肝硬化；糖原贮积病呈大结节性肝硬化。

（3）大小结节混合性肝硬化（mixed micronodular and macronodular cirrhosis）：为上述两项的混合。纤维性囊肿病肝脏多呈大小结节混合性肝硬化。

2. 肝脏　典型小结节性肝硬化病例肝脏体积大多正常或增大（特别是伴有脂肪变时），肝脏硬度增加，肝包膜常增厚。肝脏颜色变化视黄疸、脂肪沉着、纤维化与充血程度而异。典型者多呈橘黄色、红黄色或棕栗色。表面不平呈弥漫的颗粒状或结节状结节，细小而均匀。肝切面可见无数比较整齐的圆形或近圆形岛屿状结节，多数直径小于 3 mm，颜色为橘黄色或淡绿色，结节间有纤细的灰白色结缔组织间隔。镜下改变：肝内广泛结缔组织增生，破坏了正常肝小叶结构；肝实质被纤维间隔分割为大小不等、圆形或近圆形肝细胞集团，即假小叶；有些纤维隔内可见到较多成纤维细胞、假胆管（小胆管样结构）和炎症细胞，表示纤维隔来自汇管区；如纤维隔内细胞很少，没有假胆管而有脂褐素或铁色素，则表示纤维隔来自小叶肝细胞间的胶原纤维；假小叶内肝细胞大小不一，可萎缩、正常或增大，部分假小叶内肝细胞再生活跃，再生肝细胞体大，排列很不规则，胞质色淡，核大而色深，可有双核；假小叶常由几个不完整的肝小叶构成，因此中央静脉不在中央位置，数目可以多到 2~3 个，也可缺如；假小叶中央有时可发现汇管区；假小叶内还可出现不同程度的肝细胞脂肪变性、坏死以及胆汁淤积、胆色素沉着等。

大结节性肝硬化是在肝实质大量坏死的基础上形成的，是常见的肝硬化类型。由于肝脏坏死和再生程度并不均一，肝轮廓变化常较显著，质量多有减轻，表面有大小不等的结节和深浅不同的塌陷区，有时左叶完全萎缩，右叶不规则隆起成为巨块，状似肿瘤。最大结节的直径可达 5 cm 以上，一般均大于 3 mm。镜下改变：大小不等、形态不整齐的假小叶被厚实但宽度不等的纤维隔所分割；在结缔组织中有时见到几个汇管区挤在一起，往往有假胆管增生和圆形细胞浸润；在坏死程度较重区域，假小叶中肝细胞不再呈辐射状排列，坏死可呈带状分布，甚至涉及整个小叶；肝细胞形状不一，有胆汁着色，无或仅有轻微脂肪变化，常可见到异形肝细胞；坏死轻微处肝小叶仍可保持正常结构；如果汇管区呈不规则增宽，有明显炎症反应和纤维化，假小叶周围的肝细胞呈碎屑状坏死、气球样变、嗜酸性小体等病变，则表示活动性肝炎继续存在。

肝实质损害和结缔组织增生可直接破坏门静脉、肝静脉分支、中央静脉和肝窦。再生肝细胞结节压迫和结缔组织收缩，进一步使肝内血管发生扭曲和闭塞，因此肝内血管网大为减少，引起门静脉血流受阻。门静脉小分支与肝静脉小分支之间可通过新生血管或扩张的肝窦等发生异常吻合，门静脉与肝动脉之间也有短路形成。上述肝血

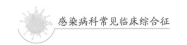

管网结构异常是发生肝功能不全和门静脉高压症的基础。

3.脾脏　由于门静脉压增高后，脾脏慢性瘀血，脾索纤维组织增生，常致使脾脏明显肿大。镜检可见脾窦扩张，窦内网状细胞增生并有吞噬红细胞现象；脾髓增生；脾动脉扩张、卷曲，有时可发生粥样硬化；脾静脉曲张、失去弹性，常合并静脉内膜炎。

4.胃肠道　由于门静脉高压，食管、胃底和直肠黏膜下层静脉可曲张、瘀血，常发生破裂而大量出血。胃肠黏膜常因瘀血水肿而增厚，胃肠功能障碍；胃黏膜血管扩张、充血形成门静脉高压性胃病，有时伴有慢性炎症；合并消化性溃疡亦不少见。

5.肾脏　活动性肝硬化常引起膜性、膜增生性和系膜增生性肾小球肾炎及肾小球硬化。产生门静脉高压和腹水形成时，肾皮质血管特别是肾小球入球动脉出现痉挛性收缩，初期可仅有血流量减少而无显著病理改变，但病变持续发展则可导致肾小管变性、坏死。持续低血钾和肝功能失代偿时，胆红素在肾小管沉积，胆栓形成，也可引起肾小管变性、坏死，并导致急性肾功能衰竭。

6.内分泌腺　睾丸、卵巢、肾上腺皮质、甲状腺等常有萎缩及退行性变。

【病理生理】

1.门静脉高压症　门静脉压力取决于门静脉血流量和门静脉阻力。门静脉压力持续升高超过正常值 $6 \sim 10$ mmHg（$0.8 \sim 1.3$ kPa）称为门静脉高压。肝硬化时，肝内门静脉血流受阻，全身高动力循环又引起门静脉血流量增多，最终导致门静脉压力增高，一般在 20 mmHg 左右。门静脉高压引起充血性脾肿大、腹水、侧支循环建立，继发食管胃底静脉曲张等称为门静脉高压症。肝硬化门静脉高压主要为窦性和窦后性的，产生原因主要有如下几个方面：①狄氏间隙胶原沉积使肝窦变狭。②肝窦毛细血管化导致肝窦顺应性减少。③再生结节压迫肝窦和肝静脉系统，门静脉血流流入肝血窦时发生淤积及窦后肝静脉流出道受阻，导致肝窦及窦后血管阻力增加，造成门静脉高压。肝动脉分支与门静脉属支沟通吻合，使肝动脉压传到门静脉，使门静脉压力进一步增高。

门静脉与体静脉之间有广泛的交通支。门静脉高压时，为了使瘀滞在门静脉系统的血液回流，这些交通支大量开放并扩张成为曲张静脉，与体循环静脉发生吻合而建立侧支循环，因此门静脉血可不经肝脏而直接回到右心。主要侧支循环有：①在胃底部，门静脉系的胃冠状静脉等与腔静脉系的肋间静脉、膈静脉、食管静脉和半奇静脉吻合，形成食管下段与胃静脉曲张，容易发生破裂而出血，严重者可以致死。②门静脉高压时由于脐静脉重新开放并扩大，脐周围和上腹部可见到皮下静脉曲张。③门静脉系的上痔静脉与腔静脉系中、下痔静脉吻合，形成痔核。④所有腹腔器官与腹膜后组织接触或与腹壁黏着部位，均有侧支循环的建立，包括肝至膈的脐旁静脉、脾肾韧带和网膜中的静脉、腰静脉或后腹壁静脉，以及剖腹术后瘢痕组织内形成的静脉等。大量门静脉血液不经过肝脏而进入体循环，可引起肝性脑病、革兰阴性杆菌败血症等并发症。

2. 腹水形成　肝硬化腹水形成的机制相当复杂，最基本的始动因素是门静脉高压和肝功能不全，也有其他因素参与。

（1）门静脉高压当门静脉压力 < 12 mmHg 时很少形成腹水。肝硬化门静脉高压时产生的高动力循环导致内脏和外周小动脉扩张，动脉循环充盈相对不足，激活交感神经系统（SNS）及肾素 - 血管紧张素 - 醛固酮系统（RAAS），增加抗利尿激素（ADH）释放，造成肾脏血管收缩和水钠潴留，潴留的体液漏到组织间隙形成腹水和水肿。同时由于肝窦压力增加激活肝内压力受体，造成肝肾反射，加重钠潴留。肝窦压力增加还可使肝淋巴液生成过多，当胸导管不能引流过多的淋巴液时，就从肝包膜直接漏入腹腔形成腹水。

（2）血浆胶体渗透压降低肝硬化时，肝脏白蛋白合成功能减退，蛋白类食物摄入不足和消化吸收障碍，加之血浆白蛋白不断漏入腹腔，因此血浆白蛋白量可显著降低，血浆胶体渗透压随之下降。当血浆白蛋白低于 30 g/L 时，常有腹水或水肿产生。肝硬化门静脉高压患者如果血浆白蛋白水平无明显下降，可无腹水产生；当食管静脉曲张破裂出血后或由于其他原因使血浆白蛋白量减少时，易产生腹水。

（3）肾脏因素肝硬化时由于肾脏血液动力学明显改变，导致水钠潴留，从而促使和加重腹水形成。肝硬化时内源性扩血管物质（胰高血糖素、一氧化氮等）增多，缩血管物质反应性降低，造成高动力循环和内脏血管扩张，有效血容量降低，肾脏灌注量亦降低。以上改变均可导致肾素 - 血管紧张素 - 醛固酮系统活力增强，从而使肾血管收缩和肾血流量再分配。肝细胞功能衰竭和侧支循环形成的内毒素血症，也可使肾血管收缩。肝硬化门静脉高压时，肾血管强力收缩，肾皮质血流明显减少，而肾髓质血流相对增多。皮质缺血，肾小球滤过率降低，髓质血流增加，髓袢浓缩和重吸收增加。临床上出现少尿或无尿，以及水钠潴留。严重者则可形成功能性肾衰竭（即肝肾综合征）。

（4）内分泌因素 SNS 兴奋时，刺激肾脏近球小体合成肾素，同时由于肝脏对肾素灭活减少，造成肾素活性增加，进而引起血管紧张素 Ⅱ 合成增加，刺激近曲小管对钠的重吸收，并刺激下丘脑分泌 ADH、刺激肾上腺皮质合成醛固酮。后者促进远曲小管和集合管对钠的重吸收。ADH 的分泌受视上核感受血浆渗透压的细胞受体和血容量、动脉压变化（非渗透压性）调节。肝硬化患者 ADH 分泌主要受后者调节。有效血容量减少和动脉压下降刺激 ADH 分泌增加，肝功能损害造成其灭活降低。ADH 通过与集合管细胞基底侧膜上受体结合促进水的重吸收，造成排水功能障碍和稀释性低钠血症。心钠素有增加肾血流量、肾小球滤过率、减低肾小管对钠的回吸收和抑制醛固酮释放

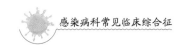

作用。肝硬化腹水患者有效血容量减少，心房内压降低，血浆中心钠素相对不足或机体对心钠素敏感性降低致水钠潴留，促使腹水形成。雌激素有促使水钠潴留的作用，肝功能损害时雌激素灭活作用减弱，以致水钠潴留。其他内分泌因素也有参与。

3. 内分泌变化

（1）性激素的紊乱主要表现为雌激素增多和雄激素减少。肝脏是雌激素代谢的主要器官，肝硬化时雌激素在体内蓄积和在尿中排泄增多。其原因为：雄激素转化为雌激素增加；肝脏对雌激素灭活作用减退；雌激素随胆汁排泄减少，经肝肠循环重吸收减少。性雄激素减少，并不一定由于睾丸萎缩和肝功能减退，主要是由于雌激素过多，反馈地抑制垂体促性腺激素和促肾上腺皮质激素分泌所致。另外，雄激素向雌激素的转换较正常增加。

（2）垂体后叶分泌的抗利尿激素增加。

（3）皮质醇多数病例皮质醇水平正常，部分病例因糖皮质类固醇减低或促皮质素释放因子受抑制，ACTH 分泌减少而减低；部分因灭活障碍而提高。

（4）甲状腺激素肝硬化患者血清总 T3、游离 T3 减低，游离 T4 正常或偏高，严重者 T4 也降低。上述改变与肝病严重程度有相关性。由于肝病时 5′-脱碘酶活性降低，T4 转化为 T3 减少，反 T3（rT3）形成增加，临床上可致生化性低 T3 综合征。此外，肝硬化血氨增高时，多巴胺类物质减少，可使 TSH 水平增高。

4. 血液改变　肝硬化患者外周血血小板及白细胞计数常减少，少数病例红细胞亦见减少。其原因一方面是门静脉高压所致的脾阻性充血、肿大及脾功能亢进，另一方面是体内病毒复制、营养障碍、毒性物质及炎症因子等因素抑制了骨髓造血功能并影响血细胞寿命。肝脏是合成蛋白及凝血因子的主要场所，肝硬化时凝血因子Ⅱ、Ⅶ、Ⅸ、Ⅹ等合成减少，凝血酶原时间延长。

肝硬化时可产生弥散性血管内凝血（DIC），使凝血因子消耗增加。其原因为：①失代偿期肝硬化时，损伤的肝细胞能释放凝血致活物质（蛋白磷脂复合物），加速凝血活素复合体形成，促进凝血。②肝功能损害时，不能清除已活化的凝血因子，促进凝血，形成 DIC。③脾肿大和侧支循环建立增加了血管内皮表面积，加之血流淤滞使红细胞与血小板易被破坏而诱发血管内凝血。④肝病并发的内毒素血症可直接激活凝血因子Ⅻ。

肝硬化失代偿时则可发生纤维蛋白溶解，其机制为：a.抗纤溶酶合成减少，纤溶酶活性增加，纤维蛋白溶解加速。b.血液中有游离的纤溶酶原活化素，能激活纤溶酶原变为纤溶酶，此活化素在肝硬化时不被灭活，故纤溶酶活性增加，纤溶加速。

5. 肝性脑病　参阅相关章节。

【临床表现】

在我国，肝硬化以 20～50 岁男性多见。肝硬化起病一般缓慢，可隐伏数年至十数年之久（平均 3～5 年）。起病时可无症状，后期出现肝功能衰退和门静脉高压症，此时可出现黄疸、腹水、消化道出血和肝性脑病等并发症。临床上将肝硬化分为失代偿和代偿期。

1. 代偿期肝硬化　无症状者占 30%～40%，常在体格检查或因其他疾病行腹部手术或腹腔镜检查时发现，个别甚至在尸体解剖时才被发现。有症状者多无特异性，如腹部不适、低热、乏力、恶心、食欲减退、消化不良、体重减轻、白细胞及血小板低下。

2. 失代偿期肝硬化　一般症状包括食欲减退、腹胀、乏力和体重减轻。食欲减退可伴有恶心、呕吐，多由于胃肠瘀阻性充血、胃肠道分泌与吸收功能紊乱所致，腹水形成、消化道出血和肝功能衰竭常加重此症状。进食减少、消化吸收功能障碍及乏力少动可引起体重减轻及肌肉萎缩。乏力常与肝病活动程度一致，除热量摄入不足外，还与肝功能损害导致胆碱酯酶减少影响神经肌肉正常功能以及乳酸转化为肝糖原过程障碍、肌肉活动时乳酸蓄积有关。

出现腹水时腹胀更加明显。少量腹水常由超声或 CT 诊断，中等量腹水在临床检查时可发现，且常伴有下肢水肿。部分病例可出现肝性胸水，常见于右侧（约占70%），但也有双侧甚至仅为左侧胸水者。这是由于胸腔负压导致腹水经过膈肌缺损处进入胸腔有关。偶尔当腹水形成率等于其进入胸腔的速率时，患者可仅有胸水而无腹水。出现黄疸者巩膜、皮肤黄染，尿色深。部分病例可出现长期低热。

出血症状较为常见，常见牙龈及鼻腔出血，皮肤和黏膜可见瘀点、瘀斑和新鲜出血点，可发生上消化道大出血及痔疮出血等。慢性少量失血或急性大量失血导致贫血和虚弱。女性化和性功能减退亦是常见表现，前者表现为男性乳房发育、蜘蛛痣、肝掌和体毛分布改变，性功能减退表现为阳痿（男性）、闭经（女性）和不育。除腹水外尚可见腹壁静脉和胸壁静脉暴露及怒张，血流以脐为中心向四周流向，偶可见脐周围静脉突起形成水母头状静脉曲张以及在腹壁曲张静脉上有连续的静脉杂音。脾脏一般为中度肿大，有时为巨脾。肝脏早期肿大，晚期缩小、坚硬，表面呈结节状，一般无压痛。胆汁淤积和静脉回流障碍引起的肝硬化晚期仍有肝肿大。

【实验室检查】

1. 血常规检查　血小板计数减少最为常见，病情较重者白细胞及血小板均见降低。由于出血、营养失调和脾功能亢进等因素可发生轻重不等的贫血。骨髓涂片可见造血

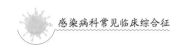

细胞增生，粒细胞核相有左移现象。

2. 血生化检查　失代偿期病例约半数以上血清总胆红素及结合胆红素含量升高，血清胆汁酸含量亦增高。肝功能明显降低时，白蛋白合成减少，同时受损肝细胞不能清除来自肠道的抗原，或后者经过门体分流直接进入体循环，刺激脾脏 B 淋巴细胞产生抗体，形成高球蛋白血症。因此血清中白蛋白降低而球蛋白增高，白蛋白与球蛋白比例降低或倒置。蛋白电泳可显示白蛋白降低、γ-球蛋白显著增高及 β-球蛋白轻度增高。

肝细胞受损时，血清丙氨酸转氨酶（ALT）与天门冬氨酸转氨酶（AST）活力均可升高，一般以 ALT（仅存在于胞质内）升高较显著，但肝细胞严重坏死时，AST（在胞质和线粒体内均有）可高于 ALT。酒精性肝硬化时 AST/ALT ＞ 2.0（正常值 0.6）。肝硬化失代偿期胆碱酯酶（ChE）活力明显下降，其降低程度与血清白蛋白大致平行，若 ChE 极度降低者示预后不良。多数（约 90%）肝硬化患者 γ-谷氨酰转移酶（GGT）升高，尤以酒精性肝硬化升高明显（GGT/ALP ＞ 2.5），合并肝癌时明显升高，原发性胆汁性肝硬化时 GGT 增高更为显著。多数（约 70%）肝硬化患者碱性磷酸酶（ALP）升高，合并肝癌时明显升高。

早期非活动性肝硬化患者血浆凝血酶原时间（PT）多正常，而晚期活动性肝硬化患者和肝细胞严重损害者 PT 可明显延长。肝硬化时血甲胎蛋白（AFP）也可增高，尤以活动性肝硬化明显，放射免疫法测定一般在 300 μg/L 以下。AFP 增高表示有肝细胞再生，肝功能好转后 AFP 逐渐下降至正常，若持续升高应疑有原发性肝癌存在。

肝硬化患者血清 IgG、IgA、IgM 均可升高，一般以 IgG 增高为最显著，与 γ-球蛋白增高程度相平行。检测抗线粒体抗体、抗核抗体、抗平滑肌抗体等自身抗体有助于肝硬化的病因诊断。

失代偿期肝硬化患者电解质平衡紊乱较为普遍，以低钠血症及低钾血症最为常见。肾功能衰竭者可合并高钾血症及氮质血症。上消化道大出血者亦可出现氮质血症。合并肝性脑病者常可检测到血氨增高。

3. 肝纤维化指标检测　常用指标有血清Ⅲ型前胶原肽（PⅢP）、Ⅳ型胶原、层粘连蛋白及透明质酸（HA）等，但此类指标影响因素多且特异性不高，对肝硬化诊断价值有限。

4. 病毒学检查　由 HBV 感染所致的肝硬化，其血清乙肝病毒标志物呈阳性，检测 HBsAg/HBsAb、HBeAg/HBeAb 和 HBV DNA 定量等病毒学指标有助于了解 HBV 复制状态；HCV 感染者血清抗 -HCV 和（或）HCV RNA 定量呈阳性；丁型肝炎病毒（HDV）感染者血清抗 -HDV 阳性及乙肝病毒标志物呈阳性；巨细胞病毒（CMV）及 EB 病毒

（EBV）感染者亦可检测出相应病毒学标志物。

5.影像学检查 超声检查是肝硬化常规检查，可早期发现原发性肝癌。可测定肝脾大小、腹水及估计门静脉高压。肝硬化时肝脏左叶和尾叶常增大，而右叶多萎缩；肝实质回声增强、不规则、反射不匀，为弥漫性病变；门静脉高压者有脾肿大、门静脉直径 > 13 mm；多普勒超声可显示门静脉血流速度减慢，门静脉分支内同时存在向肝和逆肝血流。食管钡餐 X 线检查在基层医院仍有价值。食管静脉曲张时，曲张静脉高出黏膜，钡剂在黏膜上分布不均匀而呈现虫蚀状或蚯蚓状充盈缺损以及纵行黏膜皱襞增宽；胃底静脉曲张时，吞钡检查可见菊花样缺损。电子胃镜检查可直接观察并确定食管及胃底有无静脉曲张，了解其曲张程度与范围，有助于上消化道出血的鉴别诊断。胃镜检查静脉曲张的正确率较 X 线检查高。

计算机 X 线断层扫描（CT）对本病有较大诊断价值。早期肝硬化 CT 图像显示有肝肿大，晚期肝缩小，肝门扩大和肝裂增宽，左右肝叶比例失调，右叶常萎缩，左叶及尾叶代偿性增大，外形因纤维瘢痕组织收缩，再生结节隆起及病变不均匀分布而呈不规整，凹凸不平，肝密度增高；可见肝内门静脉、肝静脉、侧支血管和脾肿大，有助于门静脉高压的诊断；也可见脾周围和食管周围静脉曲张、腹水、胆囊和胆总管等；对于原发性肝癌的鉴别十分有用。磁共振成像（MRI）与 CT 相似，可见肝外形不规则，肝叶比例失调、脂肪浸润、腹水及血管是否通畅；若有脂肪浸润则 T_1 值增高可达 280 ~ 480 ms，在图像上呈暗黑色低信号区；若有腹水形成，则在肝脾周围呈带状低信号区；鉴别肝硬化结节与肝肿瘤结节优于 CT 检查。

选择性肝动脉造影术可反映肝硬化程度、范围和类型，对肝硬化与原发性肝癌的鉴别有一定价值。门静脉造影对于门静脉高压及其侧支循环的形态学与血液动力学改变有诊断价值，可显示胃、食管静脉曲张发生部位及曲张程度。门静脉测压：经颈静脉插管测定肝静脉楔入压及肝静脉游离压，两者之差为肝静脉压力梯度（HVPG），代表门静脉压力。腹腔镜检查：肝脏表面有大小不等的结节，结节之间有宽狭不等之小沟，肝脏边缘较钝，脾脏多数能见到，如伴有肝周围炎或脾周围炎时则肝脏与腹壁或脾脏与腹壁间有广泛粘连。膈肌、圆韧带、镰状韧带与腹膜血管增多，表示有门静脉高压。腹腔镜直视下还可取肝活组织作病理检查。以上方法虽有其优点，但为有创性，不宜作为常规检查方法。

6.肝活组织检查 对肝硬化有确诊价值，还可了解肝硬化的组织学类型、肝细胞损害和结缔组织增生程度，有助于决定治疗和判断预后。凝血酶原时间延长及有腹水者可经颈静脉、肝静脉作活检，安全无并发症。

7.定量肝功能试验

（1）吲哚菁绿（ICG）试验：用于肝病患者的临床初筛。ICG 静脉注射后，由肝脏选择性摄取，排入胆汁，不从肾脏排出，也不参与肠肝循环。剂量为 0.5 mg/kg 体重，15 min 后测定其潴留率，正常值为（7.86±4.34）%。肝硬化尤其是失代偿期患者，潴留率明显增高（>10%）。

（2）利多卡因代谢物生成试验：利多卡因经静脉注入后，由肝脏 P450 酶系统代谢，生成乙基甘氨酸二甲基乙酸（MEGX），其血浓度迅速上升，注射后 15 min 达到平台相。测定血 MEGX 浓度可准确反映肝贮备功能，与肝硬化预后有良好相关性。剂量 1 mg/kg，正常人注射利多卡因 30 min 后血 MEGX 浓度减去注射前血浓度为 90 μg/mL 以上，肝硬化患者明显降低，失代偿者大多在 30～40 μg/mL。低于 10 μg/mL 为进行肝移植的指征。

（3）其他试验：包括氨基比林呼气试验、半乳糖耐量试验、色氨酸耐量试验、咖啡因清除试验等。

【并发症】

1.肝性脑病　肝功能衰竭或肝硬化失代偿等严重慢性肝病发生一系列代谢紊乱，影响中枢神经系统（CNS）正常功能，出现以精神、神经症状为主的一种综合征，为失代偿期肝硬化常见的死亡原因。

2.上消化道大量出血　多数为食管-胃底静脉曲张破裂出血，但也可由消化性溃疡、急性出血糜烂性胃炎、贲门黏膜撕裂综合征等引起出血。静脉曲张破裂出血可因粗糙食物、化学性刺激及腹内压增高等因素而引起，常表现为呕血与柏油样黑便。若出血量不多，可仅有黑便。大量出血可致休克，并诱发腹水和肝性脑病，甚至死亡。出血后原来肿大的脾脏可缩小，甚至不能触及。

3.感染　肝硬化患者由于脾功能亢进，机体免疫功能减退而抵抗力降低，以及门体静脉间侧支循环建立增加了病原微生物进入人体的机会，故易并发各种感染如支气管炎、肺炎、结核性腹膜炎、胆道感染、自发性腹膜炎及革兰阴性杆菌败血症等。

4.原发性肝癌　10%～25% 的肝硬化可发展为原发性肝癌，特别是乙型肝炎、丙型肝炎、血色病、α_1-AT 缺乏和酒精性肝硬化，有下列情况时应考虑并发肝癌可能性：①在积极治疗下，病情仍迅速发展与恶化；②进行性肝肿大；③无其他原因可解释的肝区痛；④血性腹水出现；⑤无其他原因可解释的发热；⑥甲胎蛋白持续性或进行性增高；⑦实时超声或放射性核素肝扫描检查发现占位性病变。

5.肝肾综合征　是发生于肝硬化终末期的肾功能损害。肾血管明显收缩、内源性血管活性物质系统明显异常。其特征为少尿或无尿、氮质血症、低血钠与低尿钠。肾脏无器质性病变故亦称功能性肾功能衰竭。其发病与下列因素有关：①大量腹水时或因进食减少、呕吐、腹泻、利尿剂应用不当，使循环血容量减低，肾脏有效血容量减少，肾小球滤过率及肾血浆流量下降；②肝功能衰竭时，肝脏对血液中有毒物质清除力减弱，加重肾损害；③内毒素血症。

6.肝肺综合征　指进展性肝病伴肺内血管扩张和呼吸室内空气时肺泡 - 动脉氧差增加（> 20 mmHg）。失代偿期肝硬化患者约半数出现动脉氧分压降低（60 ~ 70 mmHg）。发生机制为：①肺内动静脉瘘形成；②胸腹水压迫引起通气障碍；③气体弥散功能下降：由于间质水肿、肺毛细血管扩张、红细胞与氧的亲和力下降。

7.门静脉血栓形成　约 10% 结节性肝硬化可并发门静脉血栓形成。血栓形成与门静脉梗阻时门静脉内血流缓慢、门静脉硬化、门静脉内膜炎等因素有关。如血栓缓慢形成，局限于肝外门静脉且发生机化或侧支循环丰富，则可无明显临床症状；如突然产生完全性梗阻，可出现剧烈腹痛、腹胀、便血、呕血、休克等。此外，脾脏常迅速增大，腹水加速形成，并常诱发肝性脑病。

【诊断与鉴别诊断】

根据门静脉高压和肝功能损害两大类症状、体征并结合辅助检查，失代偿期肝硬化诊断不难；部分代偿期肝硬化病例的早期诊断有时比较困难，患者往往无任何症状或仅有一些非特异性消化道症状，单纯依靠临床症状难以做出早期诊断，此时辅助检查作用更大。

鉴别诊断须考虑以下情况：①其他原因所致的脾肿大应与肝硬化脾肿大相鉴别，如特发性门静脉高压（班替综合征）病理特征为肝内窦前性门静脉纤维化与压力增高，临床表现为脾肿大、贫血、白细胞与血小板减少、胃肠道反复出血等。②消化性溃疡、胃炎等其他原因引起的上消化道出血应与食管 - 胃底静脉曲张出血相鉴别。③其他原因所致的腹水症应与肝硬化腹水相鉴别，特别是缩窄性心包炎、结核性腹膜炎、腹膜癌肿及卵巢癌。卵巢假黏液性囊腺癌常以慢性腹水为主要表现，腹水也为漏出液性质，有时可造成鉴别诊断困难，腹腔镜检查有助于鉴别。④尿毒症、糖尿病酮症酸中毒等其他原因引起的神经精神症状须与肝性脑病相鉴别。

【治疗】

1.休息与饮食　一般说来，代偿期肝硬化患者可以进行适当体育运动及体力劳动，活动量以运动后不感到疲倦、乏力为宜。重要的是劳逸结合，保持规律的生活节律。肝功能失代偿期或有上消化道出血等并发症患者，应根据病情卧床休息甚至绝对卧床休息。代偿期肝硬化患者以高热量、高蛋白质、维生素丰富而易消化的食物为宜。有食管 - 胃底静脉曲张病史者，应避免进食坚硬、粗糙的食物，少量多餐，避免进食过饱。脂肪（尤其是动物脂肪）及过甜的食物不宜摄入过多。严禁饮酒且应戒烟。若肝功能显著减退或有肝性脑病先兆时应严格限制蛋白质食物。有腹水者，应予低钠盐饮食和利尿剂。

2. 病因治疗　肝组织内有炎症活动且血中 HBV 复制活跃的肝硬化患者宜进行抗病毒治疗，可给予拉米夫定、阿德福韦酯或恩替卡韦治疗，疗程不应少于 2 年。用药过程中及停药后应密切观察病毒学指标及生化参数。肝内活动不明显但肝功能反复出现失代偿的肝硬化患者也可进行抗病毒治疗，治疗原则同上。体内有 HCV 复制的肝硬化患者，若肝功能代偿良好，可根据情况酌情给予小剂量 α- 干扰素与利巴韦林联合治疗，但应严密监测病毒学及生化学反应。新近有资料显示派罗欣（聚乙二醇干扰素 α-2a）单药或联合利巴韦林治疗有肝硬化的慢性 HCV 感染者取得较满意的疗效，且安全性较好。酒精性肝硬化应戒酒，药物性肝硬化应停用致肝损伤药物及可疑药物，脂肪性肝硬化应去除脂肪肝病因等。

3. 药物治疗

（1）维生素类药物　补充维生素 B、维生素 C 等水溶性维生素有助于肝内生化反应的进行及肝细胞损伤的修复。胆汁淤积及原发性胆汁性肝硬化患者因肠道内缺乏胆汁酸盐而致脂溶性维生素 A、维生素 D、维生素 E 及维生素 K 吸收不良，应给予补充。

（2）还原型谷胱甘肽　由谷氨酸、胱氨酸、甘氨酸组成的三肽物质，能提供巯基与毒性物质结合，起解毒作用，维护细胞正常代谢。适用于酒精性肝病、药物性肝损害等，对其他原因引起的肝硬化亦有治疗作用。0.6 ~ 1.2 g 加入葡萄糖液中静脉滴注 2 ~ 4 周，或肌注 0.6 g/d。

（3）腺苷蛋氨酸　是存在于人体所有组织和体液中的一种生理活性分子。它作为甲基供体（转甲基作用）和生理性巯基化合物半胱氨酸、牛磺酸、谷胱甘肽和辅酶 A 等的前体（转硫基作用）参与体内重要生化反应。通过使质膜磷脂甲基化而调节肝细胞膜流动性，通过转硫基反应促进解毒过程中硫化产物的合成。只要肝内腺苷蛋氨酸的生物利用度在正常范围内，这些反应就有助于防止肝内胆汁淤积。现已发现，肝硬化时腺苷蛋氨酸合成酶活性显著下降，进而导致肝内腺苷蛋氨酸的合成明显下降。这种代谢障碍使蛋氨酸向腺苷蛋氨酸转化减少，削弱了防止胆汁淤积的正常生理过程，结果使肝硬化患者饮食中蛋氨酸血浆清除率降低，并造成其代谢产物半胱氨酸、谷胱甘肽和牛磺酸等利用度下降。这些代谢障碍还造成高蛋氨酸血症，使发生肝性脑病的危险性增加。给肝硬化患者补充腺苷蛋氨酸可使其恢复内源性水平，使肝内巯基化合物合成增加，但不增加血液循环中蛋氨酸浓度。适用于肝硬化及肝硬化所致的肝内胆汁淤积，亦适用于治疗妊娠性肝内胆汁淤积。初始治疗：1 000 ~ 2 000 mg/d，静脉滴注、肌内或静脉注射，2 ~ 4 周；维持治疗：500 ~ 1 000 mg/d，每次一片口服。

（4）熊去氧胆酸　是人体内源性第三步合成的胆汁酸，属亲水性胆汁酸。药理作用包括：促进内源性胆汁酸排泌并抑制其重吸收；拮抗疏水性胆汁酸的细胞毒性作用，保护肝细胞膜；溶解胆固醇性结石；免疫调节作用；抑制细胞凋亡；炎症抑制作用；清除自由基和抗氧化作用等。是目前治疗原发性胆汁性肝硬化和原发性硬化性胆管炎唯一有效的药物，对各种原因（病毒性肝炎、酒精性肝病、药物性肝病、妊娠脂肪肝等）引起的慢性肝炎或肝硬化伴肝内胆汁淤积有良好疗效。

（5）活血化瘀软坚类中药　丹参、桃仁提取物、虫草菌丝、丹参、黄芪等单药或复方制剂用于早期肝硬化治疗，可能有一定的抗纤维化作用。

4. 外科治疗

（1）脾功能亢进的处理　脾功能亢进最有效的治疗是脾切除术，但单纯脾切除仅能暂时降低门静脉压力，而脾与周围组织之间丰富的侧支循环可在术中被切断，往往反使门静脉压力增高，同时会给以后施行脾 - 肾静脉吻合术造成困难。因此在脾切除同时进行脾 - 肾静脉吻合术，对降低门静脉高压更为有利。有人主张用经导管血管闭塞术治疗门静脉高压和脾功能亢进，通过栓塞脾动脉分支和末梢血管后，脾实质发生缺血性梗死，随后机化和萎缩，削弱了脾脏破坏红细胞和分泌功能，可显著减少门静脉的血量，使门静脉压力下降。不良反应有脾区疼痛、发热、脾脓肿及肺炎等。脾内无水酒精注射对肝硬化所致脾功能亢进也有一定的治疗作用。

（2）肝移植　不同病因的肝硬化末期患者，若反复出现顽固性腹水、上消化道出血等肝功能失代偿征象，均可考虑肝移植，尤其是起因于遗传性肝代谢缺陷者。

5. 并发症的治疗　肝性脑病、肝肾综合征及自发性腹膜炎等并发症的治疗见相关章节。食管 - 胃静脉破裂出血是肝硬化的一种严重并发症和主要死亡原因，应予积极抢救。措施如下：

（1）一般处理　卧床休息、禁食，密切观察血压及脉率。烦躁不安者可给予异丙嗪或地西泮（安定），但禁用吗啡或哌替啶（杜冷丁）。大量出血可致失血性休克，并进一步加重肝细胞损害，诱发肝性脑病，故应立即输入右旋糖酐或新鲜血，纠正低血容量、补充凝血因子。

（2）药物治疗　①升压素：或称血管升压素，有显著收缩肠系膜动脉和其他内脏血管的作用，使汇流入门静脉系统的血流量减少，从而降低门静脉压。静脉持续滴注剂量为 0.4 U/min，持续 24 h，继之减半剂量，即 0.2 U/min，继续用 24 h，如出血停止再减半剂量维持 24 h；在减量时或停用后再出血，再加至出血前剂量滴注。经静脉滴注可使 50%～60% 的病例出血得到控制，且可避免三腔管压迫法的不适和痛苦。应与血管扩张药如硝酸甘油或酚妥拉明等联合应用，可逆转血管升压素的不良性全身性血流动力学作用，又可克服血管加压素引起的门静脉阻力增高，使门静脉压进一步降低。其衍化物三甘氨酰赖氨酸加压素（glypressin）在体内缓慢地转化为血管升压素，作用时间较长，对心脏副作用较小，首剂 2 mg 缓慢静注（大于 2 min），然后每 6 h 静注 1 mg，连续 36 h。②生长抑素（somatostatin）：通过收缩内脏血管和抑制胰高糖素释放起到降低门静脉压力作用。通过减少奇静脉血流、降低曲张静脉内压，控制胃食管静脉破裂出血。生长抑素起效快、半衰期短。首剂静注 250 μg，继之 250 μg/h 静脉滴注（3 mg 加入葡萄糖液中），其衍生物奥曲肽的半衰期较长，100 μg 静注后，25～50 μg/h 静滴，无明显不良反应及禁忌证。

（3）三腔管填塞　采用三腔管气囊填塞胃底部黏膜下静脉，使血液不流向破裂的食管静脉而达到止血目的。由于其放松后再出血发生率高，长时间压迫会导致食管壁坏死、穿孔，故只能作为暂时的止血手段，压迫后应于 6～12 h 内进行内镜下治疗，压迫时间最长不能超过 24 h。

（4）内镜下治疗　包括内镜下曲张静脉圈套术（endoscopic variceal ligation，EVL）和硬化剂注射疗法。肝硬化上消化道大出血患者在经纠正休克、药物控制出血后应作内镜检查明确诊断。如出血由食管静脉出血所致，应同时做内镜下治疗。出血已停止者行圈套术预防再出血，即用弹性皮圈或尼龙线在内镜装置下套扎曲张静脉，造成曲张静脉结扎后坏死，于 10～14 d 脱落，局部无深溃疡形成，并发症少。2 周后再做内镜检查，如还有剩余小曲张静脉则作硬化剂注射。硬化剂疗法主要用于内镜检查时有活动性出血者，常用 1% 乙氧硬化醇注射于出血血管内，直接止血并造成血管闭塞，止血率达 90%。副作用有发热、胸骨后疼痛、食管溃疡等。对胃静脉曲张出血的最好止血方法为内镜下注射组织黏合剂，与血液接触后几乎即时产生聚合和硬化，能有效地闭塞血管和控制曲张静脉出血。注射时也可同时加入凝血酶，疗效更佳。

（5）经皮经肝栓塞术（percutaneous transhepatic embolization，PTE）　术前先服镇静剂，局麻后作肝穿刺门静脉造影，然后选择性地将导管插入胃左或胃短静脉，并注入栓塞剂如高渗葡萄糖、无水酒精或海绵等，切断食管曲张静脉的血流。此方法在内科常规治疗无效时可考虑选用。对活动期出血可紧急做 PTE，亦可在止血后为防止再出血择期做 PTE，因肝功能不良不宜行手术的肝硬化病例或先做 PTE，待肝功能好转后择期手术。并发症有腹腔内出血、肝被膜下血肿、门静脉血栓形成等。

（6）经颈静脉肝内门腔静脉分流术（transjugular intrahepatic portosystemic shunt，

TIPS）　以介入放射学的方法在肝内建立门静脉与肝静脉主要分支间分流通道，即经颈静脉放置导管引导支撑管经肝静脉与门静脉之间架桥。此疗法降低门静脉压较显著，创伤较小，较安全，在局麻下进行快速简便，对肝功能影响小，适用于一些危重和失去手术机会的晚期肝硬化合并食管静脉曲张大出血经内科治疗无效者，一般在 24 h 内即可控制出血。但分流后易出现肝性脑病及支架无功能。

（7）外科手术　如经积极的非手术疗法仍不能止血时，可考虑手术治疗。手术治疗可分两类：一类是通过各种不同的分流术来降低门静脉压力；另一类是阻断门奇静脉间的反常血流，达到预防再出血目的。分流术是将门静脉系和腔静脉系连通起来，使压力较高的门静脉系血液直接流到腔静脉中。手术方式：①完全性门体分流术（即门腔静脉端侧或大口径侧侧分流术）：易引起肝性脑病，临床上已很少采用；②选择性分流术（即远端脾肾静脉吻合术）：在降低门静脉压力的同时，保留流向肝脏的门静脉血流，防止出血效果较好，发生肝性脑病也较少，是临床应用较多的一种术式；③部分性分流术（亦称限制性分流术）：即在门腔或肠系膜上与下腔静脉间做侧侧吻合或中间架接一段人造血管，吻合口或人造血管口径限制在 1 cm 以下，以限制分流量，防止再出血，效果亦佳。门奇静脉断流术是将门静脉系与奇静脉系在贲门周围的侧支循环完全阻断，从而使曲张静脉消退，防止再出血。

（8）预防再出血的药物治疗　预防食管胃静脉曲张破裂再出血的药物治疗主要针对降低门静脉压力，通过减少门静脉侧支血流和降低肝内、门体侧支阻力达到治疗目的。缩血管药物直接或间接地引起内脏动脉血管收缩，减少门静脉血流；扩血管药物通过扩张肝内和侧支的阻力血管降低门静脉系统阻力，还可通过减少静脉回流和心脏前负荷，使心输出量减少，致使动脉血压下降，刺激压力感受器，引起内脏血管反射性收缩，减少门静脉侧支血流，降低门静脉阻力。上述两类药物大多是通过胞质内的钙离子作用于平滑肌肌浆球蛋白，细胞内钙离子浓度是由电位依赖的钙通道和 ATP 依赖的钾通道决定的。

预防再出血需要服用的药物必须具有长效降门静脉压力作用。①β 受体阻滞剂：代表药物有普萘洛尔、纳多洛尔。目前认为普萘洛尔（心得安）是预防静脉曲张破裂出血的最佳药物。长期服普萘洛尔剂量调整至心率下降约 25%，肝静脉压力梯度可下降 16%～36%（下降 > 20% 有预防再出血作用），门静脉血流量下降 20%～40%。其作用机制为：通过 β_1- 受体阻滞作用，减慢心率，降低心输出量及内脏循环血容量，进而影响门静脉血流量、降低门静脉压力；阻滞血管壁的 β_2- 受体，使 α- 受体兴奋性相应增高，内脏循环阻力增高，使肠血流量减少，导致门静脉压下降；选择性减少奇静脉血流量，明显减少曲张静脉血流量，从而降低曲张静脉的腔内压和管壁张力，防止破裂出血。服药方法为出血停止、血液动力学恢复到出血前状态开始服用，开始剂量 10 ~ 20 mg/d，分两次，剂量逐渐加大到患者心率下降约 25%。以此作为维持剂量长期服用，并根据心率调整剂量。禁忌证有窦性心动过缓、支气管哮喘、慢性阻塞性肺部疾病、Ⅱ度以上房室传导阻滞、心衰、低血压（< 80 mmHg）、外周血管疾患、胰岛素依赖性糖尿病。副作用有头昏、乏力、失眠、恶心、呕吐、心动过缓，传导阻滞、支气管痉挛。②硝酸盐类扩血管剂：代表药物有 5- 单硝酸异山梨醇酯、双硝酸异山梨醇酯。硝酸类扩血管剂的作用是通过血管平滑肌细胞的一氧化氮（NO）介导起作用的。硝酸类扩血管剂降门静脉压力的机制：直接松弛门静脉侧支，降低循环阻力；松弛肝血窦前纤维和窦隔的肌纤维；松弛动脉平滑肌，血压下降，反射性引起内脏血管收缩，减少门静脉血流；扩张静脉系统，使心脏前负荷下降，刺激心脏压力感受器，反射性引起内脏血管收缩。5- 单硝酸异山梨醇酯是已经活化的单硝基化合物，不需再经肝脏脱硝基，且半衰期长，适用于肝、肾功能有损害的患者。临床研究结果提示该药具有普萘洛尔几乎相同的疗效，且副反应比普萘洛尔小。服药剂量是 40 mg/d。③利尿剂：代表药物螺内酯。由于门静脉高压患者伴有血容量增加，利尿剂通过减少血容量来降低门静脉压力。无腹水的肝硬化患者口服螺内酯 100 mg/d，1 个月以上，可降低血容量和肝静脉压力梯度，但不影响肝血流量。常与 β 受体阻滞剂或硝酸盐类合用，增加降压效果，减少水钠潴留和血容量扩张的副作用。④α_2- 激动剂：代表药物可乐定。肝硬化患者交感系统活性增高，表现为血浆去甲肾上腺素水平增加，且增加程度与门静脉高压程度、肝脏疾病严重程度相关。可乐定通过中枢性抑制交感神经、降低去甲肾上腺素水平而降低门静脉压力。⑤α- 阻滞剂：代表药物哌唑嗪。给予门静脉高压患者哌唑嗪治疗，8 周后降低肝静脉压力梯度约 20%，而心输出量及动脉压未受影响。这类药物通过扩张全身的动、静脉，降低门静脉压力。⑥5-HT_2 受体拮抗剂：代表药物酮色林，可快速降低肝静脉压力梯度达 20%，同时动脉压力也显著下降约 10%。作用机制可能通过抑制 5-HT_2 活性较高的肠系膜血管循环起降门静脉压力作用，还可能通过抑制 α_1- 肾上腺能受体发生作用，或通过抑制平滑肌细胞 5-HT_2 受体发生作用。⑦联合用药：β 受体阻滞剂与扩血管药物 5- 单硝酸异山梨醇酯或哌唑嗪联合应用，可提高降门静脉压力效果，还可降低副作用。总之，目前预防食管静脉第一次出血的药物首选普萘洛尔，不能耐受或有反指征者推荐用 5- 单硝酸异山梨醇酯。预防再出血主张采用联合治疗方案。

【预后】

早、中期患者疗效尚可，但晚期病例常死于上消化道大出血、继发感染、肝肾综合征等严重并发症。肝移植可显著提高晚期患者存活率与存活时间。

【参考文献】

陈灏珠，林果为．实用内科学［M］．13 版．北京：人民卫生出版社，2009.

（陈耀凯　黄银秋）

二、脾功能亢进综合征

【中文名】

脾功能亢进综合征。

【英文名】

hypersplenism syndrome。

【同义名】

脾机能亢进症（hypersplenia/hypersplenism）、脾亢。

【定义、简史】

本综合征是指由于脾脏肿大，导致外周血中红细胞、粒细胞及血小板减少，或 2～3 种血细胞同时减少，而骨髓造血相应增生，脾切除后临床表现可以得到改善。个别患者可无脾肿大。本综合征由 Banti 于 1780 年首先提出，1907 年 Chauffard 称其为脾功能亢进症。

【病因】

可分为原发性及继发性两类。原发性脾功能亢进指尚不能发现原发病者，包括脾性中性粒细胞减少、原发性脾性全血细胞减少及脾性贫血。原发性脾亢病因未明，较为少见。继发性脾功能亢进可见于病因较明确的脾肿大患者，如各种不同病因引起的肝硬化（尤以血吸虫病性肝硬化），慢性感染如疟疾、结核病、恶性肿瘤如淋巴瘤、慢性淋巴细胞白血病、骨髓纤维化以及慢性溶血性贫血和少见的网状内皮细胞病。

【发病机制】

采用放射性同位素示踪技术发现，肿大的脾脏扣留大量红细胞，使血浆容积增大，

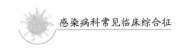

从而引起贫血。红细胞寿命可正常或缩短，脾脏对受损红细胞的清除率与脾脏的大小相关。粒细胞减少的原因，在某些病例与脾脏扣留有关，而另一些病例则为破坏速度增加所致。血小板减少为脾脏扣留及破坏增加所致。

【临床表现】

1. 脾脏肿大　可为轻度、中度甚至重度肿大。轻至中度的脾脏肿大常无症状，明显增大时可产生腹部症状，如饱胀感、牵拉感及因胃肠受压而出现的消化系统症状。如有左季肋部与呼吸相关的疼痛及摩擦感，常提示脾梗死。血细胞减少与脾脏肿大不一定成比例。

2. 外周血细胞减少　常为白细胞、血小板减少。发生全血细胞减少时，各系细胞减少程度并不一致；红细胞减少时，可表现为脸色苍白、头昏、心悸；粒细胞减少时易发感染、发热；血小板减少时则有出血倾向。脾脏切除后可使血细胞接近或恢复正常。

继发性者除上述表现外，还有原发病症状与体征。

【实验室检查】

白细胞、血小板减少最为常见，亦可同时有红细胞及血红蛋白减少。骨髓象显示造血细胞增生明显活跃，粒系及巨核系统有不同程度成熟障碍。肾上腺素试验有一定诊断意义，注射肾上腺素后脾脏收缩，血中粒细胞增加，但近来认为外周血白细胞增加与边缘池血细胞释放也有关系，并不一定反映脾脏收缩。应用同位素 ^{51}Cr 标记患者红细胞后注回体内进行肝、脾体表放射性测定，对脾功能亢进性贫血的诊断有一定意义，若注射 1 h 后脾表面放射量等于肝的 2 ~ 3 倍，表示脾内有红细胞停滞增加。若在 4 ~ 5 d 时脾区放射性增加较肝区多，表示红细胞在脾内破坏增加。

【诊断】

诊断主要可依据脾脏肿大、外周血细胞减少、骨髓造血细胞增生、^{51}Cr 标记的红细胞或血小板注入人体后行体表放射性测定和脾切除后外周血常规接近或恢复正常等特征。确定为脾功能亢进后，需进一步确定是原发性还是继发性，尽可能明确病因。

【治疗】

1. 原发病的治疗　原发性脾亢者可采用脾区放射治疗、脾部分栓塞术或脾切除。

2. 脾切除术　继发性者应积极治疗原发病，当原发病好转时，脾脏可缩小，脾功能亢进可改善。有明显脾功能亢进者应做脾切除术，常有良好效果。脾切除术适应证：

①脾脏肿大显著，造成明显的压迫症状或脾破裂；②原发性脾功能亢进；③继发性脾功能亢进，贫血严重尤其是有溶血性贫血时、有严重血小板减少及出血症状、粒细胞极度减少并有反复感染史，用其他治疗无效者；④充血性脾肿大；⑤脾脏原发肿瘤。脾切除的主要并发症是感染、血栓形成及血小板增多症，少数病例可发生出血。

3.脾动脉栓塞术 采用介入疗法将脾动脉分支栓塞，该分支供血区发生缺血性坏死及机化，可达到部分纠正脾功能亢进的疗效。常见术后并发症为发热、疼痛等。

【预后】

因大多数患者为继发性脾亢，故其预后主要取决于原发病，如原发病可以治愈，则脾亢可随之消失。原发病不能治愈者，脾切除或脾动脉栓塞术亦可明显纠正脾功能亢进。

【参考文献】

陈灏珠，林果为.实用内科学［M］.13版.北京：人民卫生出版社，2009.

（赵文利　陈耀凯）

三、自发性细菌性腹膜炎

【中文名】

自发性细菌性腹膜炎。

【英文名】

spontaneous bacterial peritonitis。

【同义名】

原发性细菌性腹膜炎、特发性细菌性腹膜炎。

【定义、简史】

自发性细菌性腹膜炎（spontaneous bacterial peritonitis，SBP）是指无明显腹腔内感染来源、最可能由肠道细菌移位进入血流并通过菌血症引起的腹水感染，是肝

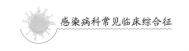

硬化腹水患者常见并发症之一。肝硬化腹水住院患者常规腹水检查，SBP 发生率达 10% ~ 30%。严重肝病等基础疾病若合并 SBP，病死率很高，约 1/3 的病例直接死于 SBP，但及时给予合理的抗感染等综合治疗可控制病情进展。

【病因及发病机制】

肝硬化患者消化功能紊乱，肠道菌群失衡，肝内外有较多动静脉短路，含有细菌的门静脉血液不经肝血窦中 Kupffer 细胞吞噬滤菌而直接进入体循环，发生菌血症，进而导致腹膜感染。肝硬化时肠黏膜常有充血、水肿、糜烂、通透性增高，肠黏膜屏障功能受损，肠道菌群失调，肠道细菌易向外扩散、移位（translocation），尤其在肠道感染时，细菌可直接通过肠壁进入腹膜腔。

腹水患者防御功能减弱是发病的重要环节。包括：①肝硬化时肝脏单核 - 巨噬细胞系统功能受损，Kupffer 细胞的形态与超微结构改变虽不明显，但数量明显减少，使整个 Kupffer 细胞群生物功能降低，来自胃肠道的内毒素及肠源性抗原均未经 Kupffer 细胞解毒、消除即进入血液循环和腹腔。②腹水中补体、纤维连接蛋白（Fn）和免疫球蛋白等减少，失去调理活性，不能杀灭细菌。③腹水调理活性与其蛋白含量密切相关，蛋白含量低的调理活性也低。腹水蛋白 < 15 g/L（1.5 g/dL）时，各种具有调理活性的蛋白都低于杀菌阈值，几乎无调理活性作用。④腹水患者膈肌运动受限，膈膜清除能力亦减低。

肝硬化门静脉高压患者由于门腔分流，80% 的门静脉血绕过肝脏直接进入体循环，使肠源菌逃避肝脏单核 - 巨噬细胞系统的清除，而进入血液和腹水。肝硬化腹水患者全身非特异性免疫功能减弱，虽有免疫球蛋白增多，但 80% 的 IgM 杀菌功能受损，补体 CH50、C3、CA 均减少，调理素亦减少，中性多核粒细胞杀灭和吞噬进入腹腔的细菌能力减低。

SBP 多为单一病原体引起，其中 60% ~ 80% 为需氧的革兰阴性菌，常见者有大肠杆菌属（43%）、肺炎球菌（15%）、肺炎杆菌及肠球菌（各占 11%）、葡萄球菌（4%），其他尚有脑膜炎双球菌、巴斯德菌属等。厌氧菌及微氧菌较少见，可能与厌氧菌培养技术要求高，同时腹水中氧分压接近静脉血，使这类细菌不易生存和繁殖有关，再者可能与临床重视不够等有关。近年来有李斯特菌、大肠弯曲菌及 B 组肠道沙门菌属感染的报道，应予重视。

【临床表现】

SBP 典型表现为发热、倦怠、厌食、腹胀加剧、腹痛、腹部压痛、反跳痛及肠鸣音减弱，出现腹水或原有腹水增加。有时出现低血压甚至休克、肾功能不全、肝性脑病、肠梗阻等。但30%的患者症状不明显，甚至无任何症状，可能由于大量腹水使炎性渗出的腹膜刺激症状缓和，或因患者处于衰竭状态而呈现全身和局部反应迟钝。因此，SBP的诊断有时较为困难，需仔细询问病情、详细体检，特别是腹水骤增、利尿剂效果不佳、腹胀明显时，应进行腹水检查。

【实验室检查】

1. 血常规　60%的患者外周血白细胞计数高达（10～30）×10^9/L，中性粒细胞常增高。

2. 腹水细胞计数　腹膜感染引起的炎性反应导致腹水多型核中性粒细胞（polymorphonuclear neutrophils，PMN）数量增加。根据目前所获得的数据，诊断SBP最敏感的标准是腹水PMN计数大于2.5×10^6/L；对于血性腹水患者，PMN与红细胞的比率为1∶250（这是正常外周血中所能达到的最大期望值）。SBP的诊断必须建立在腹水PMN计数上，PMN计数＞2.5×10^6/L时应高度考虑SBP。腹水PMN计数＞5.0×10^6/L对于诊断SBP更为特异，腹水PMN计数低于2.5×10^6/L时可以排除SBP的诊断。

3. 腹水培养　具有明显临床表现和腹水PMN增高的SBP患者，采用常规培养技术约有60%培养结果是阴性的，其原因可能与腹水中细菌浓度较其他体液（如尿液）中细菌浓度相对较低有关。床边直接接种腹水于厌氧和（或）需氧培养基进行培养，每个培养瓶中腹水最低量为10 mL，可将细菌检出率提高到90%。也可用特意设计的培养方法，甚至使用血培养瓶进行腹水培养，但仍有30%～50%腹水PMN数量增高的患者培养不出阳性结果。这种腹水PMN数增高而培养阴性的情况在不同病程患者中均可见到。对于腹水中PMN数量增高的患者，尽管腹水和血培养阴性并不影响SBP的诊断，这种情况一般称为培养阴性SBP。

4. 细菌性腹水　细菌性腹水是指腹水中无炎性反应而有细菌存在。腹水PMN数量＜2.5×10^6/L但腹水培养阳性者，可诊断为细菌性腹水。细菌性腹水与以下因素有关：①腹膜外感染引起的继发性腹水细菌感染，此类患者一般有全身或局部感染征兆；②腹水中细菌由腹水自发产生，此类患者往往为无症状带菌者或是有腹痛或发热表现；③SBP的早期表现。

【诊断】

2010年欧洲肝病学会《肝硬化腹水临床实践指南》以及2014年国内拟定的《肝硬化SBP诊断及处理意见》中SBP的诊断标准为：

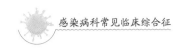

1. SBP 的诊断标准

（1）临床表现　入院时具有以下任何一项：①腹膜炎局部征兆（疼痛、呕吐、腹泻、肠梗阻）；②感染的全身性征兆（发热、白细胞增多、败血症性休克）；③无明确诱因的肝性脑病；④无明确原因的快速肾功能损害；⑤胃肠道出血进行抗生素预防前。

（2）腹水细胞计数　PMN > 2.5 × 10⁶/L，或血性腹水 PMN 与红细胞比例为 1：250。

（3）细菌培养　床边血培养瓶接种腹水培养，最小量为 10 mL；同时进行血培养。

（4）影像学检查　腹部 CT、MRI、超声等。

2. 细菌性腹水的诊断　腹水培养阳性，腹水 PMN < 2.5 × 10⁶/L，无局部或全身感染表现。

3. 自发性细菌性脓胸　胸水培养阳性且中性粒细胞计数升高 > 2.5 × 10⁶/L 或者培养阴性但中性粒细胞计数 > 5 × 10⁶/L，并除外肺炎。

【鉴别诊断】

主要应与继发性细菌性腹膜炎相鉴别。肝硬化患者发生腹腔感染时，其原因多为 SBP，但少数患者可继发于腹腔器官的穿孔或急性炎症，或腹部外科手术。鉴别自发性（原发性）与继发性腹膜炎有时比较困难，有下列特征之一者应怀疑为继发性腹膜炎：①抗生素治疗无反应，即治疗期间多次穿刺的腹水 PMN 计数无明显下降，甚至上升；②腹水中分离出不止一种生物体，尤其是有厌氧菌生长或观察到真菌时；③腹水中至少有 2 种下列情况：葡萄糖水平 < 50 g/L；蛋白浓度 > 10 g/L；乳酸脱氢酶增高。

【治疗】

临床表现明显、PMN 数增加的 SBP 患者，即使最灵敏的培养方法也有约 40% 腹水培养阴性，故抗感染治疗不应推迟到获得微生物学结果明确以后，在发现局部炎症反应的客观证据（如腹水 PMN 数增高）后即应开始经验性治疗，抗感染疗程一般不超过 2 周。

1. 经验性抗生素治疗　诊断成立后，经验性抗生素治疗应立即开始，肠杆菌和非肠球菌链球菌家族中的革兰阴性需氧菌为最常见的致病菌，SBP 经验性抗菌药物治疗应该覆盖这些微生物。另外，所选抗菌药物亦要考虑对肝、肾有无损害作用。宜选用杀菌药物，给予适宜剂量，使抗生素有足够浓度渗入腹腔，可单一或联合用药。不建议应用喹诺酮类，宜选用具有抗超广谱 β - 内酰胺类活性的抗生素。

（1）第三代头孢菌素　第三代头孢菌素已成为 SBP 治疗的首选药物，头孢噻肟在 SBP 重症感染中优于氨苄西林和妥布霉素，其在组织中的浓度高、毒性小，肾损害亦较氨基苷类轻，治愈率达85%。对革兰阳性球菌或耐喹诺酮的革兰阴性菌，头孢噻肟亦很有效。其他头孢菌素如头孢尼西、头孢曲松、头孢唑肟、头孢他啶等对SBP也有良效，感染缓解率和患者存活率与应用头孢噻肟无明显差别。

（2）阿莫西林-克拉维甲酸制剂　阿莫西林-克拉维甲酸治疗SBP，其效果与头孢噻肟相当，且费用低廉。用法为1g/次，静脉推注，3次/d。

（3）其他　如发现有厌氧菌感染，应选用抗厌氧菌药物，如甲硝唑或替硝唑等。广谱抗生素碳青霉烯类对需氧、厌氧菌均有疗效。头孢噻吩加庆大霉素或妥布霉素、美洛西林加奈替米星，其疗效仅达中等水平，且肾毒性发生率高。所以这些抗生素的联合应用不作为首选的经验性抗生素治疗方案。氨曲南是一种单环β-内酰胺类抗生素，对肠道杆菌有效，但对革兰阳性球菌无效。氨曲南联合其他抗革兰阳性菌抗生素对SBP的疗效不如头孢噻肟，因此不宜作为SBP的经验性治疗。

2.抗生素疗效评价　上述治疗方案可治愈大约90%的SBP。经验性抗生素治疗48～72h后，需根据患者临床反应、腹水细菌学进行评估。治愈标准包括：腹水PMN数<2.5×10^6/L，白细胞计数正常和腹水培养阴性。治疗前和治疗2d后腹水PMN数的变化是判断疗效的最佳标志，调查结果显示最终存活的患者在治疗2d后腹水PMN数较治疗前降低90%以上，而最终死亡者仅降低60%左右。抗生素治疗开始后几小时内出现临床表现恶化和腹水PMN数较治疗前降低少于25%，则预示治疗失败。若治疗失败，腹水细菌阳性患者根据药敏试验结果，腹水培养阴性患者根据经验尽快更改治疗方案。同时要充分注意继发性腹膜炎的可能性并且全程进行监察。

3.静脉输注白蛋白　白蛋白能提高胶体渗透压，是血液成分中的重要载体，具有维持血容量和血液循环功能，结合、转运物质和抗过氧化的重要作用。肝硬化患者白蛋白合成量及合成的白蛋白功能均下降，有效白蛋白浓度降低，影响生理功能，甚至加重肝病进展。肝硬化低蛋白血症患者输注白蛋白可纠正肝硬化SBP患者的高动力循环状态，改善循环功能，而达到恢复有效循环血容量、增加器官供血供氧、降低器官继发性功能障碍和病死率。

4.益生菌制剂　肠道菌群失调，如益生菌双歧杆菌下降，而大肠埃希菌和梭菌大量繁殖。因此，改善肠道微生态环境、维持肠道菌群稳态是治疗SBP的关键。

5.慎用抑酸制剂　抑酸制剂提高胃液pH值，降低胃黏膜的保护屏障，致病菌乘机繁殖移位，导致SBP的发生。因此肝硬化腹水患者应慎用质子泵抑制剂。

6.其他治疗　应用利尿剂、增强免疫力、加强营养支持、中药调理及晚期肝移植，但其疗效仍需进一步研究。

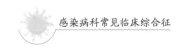

【预防】

1. 非抗菌预防治疗　SBP 不发生在无腹水的患者，所以应保护肝脏，改善肝功能，消除腹水，提高机体免疫功能。有腹水者应用利尿剂、输注新鲜血浆、补充白蛋白即可达到预防效果。

2. 抗生素预防治疗　主要是干扰肠道细菌移位，防止菌血症及腹水感染。

（1）肝硬化并发消化道出血　所有并发上消化道出血、不论是否有腹水的肝硬化患者，在出血最初几天内已有继发严重细菌感染的危险，包括 SBP。约 20% 的患者在住院时已伴发感染，50% 的患者则在入院后发生感染。引起肝硬化患者感染的多数病原微生物是肠源性的，故选择口服抗生素可有效预防伴发上消化道出血的肝硬化患者发生腹腔感染。关于肝硬化伴发消化道出血的患者预防性全身应用抗生素，有研究应用诺氟沙星（最初静脉给药，后期口服给药）加用阿莫西林 - 克拉维甲酸，或环丙沙星联合阿莫西林 - 克拉维甲酸（先静脉给药，出血控制后改为口服），或单独口服环丙沙星。结果显示，治疗组细菌感染率（10%～20%）明显低于相应的对照组（45%～66%）；未发现严重副反应，耐药性病原体引起的感染率也无升高。Meta 分析显示使用抗生素预防可明显提高肝硬化伴消化道出血患者的存活率，且口服给药和静脉给药无明显差别。因此，无论是否有腹水，肝硬化伴消化道出血的患者应当接受抗生素预防，这将有效预防细菌感染，提高存活率。

（2）非出血性肝硬化伴腹水　在非出血性肝硬化伴腹水患者中进行的随机对照研究显示，曾患 SBP 的患者继续口服诺氟沙星 400 mg/d，1 年内 SBP 复发率为 20%，而安慰剂组为 68%；SBP 复发率的降低是因为肠道需氧革兰阴性杆菌由 60% 降到 3%。在腹水蛋白浓度 < 15 g/L 的肝硬化者中，部分患者曾患 SBP，住院期间一直服用诺氟沙星 400 mg/d，SBP 院内发生的概率在对照组为 20%，而在治疗组为 0。腹水蛋白浓度 < 15 g/L 且从未患过 SBP 的肝硬化者中，连续 6 个月预防性应用诺氟沙星 400 mg/d，SBP 在 6 个月内的发生率为 0，而安慰剂组为 9%。对照研究证实，预防性使用环丙沙星 6 个月，每周 750 mg，可有效降低腹水蛋白肝硬化患者 SBP 的发生率：在治疗组为 4%，而在安慰组为 22%。对肝硬化伴腹水患者持续给予口服甲氧苄啶 - 磺胺甲基异噁唑，每周服用 5 d，结果 SBP 的发生率在治疗组中为 3%，对照组为 27%。

【预后】

SBP 患者生存预期值较短，1 年及 2 年生存率分别为 30%～50% 和 25%～30%。由于近年来肝脏移植使生存期望值大大增高，SBP 后恢复的患者应作为肝脏移植的候选者。

对于无 SBP 病史、腹水蛋白高浓度（> 10 g/L）的肝硬化患者，长期抗生素预防性口服没有必要，SBP 发病率甚低。对于无 SBP 而腹水蛋白低浓度的肝硬化患者，是否需要抗生素预防尚未达成一致意见。

【参考文献】

［1］宋媛媛，江宇泳. 自发性细菌性腹膜炎诊断与治疗的研究进展［J］. 临床肝胆病杂志，2016，32（6）：1188-1191.

［2］European Association for the Study of the Liver. EASL clinical practice guidelines on the management of ascites, spontaneous bacterial peritonitis and hepatorenal syndrome in cirrhosis［J］. J Hepatol, 2010, 53（3）：397-417.

（蒋业贵　陈耀凯）

四、肝硬化男性性功能减退综合征

【中文名】

肝硬化男性性功能减退综合征。

【英文名】

male sexual hypofunction syndrome induced by liver cirrhosis。

【同义名】

Silvestrini-Corda 综合征、肝硬化内分泌缺陷综合征、男性肝硬化合并乳房发育和睾丸萎缩综合征、内分泌缺乏 - 肝硬变综合征。

【定义、简史】

本综合征是指男性肝硬化患者因类固醇激素代谢紊乱出现睾丸萎缩、性功能减退和乳房发育。1926 年 Silvestrini 即发现门静脉性肝硬化男性患者出现乳房发育，1925 年 Corda 发现肝硬化患者出现睾丸萎缩，因而后人称之为 Silvestrini-Corda 综合征。

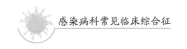

【病因】

各种类型肝硬化均可发生，其中以酒精性肝硬化患病率最高，可能与酒精对内分泌腺的直接损害有关；少数慢性活动性肝炎亦可发生本综合征。

【发病机制】

本综合征发生与肝硬化时内分泌代谢紊乱有关，其中最重要的是雌激素生物活性增高及雄激素生物活性降低，导致雄激素与雌激素平衡失调。

1. 雌激素生物活性增高　主要因为生物活性较强的 17β - 雌二醇和雌酮灭活减少，同时性激素结合蛋白对睾酮亲合力较强使大部分性激素结合蛋白被睾酮结合，使血中游离雌激素水平升高。

2. 雄激素生物活性降低　除与雄激素合成减少、转化为雌激素增加有关外，雌激素水平增加可通过反馈作用抑制下丘脑 - 垂体 - 性腺轴导致促性腺激素和促肾上腺皮质激素分泌减少，雄激素分泌减少。

3. 乳房组织对雌性激素敏感性增加　男性肝硬化患者的乳房组织对正常雌激素水平过度敏感，加之患者血中雌激素过多，雄激素 / 雌激素比率较低，共同促使乳房异常发育。

【病理改变】

具有肝硬化的病理改变；男性乳房发育，乳腺增生；睾丸上皮萎缩，精细管生殖细胞普遍减少和管周纤维化，间质细胞似乎正常；肾上腺体积变小，皮质变薄，球状带扩大，肾上腺类脂含量减少。

【临床表现】

在肝硬化基础上逐渐出现乳房增大，可单侧也可双侧，以右侧多见，轻度时呈乳头或乳晕结节状隆起，重者类似女性乳房，可有胀痛，但无乳汁分泌；另外有睾丸萎缩、阴毛稀少、性欲减退、声音变细，常伴有蜘蛛痣、肝掌及上胸部皮肤毛细血管扩张。

【实验室检查】

尿雌激素排泄增加，17- 酮类固醇和雄激素排泄减少；血清中 E2、E3 水平增高，睾酮及其代谢产物减少。

【诊断】

根据慢性肝病病史和男性第二性征减退的临床表现即可诊断。但应与药物（特别是螺旋内酯）所引起的男性乳房发育相鉴别，后者不伴第二性征和睾丸的改变。

【治疗】

主要针对肝硬化进行治疗。随原发病减轻、肝功能改善，男性性腺功能可逐渐好转。雄激素对第二性征恢复和蛋白质合成可能有促进作用，但可能引起肝内胆汁瘀滞。

【预后】

取决于基础肝病，随着肝功能好转，增大的乳房可缩小，第二性征亦可恢复。尚未见增大乳房恶变报道。

（陈耀凯　黄银秋）

五、输液腹水综合征

【中文名】

输液腹水综合征。

【英文名】

transfusion ascites syndrome。

【同义名】

无。

【定义、简史】

本综合征是指慢性肝病（主要是肝硬化）患者在连续较大量输液后，出现腹水或原有腹水量增加，当停止输液并给予适当治疗后，腹水很快消退的一组症状群。

【病因及发病机制】

接受大量输液是肝硬化患者发生本综合征的始动因素，但发生机制尚未完全清楚。腹水早期有效血容量可能正常甚至增多，此时给予大量输液使血容量增加，心输出量增加，门静脉压增加，肝淋巴液增加，水分可自肝脏表面溢出而渗入腹腔使腹水加重；

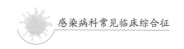

大量输液同时可使血浆白蛋白浓度进一步降低，血浆胶体渗透压降低，进一步促进腹水形成；大量腹水使有效血容量及肾脏灌注不足，排出量减少，使腹水不易消退。

【临床表现】

肝硬化患者经数日大量输液后，出现食欲减退、腹部逐渐膨胀、腹围增加、移动性浊音阳性，常伴有双下肢水肿，甚至阴囊水肿或全身水肿。减少输液量、停止输液或提高液体胶性后腹水可减轻或消失。若未能及时减少输液量并给予适当治疗，则会出现其他严重合并症。

【诊断与鉴别诊断】

根据临床表现容易诊断。应与肝硬化合并腹水相鉴别，后者未输液前就已出现腹水。实际上，本综合征与肝硬化腹水常重叠发生，肝硬化腹水患者在大量输液后腹水量明显增加，亦可诊断为本综合征。

【治疗】

减少甚至停止输液是治疗本征的首要措施。必须输液者亦应限制液体总量，并合理调配晶体液和胶体液比例。使用利尿剂有助于加快腹水消退。

【预后】

多数预后良好，但发生腹腔感染者须及时处理。

（陈耀凯　鲁雁秋）

六、克 - 鲍综合征

【中文名】

克 - 鲍综合征。

【英文名】

Cruveilhier-Baumgarten syndrome。

【同义名】

Cruveilhier-Baumgarten 综合征、Cruveilhier-Baumgarten 肝硬变、Baumgarten 肝硬变、克 - 鲍尔氏综合征、肝硬变合并腹壁静脉开放血管杂音综合征。

【定义、简史】

克 - 鲍综合征是指肝硬化或晚期血吸虫病患者门静脉高压引起的脐静脉开放，脐旁静脉扩张与腹上静脉连接，形成脐旁像"海蜇头"状静脉曲张及产生静脉管杂音为特征的综合病征。1833 年 Paget 首先描述，后来 Cruveilhier 和 Baumgarten 分别报告了 1 例患者，并进行较为详细的描述，1943 年 Armstromg 将文献记载 55 例患者分析后正式命名为克 - 鲍综合征。

【病因】

常见病因有：①病毒引起的慢性乙型肝炎、慢性丁型肝炎及慢性丙型肝炎；②寄生虫感染，主要为血吸虫病引起的肝纤维化；③梗阻性胆淤；④乙醇、酗酒所致的肝硬化；⑤淤血，如长期、反复心力衰竭导致的心源性肝硬化；⑥遗传代谢性疾病，如血色病、肝豆状核变性、胆汁性肝硬化以及与糖代谢有关的代谢缺陷病。此外，肝静脉或门静脉血栓形成、门静脉狭窄或发育不良等引起门静脉高压者，亦可引起此综合征，但比较少见。

【发病机制】

可分为两种情况：①肝硬化或肝静脉、门静脉血栓形成患者，门静脉压力过高，促使已闭锁的脐静脉和脐周静脉重新开放，与腹壁上静脉相通并扩张，导致脐周形成典型的"海蜇头"改变。且血液经由不同口径的静脉或在迂曲的静脉腔内形成涡流。造成局部血管萦萦声和震颤。这类继发性脐静脉扩张并伴有静脉萦萦声者，称为克 - 鲍综合征。任何引起门静脉肝硬化的原因均可为发病原因。②脐静脉先天性内膜纤维组织增生不良引起的脐静脉未闭，导致脐旁静脉曲张，产生脐周静脉萦萦声及震颤，称为克 - 鲍病。

【病理改变】

克 - 鲍综合征患者肝脏主要表现为肝硬化原发疾病的病理改变。肝炎肝硬化病理表现包括汇管区炎症、肝细胞气球样变、嗜酸性小体和肝窦 Kupffer 细胞增生，碎屑样坏死，浆细胞浸润；心源性肝硬化病理变化为小叶中心充血和出血，并有纤维组织形成，向小叶边缘扩张；原发性胆汁性肝硬化病理变化表现为小叶间胆管显著减少，胆管非化脓性炎症和破坏，小叶边缘胆汁淤积，汇管区有肉芽肿，肝窦 Kupffer 细胞增生；继发性胆汁性肝硬化病理变化表现为胆汁淤积，形成胆汁湖或胆汁性梗死，肝细胞羽毛状变性，胆管增生，汇管区扩大，纤维组织增生，浸入邻近小叶；酒精性肝硬化病理变化表现为中度或重度肝脂肪变，酒精性透明小体，坏死肝细胞周围中性粒细胞浸润，肝小叶中心塌陷和纤维化；血吸虫性肝硬化病理变化，汇管区炎症，有不同期虫卵结节和嗜酸性粒细胞浸润，临近肝细胞萎缩，肝窦 Kupffer 细胞增生，并有含铁血黄素沉着。

克-鲍病患者因门静脉血流量少，肝脏常发育不良或萎缩，但无肝硬化的组织学改变，或仅有轻度肝纤维化。

【临床表现】

任何年龄的肝硬化患者均可发病，最幼者 2 岁，最长者 70 岁，男性多于女性，临床一般为慢性肝病表现。特异性表现为脐周静脉向四周放射，状如海蜇头，并可在脐周或中上腹部听诊闻及静脉紊紊声，为连续性、吹风样或吼声样，并可向脐周他处传导，按压听诊器使腹壁静脉回流减少后则减轻，压迫脾脏后则增强。肝硬化、门静脉高压征象为本病重要特征，包括食管胃底静脉曲张、巨脾、脾功能亢进、腹水、下肢水肿，脾肿大者可达脐下。

【辅助检查】

1. 血常规　多数患者呈脾功能亢进表现，红细胞、白细胞、血小板均减少。

2. 肝功能　主要为肝硬化的肝功能改变，ALT 可略高，胆红素轻度升高，血清白蛋白、胆碱酯酶、总胆固醇降低。

3. 口服葡萄糖试验　口服葡萄糖后腹壁静脉内血糖含量高于臂静脉。由此可证明腹壁静脉的血液来自肝脏而未经过肝脏。

4. X 线检查　可显示脐静脉开放，具有确诊意义。

5. B 超检查　多普勒超声检查可显示脐静脉开放、脐旁静脉扩大，是诊断本病最有效的方法，敏感性和特异性高达 82% 和 100%。

6. 腹腔镜检查　可直接观察到未闭合的脐静脉，且可做肝组织活检，对诊断意义较大，但此检查有创性，不宜作为常规检查。

【诊断】

根据临床症状、实验室检查及具有特征性上腹部及脐周杂音、震颤等足以确诊。超声检查可示脐静脉开放及脐旁静脉扩大。脐静脉造影亦可显示脐静脉未闭。近年采用彩色多普勒血流图像显示更为清楚，并可了解血流动力学改变。

【鉴别诊断】

1. 克 - 鲍综合征和克 - 鲍病　主要区别在于前者是肝硬化门静脉高压的合并表现，而后者是先天性脐静脉未闭锁，并继发肝脏萎缩，无肝硬化的典型变化，且肝内纤维化即使存在亦为肝萎缩及门静脉发育不良所致。

2. 克 - 鲍综合征与肝硬化　主要区别在于前者在脐周曲张静脉处可闻及杂音，并可触及震颤。而一般临床表现和实验室检查无显著区别。

【治疗】

本综合征无特异性疗法，可针对病因治疗及对症处理。注意休息，进食高质量蛋白质，保证足够热量和维生素，必要时可通过静脉补充。门静脉高压者可行颈静脉肝内门体支架分流术、脾肾静脉吻合术或门腔静脉吻合术，以降低门静脉压力。有人认为扩大开放的脐静脉，可延缓上消化道出血的可能性及发生频度，因而主张采用内科姑息疗法。有人认为本病已经有天然门体吻合（其直径可达 2 cm 左右），对降低门静脉压力有一定作用，且腹膜后等处均有丰富的侧支循环，在手术时不必施行分流术，只行脾切除及大网膜包肾术即可。大多数学者认为脾切除术无效，且为禁忌，但国内外均有施行脾切除术和肾静脉吻合术获得成功的报道，术后腹壁静脉曲张程度显著减轻，杂音几乎消失，食管静脉曲张亦有显著改善。

【预后】

因本病均伴有严重门静脉高压，故预后不佳。

（张　南　陈耀凯　赵文利）

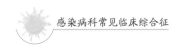

七、特发性非硬化性门静脉高压综合征

【中文名】

特发性非硬化性门静脉高压综合征。

【英文名】

idiopathic noncirrhotic portal hypertension syndrome。

【同义名】

肝内型窦前阻塞性门静脉高压症。

【定义、简史】

1895 年 Hutchinson 首先报道一种与门静脉性肝硬化临床表现极相似的综合征，以后各国学者相继有病例报道，我国王秀玲（1985 年）等亦有病例报道。

【病因及发病机制】

病因及发病机制均不明确，有两种学说。①慢性中毒：如慢性砷中毒、氯乙烯单体中毒等；②机体免疫功能异常：如肾移植术后，在机体免疫抑制的情况下并发本病。患者血液中可找到抗核抗体及抗淋巴细胞抗体等。常见本病与其他自身免疫性疾病同时存在，如进行性全身性硬化症、Hashimoto 病等。

【病理改变】

肝组织活检无肝硬化表现，主要改变为非进行性，其特征为：①不规则肝包膜增厚；②门静脉区纤维组织增生，有纤维隔向小叶内伸展，纤维隔十分纤细需网状染色才能发现；③小叶结构轻度变形，中央静脉被挤压或不规则。

【临床表现】

本综合征好发于中青年，具有门静脉高压症的临床症状，如脾肿大 / 脾功能亢进，且存在另一种门静脉高压体征、食管和（或）胃静脉曲张、非恶性腹水、门静脉侧支，有反复呕血、黑便而无腹水、黄疸、昏迷等肝功能失代偿表现；实验室检查肝功能可正常。

【诊断】

临床诊断标准：①临床及影像学检查有肯定的门静脉高压表现，包括明显脾肿大、食管静脉曲张、反复上消化道出血，而肝功能正常或基本正常。对消化道出血有较好的耐受性是有别于门静脉性肝硬化的主要依据之一。②脾门静脉造影显示肝外门静脉无阻塞及狭窄。③肝组织活检发现特征性病理改变。

【鉴别诊断】

1. 其他原因引起的窦前性阻塞　如先天性或复发性肝纤维化，多发生于 10 岁以前的儿童，且多伴有多囊肾，肝活检见门静脉区大量纤维组织增生，呈条索状向小叶内伸展。

2. 窦后性阻塞引起的门静脉高压症　如肝静脉阻塞、肝内肝静脉分支阻塞，患者有突然肝区疼痛，肝进行性肿大及顽固性腹水。

3. 窦性或肝内窦后性阻塞引起的门静脉高压症　长期服用硫唑嘌呤、6-MP、大量维生素 A 所引起窦周隙（迪塞间隙）内胶原纤维异常增多。肝窦周围纤维化所致门静脉高压，应仔细询问病史以资鉴别。

4. 肝外型门静脉血栓形成或狭窄　常伴有腹胀、腹痛、便血及腹水等，采用脾门静脉造影可确定诊断。

【治疗】

对未发生上消化道出血或很少发生上消化道出血者，可采用保守治疗；需要手术者，做脾切除加脾肾静脉吻合较门腔分流为优，因后者发生门一体分流性脑病的概率较高。

【预后】

不定。

（陈耀凯　赵文利）

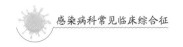

第三节　肝功能衰竭及相关综合征

一、肝功能衰竭

【中文名】

肝功能衰竭。

【英文名】

hepatic failure。

【同义名】

肝衰竭、急性肝萎缩（acute hepatatrophia）、急性致死性肝炎、急性肝坏死、亚急性肝萎缩（subgestational atrophy of liver）、亚慢性肝萎缩、亚急性致死性肝炎、亚急性肝坏死（subacute hepatic necrosis）。

【定义、简史】

肝功能衰竭简称肝衰竭，其概念与分类较为混乱，至今尚不统一。国外将其分为"急性肝衰竭（acute liver failure 或 acute hepatic failure）"和"慢性肝衰竭（gestational liver failure 或 gestational hepatic failure）"两大类。急性肝衰竭曾被称为"急性肝萎缩""急性致死性肝炎""急性肝坏死""亚急性肝萎缩""亚慢性肝萎缩""亚急性致死性肝炎"以及"亚急性肝坏死"等，这些诊断名称目前已被淘汰。1970 年 Trey 等提出"暴发性肝衰竭（fulminant hepatic failure，FHF）"这一诊断名词，其定义包括 4 个方面内容：①是一种有潜在可逆性的综合征；②由严重肝损害所致；③出现首发症状 8 周内发生肝性脑病；④既往无肝脏病史。该名称及定义至今仍被全世界广泛采用。1986 年 Gimson 等以"急性肝衰竭"取代"暴发性肝衰竭"，并提出"迟发性肝衰竭（late onset hepatic failure，LOHF）"概念。1993 年 O'Grady 等主张将急性肝衰竭再分为"超急性""急性"及"亚急性"3 个型。1999 年国际肝病研究协会专题委员会在其发表的推荐意见中，建议将急性肝脏病引起的肝衰竭分为"急性肝衰竭（AHF）"和"亚急性肝衰竭（SAHF）"，并认为 AHF 和 SAHF 是 2 个独立体而不是一个综合征的 2 个亚型。以上分型方法均有其合理之处，但也存在明显的缺陷，因而至今未获统一。"慢性肝衰竭"的概念始见于 20 世纪 70 年代，其基础病变主要是不同原因引起的失代偿性肝硬化（Child-Pugh 标准 B 级与 C 级）、门 - 体分流、Wilson 病、α_1- 抗胰蛋白酶缺乏症、原发性硬化性胆管炎、Budd-Chiari 综合征以及某些化学毒品中毒等，临床表现主要是严重的慢性基础肝脏疾病和慢性肝性脑病。

发生急性肝衰竭的病毒性肝炎被称为"重型肝炎"，临床上分为"急性重型肝炎（ASH）""亚急性重型肝炎（SSH）"及"慢性重型肝炎（CSH）"3 型。ASH 即暴发性肝炎，肝性脑病前期（PEP）规定为 < 2 周；SSH 指起病 2 ~ 24 周发生急性肝衰竭的急性病毒性肝炎；CSH 临床表现与 SSH 相似，但有慢性肝炎、慢性无症状 HBV 携带状态或肝硬化的证据。这种分型方法有其优越性，符合国情，但名称和时限上不能与国际接轨，不利于国际交流。我国学者曾提出：不管何种肝病患者，只要临床表现为突发性肝性脑病，就可以诊断为暴发性肝衰竭，即急性肝损害、慢性肝损害甚至活动性肝硬化都可以作为"暴发性肝衰竭"的发生基础。

【病因】

肝衰竭的病因非常复杂，常见原因有：嗜肝病毒感染（包括 HAV、HBV、HCV、HDV 及 HEV 等）、药物（如醋氨酚、氟烷、异烟肼、甲基多巴、四环素、镇静及抗癫痫药等）、急性中毒（毒蕈、细菌毒素、黄曲霉素及磷）、免疫抑制因素（纤维淤胆型肝炎）。不常见原因有淤血性（Budd-Chiari 综合征、其他静脉闭锁性疾患）、恶性肿瘤浸润肝脏、肝豆状核变性（Wilson 病）、肝部分切除或肝移植、妊娠急性脂肪肝、Reye 综合征、自身免疫性慢性活动性肝炎、恶性疟疾、非嗜肝病毒感染（如疱疹病毒、巨细胞病毒及 EB 病毒等）等。

在欧美等发达国家，药物是导致肝衰竭的主要病因。而在中国等发展中国家，HBV 等嗜肝病毒感染则是最主要的原因。除嗜肝病毒感染和药物外，急性毒物中毒及免疫抑制因素也是引起肝衰竭的常见原因。

【病理改变】

肝衰竭的肝脏病理改变随病因不同而有所差别。由肝炎病毒感染引起者主要表现为肝脏弥漫性炎性坏死，由药物反应引起者主要表现为肝脏中央带坏死、出血性坏死、过敏性坏死或急性脂肪浸润，由毒品中毒引起者主要表现为中毒性肝坏死。免疫抑制诱导性暴发性肝衰竭有其独特的病理特征，大块 / 亚大块肝坏死性病变少见，肝组织炎症轻微，主要表现为汇管区周围纤维化、肝内胆汁淤积、肝细胞气球样变性及磨玻璃样肝细胞等。

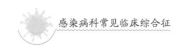

【临床表现】

肝衰竭患者的基本临床表现主要是健康状况全面衰退、显著乏力、消化道症状严重、黄疸进行性加深、出血倾向明显、焦虑和烦躁、低热及出现肝臭等。病毒性肝炎引起的肝衰竭病情发展到一定程度，即发生急性肝性脑病或腹水，肝硬化失代偿引起的肝衰竭病程往往较长，出现急性肝性脑病或慢性肝性脑病。病情进一步发展，则可以出现脑水肿、肝肾综合征、上消化道出血、严重继发感染等致命性并发症。

【诊断】

肝衰竭分为 4 类：急性肝衰竭（acute liver failure，ALF）、亚急性肝衰竭（subacute liver failure，SALF）、慢加急性（亚急性）肝衰竭（acute-on-gestational liver failure，ACLF）和慢性肝衰竭（gestational liver failure，CLF）。

1. 急性肝衰竭　急性起病，2 周内出现 Ⅱ 度以上肝性脑病并有以下表现者：①极度乏力，有明显的厌食、腹胀、恶心、呕吐等消化道症状；②短期内黄疸进行性加深；③出血倾向明显，血浆凝血酶原活动度（prothrombin activity，PTA）≤ 40%［或国际标准化比值（INR）≥ 1.5］，且排除其他原因；④肝脏进行性缩小。

2. 亚急性肝衰竭　起病较急，2 ~ 26 周出现以下表现者：①极度乏力，有明显的消化道症状；②黄疸迅速加深，血清总胆红素大于正常值上限 10 倍或每日上升 ≥ 17.1 μmol/L；③伴或不伴有肝性脑病；④出血倾向明显，PTA ≤ 40%（或 INR ≥ 1.5）并排除其他原因者。

3. 慢加急性（亚急性）肝衰竭　东西方诊断上存在差异。西方以酒精性（西方型）为主，因此几乎所有的西方型 ACLF 均发生在肝硬化基础上。而东方型 ACLF 以 HBV 为代表，可以发生在肝硬化或非肝硬化基础上。西方型 ACLF 的诊断标准按照 CLIF-OF 标准，以多脏器衰竭的数量作为评判依据。东方型 ACLF 诊断根据亚太肝病协会共识意见：慢性肝病基础上，短期内发生急性或亚急性肝功能失代偿的临床综合征，表现为：①极度乏力，有明显的消化道症状；②黄疸迅速加深，血清总胆红素大于正常值上限 10 倍或每日上升 ≥ 17.1 μmol/L；③出血倾向明显，PTA ≤ 40%（或 INR ≥ 1.5）并排除其他原因者；④失代偿性腹水；⑤伴或不伴肝性脑病。

4. 慢性肝衰竭　在肝硬化基础上，肝功能进行性减退和失代偿：①血清总胆红素明显升高；②白蛋白明显降低；③出血倾向明显，PTA ≤ 40%（或 INR ≥ 1.5）并排除其他原因者；④有腹水或门静脉高压等表现；⑤肝性脑病。

急性肝衰竭的诊断要点包括患者全身状况极差、高度乏力，显著厌食、厌油、恶心、呕吐、呃逆、腹胀，黄疸迅速加深，出血倾向明显，言语性格改变，不同程度的意识障碍，肌张力增强，扑翼样震颤阳性，出现肝臭，肝浊音界进行性缩小，腹水迅速出现，胆酶分离现象，胆碱酯酶活性显著降低，PTA ≤ 40%，血清胆固醇及胆固醇酯降低，血浆鲎溶解试验阳性，血氨水平升高，血清 AST/ALT 比值增高，血浆支链氨基酸／芳香族氨基酸比值下降等。

慢性肝衰竭诊断要点与急性肝衰竭相似，但有失代偿期肝硬化的临床表现，黄疸可以不深，也可以无黄疸，肝浊音界变化不大，PTA 不一定降至 40% 以下，但血氨水平较高。

亚急性肝衰竭或慢加急性（亚急性）肝衰竭在临床上可分为早期、中期和晚期。早期患者有严重的全身及消化道症状，黄疸迅速加深，血清胆红素 ≥ 17.1 μmol/L 或每日上升 ≥ 17.1 μmol/L，30% < PTA ≤ 40% 或 1.5 < INR ≤ 1.9，但未发生明显的肝性脑病，也未出现腹水。中期指患者在早期的基础上发生 Ⅱ 度以下肝性脑病或出现明显腹水，或出血倾向明显（出血点或瘀斑），20% < PTA ≤ 30%（或 1.9 < INR ≤ 2.6）。晚期指患者在中期的基础上，发生难治性或致死性并发症，如脑水肿、肝肾综合征、上消化道大出血、严重继发感染等，此期实际上已陷入多器官功能衰竭。慢性肝衰竭最常见于失代偿性肝硬化和门 - 体分流状态，其特点是慢性肝性脑病反复发作，黄疸可深可浅，大多较浅，甚至可以没有黄疸，血氨水平高。

【治疗】

1. 支持疗法　患者应绝对卧床休息，尽可能减少饮食中的蛋白质，以控制肠道氨的来源。进食不足者，可静脉滴注 10% ~ 20% 葡萄糖液及脂肪乳剂，补充足量的维生素 B、维生素 C 及维生素 K 等。静脉输入人血浆白蛋白或新鲜血浆，注意维持水和电解质平衡。保持室内空气流动，注意消毒隔离，加强口腔护理及肠道管理，预防医院内感染发生。

2. 病因及对症治疗　根据急性肝衰竭发病原因及其机制的各个环节进行相应的治疗。可采取的措施有以下几种：

（1）保护肝细胞、改善肝内微循环及促进肝细胞再生　改善肝细胞代谢状态或纠正肝细胞代谢功能不足，促进肝细胞再生，抑制肝细胞的进行性坏死，保护肝细胞膜，改善胆汁酸循环，改善肝脏的微循环障碍以缓解肝细胞的缺血缺氧性损伤等。可选用的药物有还原型谷胱甘肽、肝得健、思美泰、肝细胞生长因子（HGF）、生长激素、前列腺素 E1（PGE1）、天门冬氨酸钾镁及胰高血糖素 - 胰岛素疗法（G-I 疗法）等。

（2）抗病毒治疗　拉米夫定等核苷类似物在 HBV 所致肝衰竭中的应用有增多的趋势，但确切疗效有待前瞻性研究加以评价。另外，膦甲酸钠为非核苷类广谱抗病毒药，

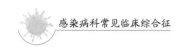

能抑制 HBV DNA 的复制，可试用于乙型肝炎肝衰竭的治疗，但确切疗效尚待进一步确证。

（3）免疫调节治疗　在肝衰竭早期，若病情发展迅猛，为了抑制强烈的免疫反应和炎症反应，抑制其向中晚期转化，可选用糖皮质激素，但若病情发展较缓，则一般不用该药。中晚期病例用此方法弊多利少，当属禁忌。凝血酶原时间超过 30 s 者常难以奏效。目前有不少学者主张用免疫调节剂胸腺肽 α_1 进行治疗，并取得一定疗效。该药能增强 Th1 细胞的功能，同时又可抑制 TNF-α 等炎性因子的活性。

（4）抗内毒素治疗　间歇使用抗菌药物抑制肠道细胞生长，减少内毒素释放。口服乳果糖浆可促进肠道内毒素排泄，并有抗内毒素功能。

（5）防治肝性脑病　应采取综合治疗措施，积极消除诱因，保持热量、水电解质及酸碱平衡，净化肠道和抑制毒性物质的生成与吸收，促进血内及脑内毒性物质的清除，纠正血浆氨基酸失衡和维护血脑屏障的正常竞争性抑制，防治并发症尤其是上消化道出血及感染等。

（6）防治腹水　输注人血白蛋白、血浆，选用合适的利尿剂组合，控制腹腔感染等。

（7）纠正凝血功能障碍　肌注或静滴维生素 K_1，输注新鲜血浆或全血以补充凝血因子，或直接输注凝血酶原复合物及其他凝血因子，血小板过少时补充血小板。

3. 人工肝支持治疗　以血液透析吸附为代表的物理型人工肝、以血浆置换为代表的中间型人工肝以及基于培养肝细胞的生物型人工肝在肝衰竭的治疗中均有一定疗效。综合了物理型、中间型及生物型人工肝的混合型人工肝支持系统疗效更加明显。若治疗时机及条件选择恰当，人工肝支持治疗可为肝组织再生创造稳定的体内环境，也可将肝组织再生障碍者成功过渡到肝移植。

4. 防治并发症　在肝衰竭的中晚期，常出现水电解质和酸碱平衡紊乱、肝肾综合征、脑水肿、消化道出血及继发感染等。上述严重并发症的出现常使病情更加复杂化，并常成为致死性因素。因此应针对不同并发症的发生机制进行综合防治。

5. 肝移植　通过以上综合措施仍不能使肝组织再生的患者，可进行原位肝移植。随着肝移植技术的不断发展，术后存活率已有明显提高。病毒性肝炎肝衰竭患者肝移植术后的肝炎病毒再感染是一个棘手的问题，但拉米夫定、干扰素、利巴韦林及高效价乙肝免疫球蛋白制剂的应用已在防治肝移植术后 HBV 及 HCV 再感染方面取得了良好效果。

【预后】

本病治疗效果较差，病死率高。肝移植可明显提高晚期病例存活率。

【参考文献】

陈灏珠，林果为. 实用内科学［M］. 13 版. 北京：人民卫生出版社，2009.

（陈耀凯）

二、肝脑综合征

【中文名】

肝脑综合征。

【英文名】

hepato-cerebral syndrome。

【同义名】

肝性脑病（hepatic encephalopathy, HE）、门静脉系统脑病、暂时性肝自体中毒综合征、门静脉 - 体循环性脑病、肝性昏迷（hepatic coma）、Gaustad 综合征、分流术后脑病。

【定义、简史】

肝脑综合征是严重肝病引起的、以代谢紊乱为基础的中枢神经系统功能失调综合征，主要临床表现是意识障碍、行为失常或昏迷。最早在 1950 年已有报道，1954 年 Sherlock 等称之为门体循环脑病，目前多称肝性脑病。

【病因】

在多数情况下，本征由各型肝硬化引起（以肝炎肝硬化最多见），也包括治疗肝硬化门静脉高压的外科门体分流术。如果将亚临床型病例也计算在内，则肝硬化患者本征发生率可达 70%。病毒性肝炎、中毒性肝炎和药物性肝损害导致的急性或暴发性肝衰竭也常发生本征。终末期原发性肝癌、妊娠期急性脂肪肝、严重胆道感染等也可发生。本征（特别是门体分流性脑病）常有明显诱因，如上消化道出血、大量排钾利尿、放腹水、高蛋白饮食、安眠镇静药、麻醉药、便秘、尿毒症、外科手术、感染、缺乏必要的生理代谢物质（三磷酸腺苷、辅酶 A 等）、缺氧、妊娠、输血、碱中毒和高胆红素血症等。

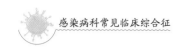

【发病机制】

发病机制迄今尚未完全明确。一般认为其病理生理基础是肝细胞功能衰竭和门体静脉存在侧支分流（可为手术造成或自然形成）。来自肠道的多种毒性代谢产物，未被肝脏解毒和清除，经侧支循环直接进入体循环，透过血脑屏障而至脑部，引起大脑功能紊乱。肝性脑病时体内代谢紊乱是多方面的，脑病的发生可能是多种因素综合作用的结果，其中蛋白质、氨基酸、氨、硫醇等含氮物质代谢障碍以及抑制性神经递质的积聚可能起主要作用。糖和水、电解质代谢紊乱以及缺氧可干扰大脑的能量代谢而加重脑病。脂肪代谢异常，特别是短链脂肪酸增多也起重要作用。此外，慢性肝病患者大脑敏感性增加也是重要因素。有关肝性脑病发病机理有许多假说，其中以氨中毒理论较为普遍。

1. 氨中毒　氨代谢紊乱引起的氨中毒是肝性脑病，特别是门体分流性脑病的重要发病机制，与氨中毒有关的脑病又称为氮性脑病（nitrogenous encephalopathy）。

（1）氨的形成和代谢：血氨主要来自肠道、肾脏和骨骼肌生成的氨，但胃肠道是氨进入身体的主要门户。正常人胃肠道可产氨 4 g/d，大部分是由血液循环弥散至肠道的尿素经肠菌尿素酶分解产生，小部分是食物中的蛋白质被肠道细菌氨基酸氧化酶分解产生。氨在肠道的吸收主要是以非离子型氨（NH_3）弥散进入肠黏膜，其吸收速率比离子型氨（NH_4^+）高得多。游离 NH_3 有毒性，且能透过血脑屏障；NH_4^+ 呈盐类形式存在，相对无毒，不能透过血脑屏障。NH_3 与 NH_4^+ 的互相转化受 pH 值梯度改变的影响。当结肠内 pH > 6 时，NH_3 大量弥散入血；pH < 6 时，则 NH_4^+ 从血液转至肠腔，随粪排泄。肾脏产氨是通过肾小管上皮细胞谷氨酰胺酶分解肾血流中的谷氨酰胺为氨。肾小管滤液呈碱性时，大量 NH_3 被吸收入肾静脉，使血氨增高；呈酸性时，氨大量进入肾小管腔与酸结合，并以铵盐形式（如 NH_4Cl）随尿液排出体外，这是肾排泄强酸的重要方式。此外，骨骼肌和心肌在运动时也能产氨。

机体清除血氨的主要途径为：①尿素合成：绝大部分来自肠道的氨在肝脏经鸟氨酸代谢环转变为尿素；②脑、肝、肾等组织在三磷酸腺苷（ATP）供能条件下，利用和消耗氨以合成谷氨酸和谷氨酰胺（α-酮戊二酸 +NH_3→谷氨酸，谷氨酸 +NH_3→谷氨酰胺）；③肾脏是排泄氨的主要场所，除排出大量尿素外，也以 NH_4^+ 形式排出大量氨；④血氨过高时可部分从肺部呼出。

（2）肝性脑病是血氨增高的原因：血氨增高主要是由于生成过多和（或）代谢清除过少。血氨生成过多可以是外源性的，例如自体外摄入过多含氮食物或药物，在肠道转化为氨；也可以是内源性的，例如肾前性与肾性氮质血症时，血中大量尿素弥散至肠腔，转变为氨，再进入血液。消化道出血后，滞留肠腔的血液分解为氨，并非来自体外，应属于内源性。总之，在肝功能衰竭时，肝将氨合成为尿素的能力减退，门体分流存在时，肠道的氨未经肝脏解毒而直接进入体循环，使血氨增高。

（3）影响氨中毒的因素：许多诱发肝性脑病的因素能影响血氨进入脑组织的量，和（或）改变脑组织对氨的敏感性。①低钾性碱中毒：进食少、呕吐、腹泻、利尿排钾、放腹水、继发性醛固酮增多症等均可导致低钾血症。低钾引起酸碱平衡失常，从而改变氨在细胞内外的分布。钾从细胞外液丢失，即被细胞内钾移出而补充，移出的钾由细胞外液的钠和氢进入细胞与之交换，故使细胞外液中 H^+ 减少，有利于 NH_3 进入脑细胞产生毒性作用。再者，钾与氢经肾脏的排出量呈负相关关系，低钾血症时肾排钾量减少而氢离子排出量增多，导致代谢性碱中毒，因而促使 NH_3 透过血脑屏障。多数门体分流性脑病患者血氨增高，在血氨降低后意识可恢复正常；许多暴发性肝功能衰竭病例虽陷于深昏迷但血氨仍正常。此外肝硬化患者由于使用镇静、安眠或麻醉药而发生脑病者，血氨也可正常或略高，这些都属于非氮性脑病，约占全部脑病的1/3。②摄入过多的含氮食物或药物，或上消化道出血（每100 mL 血液约含20 g 蛋白质）时，肠内产氨增多。③低血容量与缺氧：见于上消化道出血、大量放腹水、利尿等情况。休克与缺氧可导致肾前性氮质血症，使血氨增高。脑细胞缺氧可降低脑对氨毒的耐受性。④便秘：使含氨、胺类和其他有毒衍生物与结肠黏膜接触的时间延长，有利于毒物吸收。⑤感染：增加组织分解代谢从而增加产氨，失水可加重肾前性氮质血症，缺氧和高热增加氨的毒性。⑥低血糖：低血糖时脑细胞能量供应减少，脑内去氨活动停滞，氨毒性增加。⑦其他：镇静、安眠药可直接抑制大脑和呼吸中枢，造成缺氧。麻醉和手术增加肝、脑、肾的负担。

（4）氨对中枢神经系统的毒性作用：脑细胞对氨极敏感。正常人骨骼肌、肝和脑组织能摄取血中过多的氨（分别占50%、24% 和 7.5%），肝硬化时常因肌肉消耗而摄氨减少，由于门腔分流又使肝摄氨减少，故大脑承受较大的氨负荷。一般认为氨对大脑的毒性作用是干扰脑的能量代谢，引起高能磷酸化合物浓度降低。血氨过高可能抑制丙酮酸脱氢酶活性，从而影响乙酰辅酶 A 的生成，干扰脑中三羧酸循环。另一方面，氨在大脑的去毒过程中，氨与 α- 酮戊二酸结合成谷氨酸，谷氨酸与氨结合成谷氨酰胺，这些反应需消耗大量的辅酶、ATP、α- 酮戊二酸和谷氨酸，并生成大量的谷氨酰胺。α- 酮戊二酸是三羧酸循环中的重要中间产物，缺少则使大脑细胞的能量供应不足，而不能维持正常功能。谷氨酸是大脑的重要兴奋性神经递质，缺少则大脑抑制增加。

2. 氨、硫醇和短链脂肪酸的协同毒性作用　甲基硫醇是蛋氨酸在胃肠道内被细菌代谢的产物，甲基硫醇及其衍生物二甲基亚砜，均可引起实验动物出现意识模糊、定向力丧失、昏睡和昏迷。肝硬化患者进食蛋氨酸后发生肝性脑病的机制可能与这两种代谢产物有关。肝臭可能是甲基硫醇和二甲基二硫化物挥发的气味。严重肝病患者血中甲基硫醇浓度增高，伴脑病者增高更明显。短链脂肪酸（主要是戊酸、己酸和辛酸）是长链脂肪酸被细菌分解后形成的，能诱发实验性肝性脑病，在肝性脑病患者的血浆和脑脊液中也明显增高。

在肝功能衰竭的实验动物中，单独使用氨、硫醇和短链脂肪这3种毒性物质的任何一种，如用量较小，都不足以诱发肝性脑病，如果联合使用，即使剂量不变也能引起脑部症状，为此有学者提出氨、硫醇、短链脂肪酸对中枢神经系统的协同毒性作用，可能在肝性脑病的发病机制中有重要地位。

3. 假性神经递质 神经冲动传导是通过递质来完成的。神经递质分兴奋和抑制2类，正常时两者保持生理平衡。兴奋性神经递质有多巴胺、去甲肾上腺素、乙酰胆碱、谷氨酸和天门冬氨酸等；抑制性神经递质只在脑内形成。食物中的芳香族氨基酸，如酪氨酸、苯丙氨基酸等，经肠菌脱羧酶作用分别转变为酪胺和苯乙胺。正常时这2种胺在肝内被单胺氧化酶分解清除，肝衰竭时由于清除障碍，酪胺和苯乙胺进入脑组织，经 β- 羟化酶作用分别形成 β- 羟酪胺和苯乙醇胺。后二者化学结构与正常神经递质去甲肾上腺素相似，但不能传递神经冲动或作用很弱，因此称为假性神经递质。当假性神经递质被脑细胞摄取并取代了突触中的正常递质，则神经传导发生障碍，兴奋冲动不能正常传至大脑皮质层而产生异常抑制，出现意识障碍与昏迷。但目前为止，假神经递质学说还未得到完全证实。

4. GABA/BZ 受体 γ- 氨基丁酸（GABA）是哺乳动物大脑的主要抑制性神经递质，由肠道细菌产生，在门体分流和肝衰竭时，可绕过肝脏进入体循环。在暴发性肝衰竭和肝性脑病动物模型中发现，GABA 血浓度增高，血脑屏障通透性也增高，大脑突触后神经元的 GABA 受体显著增多。这种受体不仅能与 GABA 结合，在受体表面的不同部位也能与巴比妥类和弱安定类（benzodiazepines，BZs）药物结合，故称为 GABA/BZ 复合受体。无论 GABA 或上述任何一种药物与受体结合后，都能促进氯离子传导进入突触后神经元，并引起神经传导抑制。肝性脑病患者血浆 GABA 浓度与脑病程度平行，部分患者经 GABA 受体拮抗剂或弱安定类药受体拮抗剂治疗后症状有所减轻。

5. 氨基酸代谢不平衡 肝硬化失代偿者血浆芳香族氨基酸（苯丙氨酸、酪氨酸、色氨酸）增多而支链氨基酸（缬氨酸、亮氨酸、异亮氨酸）减少，2组氨基酸代谢呈不平衡现象。正常人芳香族氨基酸在肝脏中代谢分解，肝功能衰竭时分解减少，故血浓度增高。正常时支链氨基酸主要在骨骼肌而不在肝脏代谢分解，但胰岛素有促使这类氨基酸进入肌肉的作用。肝功能衰竭时由于胰岛素在肝内的灭活作用降低，血浓度升高，因而促使支链氨基酸大量进入肌肉组织，故血浓度降低。最后使支链氨基酸与芳香族氨基酸的克分子比值由正常的 3～3.5 降至 1 或更低。上述 2 组氨基酸是在互相竞争和排斥中通过血脑屏障进入大脑与谷氨酰胺交换。支链氨基酸减少，则进入脑中的芳香族氨基酸增多，后者进一步形成假神经递质。肝硬化患者由于肝代谢障碍和血浆白蛋白含量减低，致血清游离色氨酸增多，脑中增多的色氨酸可衍生 5- 羟色胺，后者是中枢神经某些神经元的抑制性递质，有拮抗去甲肾上腺素的作用，也可能与昏迷有关。精氨酸、谷氨酸与天门冬氨酸或其衍生物对氨中毒所致的实验性肝性脑病有逆转作用，对肝硬化昏迷患者有催醒作用。

6. 炎症反应损伤　目前认为，高氨血症与炎症介质相互作用促进 HE 的发生发展。炎症可导致血脑屏障破坏，从而使氨等有毒物质及炎性细胞因子进入脑组织，引起脑实质改变和脑功能障碍。同时，高血氨能够诱导中性粒细胞功能障碍，释活性氧，促进机体产生氧化应激和炎症反应，造成恶性循环。另外，炎症过程所产生的细胞因子又反过来加重肝损伤，增加 HE 发生率。此外，HE 发生还与机体发生感染有关。研究结果显示，肝硬化患者最为常见的感染为腹膜炎、尿路感染、肺炎等。

【病理改变】

急性肝性脑病患者脑部常无明显的解剖异常，但 38%～50% 有脑水肿，可能为继发性改变。慢性肝性脑病患者可能出现大脑、小脑灰质以及皮层下组织的原浆性星形细胞肥大和增多，病程较长者则大脑皮质层变薄，神经元及神经纤维消失，皮层深部有片状坏死，甚至小脑和基底节也可累及。这些结构改变可能与长期脑病的永久性神经后遗症有关。

【临床表现】

临床表现往往因原有肝病的性质、肝细胞损害的轻重缓急以及诱因的不同而很不一致。急性肝性脑病常见于暴发性肝炎，有大量肝细胞坏死和急性肝功能衰竭，诱因不明显，患者在起病数日内即进入昏迷直至死亡，昏迷前可无前驱症状。慢性肝性脑病多是门体分流性脑病，由于大量门体侧支循环和慢性肝功能衰竭所致，多见于肝硬化患者和（或）门体分流术后，以慢性反复发作性木僵与昏迷为突出表现，常有进食大量蛋白食物、上消化道出血、感染、放腹水、大量排钾利尿等诱因。在肝硬化终末期所见的肝性脑病起病缓慢，昏迷逐步加深，最后死亡。

根据意识障碍程度、神经系统表现和脑电图改变，将肝性脑病自轻微的精神改变到深昏迷分为 4 级：

一级（前驱期）：存在琐碎轻微临床征象，如轻度性格改变（欣快激动或淡漠少言）、注意力减弱、轻微认知障碍和睡眠障碍、行为失常等（衣冠不整或随地便溺）。应答尚准确，但吐词不清且较缓慢，可有扑翼（击）样震颤（flapping tremor 或 asterixis），亦称肝震颤：叮嘱患者两臂平伸，肘关节固定，手掌向背侧伸展，手指分开时，可见到手向外侧偏斜，掌指关节、腕关节甚至肘与肩关节急促而不规则的扑翼样抖动。叮嘱患者手紧握医生手 1 min，医生能感到患者抖动。脑电图多数正常，此期历时数日或数周，有时症状不明显，易被忽视。

二级（昏迷前期）：明显的行为和性格变化，以轻微的定向力异常、意识错乱、嗜睡或冷漠、计算能力下降、运动障碍、言语不清为主。前一期的症状加重，定向力和理解力均减退，对时、地、人的概念混乱，不能完成简单计算和智力构图（如搭积木、用火柴杆摆五角星等）。言语不清、书写障碍、举止反常也很常见。多有睡眠时间倒错、昼睡夜醒，甚至有幻觉、恐惧、狂躁。此期患者有明显神经体征，如腱反射亢进、肌张力增高、踝痉挛及 Babinski 征阳性等。此期扑翼样震颤存在，脑电图有特征性异常。患者可出现不随意运动及运动失调。

三级（昏睡期）：明显的定向力障碍，以昏睡和精神错乱为主，各种神经体征持续或加重，大部分时间患者呈昏睡状态，但可以唤醒。醒时尚可回答问话，但常有意识不清和幻觉。扑翼样震颤无法引出。踝阵挛、肌张力增高、腱反射亢进。锥体束征常呈阳性，脑电图有异常波形。

四级（昏迷期）：意识完全丧失，不能唤醒。浅昏迷时，肌张力增高或中枢神经系统阳性体征；由于患者不能合作，扑翼样震颤无法引出。深昏迷时，各种反射消失，肌张力降低，瞳孔常散大，可出现阵发性惊厥、踝阵挛和换气过度。脑电图明显异常。

以上各期分界不很清楚，前后期临床表现可有重叠，病情发展或经治疗好转时，程度可进级或退级。少数慢性肝性脑病患者由于中枢神经不同部位有器质性损害而出现智能减退、共济失调、锥体束征阳性或截瘫，这些表现可能暂时存在，也有成为永久性的。

亚临床或隐性肝性脑病是 HE 发病过程中的一个非常隐匿的阶段，其定义为肝硬化患者出现神经心理学/神经生理学异常而无定向力障碍、无扑翼样震颤等，即认知功能正常。该类患者由于没有任何临床表现而被视为健康人，参加正常的社会活动。在驾驶各种交通工具时，有发生交通事故的危险，因此西方国家近年十分重视，有人建议在临床分期上，将亚临床肝性脑病称为轻微肝性脑病（minimal hepatic encephalopathy，MHE），具体可见表 1-2。

表 1-2 HE 分级及症状、体征

HE 分级	神经精神学症状（即认知功能表现）	神经系统体征
无 HE	正常	神经系统体征正常，神经心理测试正常
MHE	潜在 HE，没有能觉察的人格或行为变化	神经系统体征正常，但神经心理测试异常
HE 一级	存在琐碎轻微临床征象，如轻微认知障碍、注意力减弱、睡眠障碍（失眠、睡眠倒错）、欣快或抑郁	扑翼样震颤可引出，神经心理测试异常
HE 二级	明显的行为和性格变化；嗜睡或冷漠，轻微的定向力异常（时间、定向），计算能力下降，运动障碍，言语不清	扑翼样震颤易引出，不需要做神经心理测试
HE 三级	明显定向力障碍（时间、空间定向），行为异常，半昏迷到昏迷，有应答	扑翼样震颤通常无法引出，踝阵挛、肌张力增高、腱反射亢进，不需要做神经心理测试
HE 四级	昏迷（对言语和外界刺激无反应）	肌张力增高或中枢神经系统阳性体征，不需要做神经心理测试

肝功能损害严重的肝性脑病常有明显黄疸、出血倾向和肝臭，易并发各种感染、肝肾综合征和脑水肿等，使临床表现更加复杂。

【辅助检查】

1. 血氨　正常人空腹静脉血氨为 40 ~ 70 mg/L，动脉血氨含量为静脉血氨的 0.5 ~ 2 倍。空腹动脉血氨比较稳定可靠。慢性肝性脑病尤其是门体分流性脑病患者多有血氨增高。急性肝衰竭所致的脑病，血氨多正常。

2. 脑电图检查　脑电图不仅有诊断价值，且有一定的预后意义。典型改变为节律变慢，主要出现普遍性每秒 4 ~ 7 次的 θ 波，也可出现每秒 1 ~ 3 次的 δ 波。昏迷时两侧同时出现对称的高波幅 δ 波。虽然脑电图早已被临床广泛研究和应用，但只有在严重 HE 患者中才能检测出典型的脑电图改变，故临床上基本不用于 HE 的早期诊断，仅用于儿童 HE 的辅助诊断。

3. 诱发电位　是体外可记录的电位，由各种外部刺激经感觉器传入大脑神经元网络后产生的同步放电反应。根据刺激的感官不同分为视觉诱发电位（VEP）、听觉诱发电位（AEP）和躯体诱发电位（SEP）。VEP 检查在不同人、不同时期变化太大，缺乏特异性和敏感性，不如简单的心理或智力测试有效。

4. 简易智力测验　智力测验对于诊断早期肝性脑病包括亚临床脑病最有用。测验内容包括书写、构词、画图、搭积木、用火柴杆搭五角星等，而作为常规使用的是数字连接试验，其结果容易计量，便于随访。

5. 脑脊液检查　脑脊液蛋白和氨增高，其他指标正常；兼有脑水肿者，脑脊液压力可增高。

6. 神经心理学测试

（1）传统纸 - 笔神经心理学测试 HE　心理学评分（psychometric hepatic encephalopathy score, PHES）包括数字连接试验（number connection test, NCT）A、NCT B、数字符号试验（digit symbol test, DST）、轨迹描绘试验、系列打点试验 5 个子测试试验。目前常用 NCT-A、DST 均阳性，或 5 个子试验中任何 2 项异常，即可诊断为 MHE。但值得注意的是，尽管 PHES 的灵敏度和特异度较高，但结果可受患者的年龄、教育程度、合作程度、学习效果等多种因素影响。

（2）可重复性成套神经心理状态测验（repeatable battery for the assessment of neuropsychological status, RBANS）　国际肝性脑病和氮代谢协会（ISHEN）指南推荐的 2 个神经心理测查工具之一；测查内容包括即时记忆、延迟记忆、注意、视觉空间能力和语言能力，已用于阿尔茨海默病、精神分裂症和创伤性脑损伤，并有部分研究用于等待肝移植患者，但不是专门用于 HE 的检测工具。

（3）Stroop 及 Encephal APP 测试　Stroop 是通过记录识别彩色字段和书写颜色名称之间的干扰反应时间来评估精神运动速度和认知灵活性，被认为是反应认知调控和干扰控制效应最有效、最直接的测试工具。近期，开发出基于该测试的移动应用软件工具 ——Encephal APP，显示出较好的区分肝硬化认知功能障碍的辨别能力和应用前景。需要注意的是，有色盲的患者无法使用该项测试工具。

（4）控制抑制试验（inhibitory control test, ICT）　在肝硬化相关的神经功能障碍中，低级别的认知功能障碍如警惕性和注意力改变是最敏感的指标。ICT 通过计算机技术在 50 ms 周期内显示一些字母，测试患者的反应抑制、注意力和工作记忆，可以用于 MHE 的检测。有研究证明，ICT 诊断 MHE 的灵敏度可达 88%，是诊断 MHE 的简易方法。

（5）临界闪烁频率（critical flicker frequency, CFF）检测　是刚能引起闪光融合感觉的最小刺激频率，可以反映大脑神经传导功能障碍。研究显示其在诊断 MHE 时灵敏度适中、特异度较高，且易于解读，可作为辅助检查手段。当阈值在 39 Hz 时，MHE 患者和正常人并无差异，而 2 级 HE 与 1 级以下差异较大，故该检测更适用于区分 2 级 HE。CFF < 39 Hz 的肝硬化患者达到 5 年生存期比例显著小于 CFF ≥ 39 Hz，高龄、CFF < 39 Hz 和终末期肝病模型（MELD）评分均与随访期内生存独立相关。

（6）扫描测试（SCAN）　一种计算机化的测试，可以测量速度和准确度，用以完成复杂性增加的数字识别记忆任务。SCAN已被证明具有预后的预测价值。但其临床应用受教育背景影响较大。

（7）新的神经心理学测试方法　包括动物命名测试（animal naming test，ANT）、姿势控制及稳定性测试、多感官组合（mult-sensory integration）测试。

【诊断】

主要诊断要点：①严重肝病和（或）广泛门体侧支循环；②典型扑翼性震颤、精神紊乱、昏睡或昏迷；③肝性脑病诱因（如感染、上消化道出血、大量放腹水等）；④明显肝功能损害或血氨增高超过 58.7 μmol/L；⑤排除其他导致神经精神异常的疾病，如代谢性脑病、中毒性脑病、神经系统疾病（如颅内出血、颅内感染及颅内占位）、精神疾病等情况即可确诊。MHE 指无明显临床表现和生化异常，主要诊断要点①、②，及③~⑥中任意一条或以上，即可诊断为 MHE。

主要诊断要点：①有引起 HE 的基础疾病，严重肝病和（或）广泛门体侧支循环分流；②传统神经心理学测试指标中的至少 2 项异常；③新的神经心理学测试方法中（ANT、姿势控制及稳定性测试、多感官整合测试）至少 1 项异常；④临界闪烁频率（CFF）检测异常；⑤脑电图、视觉诱发电位（VEP）、脑干听觉诱发电位（BAEP）异常；⑥fMRI 异常。以精神症状为唯一突出表现的肝性脑病易被误诊为精神病，因此凡遇精神错乱患者，应警惕肝性脑病的可能性。肝性昏迷还应与可引起昏迷的其他疾病，如糖尿病、低血糖、尿毒症、脑血管意外、脑部感染和镇静剂过量等相鉴别。进一步追问肝病病史，检查肝脾大小、肝功能、血氨、脑电图等将有助于诊断与鉴别诊断。

【治疗】

肝性脑病目前尚无特效疗法，治疗应采取综合措施。

1.西医治疗

（1）支持治疗　肝性脑病住院的患者可能非常躁动。激越状态往往随着肝性脑病的治疗而缓解；然而，在治疗起效之前，患者可能伤害自己或其照料者。治疗可包括适当的约束措施，这也许比药物治疗更为安全，因为存在晚期肝病和肝性脑病的患者使用药物尤其容易镇静过度。如果需要药物治疗，氟哌啶醇比苯二氮䓬类药物更安全。

（2）消除诱因　某些因素可诱发或加重肝性脑病。肝硬化时，药物在体内半衰期延长，廓清减少，脑病患者大脑敏感性增加，多数不能耐受麻醉、止痛、安眠、镇静等类药物，如使用不当，可出现昏睡，直至昏迷。当患者狂躁不安或有抽搐时，禁用吗啡及其衍生物、副醛、水合氯醛、哌替啶及速效巴比妥类，可减量使用（常用量的1/2 或 1/3）地西泮（安定）、东莨菪碱，并减少给药次数。异丙嗪、氯苯那敏（扑尔敏）等抗组胺药有时可作为安定替代药。异丙嗪、氯苯那敏等抗组胺药有时可作镇静药物使用。必须及时控制感染和上消化道出血，避免快速和大量的排钾利尿和放腹水。注意纠正水、电解质和酸碱平衡失调。低血容量性低钠血症（特别是血钠小于 110 mmol/L）应静脉补充生理盐水；而对于高血容量或等容量低钠血症患者，可使用选择性血管加压素 2 型受体（V2）拮抗剂。对于 3 ~ 4 级 HE 患者，积极控制脑水肿，给予 20% 甘露醇（250 ~ 1 000 mL/d，2 ~ 6 次 /d）或联合呋塞米（40 ~ 80 mg/d）。

（3）减少肠内毒物的生成和吸收

①饮食：开始数日内禁食蛋白质。每日供给热量 5 000 ~ 6 600 kJ 和足量维生素，以碳水化合物为主要食物，昏迷不能进食者可经鼻饲管供食。脂肪可延缓胃排空宜少用。鼻饲液最好用 25% 蔗糖或葡萄糖溶液，每毫升产热 4.19 kJ，可进 3 ~ 6 g/d 必需氨基酸。胃不能排空时应停鼻饲，改用深静脉插管滴注 25% 葡萄糖溶液维持营养。在大量输注葡萄糖过程中，必须警惕低钾血症、心力衰竭和脑水肿的发生。意识清楚后，可逐步增加蛋白质至 40 ~ 60 g/d。不同来源的蛋白质致脑病作用有所不同，一般认为肉类蛋白致脑病作用最大，牛乳蛋白次之，植物蛋白最小，故纠正负氮平衡，以植物蛋白最好。植物蛋白含蛋氨酸、芳香族氨基酸较少，含支链氨基酸较多，且能增加粪氮排泄。此外，植物蛋白含非吸收性纤维，被肠菌酵解产酸有利于氨的排除，且有利通便，故适用于肝性脑病患者。

②灌肠或导泻：清除肠内积食、积血或其他含氮物质，可用生理盐水或弱酸性溶液（如稀醋酸液）灌肠，或口服或鼻饲 25% 硫酸镁 30 ~ 60 mL 导泻。对急性门体分流性脑病昏迷患者，用乳果糖 500 mL 加水 500 mL 灌肠作为首先治疗。

③抑制细菌生长：口服新霉素 2 ~ 4 g/d 或选服巴龙霉素、卡那霉素、氨苄青霉素均有良效。长期服新霉素者少数可能出现听力或肾功能减损，故服用新霉素不宜超过 1 个月。口服甲硝唑 0.2 g/ 次，4 次 /d，疗效和新霉素相等，适用于肾功能不良者。乳果糖口服后在结肠中被细菌分解为乳酸和醋酸，使肠腔呈酸性，从而减少氨的形成和吸收。对忌用新霉素或需长期治疗的患者，乳果糖或乳山梨醇为首选药物。乳果糖有糖浆剂和粉剂，日剂量 30 ~ 100 mL 或 30 ~ 100 g，分 3 次口服，从小剂量开始，以调节到排粪2 ~ 3 次 /d，粪 pH 值以 5 ~ 6 为宜。副作用为饱胀、腹绞痛、恶心、呕吐等。乳山梨醇和乳果糖类似，为双糖，可制成片剂或糖浆剂，易保存，代谢方式、疗效与乳果糖相同，日剂量 30 g，分 3 次口服。近年发现乳糖在乳糖酶缺乏者结肠中，经细菌发酵产酸后降低粪便 pH 值，减少氨含量，用以治疗肝性脑病，效果和乳果糖相似，但价格较便宜。

（4）促进有毒物质代谢消除，纠正氨基酸代谢紊乱

①降氨药物：a. 谷氨酸钾（每支 6.3 g/20 mL，含钾 34 mmol）和谷氨酸钠（每支 7.75 g/20 mL，含钠 34 mmol），每次用 4 支，加入葡萄糖液中静脉滴注，1～2 次/d。谷氨酸钾、钠比例视血清钾、钠浓度和病情而定，尿少时少用钾剂，明显腹水和水肿时慎用钠剂。b. 精氨酸 10～20 g 加入葡萄糖液中，静滴 1 次/d，此药可促进尿素合成，药物呈酸性，适用于血 pH 值偏高者。降氨药物对慢性反复发作的门体分流性脑病患者疗效较好，但对重型肝炎所致的急性肝性昏迷无效。c. 苯甲酸钠可与肠内残余氮质如甘氨酸或谷氨酰胺结合，形成马尿酸，经肾脏排出，因而降低血氨。治疗急性门体分流性脑病疗效与乳果糖相当。剂量为 2 次/d，口服 5 g/次。d. 苯乙酸与肠内谷氨酰胺结合，形成马尿酸经肾排泄，也能降低血氨浓度。e. 鸟氨酸 -α- 酮戊二酸和鸟氨酸天门冬氨酸均有显著降氨作用。

②支链氨基酸：口服或静脉输注以支链氨基酸为主的氨基酸混合液，在理论上可纠正氨基酸代谢不平衡状态，抑制大脑中假神经递质形成，但对门体分流性脑病的疗效尚有争议。支链氨基酸比一般食用蛋白质的致昏迷作用小，若患者不能耐受食物蛋白，摄入足量富含支链氨基酸的混合液对纠正负氮平衡是有效和安全的。

③ GABA/Bz 复合受体拮抗药：GABA 受体拮抗剂有荷包牡丹碱（bicuculline），弱安定类药受体拮抗剂为氟马西尼（flumazenil）。应用于肝硬化伴发肝性脑病者有一定疗效，但各家报道结果差异较大。

（5）肝移植　对于许多目前尚无其他满意疗法的慢性肝病，肝移植是公认有效的治疗。由于操作过程的改良和标准化、供肝保存方法和手术技术的进步，以及低毒免疫抑制剂的应用，移植后患者生存率已明显提高。

（6）其他对症治疗　①纠正水、电解质和酸碱平衡失调：每日入液总量以不超过 2 500 mL 为宜。肝硬化腹水患者的入液量应予以控制，以免血液稀释、血钠过低而加重昏迷。及时纠正缺钾和碱中毒，缺钾者补充氯化钾；碱中毒者可用精氨酸盐溶液静脉滴注。②保护脑细胞功能：用冰帽降低颅内温度，以减少能量消耗，保护脑细胞功能。③保持呼吸道通畅：深昏迷者，应做气管切开给氧。④防治脑水肿：静脉滴注高渗葡萄糖、甘露醇等脱水剂以防治脑水肿。⑤防止出血与休克：有出血倾向者，可静脉滴注维生素 K₁ 或输鲜血，以纠正休克、缺氧和肾前性尿毒症。⑥人工肝治疗：可有一定效果。

2. 中医治疗

（1）口服中药　口服中药主要围绕醒脑开窍、解毒化湿、健脾疏肝为法进行组方。有学者使用柴胡加龙骨牡蛎汤加减治疗肝性脑病，有效地改善了患者睡眠及生活质量；石军颗粒（石菖蒲、制大黄、败酱草）可改善肝功能、血氨、血清氨基酸水平；癫狂梦

醒汤（桃仁24 g、柴胡10 g、香附9 g、青皮9 g、清半夏12 g、陈皮10 g、大腹皮12 g、赤芍15 g、桑白皮15 g、紫苏子12 g、甘草15 g、木通6 g）联合心理干预治疗肝性脑病能明显改善患者脑电图、血氨水平、数字连接试验、数字符号试验、听觉事件相关电位。

（2）中药保留灌肠　依据"肝—肠—脑"轴及肝性脑病中医病因病机，继承中医"下法"行中药灌肠，以达通腑清窍、降浊解毒之功。前期临床观察中发现给予肝性脑病患者益木脑液（生大黄30 g、蒲公英30 g、石菖蒲30 g、乌梅30 g、煅牡蛎20 g、芒硝20 g）灌肠能有效改善患者临床症状；清肠合剂（生大黄、石菖蒲、乌梅各30 g、生枳壳15 g、锡类散6 g）直肠灌肠加醒脑静静滴治疗肝性脑病发现可以提高患者认知能力、缩短昏迷时间；大黄煎剂（大黄30 g、乌梅30 g）具有通腑开窍、解毒导滞之功，有助于调理肝、脑、大肠功能，祛除"痰、瘀、毒"，能够延缓病情进展，提高临床治疗效果。

（3）中药提取物制剂　中药提取物制剂是提取出中药有效成分，以便于临床应用，诸如清开灵注射液、痰热清注射液、复方麝香注射液，随着现代药理及临床研究的不断发展，也出现了醒脑静注射液、丹参酮制剂作为临床有效制剂。醒脑静注射液是利用现代技术提取的中成药制剂，可通过降低肝性脑病患者血脑屏障的通透性，使药物有效成分直接作用于中枢神经系统，减轻脑水肿，保护脑神经，临床中多将其应用于各种类型脑炎、肝昏迷等。

（4）针灸　中医有"针药并用、杂合以治"的传统。"针药并用"是能够使药物的内服作用与体表穴位的外治作用同时得以发挥的治疗方式，符合中医"内外并治"的理念，针刺疗法因其具有"简、便、易、廉"的特点而同样被广泛应用于临床。中药解毒通络开窍方联合董氏奇穴针刺能有效改善肝性脑病患者West-Haven分级，降低中医症状体征评分，保护肝功能、降低血氨水平。十三鬼穴因其具有开窍醒神、调理气血阴阳、宁心安神之功而常被历代医家用以治疗精神异常的相关疾病，其包含中医学癫狂、神昏、郁证、百合病等病，而依据肝性脑病的临床表现可将其归为中医"癫狂""神昏"的范畴，故其亦属于十三鬼穴的适应证。研究表明西医治疗基础上针刺十三鬼穴可改善肝性脑病患者的肝功能，降低血氨、β-内啡肽水平，并有效改善肝性脑病患者的分期。人中透刺龈交穴联合西药治疗肝性脑病可缩短患者意识不清的时间，改善患者生活质量并降低血氨水平。

【预防】

1.一级预防　一级预防目标是预防HE发生、减少OHE相关住院、改善生活质量、提高生存率。对肝硬化、肝衰竭、TIPS术后患者，除了密切观察患者病情变化外，还应定期对患者进行神经生理学、神经心理学、影像学等 MHE 筛查，一旦诊断 MHE，需要立即治疗，以免进展至显性肝性脑病。一级预防的重点是治疗肝脏原发疾病及营养干预。病因治疗可减轻肝脏炎症损伤及肝纤维化，降低门静脉压力，阻止或逆转肝硬化的进展，对预防和控制 HE 及其他并发症的发生有重要意义。积极预防、治疗感染、消化道出血、电解质紊乱、酸碱平衡失调、便秘等 HE 的诱发因素，避免大量放腹水或利尿，少食多餐，避免摄入过量高蛋白饮食。

2．二级预防　在第一次 HE 发作后，患者反复发生 HE 的风险高，为了改善患者生活质量、提高生存率，推荐二级预防。二级预防的重点是患者及其家属健康教育、控制血氨升高及调节肠道微生态。加强对患者及家属健康教育，告知其 HE 特别是 MHE 的潜在危害，并使其了解 HE 的诱因。患者应在医生指导下根据肝功能损伤的情况，合理调整饮食结构，HE 发作期间避免一次性摄入大量高蛋白质饮食。乳果糖、拉克替醇等可作为预防用药。逐步引导患者自我健康管理，并指导家属注意观察患者的行为、性格变化，考察患者有无注意力、记忆力、定向力的减退，尽可能做到 HE 的早发现、早诊断、早治疗。

【预后】

诱因明确且容易消除者（如出血、缺钾等）预后较好。肝功能较好及分流术后患者，由于进食高蛋白而引起的门体分流性脑病预后较好。有腹水、黄疸、出血倾向者提示肝功能差，其预后也差。暴发性肝衰竭所致肝性脑病预后最差。

【参考文献】

［1］中华医学会肝病学分会．肝硬化肝性脑病诊疗指南［J］．传染病信息，2018，31（5）：403-420.

［2］陈旭，周振国，李京涛，等．中医药防治肝性脑病的临床研究进展［J］．现代中西医结合杂志，2021，30（27）：3075-3078.

［3］陈灏珠，林果为．实用内科学［M］．13 版．北京：人民卫生出版社，2009.

（赵文利　陈耀凯）

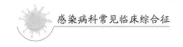

三、肝肾综合征

【中文名】

肝肾综合征。

【英文名】

hepatorenal syndrome。

【同义名】

Heyd 综合征（Heyd syndrome）、急性浆液性肝肾炎、肝肾炎、肝性肾病（hepatic nephropathy）、肝性死亡综合征、胆血症肾病、肝性尿毒症、肝肾性昏迷、功能性肾衰竭（functional renal failure）、肾循环衰竭、严重肝病继发肾循环功能不全、尿肝综合征、肝 - 泌尿系胆血性肾病、胆汁性肾病、真性肝肾综合征、肝硬化少尿型肾衰竭（oliguric renal failure of cirrhosis）、肝硬化血液动力性衰竭（hemodynamic renal failure of cirrhosis）。

【定义、简史】

本综合征是指急性肝衰竭、活动性肝硬化和其他严重肝病患者，在缺乏明确病因的情况下发生的一种原因不明的急性、功能性肾衰竭。多种疾病可同时累及肝和肾，但不属于本综合征范畴。早在 18 世纪，Rokitansky 就对本病进行了描述和研究，1863年 Austin-Flint 详细描述了本病的主要临床表现，1913 年 Merklen 首先提出"肝肾综合征"名称。

【流行病学】

肝肾综合征多见于重症肝病的晚期，病情进展较快，存活率极低。目前35% ~ 40% 终末期肝病合并腹水的患者最终可能发生肝肾综合征。肝肾综合征的危险因素包括静脉曲张出血、门静脉高压症和自发性腹膜炎导致的尿毒症。

【病因】

病因很多，包括重型肝炎、终末期肝硬化及其他原因所致的急、慢性肝功能衰竭，均可成为肝肾综合征的原因。

【发病机制】

迄今尚未阐明，或与肾脏血流动力学改变有关。肝衰竭患者体内发生一系列病理生理变化，引起肾血管收缩和肾内血液分流，肾皮质灌注量不足，导致肾小球滤过率下降和肾血浆流量减低。这种变化是功能性的，属于"功能性肾衰竭"。

1.血管活性物质增加　血管舒缓素原由肝脏产生，肝病时生成减少，而血管舒缓素原可转化为血管舒缓素，作用于激肽原，产生缓激肽，故肝病时缓激肽含量减少；严重肝病时肾灌注量不足，肾素产生增多，血管紧张素Ⅱ增多，使肾血管痉挛。因而舒张血管物质减少，收缩血管物质增多，导致肾血管痉挛和肾脏缺血。

2.内毒素血症　内毒素为革兰阴性杆菌壁的脂多糖成分，可来自肠道菌群或肝硬化并发的感染灶。严重肝病时，由于肠道功能紊乱，肠内革兰阴性杆菌大量繁殖，产生大量内毒素。肝细胞不能解毒，肠道内毒素经肝脏或侧支循环直接进入血液循环，形成内毒素血症。内毒素可使入球小动脉强烈收缩，皮质缺血，血管阻力增加，肾小球滤过率降低，易发生急性肾功能衰竭。

3.肾静脉及门静脉高压　肝肾综合征患者常伴有门静脉高压和腹水形成，使腹腔内压及肾静脉压力增高，引起肾血流量及肾小球滤过率暂时得到改善。但肾静脉压直接测定结果表明，肾功能受损程度与肾静脉压升高水平并不一致，故难以用肾静脉压升高来圆满解释肝肾综合征的发病机制。

4.高胆红素血症　血液循环中高浓度胆红素可能是一种肾毒性物质，可引起肾血管收缩，但不少学者持反对观点。原因是无肝硬化或腹水的梗阻性黄疸患者很少发生肾功能衰竭。

5.肝肾综合征发生的几种理论

（1）未满理论（underfill theory）　肝功能衰竭时，肝窦大面积倒塌，肝内血管腔减少，使门静脉压力增加，导致血液动力学改变，有效血容量降低。由于肝窦特殊的渗透性，导致肝脏大量产生淋巴液，当淋巴液的溢出大于回流时，淋巴液就进入腹腔成为腹水。"未满理论"以肝血管床减少、Starling平衡失调和淋巴液漏入腹腔为基础，这将导致有效血容量下降，刺激肾素-血管紧张素-醛固酮系统、交感神经系统及ADH释放，造成肾脏血液动力学改变，发生HRS。

（2）泛溢理论（overflow theory）　肝功能衰竭早期肝网状组织大面积倒塌，肝脏组织结构改变，肝内血液循环障碍等因素致使各种调节机制失常，交感神经系统（SNS）和肾素-血管紧张素-醛固酮系统（RAAS）活化，引发肾神经反射，导致钠潴留，形成高血容量状态，结果导致腹水形成，造成肾脏血液动力学改变，发生HRS。

（3）外周动脉血管扩张理论（peripheral arterial vasodilation theory）　该理论1988年由 Schrier 等提出，现已得到广泛支持。认为急性肝衰竭时有门静脉高压形成，在门静脉循环改变的基础上造成门静脉系统瘀血，回心血量减少，体循环加速，外周阻力降低，心输出量增加，形成高动力循环。同时由于血浆中存在高浓度血管活性物质，使全身血管扩张、平均动脉压降低，导致有效血容量减少。肾脏对高动力循环的最初反应是水钠潴留，从而提高血容量，是一种代偿反应，但可导致腹水及水肿，使肾素-血管紧张素-醛固酮系统及交感神经系统活化；同时内毒素、内皮素等缩血管物质生成增多，使肾血管发生强烈收缩，肾血流量减少，肾小球滤过率下降。一方面由于血液动力学改变和扩血管物质导致全身血压降低，肾血流量持续不足；另一方面缩血管物质导致肾血管强烈收缩，形成恶性循环，从而诱发 HRS。

【病理改变】

约50%的肝硬化患者可见轻微肾小球病变，包括肾小球周围纤维化、肾小球硬化、毛细血管壁增厚、肾小球系膜基质增多、肾小球细胞增生、肾小球系膜及毛细血管壁电子致密物沉积。免疫荧光研究显示血管内皮下及肾小球系膜有 IgA、IgM 和补体 C3 沉积。然而，这些肾脏组织学异常和肾功能障碍之间并未发现相关性，表明在 HRS 发病机制中并不起重要作用。除了这些轻微且不恒定的肾小球病变外，一般认为 HRS 患者肾脏组织形态学上是正常的，特别是肾小管更是如此。有人强调，凡发现有肾小管病变者，即可排除 HRS 诊断。然而在 HRS 病程后期，疑似急性肾小管坏死的组织学改变并非少见。

【临床表现】

顽固性腹水基础上出现少尿、无尿以及恶心等氮质血症时的临床表现。常伴黄疸、低蛋白血症、肝性脑病；无蛋白尿。临床有2种类型：Ⅰ型，进展性肾功能损害，2周内肌酐成倍上升；Ⅱ型，肾功能缓慢进展性损害。

HRS 是肝硬化腹水患者和肝功能衰竭患者一种常见并发症。一项研究表明，为治疗腹水而住院的肝硬化患者，HRS 发生率2年为32%，5年为41%。胃肠道出血、呕吐和腹泻等可为 HRS 的诱因。HRS 总是发生在医院内，提示医源性因素如剧烈利尿、大量放腹水等可促进本征发生。但在缺乏任何能减少有效动脉血容量（effective arterial blood volume，EABV）促发因素或续发因素的条件下，HRS 照样可以发生。

发生 HRS 的指标是血尿素氮（BUN）和肌酐水平进行性升高、少尿、低钠血症和高钾血症。在病程初期，肾小管功能是完整的，其标志是浓缩尿，这种浓缩尿实际上几乎不含钠，尿沉淀物涂片镜检正常或有非特异性变化，不出现明显蛋白质、红细胞、管型及碎片。肾功能检查显示肾脏血浆流量显著减少，通常低于 100 mL/min；肾小球滤过率显著降低，通常在 5 ~ 10 mL/min；滤过分数（filtration fraction）正常或下降。

HRS 一旦发生，预后十分恶劣，95% 的患者于出现氮质血症后短期内死亡。肝功能衰竭发生 HRS 进展更迅速，很快出现高钾血症而致死。肾功能自发性恢复者极罕见。然而，将死亡原因完全归于 HRS 是很难解释的，因为这些 HRS 患者通常所达到的血清 BUN 和肌酐水平，在肝功能正常的肾脏疾病患者是完全可以耐受的。

必须指出，除肾功能外，尚有一些因素影响严重肝脏病患者血清 BUN 和肌酐水平，例如严重肝功能损害或肝功能衰竭患者，尿素氮和肌酐合成明显减少。曾有报道，严重肝脏患者肾脏血浆流量及肾小球滤过率已显著减少，但血清 BUN（< 7.1 mmol/L）和肌酐（< 106 μmol/L）却仍然正常。因此，HRS 实际上是肾脏血液动力学和肾功能已有显著改变的进一步发展和恶化。肾脏血液动力学和肾功能已有显著改变的患者可被认为是处于 HRS 的临床前期。

按病程可将肝肾综合征分为三期：①氮质血症前期：主要表现为原有肝病症状及实验室异常等进行性加重。此时血尿素氮尚正常，但肌酐清除率、对氨马尿酸排泄和水负荷已明显受损。②氮质血症期：进行性少尿，血尿素氮进行性升高，血肌酐进行性上升，血钾亦可上升，血钠降低。③终末期：少尿发展为无尿，血尿素氮及肌酐明显升高，可有酸中毒、深昏迷、血压下降，终致死亡。

【实验室检查】

尿常规基本正常，或仅有少量蛋白或管型，尿比重低于正常，尿钠排出增加，明显低血钠，但当尿量明显减少时尿比重为正常或高于正常，尿的溶菌酶增高。

【诊断与鉴别诊断】

国际腹水协会诊断标准包括：①肝硬化腹水；②血清肌酐 > 133 μmol/L（1.5 mg/dL），其中Ⅰ型肝肾综合征：2 周内血清肌酐成倍上升，> 226 μmol/L（2.5 mg/dL）；③停止使用利尿剂和白蛋白［1 g/（kg·d），最多 100 g/d］扩容治疗后 2 d，血清肌酐水平无改善（降低到 1.5 mg/dL 或以下）；④未出现休克，或近期使用过肾毒性或血管扩张药物；⑤无肾实质病变（蛋白尿 < 500 mg/d），无微小血尿（< 50 红细胞/HPF）和（或）无超声波肾脏异常发现。应与非甾体类消炎药、环孢素和氨基糖苷类药物的应用引起的医源性肾衰区分开来。

肝病晚期出现氮质血症，首先应确定是肾前性或肾功能衰竭，两者本质截然不同，

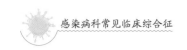

但临床表现很相似；然后确定肾功能衰竭的类型，是急性肾小管坏死或是肝肾综合征；最后，需进一步明确肝肾综合征是真性还是假性。引起假性肝肾综合征的各种疾病均具特有病史和临床表现，故鉴别诊断不难。

1. 肾前性氮质血症　通常发生于胃肠道出血、剧烈呕吐、腹泻、严格水钠限制或大量放腹水而未补充血浆等扩容制品，导致体液大量丢失之后。最常见诱发因素是应用利尿剂。利尿诱发的氮质血症是肝病腹水患者最常见的并发症，发生率为15% ~ 25%。当利尿剂引起的体液丢失超过腹水动员速度时，循环容量随之减少，就发生肾前性氮质血症。采用梯次治疗方案并严密监测钠、水平衡和肾功能，是避免利尿剂不良反应的最佳选择。大多数情况下，肾前性氮质血症病情较轻，停用利尿药物后有望迅速逆转。然而，那些撤除利尿剂后肾功能不改善的肾前性氮质血症与 HRS 很难鉴别。事实上，肾前性氮质血症的临床特点与 HRS 有诸多相似之处。不过肾前性氮质血症患者通常都有血容量不足的证据，红细胞压积增高、直立性脉搏及血压变化，而且对血浆扩容疗法反应良好，这些均与 HRS 不同。因此，有氮质血症而无急性肾小管坏死证据的所有严重肝脏患者都可考虑进行血浆扩容试验。如果血浆扩容后中心静脉压升高达 0.981 kPa 而肾功能无任何改善，则可除外肾前性氮质血症。

2. 急性肾小管坏死　常发生于某种促发因素之后，其特点是尿钠浓度高，对尿液的浓缩功能丧失、尿肌酐 / 血肌酐比值 < 20，尿液沉淀物涂片镜检有异常发现。但许多患者上述条件相互交错，难以鉴别，而且 HRS 也可以发展成急性肾小管坏死。此外，某些 HRS 患者尿量不少而尿钠 > 20 mmol/L。

【治疗】

1. 西医治疗

应在积极治疗原发肝病基础上针对引起肾功能衰竭进行综合治疗。

（1）防治引起肾衰竭诱因　主要是防治消化道出血，预防感染，避免大量多次放腹水和过量使用利尿剂，维持水与电解质平衡，治疗腹泻，保证足够的热量供给、防治肝昏迷、低血压，慎用肾毒性药物。

（2）支持疗法　注意液体出入量的平衡，纠正电解质紊乱；应给低蛋白和高糖、高热量饮食；避免使用减低肾血流量的药物。一旦发现有 HRS 倾向，应立即停用含钾药物和保钾制剂，严密监视水、血清钾和其他电解质水平及心电图变化。出现高钾血症时立即处理。

（3）特异性治疗

①扩容治疗：对有过量利尿、大量放腹水、脱水、出血等引起血容量减低或是低

排高阻型的患者则应扩容治疗，可用右旋糖酐、全血、血浆、白蛋白、腹水过滤浓缩后回输等。但应注意过量扩容可能诱发食管静脉破裂出血及肺水肿。

②改善肾血流量的血管活性药物：a. 八肽加压素可降低肾血管阻力，增加肾皮质血流量，提高肾小球滤过率；有相似作用者还有特利加压素（terlipressin）。b. 间羟胺是提高全身动脉压的血管活性药，短期应用能增加尿量，适用于高排低阻型功能性肾衰患者，减少动静脉分流，因而使肾血流量增加。c. 多巴胺疗效尚不肯定。d. 前列腺素 A 是强烈的血管扩张剂，可解除肾血管痉挛。

（4）腹水浓缩后回输　通过超滤器将自身腹水浓缩后作静脉回输，能补充白蛋白、增加血浆胶体渗透压、增加有效循环血容量、增加肾血流量、清除体内过多的水分和钠，并使腹内压降低，有利于门静脉和肾循环的改善。

（5）血液净化疗法　可清除体内过多的内毒素、中分子物质、血氨等，减少肾血管收缩，增加肾血流量，改善肝肾功能，使 HRS 患者尿量增加、尿素氮和肌酐水平明显下降，部分患者甚至可达到长期生存的目的。当肌酐 > 300 μmol/L 或合并有严重酸中毒、高血钾、低血钠或体液负荷过重时则需行血液透析，最好选用连续动静脉血液滤过透析（CAVHD）。人工肝支持可能有一定疗效。

（6）肝移植　当肝损害不可逆时，原位肝移植是目前最为有效的 HRS 治疗方法。肝移植成功后，肾功能衰竭随肝功能恢复而迅速好转。原位肝移植可明显提高 HRS 患者存活率。

2. 中医治疗

（1）单味药　使用频率最高的单味药依次为白术、茯苓、黄芪、丹参、泽泻、当归、桂枝、附子以及大黄。治疗过程中，常注重保肝、升高血清白蛋白。

（2）内治复方　临床常见 4 种证型：①气虚血瘀证：推荐使用四君子汤合桃核承气汤，或补阳还五汤加减以补中益气、活血祛瘀。②气滞湿阻证：推荐使用柴胡疏肝散合胃苓汤以疏肝理气，行湿散满。③湿热蕴结证：推荐使用中满分消丸合茵陈蒿汤以清热利湿，攻下逐水。④脾肾阳虚证：推荐使用一贯煎合膈下逐瘀汤以滋养肝肾，凉血化瘀。

【预后】

HRS 是终末期肝病的并发症，一旦形成，致死率很高，最常见的致死原因是高钾血症。肝移植可提高存活率。

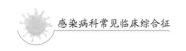

【参考文献】

［1］熊号峰，刘景院．肝肾综合征研究进展［J］.中国肝脏病杂志（电子版），2017，9（1）：1-6.

［2］宋敬茹，孙明瑜．肝肾综合征的中西医治疗研究进展［J］.临床肝胆病杂志，2020，36（11）：2561-2564.

［3］陈灏珠，林果为．实用内科学［M］.13 版．北京：人民卫生出版社，2009.

（陈耀凯　赵文利）

四、假性肝肾综合征

【中文名】

假性肝肾综合征。

【英文名】

pseudo-hepatorenal syndrome。

【同义名】

无。

【定义、简史】

假性肝肾综合征是指疾病过程中同时累及肝、肾两个器官，或肾脏疾病先于肝脏病，或无病因联系的肝脏疾病和肾脏疾病共存。

【病因】

1.引起肝、肾同时受累的疾病　如系统性红斑狼疮、结节性动脉周围炎、淀粉样变性、钩端螺旋体病、黄热病、心力衰竭、休克、妊娠高血压综合征、Reye 综合征、中毒（如四氯化碳、四环素、甲氧氟烷、毒蕈等）、遗传性疾病（如多囊肝、多囊肾、Caroli 综合征、先天性肝纤维化、镰状细胞性贫血）等，偶尔恶性肿瘤亦可同时转移到肝、肾。乙肝相关性肾病亦属于此范畴。

2.肾脏疾病引起肝损害　如肾恶性肿瘤和肾上腺瘤常引起肝功能受损或肝转移。

3.肝、肾两种独立疾病共存　如慢性乙型肝炎肝硬化与慢性肾炎或急性肾小管坏死共存。

【临床表现】

随病因不同而各有特征，且肝肾症状出现先后亦不尽相同，或同时出现，或均较隐匿。

【诊断】

应结合临床表现分清相互关系，尽量以一元论解释全部现象，而后考虑两者并存的可能性。

【治疗】

根据病因治疗，由于肝、肾同时受累，病情较重，处理上既要注意主要矛盾，也应同时兼顾次要矛盾。

【预后】

视具体而定。

（陈耀凯　赵文利）

五、肝肺综合征

【中文名】

肝肺综合征。

【英文名】

hepatopulmonary syndrome（HPS）。

【同义名】

紫绀 - 杵状指 - 肝病综合征（cyanosis-digital clubbing-hepatopathy syndrome）、Fluckiger 综合征。

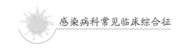

【定义、简史】

肝肺综合征常发生于无心肺疾病基础的慢性肝病患者（尤其是肝硬化患者），是指由慢性肝病、肺泡 - 动脉氧分压差（A-aDO$_2$）增大或动脉血氧分压（PaO$_2$）降低、肺血管扩张组成的临床三联征。早在 1884 年 Fluckiger 就描述了肝硬化伴有紫绀和杵状指的病例。1990 年我国陆慰萱亦有研究报道。现认为紫绀 - 杵状指 - 肝病综合征是肝肺综合征的一种表现。

【病因】

最常见于各种病因所致的肝硬化，也可发生于非肝硬化的门静脉高压症，甚至无肝硬化、无门静脉高压的急、慢性病毒性肝炎。如肝炎肝硬化、酒精性肝硬化及其他原因所致的肝硬化。HPS 偶发于其他急、慢性肝病，如慢性活动性肝炎、急性暴发性肝炎、胆汁淤积、非硬化门静脉高压、α$_1$- 抗胰蛋白酶缺乏症、Wilson 病、酪氨酸血症等。

【发病机制】

1.肺泡毛细血管扩张和肺内分流　HPS 时由于肝脏功能严重受损，肠源性肺血管扩张物质不能被肝细胞灭活造成扩血管物质增多，如胰高血糖素、血管活性肠肽、前列腺素、血管紧张素 -2、5- 羟色胺等；或肺内皮局部对肠源性扩血管物质敏感性增加；或肝功能障碍时，非肠源性肺血管扩张物质增多，如心房利钠肽、P 物质、肿瘤坏死因子、血小板活化因子等；或抑制缩血管物质产生，引起毛细血管前交通支开放，形成肺内动 -静脉分流——右至左分流。

HPS 时肺毛细血管扩张的原因主要与肺内一氧化氮（NO）生成增多有关。肺泡毛细血管扩张时，来自邻近肺泡的氧不能弥散入扩张的毛细血管血流中央与红细胞血红蛋白结合，且扩张的毛细血管使得红细胞更快地通过肺实质，这样就降低了红细胞氧合时间，即使吸入纯氧仅能部分改善氧合。肝硬化患者同时伴有血容量增多和血流量增加，致使肺泡弥散容积普遍下降。

伴有低氧血症的严重肝病患者，肺毛细血管直径从正常的 8 ~ 15 μm 扩张至15 ~ 160 μm（最大达 500 μm），并有异常动静脉交通支形成，肺气体交换障碍导致动脉血液氧合作用异常——肺泡 - 动脉氧分压差上升，甚至低氧血症，是 HPS 重要的病理生理基础。

2.通气 / 血流不匹配　扩张的毛细血管因缺乏平滑肌细胞而对外界刺激反应很小，肺微循环在慢性肝病时丧失了自我调节能力，造成通气 / 血流不匹配，是造成低氧血症最主要的原因。

3.肺外分流　通过肝硬化患者曲张的门静脉，血液进入食管静脉、前纵隔静脉到达肺静脉，低氧的门静脉血与已氧合的肺静脉血相混合而导致动脉性低氧血症，造成心输出量增加和外周阻力降低。门静脉和肺静脉分流是肝硬化患者氧合能力下降的重要原因。同时，在慢性肝病中，胸膜表面肺动静脉之间存在扩张的交通支，有时这些交通支比肺内扩张的毛细血管更多，甚至成为慢性肝病时肺血液绕过肺脏的主要原因。

4.肺内动脉高压　主要原因包括肺内、外动-静脉分流、门-肺静脉分流和胸膜分流。

5.肺间质纤维化　肺脏受肝炎病毒及免疫损伤，可导致间质性肺纤维性肺泡炎，常与肝硬化伴发。早期诊断并行肝移植后可得以纠正。

6.腹水的机械效应　低氧血症常因大量腹水而加重。腹水可经扩张的淋巴管穿过膈进入胸腔，腹内压与胸腔内压升高使胸腔容量改变，肺容量与功能性肺泡面积进行性丧失，产生明显低氧血症。HPS往往与腹水导致的肺功能失调并存。然而，肺内血管扩张所致肺内分流是主要原因，可以不伴有腹水及其他晚期肝病并发症。

【临床表现】

多数患者先有慢性肝病及肝硬化表现，然后逐渐出现呼吸系统症状，尤其是直立体位型呼吸困难、低氧血症、发绀，为HPS特征性表现。过度通气和呼吸性碱中毒可导致头痛、头晕、手足发麻。有的可伴肺性骨关节病，如杵状指（趾）、关节肿大疼痛、长骨远端进行性、对称性骨膜增生和新骨形成。重症红细胞增多症常为HPS患者首先出现的表现，因动脉低氧血症导致红细胞增多。但由于进展期肝病患者常伴有贫血，红细胞增多与贫血相互抵消，故症状并不明显。此外，体循环栓塞、肺出血、脑栓塞等在HPS患者中也可发生，可能是静脉栓子通过扩张的肺内血管进入体循环所引起。

体格检查：胸部一般无明显异常，有时可发现胸腔积液。常可发现慢性肝病面容、肝掌、蜘蛛痣、腹部移动性浊音、双下肢水肿、脾肿大等慢性肝病体征。

【实验室检查】

对慢性肝病患者出现进行性乏力及呼吸困难，测定安静及活动时氧饱和度有助于发现HPS。动脉血气分析较敏感：HPS时PaO_2下降，小于75 mmHg；SaO_2下降，小于90%。轻度$PaO_2 > 75$ mmHg，中度PaO_2为60～75 mmHg；重度$PaO_2 < 60$ mmHg以及肺内血管扩张。

【诊断与鉴别诊断】

有肝肺综合征相关临床表现，立位呼吸室内空气时动脉氧分压 < 70 mmHg 或肺泡-

动脉氧梯度 > 20 mmHg。下述试验提示肺血管扩张有助于作出诊断：①超声心动图气泡造影左心房有延迟出现的微气泡（心搏 4 ~ 6 次后）；②肺扫描阳性。前者敏感性高，后者特异性高。肝肺综合征应与肺动脉高压相鉴别。肺动脉高压有进行性呼吸困难，心前区疼痛而发绀少见，体检肺动脉瓣区第 2 音亢进，杂音向胸骨左缘传导，X 线显示心脏扩大，心脏超声提示右室肥厚，心导管检查可确诊。

【治疗】

1. 一般治疗和原发病治疗　改善肝脏功能或延缓肝硬化进程，降低门静脉压力；有腹水者应给予利尿剂或放腹水以改善肺容量及功能性肺泡面积。对原发病的治疗包括抗病毒、保肝、戒酒、降低门脉压力、避免接触及使用对肝脏损害的药物及食物等；并密切随访观察患者血氧饱和度的变化。

2. 吸氧及高压氧舱治疗　吸氧对早期轻症患者可减轻或纠正低氧血症。推荐给予长期低流量持续吸氧，以维持血氧饱和度在 88% 以上。然而，对于重症病例以及存在右向左分流者，单纯氧疗效果欠佳，低氧血症不能完全纠正。吸氧可增加肺泡内氧浓度和压力，有助于氧弥散。

3. 肺血管栓塞术　肺血管栓塞术仅适用于存在较大而局限的血管扩张或有动 - 静脉交通支的 HPS 患者。严重缺氧且吸纯氧反应较差者以及肝移植后缺氧未获得明显改善者疗效更佳。

4. 经颈静脉肝内门体分流术（TIPS）　可降低门静脉压力，纠正低氧血症，减轻呼吸困难，显著改善动脉氧合作用和肺内分流状况，使患者 PaO_2 和 $A-aDO_2$ 明显改善。有效性可持续 4 个月。对于等待原位肝脏移植的 HPS 患者，TIPS 可降低围手术期病死率，提高手术成功率。

5. 药物治疗　HPS 内科治疗效果不满意。烯丙哌三嗪可使缺氧肺血管收缩，从而改善肺通气 / 血流比例，但无标准剂量供长期使用。奥曲肽、亚甲蓝、心得安、雌激素、环氧化酶抑制剂、阿司匹林、糖皮质激素、消炎痛等均有成功个案报道，但尚未得到公认。

6. 中药治疗　丹参、川芎属于活血化瘀药物，可以改善肺内循环，改善通气 / 血流比例，但疗效不确切。

7. 原位肝脏移植（OLT）　肝移植是治疗 HPS 的根本方法，移植成功后肺内分流和杵状指（趾）减轻，甚至可使肺内分流逆转，改善低氧血症。但严重低氧血症患者肝移植后死亡率较高。HPS 患者能否接受肝移植治疗，关键在于麻醉过程中患者能否进行安全氧合。对吸入纯氧有反应，肝功能稳定，动脉氧合近期无恶化的 HPS 患者应首选肝移植。

【预后】

不佳。

【参考文献】

［1］苏沙晚，黄晓铨，陈世耀.肝肺综合征的诊断和治疗进展［J］.肝脏，2018, 23（5）：440-442.

［2］陈灏珠，林果为.实用内科学［M］.13版.北京：人民卫生出版社，2009.

（赵文利）

六、肝心综合征

【中文名】

肝心综合征。

【英文名】

hepatocardial syndrome（HCS）。

【同义名】

无。

【定义、简史】

本综合征是指由肝脏疾病引起的心悸、心绞痛、心功能不全、心律失常、心电图呈心肌缺血改变等一系列心脏临床表现综合征。早在 1889 年 Stolnikow 提出肝脏病和循环系统关系密切的学说，1953 年 Horsters 提出"肝心综合征"概念。

【病因】

HCS 可继发于任何肝病，如急性黄疸性肝炎、各型慢性肝炎、肝炎后肝硬化、酒精性肝硬化、慢性重型肝炎、亚急性重型肝炎、肝脓肿、肝癌、血吸虫性肝病等。

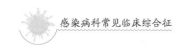

【发病机制】

具体机制尚不清楚,推测可能与以下因素有关:①肝脏病变时通过神经反射机制及内分泌、激素代谢功能紊乱,导致周围循环调节功能失调;②肝功能异常时,胆红素、内毒素等代谢产物对心脏产生毒性作用;③肝炎病毒对心肌有直接损害或免疫损伤作用;④肝脏疾病对大脑皮质经常性干扰,造成自主神经功能紊乱,为心脏折返激动提供了发生条件;⑤肝功能受损时,胆汁排泄功能异常给心血管功能造成不利影响;⑥支配心脏和肝脏的脊神经在胸 4 ~ 5 处发生交叉,因此肝脏疾病可反射性地引起冠状动脉收缩,导致心肌缺血;⑦肝炎患者思想顾虑重、情绪易波动可能也是肝心综合征的发生原因;⑧肝病时并发的水、电解质、酸碱平衡失调,以及营养物质缺乏、有效循环血容量不足、低糖、低白蛋白血症、贫血、发热等,可导致心肌代谢障碍和活动障碍。

【临床表现】

除肝病相关症状外,患者分别有不同程度心前区不适或绞痛、心慌、胸闷、心悸、心功能不全等心脏病表现。半数以上患者有不同程度失眠、情绪低落、焦虑等表现。按冠心病治疗或单用抗心律失常治疗无效。

【辅助检查】

1. 心电图检查　主要为心肌供血不足表现,如 ST-T 改变、QRS 波异常、Q-T 延长、T 波低平或倒置等,但也可见心律失常,如窦性心动过缓、窦性心动过速、各种房室传导阻滞、房性早搏、室性早搏、阵发性室上性心动过速等,甚至一过性心房纤颤和加速性室性自主心律。

2. 实验室检查　非蛋白氮稍增高,血钾、钙减少,血清总蛋白及白蛋白减少,γ-球蛋白偏高。

【诊断】

肝病患者在病情活动期,排除原有心脏病和其他引起心脏异常的原因,出现以下特点时应考虑 HCS 诊断:①有心前区不适、心悸、胸闷等症状;②有心电图异常改变;③心脏症状或心电图异常改变与肝病严重程度呈正相关;④单纯经内科治疗,心脏症状无改善;⑤肝病治愈后,心脏症状或心电图异常随之消失或有明显改善。

【治疗】

1. 一般治疗和护理　由于本病以功能性异常为主,心理治疗及护理有重要意义。

适当休息、高营养饮食，在护肝综合治疗基础上，积极纠正电解质和酸碱平衡失调，补充各种营养物质，降低血氨浓度。

2.针对心电图改变特点治疗　可选用肌苷片、心痛定、倍他乐克、山莨菪碱、硝酸甘油、丹参、消心痛、能量合剂等药物，部分患者加用谷维素、安定等调整自主神经功能的药物，也可使用生脉注射剂 25 mL/d，或参麦注射剂 20～30 mL/d 静滴。

【预后】

本综合征是一种功能性异常，病情多随原发肝病恢复而好转，预后良好。

（赵文利　陈耀凯）

七、肾源性肝功能异常综合征

【中文名】

肾源性肝功能异常综合征。

【英文名】

nephrogenic hepatic dysfunction syndrome（NHDS）。

【同义名】

Stauffer 综合征（Stauffer syndrome）。

【定义、简史】

1961 年 Stauffer 首先描述了肾源性肝功能异常综合征，我国也有少数报道。

【病因及发病机制】

病因及发病机制不明。可能与以下机制有关：①肾细胞癌产生"毒性激素"，引起肝功能障碍；②肿瘤组织释放 Regan 同工酶（一种变异的碱性磷酸酶），使肝脏受损害；③由肿瘤引起球蛋白 - 免疫球蛋白的异常免疫反应；④异位内分泌。

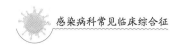

【临床表现】

肾细胞癌或黄色肉芽肿性肾盂肾炎患者，伴发热、体重减轻、贫血、肝脏肿大、肝功能异常、胆红素增加、BSP 滞留、碱性磷酸酶增加、ALT 异常、凝血酶原时间延长等。肝穿活检为非特异性改变。

【诊断】

在出现无其他原因可以解释的肝功能异常时，需进一步寻找有无早期肾细胞癌或黄色肉芽肿性肾盂肾炎。已确诊者，肝功能异常并不说明已经发生肝转移。

【治疗与预后】

肾切除后肝功能可完全恢复。

（陈耀凯　赵文利）

第四节　胆汁淤积性病症

一、原发性胆汁性肝硬化

【中文名】

原发性胆汁性肝硬化。

【英文名】

primary biliary cirrhosis（PBC）。

【同义名】

Hanot 肝硬化、Hanot 综合征、Charcot 肝硬化、Todd 肝硬化、肝管炎性胆汁性肝硬化综合征、胆汁性肝硬化（biliary cirrhosis）、毛细胆管胆汁性肝硬化、黄色瘤胆汁性肝硬化（xanthomatous biliary cirrhosis）、肥大性肝硬化（hypertropic cirrhosis）、慢性非化脓性破坏性胆管炎、慢性肝内梗阻性黄疸、胆管性肝炎（cholangitic hepatitis）、胆管周围性胆汁性肝硬化、肝内梗阻性胆汁性肝硬化、原发性肝内硬化综合征、胆管炎性胆汁性肝硬化综合征、黄疸性胆汁性肝硬化、慢性非化脓性肉芽肿性胆管炎。

【定义、简史】

本病是一种原因不明的自身免疫性肝病，特点为肝内小胆管渐进性破坏和炎症反应，导致胆汁排泌障碍，出现肝内慢性淤胆的临床和生化表现，最终可发展为肝纤维化和肝硬化。本病好发于中年女性，85%～90%的患者起病于40～60岁，男女比例约1:9，美国和欧洲发病率高于亚洲。本病早期常无症状，以后出现倦怠乏力和皮肤瘙痒。血清碱性磷酸酶（ALP）、γ-谷氨酰转肽酶（GGT）升高、抗线粒体（AMA）抗体阳性是本病的重要特征。PBC在欧美医学文献中报道较多，过去多认为在我国极为少见。但是，随着我国临床医生对本病的认识不断加深以及AMA测定方法的不断普及和完善，近年来在临床上发现的PBC病例也越来越多。

PBC首先由Addison和Gull（1851年）报道，命名为"黄疣性胆汁性肝硬化"，1950年Ahrens等将其改为现名，与胆管梗阻引起的继发性胆汁性肝硬化区别。实际上，PBC早期并无肝硬化，而肝硬化只是疾病晚期的后果。因此，国际病理学家建议改名为"慢性非脓性肉芽肿性胆管炎"，但可能因传统习惯未被普遍接受，PBC名称沿用至今。

【病因】

病因至今尚不明确，可能与以下因素有关：

1.感染 多数学者认为感染可能是主要病因，有血源性（下行性）和肠源性（上行性）两种感染途径学说，但均无确切根据。

2.药物 如氯丙嗪、口服避孕药、甲基睾丸酮等可产生肝内胆汁淤滞而致病。但多于短期内恢复正常，Hanger认为砷剂所致的中毒性肝炎也可为本病原因。

3.妊娠期复发性黄疸 可能引致本病，但黄疸多可于分娩后消失，且本病多见于中年女性，与内分泌系统也无直接关系。

4.病毒性肝炎 Watson等提出本病可继发于传染性肝炎（尤以黄疸型为主），因而也有"肝炎后胆汁性肝硬化"之称。

5.自身免疫反应 约75%的本病患者有高球蛋白血症，血清中可发现抗胆管细胞抗体、抗核抗体、抗线粒体抗体等，其中抗线粒体抗体是本病特异且敏感的诊断指标，阳性率达95%。

【发病机制】

PBC发病机制迄今尚未确定，但多数认为与自身免疫有关。由于机体对自身抗原的耐受性被打破，使肝内叶间小胆管和间隔胆管的上皮细胞受到免疫细胞和相关细胞因子的攻击，使其发生破坏和炎症反应。CD8+细胞毒T细胞（CTL）和MHC Ⅱ类抗原约束的 CD4$^+$ 辅助 T 细胞（Th2）共同作用于小胆管上皮细胞，使其受损。同时，活化 T 细胞进一步分泌细胞因子，加重了组织损伤和炎症反应。此外，抑制性 T 细胞数量和功能降低，以及小胆管 MHC Ⅰ类和Ⅱ类抗原表达增加，以及免疫黏附分子如细胞间黏附因子 1（ICAM-1）的表达，均表明 PBC 是一种免疫介导的疾病。

PBC 患者血清中几乎均存在 AMA，但小胆管损害似乎不是抗原 - 抗体介导的体液免疫反应，而是针对线粒体抗原的细胞免疫反应，胆管上皮的线粒体是 T 细胞作用的靶抗原。线粒体内膜的 α- 酮酸脱氢酶（OADC）复合物是主要靶点，包括丙酮酸脱氢酶 E2（PDC-E2）、支链丙酮酸脱氢酶（BCOADC）、酮戊二酸脱氢酶（OGDC）等，其中 PDC-E2 最为重要。PBC 患者胆管上皮细胞顶端有 OADC 抗原表达，以及 MHC Ⅰ类和Ⅱ类分子表达增加，此上皮细胞可成为抗原呈递细胞，激活淋巴细胞。在胆管上皮表面还有黏附分子 ICAM-1 和 T 细胞刺激因子 B7 的表达。这些研究均表明 CTL 和 Th2 以及随后的 Th1 淋巴细胞应答在整个发病机制中起着关键作用。汇管区淋巴细胞浸润除 Th1、Th2 外，尚有 B 淋巴细胞、肥大细胞和嗜酸性粒细胞。PBC 早期有肉芽肿形成，提示为一种迟发变态反应。肝内小胆管的破坏导致胆汁淤积，疏水胆汁酸可造成胆管上皮和肝实质细胞膜破坏，反过来进一步加重胆汁淤积。以上病理变化最终使胆管上皮和肝细胞发生凋亡和坏死，直至纤维化和肝硬化。

PBC 产生自身免疫反应的始动因素和激发因素迄今不明。有学者提出与大肠杆菌、革兰阴性杆菌或阳性菌、分枝杆菌感染可能有关。因细菌线粒体抗原与人类线粒体抗原有交叉免疫性。其他因素主要有环境中卤化的碳氢。

PBC 患者似乎有遗传易感性。家系调查 PBC 常有家族聚集性，同一家庭内成员（如姐妹、母女）可相继发病。先证者一级亲属的发病率明显高于普通人群，而且不发病者也常伴有类似的免疫学异常。PBC 患者 DRW8 和 C4A-QO 等位基因明显高于一般人群。

此外，皮肤黄色瘤细胞乃是网状细胞和组织细胞内胆固醇及其他脂类积聚而成。黄色瘤的形成与类脂代谢紊乱及血胆固醇增多有关，易与高脂血症所致之黄色瘤及肝脾肿大混淆。区别在于本病仅是胆固醇卵磷脂增高故血清不是乳白色，而后者中性脂肪增高而使血清呈乳白色。患者胆固醇增加原因有：①胆汁性阻塞使胆固醇潴留；②胆汁刺激下肝脏胆固醇合成增加；③肝脏分解胆固醇的能力减低。此外垂体前叶分泌的成酮素（ketogenic hormone）能使肝细胞质内胆固醇增加，使肝脏功能紊乱而发生黄色瘤。

【病理改变】

基本病理改变为小叶间胆管损伤、胆管周围淋巴细胞浸润及肉芽肿形成、肝细胞胆汁淤积性损伤、肝纤维化和肝硬化。根据组织学改变可分为四期。

1. Ⅰ期（非化脓性胆管炎期）　炎症主要限于汇管区，呈具特征性的旺炽性胆管病变（florid duct lesion）。包括：①汇管区小叶间胆管炎性损伤，胆管上皮细胞形态不整，细胞质空泡变性，上皮细胞间可见淋巴细胞浸润，基底膜灶性破坏，小胆管可断裂。部分较大胆管上皮增生或呈假乳头状。②混合性炎细胞浸润，损伤的小胆管周围以淋巴细胞浸润为主，可有淋巴滤泡形成，还可见较多的浆细胞、单核细胞及散在嗜酸粒细胞，偶见少许中性粒细胞浸润。汇管区周围界板可有局灶性破坏。③肉芽肿形成，约50%的病例在损伤的胆管周围有由上皮样细胞聚集而成、中心无坏死的肉芽肿，有时肉芽肿界限不甚清楚，或仅为少数组织细胞积聚。此外，可见3～5个成群的泡沫细胞，这些改变在肝穿活检时有助于PBC的诊断。

小叶内早期一般不见淤胆，病变较轻。局部肝细胞增生，形成双排细胞肝板，或呈结节样再生，对周围肝实质有挤压，网织染色可予清晰显示，局部Kupffer细胞增生，窦内淋巴、单核细胞集聚，但罕见肝细胞发生灶状坏死。

2. Ⅱ期（细胆管增生期）　小叶间胆管数目减少，有些为炎细胞所取代，有时可见肉芽肿改变。汇管区炎症可突破界板伸入小叶内，同时汇管区周围细胆管明显增生，其周围间质水肿伴少量淋巴细胞及中性粒细胞浸润，并分隔邻近肝索。汇管区扩大，或形成炎性纤维间隔。汇管区及间隔周围肝细胞常见淤胆性损伤。

3. Ⅲ期（瘢痕形成期）　随着病变进展，汇管区多数小胆管消失，在纤维化扩大的汇管区内仅可见小叶间动脉，不见其伴随小胆管。汇管区及间隔周围界面炎症范围扩大、纤维隔增宽以及瘢痕形成。汇管区及间隔周围肝细胞呈慢性胆汁淤积性改变时，见单个或小群肝细胞因胆盐淤积（cholestasis）呈羽毛样变性，后者细胞肿大，细胞质疏松呈羽毛样，铜染色证明细胞中铜及铜结合蛋白增多，有的细胞质内可见胆色素颗粒或Mallory小体。

4. Ⅳ期（肝硬化期）　特点为：①纤维化沿汇管区小分支伸延，分隔包绕肝小叶，形成单小叶性肝纤维化（肝硬化），部分或局部保存肝小叶结构；②纤维间隔周边组织疏松，绕肝实质呈现晕环样淡染带；③肝细胞呈慢性胆汁淤积性改变。再生结节呈暗绿色，为较宽纤维间隔所分隔。

需指出的是，PBC组织学分期是相对的，同一病例可同时出现各期病变，各期之间病变可有交叉，如胆管损伤在各期均可存在。鉴于此，有学者将PBC分为早期及进

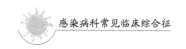

展期2个阶段。早期相当于Ⅰ期改变；进展期为Ⅱ～Ⅳ期，小叶间胆管破坏消失、数量减少，汇管区炎症扩展，细胆管增生，界板破坏，出现纤维化，纤维间隔形成及肝结构改变，病变呈进展性。

胆管损伤程度、界板破坏程度及纤维化程度是影响预后的主要形态学指标。将三者分别划分为4个等级来估计预后较具实用价值。胆管损伤程度及界板破坏程度依程度各分为无、轻、中、重4度；纤维化程度分为：Ⅰ期，无纤维化；Ⅱ期，汇管区纤维化；Ⅲ期，纤维隔形成；Ⅳ期，肝硬化。

【临床表现】

该病起病隐匿、缓慢。随着对本病认识和诊断水平的提高，目前约有半数患者在无症状期即可得到诊断，他们在常规体检或因其他疾病就诊时发现肝功能化验异常。在有症状的患者中，乏力和皮肤瘙痒最为常见，约78%的病例出现乏力，可能与睡眠障碍或精神抑郁有关，但乏力程度与肝病严重程度并不完全平行。且该症状特异性较差。

皮肤瘙痒比较具有特异性，可见于60%～70%的患者，不少患者长期在皮肤科就诊。过去认为其机制是胆汁酸对皮肤中感觉末梢的直接刺激所致，现认为皮肤瘙痒与内源性中枢性神经递质的活性异常有关，特别是内源性阿片样物质活性过高。皮肤瘙痒常在黄疸前数月至2年左右出现，同时出现或先黄疸后瘙痒者少见。该病多呈间歇性，夜间较重，因此对睡眠影响很大。但随着病程进展，瘙痒可以逐渐消失。

约70%的患者口干、眼干，可能与合并原发性干燥综合征有关，但也可能是PBC患者PDC-E2自身反应性CTL细胞攻击泪腺和唾液腺上皮造成腺体破坏所致。

体格检查可以发现约50%的病例有肝肿大，30%有脾肿大，30%有黄疸。皮肤色素沉着多见于躯干、上肢以及因瘙痒抓搔所致表皮脱落或苔藓化的部位。约20%的患者有黄色瘤，主要分布于眼睛周围，但亦可见于颈部、手掌、臀部和足根部。黄色瘤可能和高胆固醇血症有关，随病程进展可以消失。肝硬化和门静脉高压的体征仅见于晚期患者。

PBC患者骨质疏松发生率约为20%，比年龄、性别相匹配的人群预期发生率高32倍，年龄较高、体重较轻及肝脏病变严重者发生率更高。患PBC时成骨细胞活性减弱、破骨细胞活性增强。维生素D在体内代谢正常，但可有钙和维生素D吸收障碍。

由于肠道中胆汁酸缺乏，脂肪和脂溶性维生素吸收障碍，因而血清维生素A、维生素E水平降低，但多无症状。但维生素K吸收障碍可致凝血酶原时间延长，维生素D吸收障碍可加重骨质疏松。

　　PBC 患者常并发或伴发以下疾病：干燥综合征，发生率最高，为 70% ～ 90%；硬皮病及其亚型（雷诺现象，CREST）、关节炎（关节病）及甲状腺功能障碍也较常见，发生率为 15% ～ 20%。值得注意的是，胆囊结石发生率可高达 30% ～ 50%，尤其是已发生肝硬化者，且一旦结石进入胆总管，可加重胆汁淤积。肾小管性酸中毒发生率也很高，但多为亚临床型。PBC 患者肝胆系统以外肿瘤发生率并无明显增高，但发生肝胆系肿瘤（特别是原发性肝细胞癌）的危险性增高，与慢性病毒性肝炎肝硬化相似。

　　PBC 自然病程演变可分为下列 4 个阶段：① AMA（或 M2）阳性，肝功能正常，无症状，可长达十几年，多于筛查时发现。② AMA（M2）阳性，肝生化功能异常（特别是 ALP），无症状。多于 2 ～ 4 年内出现症状。③出现慢性淤胆的临床表现。④出现肝硬化表现。一般来说，从无症状到出现症状，平均 6 ～ 8 年或更长。10% ～ 20% 处于第一阶段的患者，可能不继续进展。从出现症状至死亡平均 8 ～ 10 年。无症状的 PBC 患者，临床病程变异性很大，较难预测。有些患者终生不会出现症状，但有些会逐渐变差。无症状 PBC 患者预后较有症状的患者好，但仍较正常人差。AMA 存在与否及其效价高低并不影响 PBC 患者的预后。肝组织肉芽肿则预后较好，出现食管静脉曲张会明显影响预后。合并其他自身免疫病如甲状腺炎或干燥综合征也会影响预后。

　　疾病末期大约会持续 1 年，而且会表现为快速恶化的黄疸。同时，皮肤瘙痒症会消失、血清白蛋白与胆固醇会下降、出现下肢水肿与腹水，最后会出现肝性脑病和无法控制的上消化道出血。继发感染如革兰阴性菌败血症可能是疾病最后的表现。

【实验室检查】

　　1. 生化检查　PBC 患者生化异常以血清 ALP、5- 核苷酸酶与 GGT 增高为主，常大于正常值 5 倍，ALT 和 AST 有轻度上升，但一般很少有超过正常值 5 倍及以上，常常在相对较小的范围内波动。血清胆红素在 PBC 早期一般正常，当疾病进展时，约 60% 的患者会出现黄疸，约 50% 的患者血清总胆固醇达 10 g/L。以高密度脂蛋白上升最明显，这也可以解释为何 PBC 患者常有高胆固醇血症却不增加患者因动脉硬化的死亡率。反映肝合成功能的白蛋白水平和凝血酶原时间一般在正常范围，到晚期失代偿时才见明显降低。凝血酶原时间延长，提示可能有维生素 K 缺乏，注射维生素 K_1 10 ～ 20 mg/ 次，1 次 /d，3 ～ 5 d 后可恢复正常，如仍显著延长提示肝脏代偿功能减退。

　　2. 免疫学检查　AMA 为最具诊断价值的实验室检查。经典的 AMA 检查为免疫荧光法，血清滴度 1∶40 或以上具有诊断价值。若反复测定，PBC 患者（包括无症状早期患者）阳性率可达 86% ～ 95%。AMA 有 9 种类型，其中第 2 型（M2）最具特异性。应用酶免疫法检测 M2 抗体对诊断 PBC 极具特异性和灵敏性，阳性率可达

90%~95%，假阳性很低。M2 试验不仅可早期发现无症状患者，也可作为 PBC 患病率的流行病学筛查。AMA 的免疫荧光法在有荧光显微镜的实验室均可进行，成本较低，但需做质量控制。鉴于 AMA 或 M2 抗体的诊断价值，一些学者提出如临床符合肝内淤胆，并排除胆道阻塞性疾病，M2（或 AMA）强阳性，即可诊断 PBC，不一定需要做肝组织学检查。患者往往有免疫球蛋白增高，尤以 IgM 增高最为突出。IgM 可有 2~5 倍升高，甚至更高。但是 IgM 升高亦可见于其他多种疾病，包括自身免疫性疾病、感染性疾病等，因此缺乏诊断特异性。其他自身抗体，如 ANA、SMA、SS-A、SS-B、dsDNA、LAM 和甲状腺抗体等自身抗体也可有阳性，但滴度和阳性率低。

3. 肝脏组织病理学特点　PBC 组织病理学特点为进行性、非化脓性、破坏性胆管炎。病理分期有助于判断预后，但各期之间可有重叠，而且不同部位病变可能不一致。其中 I、II 期病理改变对诊断有较大价值，而发展到第 IV 期反而不易作出病因诊断。肝活检的组织学切片诊断 PBC 一定要发现肝小叶区间隔或肝小叶间的胆管破坏才能确诊。一般的经皮细针不一定能取到这个部位，Tru-Cut 针穿刺活检或外科手术取得的切片标本有助于确定诊断。

【诊断与鉴别诊断】

诊断要点为：①中年女性有倦怠、瘙痒或肤色较深、骨质疏松和脂溶性维生素缺乏；②血 ALP 及 GGT 明显增高（4~5 倍正常值上限以上）；③ ALT、AST 轻度增高（2~4倍正常值上限）；④血胆红素正常或增高；⑤血 AMA 阳性（>1:40）或 M2 抗体阳性；⑥肝组织切片符合 PBC 诊断；⑦ ERCP 无肝内外胆道异常。应与下列疾病相鉴别：

1. 肝外胆道梗阻或肝内大胆管阻塞　也可引起血清 ALP 和 GGT 增高，且血清胆红素在早期即可升高。临床上有明显皮肤黏膜黄染和尿色加深，大便颜色变浅呈白陶土样。B 超、CT 或 MRI 等影像学检查可见肝内胆管明显扩张或梗阻部位近端胆总管扩张，因此鉴别不难。病理组织学上可见较大胆管内有胆栓、胆管破裂、胆汁外溢导致"胆汁湖"，小胆管增生更明显，且细胞浸润以中性粒细胞为主。

2. 原发性硬化性胆管炎（PSC）　也是一种自身免疫性胆汁淤积性疾病，可累及肝外胆管、肝内胆管或同时累及。多见于中青年男性，但儿童也可发病。多伴有溃疡性结肠炎，血清抗中性粒细胞胞浆抗体（ANCA）阳性，ERCP 检查呈现阶段性胆管狭窄及扩张而呈串珠状。如果 PSC 病变仅累及肝内小胆管，则诊断主要依据典型的病理学改变，即胆管壁增厚、炎症细胞浸润及纤维化，呈"洋葱样"改变。晚期也可有小叶间胆管减少，但淋巴小结和肉芽肿不常见。

3. 自身免疫性肝炎　亦多见于女性，主要表现为转氨酶升高，ANA、SMA 阳性，或抗肝肾微粒体抗体 1（LKM1）阳性，可溶性肝脏抗原抗体（sLA）阳性。偶尔可引起小胆管病变，但更主要的病理特点为界板碎屑样坏死及淋巴细胞特别是浆细胞浸润。有些病例在临床及组织病理学上兼有 PBC 和自身免疫性肝炎的双重特点，目前认为应诊断为 PBC- 自身免疫性肝炎重叠综合征。

4.药物性肝内胆汁淤积　可引起肝内胆汁淤积的药物有吩噻嗪、氟哌啶醇、丙咪嗪、阿莫西林、克拉维酸、磺胺类、雌激素或雄激素类等。一般在开始用药后 6 周内出现急性肝内胆汁淤积的临床表现，如血清 ALP 和 GGT 增高并伴有皮肤瘙痒，但 AMA 阴性。一般在停药数周至数月后可完全恢复。在组织病理学上累及更小的胆管，如毛细胆管和 Herring 管，而一般不累及小叶间胆管。所以从组织学上仅可见到毛细胆管淤胆及肝细胞内淤胆，而无 PBC 时所常见的小叶间胆管炎。

5.慢性病毒性肝炎　在慢性丙型肝炎也可见到汇管区淋巴细胞聚集甚至淋巴小结形成，但常伴有肝细胞脂肪变，而且血清丙型肝炎抗体和（或）HCV RNA 阳性。必须注意的是，在临床上有时可见到的患者有肝内胆汁淤积的生化特点，AMA-M2 阳性且病理上符合典型的 PBC，同时血清 HBV 现症感染（HBsAg）或既往感染标志物［抗 -HBs 和（或）抗 -HBc］阳性，二者究竟互为伴发疾病抑或有因果关系，目前尚无定论。

6.成人特发性胆管减少综合征　患者多为男性，发病年龄低于 PBC，有慢性肝内胆汁淤积的生化表现，肝组织学检查显示小叶间胆管减少，但 AMA 阴性，ERCP 正常，可能是一组异质性疾病。

7.结节病　是一种病因不明的全身性疾病，病理上表现为 2 个以上器官的肉芽肿性炎症。一般肺部及淋巴结受累最多见，表现为肺部浸润、发热、皮疹、淋巴结肿大和眼葡萄膜炎。肝脏受累也较常见，表现为汇管区境界清楚的结节样肉芽肿和小胆管破坏。通常肝病临床表现不常见，但也有表现为慢性肝炎和肝硬化者。

【治疗】

1.熊去氧胆酸　熊去氧胆酸（UDCA）是唯一经临床试验证明对本病有效的药物。熊去氧胆酸最早从中国黑熊的胆汁中提取出来，占其总胆汁酸的近 60%，有较强的亲水性；人胆汁中也含熊去氧胆酸，但仅占总胆汁酸的 3% 左右。口服熊去氧胆酸后可使人体胆酸组成发生改变，使亲水性较强的熊去氧胆酸上升到 50% 以上，从而对抗疏水性胆酸的毒性。目前认为熊去氧胆酸治疗 PBC 的机制主要有以下 3 个方面：促进胆汁分泌（利胆）、抗肝细胞及胆管上皮细胞凋亡及免疫调节作用。AASLD 所推荐的熊去氧胆酸的剂量为 13 ~ 15 mg/（kg·d），可分 2 ~ 3 次口服。服用这一剂量的熊去氧胆酸可促进内源性疏水性胆汁酸分泌，并阻断肠道重吸收，因而使其在血液、肝脏及胆汁中所占比例降低。对于已形成肝硬化，特别是胆红素明显升高者，应从小剂量开始，逐渐增加到最佳剂量，因为此时患者胆汁分泌功能已严重降低，突然口服大剂量熊去氧胆酸可能造成血清总胆汁酸升高，从而加重瘙痒。一般服用数周至数月后，大多数患者血清生化指标逐渐好转，首先是 ALP 和 GGT 降低，然后是转氨酶降低，最后胆红素也降低，部分患者皮肤瘙痒和乏力等症状也有所改善。但熊去氧胆酸治疗并不能使 AMA 转阴。多项随机、双盲、安慰剂对照临床试验均表明本药可显著改善 PBC 患者血生化异常、延缓肝脏组织学进展，但能否延长患者生存期及减少对肝移植的需求尚有不同观点。因本药并不能去除 PBC 病因，因此需要长期治疗（终身治疗或直到肝移植）。本药几乎无不良反应，仅部分患者在开始服用时有轻度腹泻，一般继续服用即可消失；腹泻严重者，可从较小剂量开始，并逐渐增加剂量。熊去氧胆酸无效或疗效不明显者，应注意用药依从性、剂量是否足够及诊断是否有问题。同时合并自身免疫性肝炎者（重叠综合征），可加用激素。已除外上述情况者，可考虑试用熊去氧胆酸联合下列药物之一：环孢素 A 4 mg/（kg·d）；秋水仙碱 0.6 mg/d；甲氨蝶呤 15 mg，每周 1 次；霉酚酸酯 1 g，2 次 /d；泼尼松（或泼尼松龙）10 ~ 15 mg/d。

2. 对症治疗

（1）皮肤瘙痒　一线药物为考来烯胺（胆酪胺），是一种阴离子结合树脂，可在肠道内结合胆酸并阻止其吸收。初始剂量为 4 g，于早餐前后服用，每日最大量可达 16 g，但口味不佳，且有腹胀、腹泻或便秘等不良反应。注意本药应与其他药物至少间隔 4 h 服用。如果对考来烯胺无效或不能耐受，可服用利福平 150 mg/ 次，2 ~ 3 次 /d，有效者应在 1 个月内见效。部分患者可引起间接胆红素升高，尿色加深，并偶可引起肝细胞损害、肾小管损害或血小板减少。对于利福平仍无效或有严重不良反应者，可试用阿片样受体阻断剂。有报道静脉给予纳洛酮（0.4 mg/ 次，2 ~ 3 次 /d）治疗 PBC 患者瘙痒有效，但长期应用不方便；最近有报道口服纳曲酮（naltrexone，50 mg/d）治疗 PBC 瘙痒也有一定疗效，而且未见到药物撤除症状。

（2）乏力　目前对于乏力尚无特异性治疗药物。尽管多种药物被尝试用于乏力的治疗，包括 UDCA、氟西汀、秋水仙碱、甲氨蝶呤、昂丹司琼，但是仅有莫达非尼可能有效。莫达非尼是一种用于治疗日夜班转换所致白天嗜睡的药物。其不良反应包括失眠、恶心、头痛、神经紧张。目前尚缺乏大样本量的安慰剂对照试验来验证其疗效。此外，应注意寻找并处理可导致乏力的多种其他因素，如贫血、甲状腺功能减退、抑郁及睡眠障碍等。

（3）骨质疏松　所有 PBC 患者均应作 X 线双能量骨密度测定（腰椎或股骨），以后每 2 年复查 1 次。为防止骨质疏松，每日口服钙剂，摄入量应为 1.5 g，维生素 D

1 000 U（或 10 000 U，肌内注射，每月 1 次）。已发生骨质疏松者可给予双膦酸盐（如阿仑膦酸钠，10 mg/d）治疗。降钙素对 PBC 所致骨质疏松疗效尚不确定。

（4）补充脂溶性维生素　皮下或肌内注射维生素 K₁ 10 mg/ 次，每月 1 次；口服维生素 E 10 ~ 20 mg/d，或肌内注射 100 ~ 400 mg/ 次，每月 1 次；维生素 D 已于前述。对于维生素 A 的补充应谨慎，因为维生素 A 过量可导致肝脏损害特别是肝纤维化。

3. 肝移植　PBC 晚期发生肝功能失代偿者，原位肝移植是唯一有效的治疗方法。PBC 患者接受肝脏移植的适应证为：预估计存活期小于 1 年、迅速加深的黄疸（血清总胆红素值大于 170 μmol/L）、难以控制的腹水、肝性脑病、血清白蛋白 < 30 g/L、进行性肌肉萎缩、反复发作的自发性腹膜炎、严重加剧的骨质疏松、肝肺综合征、早期肝细胞癌、生存质量无法接受（如无法控制瘙痒及极度倦怠）。移植后 1 年存活率为 85% ~ 90%，5 年存活率曾有报道为 60% ~ 70%。约 10% 的患者需要第二次移植。移植后生存质量改善不错，疲倦与瘙痒改善，但植入肝脏会再出现 PBC，AMA 效价会上升，且患者可能会出现 PBC 相关症状。术后第 1 ~ 3 个月可出现骨密度降低，术后 9 ~ 12 个月，骨骼生长与骨密度可明显改善。

【预后】

无症状者预后尚好，有症状者平均生存期为 5.5 ~ 11 年。血清胆红素水平对预后最有意义：< 34 μmol/L 者期望生存期为 8 ~ 13 年；35 ~ 100 μmol/L 者，生存期 2 ~ 7 年；> 100 μmol/L 者，生存期 < 2 年。其他不利因素为年龄较大、凝血酶原时间延长、出现腹水和浮肿、低蛋白血症（< 30 g/L）。肝组织学检查见碎屑样坏死、胆汁淤积、桥样纤维化及肝硬化者，预后不良；初次检查见肉芽肿者生存期较长，因肉芽肿可能表示侵袭性免疫反应较轻；伴发自身免疫疾病者，生存期较短。

目前普遍使用 Mayo Clinis 预后评估模式，该预后评估模式取决于年龄、血清胆红素、血清白蛋白、凝血酶原时间及下肢水肿，不必依赖肝组织学检查结果。欧洲预后评估模式则包含肝组织学检查结果。但 2 种预测模式均不能作出完全准确的评估结果。

【参考文献】

［1］陈成伟，成军，窦晓光，等 . 原发性胆汁性肝硬化（又名原发性胆汁性胆管炎）诊断和治疗共识（2015）［J］. 临床肝胆病杂志，2015，31（12）：1980-1988.
［2］葛均波，徐永健 . 内科学［M］. 9 版 . 北京：人民卫生出版社，2018.

（蒋业贵　陈耀凯　赵文利）

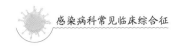

二、原发性硬化性胆管炎

【中文名】

原发性硬化性胆管炎。

【英文名】

primary sclerosing cholangitis（PSC）。

【同义名】

肝管狭窄综合征、功能性肝脏综合征、肝胆管扩张综合征、肝管梗阻综合征、肝管综合征、闭塞性胆管结石并发肝胆管狭窄、狭窄性胆管炎、急性阻塞性胆道炎、Mirizzi 硬化性胆管炎、原发性狭窄性胆管炎、Mirizzi 综合征、纤维梗阻性胆管炎。

【定义、简史】

本病是一种病因不明的慢性胆汁淤积综合征，以各级胆管非特异性炎症性纤维化为特点，表现为不规则胆管狭窄和扩张，甚至纤维化闭锁，故又称纤维梗阻性胆管炎。肝内外胆管常同时受累，有时还累及胰腺和胆囊等。多发于中青年男性，也见于新生儿和儿童，约 70% 的病例合并炎性肠病（主要是溃疡性结肠炎）。预后较差，多死于肝功能衰竭、胆管癌及败血症等。约 10% 的 PSC 病例发展为硬化性胆管癌。症状出现后平均存活期为 5 ~ 17 年。

PSC 曾属于罕见病，最早报道于 1924 年，但截至 1980 年英文文献仅报道 100 例。后因逆行胰胆管造影（ERCP）的广泛应用，临床上发现的 PSC 病例越来越多，部分研究中 PSC 发病率可达（1.3 ~ 16.2）/10 万人年。目前，本病和原发性胆汁性肝硬化（PBC）已成为临床上最为常见的 2 种成人慢性胆汁淤积性疾病。

【病因与发病机制】

PSC 和人类白细胞抗原 HLA-B8、DR3 有较强的关联性（60% ~ 80%），与 HLA-DR52、DR2 也有较强的关联（70%）。患溃疡性结肠炎（UC）且带有 HLA-B8、DR3 单倍型者，发生 PSC 的危险性明显增高。肿瘤坏死因子 -α（TNF-α）与 PSC 的关系也备受关注，PSC 和 TNF2 基因型（分泌更高水平的 TNF-α）的关联较强（58%），PSC 患者肝脏淋巴细胞和 NK 细胞功能障碍可能和局部 TNF-α 水平过高有关。T 淋巴细胞自身反应性也增强，循环免疫复合物（CIC）水平可能升高，机体对 CIC 清除下降，补体代谢升高，但目前尚不清楚以上改变属于原发还是继发于胆管损伤。PSC 通常检测不到针对组织成分的循环抗体，如 ANA、抗肌动蛋白抗体、AMA 等抗体，或仅为低滴度。

由于 70% 左右的 PSC 患者合并溃疡性结肠炎，有人提出肠源性细菌感染学说。该学说推测，溃疡性结肠炎所致的肠壁通透性增加可造成细菌或其毒素进入门静脉系统，从而导致慢性胆道系统炎症。但因严重溃疡性结肠炎而接受手术治疗的患者并无显著的门静脉菌血症，且 PSC 患者并未发现明显门静脉炎。在动物实验中，人为造成门静脉菌血症并不能导致典型 PSC 病理改变。因此，肠源性细菌感染或毒素吸收可能在 PSC 发病中不起主要作用。因 CMV 感染可以造成小叶间胆管破坏和减少，所以曾怀疑其与 PSC 发病有关。但 CMV 感染并不引起大胆管破坏和纤维化，且在 PSC 患者肝脏中从未见到巨细胞包涵体。病毒感染学说也缺乏有力的证据支持。

总之，PSC 确切病因和发病机制尚不清楚。目前认为，PSC 病因和发病机制可能是多元性的，即在有遗传易感性的个体，环境因素诱发了免疫应答异常，最终导致胆管上皮或同时累及结肠上皮的慢性炎症。胆道系统一旦受到损害而造成胆汁淤积，则细胞毒性较强的疏水性胆酸会进一步加重胆管和肝细胞损害，则其进展过程和 PBC 相似。

【病理改变】

典型改变是中等大的汇管区内胆管周围同心圆状纤维化，呈洋葱皮样，胆管上皮变性、萎缩。严重时，胶原纤维及弹力纤维大量增生，胆管壁弥漫纤维化，管腔消失，被纤维化玻璃样变的瘢痕组织所取代，汇管区仅见相伴行的脉管。较小的汇管区可见小叶间胆管数量减少，甚至消失，被纤维条索所取代。此外，常见汇管区中度慢性炎症，以淋巴细胞及浆细胞为主。胆管周围水肿。小胆管增生，管腔不规则，上皮萎缩、变性。汇管区周围肝细胞可见铜颗粒沉着。

PSC 一般分为四期：①Ⅰ期（门静脉期）：界板清楚，汇管区弥漫性淋巴细胞、浆细胞及中性粒细胞浸润，可见淋巴细胞聚集及淋巴滤泡形成。胆管上皮变性，小胆管周围可见环状水肿带或同心圆状纤维化。②Ⅱ期（门静脉周围期）：汇管区扩大，出现胆管性碎屑状坏死伴局灶小胆管增生及淋巴细胞为主的慢性炎症反应。病变程度取决于胆管炎和免疫损伤双重作用。③Ⅲ期（纤维间隔形成期）：汇管区明显纤维化伴 P-P 型纤维间隔形成。④Ⅳ期（肝硬化期）：出现胆汁性肝硬化的所有表现。

值得提出的是，中等及大胆管周围同心圆状纤维化虽然在本病较具特征性，但并非本病独有，偶可见于其他胆管疾病，如胆管结石病等。

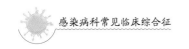

【临床表现】

本病患者的男女之比约为 2∶1，以中青年男性为主，平均年龄 40 岁，但亦可发生于儿童甚至婴儿。早期患者可无任何症状，仅在常规体检时发现血清 ALP 升高；而有些患者直到出现门静脉高压并发症（腹水、出血或脑病）才就诊。多数情形是溃疡性结肠炎患者发现血清 ALP 升高，进一步作 ERCP 检查而确诊本病。在大部分患者中最常见症状为乏力（75%）、瘙痒（70%）、波动性黄疸（50%）、体重减轻（40%）、发热（30%）。少数因胆道手术或治疗性操作而发生上行性胆道细菌感染者，可有发热、右上腹痛和黄疸三联征。本病最常见体征为肝大（55%）、黄疸（45%）、脾大（35%）、皮肤色素沉着（25%）和表皮脱落（21%）。少数患者有黄色瘤，晚期患者可出现腹水、下肢水肿等门静脉高压表现。约 25% 的患者在诊断 PSC 时无明显体征。PSC 的并发症包括门静脉高压、脂溶性维生素缺乏症、代谢性骨病等，还可伴有与免疫相关的疾病，如甲状腺炎、红斑狼疮、风湿性关节炎、腹膜后纤维化等。超过 50% 的 PSC 患者在出现临床症状后的 10 ~ 15 年可因胆道梗阻、胆管炎、继发胆汁性肝硬化、肝胆管恶性肿瘤而需要肝移植治疗。

【辅助检查】

1. 实验室检查　ALP 升高是本病最主要的特征，通常升高 3 倍左右；血清胆红素升高水平不定，波动较大，但很少超过 170 μmol/L；血清铜、铜蓝蛋白及肝铜含量在淤胆患者中升高。自身抗体 ANCA 常可阳性，AMA 阴性，嗜酸性细胞不增高。

2. 胆管造影　典型胆管造影改变为：广泛分布的、多灶性胆管狭窄或胆管扩张，其间胆管可正常，呈串珠状改变。大部分病例病变同时累及肝内和肝外胆管，但 20% 的病例仅累及肝外胆管，约 15% 的病例可累及胆囊和胆囊管，15% 的病例累及胰管，但临床多无胰腺炎表现。另外，胆总管可有大的囊样扩张而易与先天性胆总管囊肿混淆。最近非创伤性胆管造影方法也受到重视，磁共振胆道显像诊断 PSC 的准确性可达 90% 左右。

3. 磁共振胰胆管造影（MRCP）　MRCP 表现为：局限或弥漫性胆管狭窄，其间胆管正常或继发性轻度扩张，典型者呈"串珠"状改变，显著狭窄的胆管在 MRCP 上显影不佳，表现为胆管多处不连续或呈"虚线"状，病变较重时可出现狭窄段融合，小胆管闭塞导致肝内胆管分支减少，其余较大胆管狭窄、僵硬似"枯树枝"状，称"剪枝征"，肝外胆管病变主要表现为胆管粗细不均，边缘毛糙欠光滑。

4. 经腹超声检查　肝内散在片状强回声及胆总管管壁增厚、胆管局部不规则狭窄等变化，并可显示胆囊壁增厚程度与胆系胆汁淤积情况及肝内三级胆管的扩张情况等。常规超声结合病史可以协助肝内外胆管结石、胆管癌、继发性胆管炎及术后胆道狭窄等与 PSC 有相似临床症状疾病的鉴别；但对于不典型肝内胆管局限型 PSC 及肝外胆管下段局限型 PSC 的诊断还有不足之处。超声作为广泛开展的临床检查可用于对 PSC 疾病的初始筛查。

5.肝活检检查 PSC 诊断一般不需肝活检，但肝组织学检查有助于除外其他疾病和判断预后。特别是 PSC 病变仅累及肝内小胆管时，胆管造影可以完全正常，此时必须依赖组织学检查方能作出诊断。

【诊断】

本病主要诊断依据包括：①临床症状和体征病史（乏力、瘙痒、黄疸、肝脾肿大及炎性肠病的表现）；②血清生化改变（ALP 升高）；③胆管造影有硬化性胆管炎的典型改变（肝内外胆管狭窄与扩张相间而呈串珠状改变）；④除外其他引起硬化性胆管炎的疾病（其他胆系肿瘤、结石、创伤、手术史、先天性胆管发育异常）。自身抗体检查，特别是 ANCA 阳性支持本病诊断，但不具特异性。肝组织病理学检查有助于除外其他病因和进行分期，但由于病变的局灶性分布及肝活检取材过小等因素，仅30% 的病例能发现典型的 PSC 改变，5% ~ 10% 的病例肝活检组织学正常。然而，如果病变仅累及肝内小胆管（小胆管型 PSC），胆管造影可以完全正常，此时必须依靠肝脏组织病理学检查发现典型纤维化性胆管炎才能确诊，并需与 AMA 阴性的 PBC、特发性成人胆管减少综合征及药物引起的肝内胆汁淤积仔细鉴别。

【鉴别诊断】

1.PBC PBC 为肝内胆管非化脓性炎性损伤，血清抗线粒体抗体常为阳性。小胆管周围常见淋巴细胞及吞噬细胞聚集灶，且肉芽肿较常见，缺乏 PSC 特征性的大胆管周围洋葱皮样纤维化。PSC 虽然也可表现为小叶间胆管上皮炎症、变性、坏死，胆管消失及纤维化，细胆管增生，但一般不见肉芽肿改变，且血清抗线粒体抗体阴性，而抗核抗体、抗白细胞抗体等可阳性，淤胆较常见且出现较早。PSC 病例肝组织内胆管炎和中性粒细胞浸润更明显。晚期 PSC 和 PBC 鉴别很困难，需要结合临床、实验室检查、胆管造影及形态学改变综合分析。

2.胆管癌 本病诊断较难，如患者有进行性黄疸，要疑及本病，对疑诊病例时应行胆管刷检、活检等病理学检查，但其阳性率也仅 40% 左右。

3.继发性硬化性胆管炎 与 PSC 病变相似，但继发者有明确病因，如感染、中毒或胆管手术等。

4.病毒性肝炎 早期 PSC 与病毒性肝炎鉴别较困难，进展期胆管周围同心圆状纤

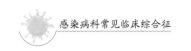

维化及肝细胞淤胆改变有助于诊断，胆管造影对诊断有较大帮助。

5.组织细胞病　可以刺激发生 PSC，根据临床表现和受累组织活检加以鉴别。

【治疗】

目前尚无特异性疗法。外科、介入和药物相继用于本病的治疗，但并不能明显延缓疾病发展进程。早期治疗有助于控制病情，治疗目标是防止胆道进一步损伤和破坏。治疗方法包括：对症状和并发症的处理；对潜在疾病进程的特异疗法。

1.药物疗法　药物治疗主要目的是减轻黄疸、控制感染、保护肝脏。

（1）一般治疗　维持水、电解质平衡，维持正氮平衡；调节饮食，减少饮食中的胆固醇和饱和脂肪酸，增加碳氢化合物、蛋白质和不饱和脂肪酸的摄入。选用利胆剂、抗组织胺药等控制症状。消胆胺是一种非吸收性树脂，具有胆盐结合作用而被用于治疗原发性硬化性胆管炎，可缓解瘙痒症状，但不能改病程。此外，本病病程后期因有脂肪泻和脂溶性维生素缺乏症，应注意补充脂溶性维生素。

（2）熊去氧胆酸（UDCA）　UDCA 具有许多对慢性胆汁淤积有益的功能：增强胆汁流有利胆功能，直接细胞保护作用，替代胆汁酸池中具有肝毒性的内源性疏水胆汁酸发挥间接的细胞保护作用，以及具有免疫调节作用。UDCA 可显著改善胆红素、AST、ALP 和 GGT 水平，但不能显著降低死亡率。该药耐受性好，没有明显不良反应。

（3）免疫抑制剂　硫唑嘌呤、甲氨蝶呤、环孢霉素、FK506 等免疫抑制剂对原发性硬化性胆管炎无明显疗效。抗纤维化药秋水仙碱亦是如此。皮质类固醇总体疗效不佳，且长期应用不良反应大，尤其能促进骨质疏松症、增加自发性骨折风险，因此对 PSC 患者并不常规推荐使用皮质类固醇。

（4）广谱抗生素　对于有发热、腹痛的 PSC 患者，可短期应用广谱抗菌药物，以控制胆道感染、防止发生上行胆管炎或复发性胆管炎。可选择肝肾毒性小、主要经胆道排泄的抗生素。

2.内镜治疗（endoscopic therapy）

（1）球囊扩张（balloon dilation）　采用 ERCP 可对胆管狭窄治疗，可利用内镜下行球囊扩张或支撑来缓解胆道梗阻。先在内镜下行胆总管括约肌切开，用 4～8 mm 高压球囊扩张。可定期反复扩张，或放置胆管支撑管。经扩张后胆道造影检查，部分患者胆道狭窄得以改善。扩张后的 1 年、3 年、5 年生存率分别为 91%、80% 和 68%。通过向胆管插入气囊导管扩张狭窄，至少可暂时缓解胆管梗阻或感染，尤其适合远端狭窄的患者。但由于狭窄再生较快，且操作复杂，即使对于肝外胆管较长的狭窄经内镜插入球囊导管往往较困难，因此该疗法仅适合作为暂时解除胆管梗阻的措施。

（2）经皮肝穿扩张或支撑　对于不能经内镜方法扩张的肝内胆管狭窄，可经皮穿刺途径扩张狭窄的胆管。经皮途径具有可多次连续扩张和支撑的优点。无论是术前或是术后切除肝外胆管的患者，经皮穿刺都是有益的。方法是将导管行单侧、双侧或右三叶置入，也可通过经皮穿刺导管对主要狭窄部位行球囊扩张，每 2～3 个月更换一次支撑管。接受长期置管支撑者从第一次接受治疗时计，1 年、3 年、5 年生存率分别为84%、79% 和 60%。该方法属有创性，并发症包括胆道出血、胆漏，以及长期置管引流导致肝功衰竭等，需认真加以防范。

3.手术治疗　由于积极的内镜治疗和抗生素治疗对症状性原发性硬化性胆管炎有效，因此手术治疗只是针对内镜无法矫正的并发症，如胆囊结石、胆管结石、可切除的胆管癌，偶有因继发急性化脓性胆管炎需要急诊胆管减压。当发展至胆汁性肝硬化、门静脉高压、肝功能衰竭或上消化道出血时，宜选择肝移植治疗。

4.肝脏移植术　原位肝脏移植是唯一有效的治疗手段。在美国，PSC 是肝移植治疗居第 4 位的病因。70% 的患者移植后存活期超过 1 年，57% 的病例可获得 5 年生存期。肝移植后 15%～37% 出现原发性硬化性胆管炎复发，部分患者需二次肝移植。

【病程与预后】

PSC 病程进展速度变化较大，患者存活时间也不太一致。欧美几项报道显示 PSC 确诊后中位数存活时间为 9～12 年。22%~76% 的无症状者 5～6 年后出现症状或有疾病进展迹象。影响预后的因素有年龄、胆红素水平、白蛋白水平、AST 水平和出血史。

PSC 患者发生肝胆系统肿瘤的危险性增高，而且伴有溃疡性结肠炎者发生结肠肿瘤的危险性也增高。与普通人群相比，PSC 患者发生肝胆系统恶性肿瘤的危险率增高160 倍，发生胰腺癌危险率增高 14 倍，发生直肠结肠癌（仅见于合并炎性肠病者）危险率增加 10 倍。

【参考文献】

［1］中华医学会肝病分学会，中华医学会消化病学分会，中华医学会感染病学分会.原发性硬化性胆管炎诊断和治疗专家共识（2015）［J］.临床肝胆病杂志，2016，32（1）：23-31.

［2］王璐，韩英.《2019 年英国胃肠病学会和英国原发性硬化性胆管炎协作组指南：原发性硬化性胆管炎的诊断和治疗》摘译［J］.临床肝胆病杂志，2019，35（9）：1937-1941.

（蒋业贵　陈耀凯）

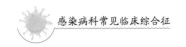

三、良性复发性肝内胆汁淤积综合征

【中文名】

良性复发性肝内胆汁淤积综合征。

【英文名】

benign recurrent cholestasis syndrome。

【同义名】

良性复发性肝内胆汁淤积、间歇性家族性肝内胆汁淤积性黄疸、良性反复性肝内阻塞性黄疸、家族性肝内胆汁淤积性黄疸。

【定义、简史】

本综合征是一种少见的非先天性胆红素代谢异常引起的阻塞性黄疸，好发于儿童。1959 年 Summerskill 和 Walshe 首先报道，我国亦有少量病例报道。其特征为间断性胆汁淤积发作。

【病因与发病机制】

病因与发病机制未明，为常染色体隐性遗传，与过敏、免疫异常有关。亦有学者认为先天性异常使胆汁不能通畅地从肝细胞流向毛细胆管是本征发生机制。服用氯霉素可能成为诱因。

【病理改变】

光镜下主要改变为肝内胆汁淤积，表现为肝小叶中心性淤胆、汇管区扩张、毛细胆管扩张及胆管内胆栓形成。电镜下肝细胞微绒毛缩短和减少，毛细胆管扩张及胆汁淤积，缓解期肝组织正常。

【临床表现】

常于 20 岁以前发病，一般有食欲不振、乏力、瘙痒、体重减轻和吸收不良等前驱症状。

1. 黄疸期　先有皮肤瘙痒、脂肪泻、体重下降，2～4 周后出现黄疸并逐渐加深。胆管阻塞严重时，见陶土色粪便。约 1/2 的患者有肝脏肿大，但脾不大。尿中胆红素、尿胆原阳性，血清总胆红素可高达 171 ~ 855 μmol/L（平均 342 μmol/L）。

2.缓解期　上述症状经 1 ~ 3 周消失，黄疸完全消退，胆囊造影可显影。

上述两期反复交替出现，发作次数不一。多次复发并不导致永久性肝脏损害。血胆红素增高以结合胆红素为主，黄疸发作期间胆囊不显影、BSP 值上升。

【诊断与鉴别诊断】

诊断标准：①持续数月至数年的无症状间隔黄疸至少发作 2 次；②实验室指标符合肝内胆汁淤积；③ GGT 水平正常或仅轻微升高；④继发于胆汁淤积后严重的瘙痒症；⑤肝组织病理学证实小叶中心性胆汁淤积；⑥胆管造影术显示肝内或肝外胆管正常；⑦没有已知的其他导致胆汁淤积的因素（如药物和妊娠等）。其关键要求是：至少 6 个月的无症状间隔性多次黄疸发作；无药物或毒性物质接触史或胆管疾病等诱因。BRIC 与其他原因导致的慢性胆汁淤积和瘙痒症的鉴别诊断相对直接明了。本综合征主要应与 Dubin-Johnson 综合征、Rotor 综合征鉴别。

【治疗】

无特殊疗法。该病为非进展性的发作性疾病，因此通常不考虑肝移植。但若患者的瘙痒极其严重，也可以进行肝移植。通常予低脂高蛋白、高维生素饮食，可试用强的松、氟美松、苯巴比妥，但效果不显著。消胆胺缓解皮肤瘙痒有效。

【预后】

良好。黄疸期可给予适当治疗，缓解期定期观察病情即可。

【参考文献】

徐铭益，陆伦根 . 良性复发性肝内胆汁淤积诊治进展［J］. 中国医学前沿杂志（电子版），2015，7（4）：5-9.

（赵文利）

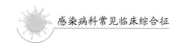

四、致死性肝内胆汁淤积综合征

【中文名】

致死性肝内胆汁淤积综合征。

【英文名】

fatal intrahepatic cholestasis syndrome。

【同义名】

Byler 综合征、Byler 病、致死性家族性肝内胆汁淤积症（fatal familial intrahepatic cholestasis syndrome）、家族性肝内胆汁淤积性黄疸、婴儿胆汁黏稠综合征、Ⅳ 型进行性肝内淤积病。

【定义、简史】

本征是一种罕见的家族性肝内胆汁淤积性疾病，好发于新生儿，病死率高。1965年 Clayton 首先报道 4 个有亲戚关系的家族中，有 7 个成员患本病，称致死性肝内胆汁淤积综合征。我国也有少数报道。

【病因与发病机制】

病因与发病机制不明。系常染色体隐性遗传，可能因先天性遗传性生化代谢异常，致胆酸代谢、转运和排泄障碍，引起胆汁淤积。

【临床表现】

本病罕见。于新生儿期出现反复性黄疸，且渐加深；皮肤瘙痒，鼻出血，肝脾肿大；脂肪泻，粪便恶臭而色淡。也可于出生后数月才发生黄疸，患儿烦躁不安，吸收不良，发育不良，伴有佝偻病。

【实验室检查】

血清总胆红素增高，以结合胆红素增高为主，血清碱性磷酸酶增高，胆固醇正常或减低，凝血酶原时间延长，尿胆红素阳性，大便有脂肪球。

【诊断】

有血缘关系的家族中，从婴儿早期开始出现反复发作性黄疸，伴脂肪泻、肝脾肿大及侏儒症时，应考虑本征。实验室检查及肝活体组织检查有助于本病的诊断，但需与其他婴幼儿期先天性黄疸相鉴别。

【治疗】

以对症治疗为主，可用苯巴比妥、胆酪胺及肾上腺皮质类固醇治疗，以改善症状。

【预后】

不佳。

（赵文利　陈耀凯）

五、胆管消失综合征

【中文名】

胆管消失综合征。

【英文名】

vanishing bile duct syndrome（VBDS）。

【同义名】

肝内胆管消失综合征（intrahepatic bile ducts disappearing syndrome）。

【定义、简史】

本综合征是指多种因素导致肝内胆管树破坏、肝内胆管局灶性或弥漫性消失而出现的胆汁淤积症候群。1987 年由 Sherlock 首先提出。

【病因】

引起胆管损害的原因众多，包括遗传因素、免疫异常、感染、药物及血供障碍等。

1.先天性因素　婴儿梗阻性胆管病是包括胆管不同程度破坏的一组疾病。①胆道闭锁的患儿多死于 5 岁以内。②小叶间胆管减少症可分为 2 种：症候性的肝内胆管减少症，如 Alagill 综合征；无症候性的肝内胆管减少症。后者多由外源性因素引起，包括各种代谢紊乱（α_1-AT 缺乏）、病毒感染（风疹、巨细胞病毒）、胆汁酸过度分泌、病毒性肝炎及先天性梅毒。上述原因不仅导致胎儿胆管形成障碍，而且胚胎发育也可受到影响。在胚管形成早期阶段，外形异常的圆柱状导管出现萎缩和坏死，后期呈退行性改变。

2. 免疫因素　包括原发性胆汁性肝硬化、移植物抗宿主病、慢性结节病和原发性硬化性胆管炎。

3. 感染因素　细菌性胆管炎多由上行性感染引起。胆道结石、寄生虫感染及胆管狭窄时易发作。病变胆管以中性粒细胞浸润为主，形成化脓病灶，导致胆管破坏及胆管周围纤维化。

4. 组织细胞病　临床表现类似于原发性硬化性胆管炎（PSC），主要病变为局部增生、肉芽肿、黄色瘤和纤维化，最后因胆管纤维梗阻导致肝功衰竭死亡。

5. 化学（药物）因素　肝包虫病用 Scalicidel 液（2% 甲醛、20%NaCl 或酒精）包囊内注射后数月内，可能造成胆管狭窄、胆汁性肝硬化及门静脉高压；抗代谢药 FuDR（氟苷）持续从动脉注入亦可引起硬化性胆管炎；农药及药物性胆汁淤积均可引起本综合征。

6. 血供障碍　胆道系统依靠肝动脉供血，肝动脉血供受干扰可导致胆管缺血性坏死。例如胆囊切除术可引起胆管缺血，且胆汁进入管壁可诱发炎症和纤维化；药物诱发血栓、肝动脉栓塞治疗肝癌等亦可造成胆管血供障碍。

【发病机制】

确切机制尚未阐明。多数学者认为与发生学、自身免疫、病毒或细菌感染等综合因素有关。发生学认为本综合征是胚胎期胆管被某些因子破坏的结果，本病患者胆管细胞有 I 类人类白细胞抗原（HLA）增多，表明其失去了正常免疫调节功能。当病毒或细菌入侵时，细胞毒性淋巴细胞损伤胆管细胞，后者释出细胞内容物，刺激体液及细胞免疫，胆管细胞作为自身抗原，形成相应自身抗体并形成免疫复合物，激活补体，引起免疫复合物型免疫损伤，进一步破坏胆管。

【病理改变】

主要病理变化是胆管上皮萎缩、变性和坏死，引起肝内胆管破坏及胆汁淤积。

【临床表现】

通常表现为黄疸、皮肤瘙痒、黄色瘤和轻度脂肪泻。随病程延长，胆管逐渐消失，致胆汁淤积、黄疸出现及肝细胞损伤。病变发展数年后，肝细胞数量大量减少、假小叶形成、汇管区周围纤维化，最后形成肝硬化或（和）肝功能衰竭。临床表现酷似原发性胆汁性肝硬化（PBC）和原发性硬化性胆管炎（PSC）。

【诊断】

本综合征病理特点是胆管树消失，肝外胆管直径多属正常，因此B超和CT检查对于诊断的价值不大。内镜逆行胆总管胰腺造影（ERCP）和经皮肝胆管造影（PTC）对本病有重要诊断价值，但后者操作复杂、不易进行。临床诊断本病主要依赖两点：①患者出现黄疸；ERCP显示肝内胆管消失，即X线片上显示大片肝脏影缺乏胆管树分支，左右肝管仅有少许分支。②血清ALP和胆红素水平增高。确诊依靠肝活检结果，即在组织学标本包含≥10个汇管区的情况下，发现>50%的汇管区存在小叶间胆管缺失。另外，对肝活检标本进行细胞角蛋白7和19免疫染色可提高诊断率。

【鉴别诊断】

主要应与原发性硬化性胆管炎（PSC）相鉴别。后者以累及胆总管为多见，胆管呈纤维状狭窄，管壁增厚，管腔缩小；肝内胆管纤细、僵直，管壁不规则，呈串珠样或带状狭窄，分支减少而不是大片消失。

【治疗】

1.非手术治疗　应用糖皮质激素，辅以免疫治疗。有报道采用熊脱氧胆酸（UDCA 600 mg/d）治疗，疗程长达6年，可使症状缓解，但停药后症状再现，再用药又缓解。

2.手术治疗　目前唯一术式是肝脏移植。肝移植后急性排异反应表现为急性发热、胆汁减少、胆色素物质减少、血胆红素水平增高、转氨酶增高，依赖肝活检可以证实。急性排异反应的组织形态学特征为：门静脉区呈弥漫性炎性浸润、胆管非化脓性炎症和内皮细胞炎症。内皮细胞炎性破坏为排异反应损害最明显的标志，同时淋巴细胞黏附于内皮上，是早期排异反应的诊断依据。急性排异反应时，也可表现为内皮细胞无炎性变、无典型的胆管上皮损害、无淋巴细胞浸润、无空泡形成，亦可表现为"急性胆管消失综合征（AVBDS）"，或表现为慢性非化脓性胆管炎的组织学特征。

肝移植后慢性排异反应表现为慢性进行性胆汁淤滞，移植体合成酶的异常出现相对晚。组织学缺乏急性排异反应的典型细胞浸润现象。在慢性排异期，在门静脉范围

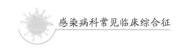

内胆管破坏进一步加重，甚至完全缺失，这种"胆管消失综合征（VBDS）"是诊断慢性排异反应的重要依据。

【预后】

不佳。

【参考文献】

陈灏珠，林果为.实用内科学［M］.13版.北京：人民卫生出版社，2009.

（陈耀凯　赵文利　黄银秋）

第五节　脂肪肝相关综合征

一、脑病 - 脂肪肝综合征

【中文名】

脑病 - 脂肪肝综合征。

【英文名】

encephalopathy-liver fatty metamorphosis syndrome。

【同义名】

Reye 综合征（Reye syndrome, RS）、雷亥（Reye）综合征、雷耶（Reye）综合征、内脏脂肪变性脑病、脑病合并内脏脂肪变性综合征、肝巨块性脂肪变性 - 急性脑病综合征、婴儿急性特发性脑病 - 内脏脂肪变性 - 呕吐病、水痘脑病、内脏脂肪变性脑病、脑病脂肪肝综合征、瑞氏综合征（Reye syndrome）。

【定义、简史】

本综合征是儿童时期一种原因不明的急性脑病综合征，发病高峰年龄为 5～14 岁，偶见于成年人。本综合征的发生常与一些特异性病毒感染有关，如甲型和乙型流感病毒、水痘病毒等，水杨酸类药物服用后发生 Reye 综合征日益被关注。临床表现以骤发频繁呕吐、意识障碍、惊厥等中枢神经系统症状，以及颅内高压、肝功能异常、脂肪酸血症、低血糖及高血氨等代谢紊乱为特点。

该病于 1963 年由澳大利亚病理学家 Reye 首先描述并报道。我国自 20 世纪 70 年代初期就有报道，迄今已达数百例。

【病因】

病因尚未明确，可能与以下因素单独或共同作用有关。

1.感染　包括病毒与真菌感染。目前已发现与本病有关的病毒有流感病毒 A2、B 型，腺病毒 3 型，埃可病毒，柯萨基病毒 A、B4、B5，呼肠病毒（reovirus 1、2），单纯疱疹病毒，水痘病毒，EB 病毒，风疹病毒，麻疹病毒，副流感病毒和脊髓灰质炎病毒 I 型等。病毒感染与本病的相关性有两方面证据：①从前驱期患者分离出相应病毒；②病毒感染流行区本病发病率增高。

2.中毒　①外源性毒素：包括黄曲霉素、4-戊烯酸、某些杀虫剂及降糖氨酸等，颜料、油漆、喋啶、氮中毒与本病相关性较小；②内源性毒素：包括活病毒疫苗，如麻疹减毒活疫苗。

3.服药　超过 80% 被诊断患有 Reye 综合征的儿童在 3 周前有阿司匹林服药史。即使小剂量的阿司匹林（< 45 mg/kg），都可使 RS 发生风险增加 20 倍。禁止在儿童中使用阿司匹林的广泛警告之后，报告的 Reye 综合征病例数急剧下降。另外，吩噻嗪类及一些止吐药物也与 RS 有关。

4.其他　先天性氮代谢异常或遗传因素。

【发病机制】

本病与脂肪、糖、蛋白质等物质代谢障碍有明显关系，属于代谢性脑病。线粒体损伤和酶活性丧失是本病的病理生理基础。

1.脂类代谢障碍　从死后组织的类脂分析中发现，肝、肾的甘油三酯大量增加，而胆固醇不增加，脑中乳脂则中度减少。患者因呕吐、饥饿、酸中毒、低血糖及肝功能衰竭，脂肪分解加速，游离脂肪酸明显增加，抑制线粒体糖酵解酶类，干扰三羧酸循环的氧化磷酸化作用，使细胞能量产生减少，因而脂肪酸不能被缺乏 ATP 的线粒体移去，而转变为甘油三酯沉着于细胞质内，导致内脏发生脂肪性变。故脂肪酸成为一种内源性毒素，损害脑、心、肝、肾等脏器，因神经细胞处理脂肪酸能力低，髓鞘发育不全，故易造成脑病。某些药物，如乙酰水杨酸、四环素、皮质激素等可加重脂类

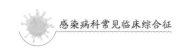

代谢障碍而加重脑病。本病可能与肝脏尿素循环酶类（如鸟氨酸转氨甲酰酶，OTC）先天性缺陷及活性减低亦有关系；血清短链脂肪酸（SCFA）水平增高也可导致肝功能衰竭和肝性脑病。

2. 糖代谢障碍　重症者常有低血糖，是因为血中乳酸、丙酮酸增高，抑制了肝摄取氨基酸，同时肝脏、肌肉线粒体受损，致鸟氨酸甲氨酰酶缺乏所致。增高的氨基酸最常为丙氨酸、谷氨酸及赖氨酸等，增高程度与预后有关。芳香族氨基酸严重代谢障碍和中枢儿茶酚胺可能促发本病。

【病理改变】

脑、肝、肾、心、肺、胃肠道、胰腺、脾和淋巴结均可见形态异常，但损害最严重的是肝和脑。

1. 脑部改变　大体检查见弥漫性水肿，皮层表面变平，脑回增大，且往往有颞叶和小脑扁桃体疝迹象；大脑皮质、海马回、基底节、脑干和小脑皮层等部分可有广泛的神经细胞缺氧性改变和部分或全部神经细胞变性、坏死，无炎症细胞浸润或髓鞘脱失。少数胶质细胞、星形细胞肿胀，神经细胞线粒体肿胀和结构改变。

2. 肝脏改变　肿胀呈橘黄色或浅黄色，早期即可见脂肪浸润，肝细胞充满小滴状脂肪而无肝组织坏死或炎症，门静脉周围有弥漫性小空泡，严重者可见脂肪变性累及整个肝脏。电镜检查：肝细胞有大量脂肪小滴沉积和小叶片状改变，糖原脱失，线粒体肿胀，呈多形性，光面内质网增殖，粗面内质网扩张，过氧化酶体或微粒体可增多，嵴断裂或缺失，外膜变形，基质内有絮状物沉积。

3. 其他脏器病变　肾小管、心肌、胰腺亦可见脂肪浸润现象。

【临床表现】

多发生于 5 ~ 14 岁婴幼儿或儿童，平均年龄 6 岁，罕见于成年人。大多营养良好，既往健康。发病前 12 h ~ 3 周内常有上呼吸道或消化道病毒感染症状，多数有发热，少数有胸痛、皮疹。典型临床经过分通常被分为以下 5 个阶段。

Ⅰ期：持续频繁的呕吐，昏睡、多梦、嗜睡，意识模糊；

Ⅱ期：昏迷、定向障碍、好斗、谵妄，反射亢进、巴宾斯基征阳性、反应迟钝、瞳孔散大和对光反应迟钝，过度换气、心动过速；

Ⅲ期：迟钝、昏迷、去皮层强直；

Ⅳ期：瞳孔散大且有少许对光反应或完全无对光反应，用热量刺激解除凝视，深度昏迷伴去大脑强直；

Ⅴ期：癫痫发作，弛缓性麻痹，深腱反射消失，无瞳孔反应，呼吸骤停，死亡。

从以上分期中可见：Ⅳ期和Ⅴ期实为脑疝，病情危重、急需抢救。婴儿常以发热、突然呼吸急促、屏气发作、抽搐、呕吐、前囟饱满、低血糖为突出表现，因而常误为肺炎或肺炎合并脑病，尤易迅速发展到Ⅳ期和Ⅴ期，须高度警惕。

【实验室检查】

1. 血常规 外周血白细胞计数常增高，可高达 49.7×10^9/L，以中性粒细胞为主。

2. 肝功能 个别病例血清胆红素轻度增加，AST 和 ALT 可增加，AST/ALT < 1，肌酸磷酸激酶（CPK）升高，乳酸脱氢酶（LDH）及其同工酶、天门冬转氨酸亦可增加；血氨基酸增高，游离脂肪酸升高，以短 - 中链脂肪酸增加为主。

3. 肾功能 血钠偏低，偶有高钠及高钾，大多有代谢性酸中毒及呼吸性碱中毒，血糖大多下降。合并肝肾综合征时，尿素氮增加，血氨水平增高。

4. 脑脊液 压力增高，偶有淋巴细胞增多和蛋白升高，低血糖者脑脊液糖含量亦轻度下降，氨可增加。

5. 凝血功能 凝血酶原时间延长，凝血因子Ⅰ、Ⅱ、Ⅴ、Ⅶ、Ⅸ、Ⅹ等均可下降；凝血因子Ⅷ和血小板正常，亦无纤维蛋白降解产物产生，故与 DIC 不同。

6. 其他 淀粉酶和脂肪酶升高、血清碳酸氢盐降低以及与脱水相一致的实验室检查结果。脑电图多呈弥漫性高电压慢波，虽无特异性，但有助于排除占位性病变。

【诊断】

疑似病例：①年龄在 16 岁以下，尤其是婴幼儿；②病前有先驱感染病史或服用水杨酸盐药物史；③急性脑病，有脑水肿及颅内压增高症状，但无神经系统定位体征，脑脊液检查除压力增高外，其他正常；④一过性肝功能异常，即转氨酶、血氨增高，血糖降低，凝血酶原时间延长，血清胆红素不高，但应在病情发作时及时送检，否则发病后 2 ~ 7 d 即恢复正常。

确诊依据：肝活检是确诊 Reye 综合征的重要依据，肝脂肪变性，不能用其他原因解释者。肝活检电镜检查特异性改变有平滑内质网增殖、糖原缺失、过氧化物酶体增殖及肝细胞线粒体改变。

【鉴别诊断】

本病需与下列疾病相鉴别：①暴发性肝炎的肝性脑病，尤以黄疸出现较晚或无黄疸者；②急性中枢神经系统感染如病毒性脑膜脑炎、化脓性脑膜炎、细菌性感染、中

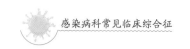

毒性脑病等；③水中毒及高渗性脱水；④药物或化学中毒：如水杨酸类、四环素类和酚赛嗪类药物中毒，有机磷、四氯化碳和铅中毒等；⑤类 Reye 综合征：临床表现与生化检查酷似 Reye 综合征，但肝活检有一定区别。

【治疗】

Reye 综合征是一种进展迅速的疾病，早期可能需要进行侵入性手术以维持血流动力学稳定和充分的呼吸功能。

1. 对症支持　Reye 综合征以对症支持治疗为基础，通常需要纠正以下重要异常指标：支持治疗可静脉输入 10%～20% 葡萄糖溶液，对于纠正或预防低血糖，避免加重氨血症和脂肪酸血症；对症治疗包括纠正水和电解质紊乱、低血糖和酸中毒等。

2. 脑病处理　控制致命性脑水肿是本病治疗重点，是改善预后的关键。需监测颅内压，用控制性人工换气以降低 $PaCO_2$，使脑血管收缩，常可迅速改善颅高压危象。可用冰枕以降低颅部温度。输液可酌情按"慢补快脱"原则。甘露醇、速尿及皮质激素宜联合应用，以减轻脑水肿，有条件者可作持续性蛛网膜下腔减压。甘露醇对于减轻脑水肿、降低颅内压有重要作用。肾上腺皮质激素对抗脑水肿、保护肝脏可能有效，但对其疗效尚有争议。严重的脑压增高可用戊巴比妥降低颅压，巴比妥酸盐对缺血或缺血后脑组织保护作用的机制尚不清楚，可能与减少脑代谢、促进侧支循环、减轻脑水肿、纯化游离氧根和维持膜稳定有关。

3. 肝功能衰竭处理　常需清洁灌肠，给予新霉素口服并采用低蛋白饮食。给予新鲜血浆、人血白蛋白等支持疗法及人工肝支持治疗有助于肝功能恢复。必要时也能采用辅助性部分原位肝移植（APOLT）术缓解急剧进展的肝衰竭。另外，有鸟氨酸甲酰基转移酶缺乏者，给予尿素循环中间产物鸟氨酸或精氨酸，可增加尿素合成，降低血氨；血催乳素增高者，应用左旋多巴或溴隐亭，对于减轻脑病可能一定效果；冷沉淀物、新鲜冰冻血浆（FFP）或维生素 K 等可用于纠正凝血异常。

【预防】

流感流行季节要加强锻炼，提高自身免疫力，防止流感病毒、水痘病毒感染；对于小于 16 岁的儿童患者发生流感、水痘等病毒感染期间，应避免使用阿司匹林。

【预后】

预后与病情轻重、进展程度、就诊时间及治疗措施等有关，轻者可以完全恢复，婴儿或重症（反复抽搐、血氨、肌酸磷酸激酶明显升高、空腹血糖低、血 pH 值低于 7.2、凝血酶原时间大于 13 s、脑压明显升高）者预后差。昏迷越久，预后越差，病死率高达 70%～80%。多于发病后 3 d 内死亡，存活者中可有不等程度智能、运动、语言障碍或有继发性癫痫。

【参考文献】

［1］TASKER R C. Update on pediatric neurocritical care［J］. Paediatr Anaesth, 2014, 24（7）: 717-723.

［2］AHRENS-NICKLAS R C, EDMONDSON A C, FICICIOGLU C. An 8-year-old girl with abdominal pain and mental status changes［J］. Pediatr Emerg Care, 2015, 31（6）: 459-462.

［3］CAĞ M, SAOULI A C, AUDET M, et al. Reye syndrome and liver transplantation［J］. Turk J Pediatr, 2010, 52（6）: 662-664.

（赵文利　许晓蕾　鲁雁秋）

二、类 Reye 综合征

【中文名】

类 Reye 综合征。

【英文名】

Reye-like syndrome。

【同义名】

无。

【定义、简史】

本病临床表现与生化检查酷似 Reye 综合征，因而命名为类 Reye 综合征。1975 年由 Gall 首先报道，1979 年 Aditya 等报道 1 例柯萨奇 B4 病毒感染的类 Reye 综合征。

【病因】

确切病因未明。

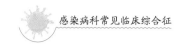

【病理改变】

血管水肿即血脑屏障的损伤是类 Reye 综合征脑病的病理基础，脑部病理通常有脑水肿和血管周围血浆渗出。肝组织活检以灶状脂肪变性及中央小叶肝细胞坏死为特征，可伴肝肾综合征。

【临床表现】

临床表现酷似 Reye（脑病脂肪肝综合征），发病于病毒感染的早期发热期，并迅速发展为昏迷，血氨正常，非蛋白氮升高。

【诊断】

酷似 Reye 综合征的脑病及肝脏病表现需考虑本病。但本综合征多以昏迷或惊厥起病，与 Reye 综合征鉴别主要依赖肝组织检查。Reye 综合征的特征性病变为肝细胞充满小滴状脂肪变性无肝组织坏死或炎症，而类 Reye 综合征以灶状脂肪变性及中央小叶肝细胞坏死为特征，可伴肝肾综合征。

【治疗】

治疗原则参阅 Reye 综合征。

【预后】

不良。

【参考文献】

SERT A, KILICASLAN C, SOLAK E S, et al. Mean platelet volume in children with Reye-like syndrome［J］. Platelets, 2015, 26（3）: 212-215.

（赵文利　鲁雁秋　许晓蕾）

三、非酒精性脂肪性肝病

【中文名】

非酒精性脂肪性肝病。

【英文名】

non-alcoholic fatty liver disease（NAFLD）、metabolic associated fatty liver disease（MAFLD）。

【同义名】

代谢性脂肪性肝病。

【定义、简史】

本病是一种病变主体在肝小叶、以肝细胞脂肪变性和脂肪贮积为病理特征、无过量饮酒史和其他明确的肝损伤因素的临床病理综合征，是一组与胰岛素抵抗和遗传易感密切相关的代谢应激性肝损伤，主要包括单纯性脂肪肝、非酒精性脂肪性肝炎（non-alcoholic steatohepatitis，NASH）和脂肪性肝硬化，以及由其发展成为的肝细胞癌。其中 NASH 是非酒精性脂肪性肝病进展的重要阶段。NASH 最早于 1980 年由 Ludwig 描述，当时认为 NASH 是一种好发于滴酒不沾的肥胖、糖尿病女性群体的良性肝病，后来发现 NASH 是非酒精性脂肪性肝病的一种病理类型，可进一步发展为肝纤维化、肝硬化等肝脏终末期疾病状态。当前 NASH 已成为仅次于慢性病毒性肝炎、酒精性肝病的重要肝硬化前期病变之一，并为健康体检人群肝功能酶学异常的常见病因。

NAFLD 是全球最常见的慢性肝病，普通成人 NAFLD 患病率介于 6.3% ~ 45%（中位数为 25.2%，95% CI：22.1% ~ 28.7%），其中 10% ~ 30% 为 NASH。中东地区和南美洲 NAFLD 患病率最高，非洲最低，包括中国在内的亚洲多数国家 NAFLD 患病率处于中上水平（> 25%）。来自上海、北京等地区的流行病学调查结果显示，普通成人 B 型超声诊断的 NAFLD 患病率 10 年期间从 15% 增加到 31% 以上，50 ~ 55 岁男性患病率高于女性，其后女性的患病率增长迅速甚至高于男性。肥胖、高脂血症、糖尿病、高血压、饮食结构和生活方式改变等与脂肪肝的发生密切相关。此外，高尿酸血症、红细胞增多症、甲状腺功能减退、垂体功能减退、睡眠呼吸暂停综合征、多囊卵巢综合征也是 NAFLD 发生和发展的独立危险因素。

【病因与分类】

脂肪肝是一种多病因引起的获得性疾病，表现为肝细胞内脂质异常增多，主要是甘油三酯（TG）增多。但由于脂代谢酶遗传性缺乏而导致脂酸、胆固醇酯或类脂复合物等在单核巨噬细胞沉积的类脂质沉积病不属于脂肪肝范畴。在不同时期、不同国家和地区以及不同人群中，脂肪肝发病率及其病因分布不一。至今仍有 20% 左右的脂肪

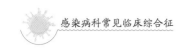

肝病因不明。

除酒精中毒外，可引起脂肪性肝病的原因很多，大致可分为：①营养性因素：如肥胖症及短期内体重变化明显、全胃肠外营养、营养不良、重度贫血，以及饮食中胆碱等物质缺乏；②内分泌代谢因素：如糖尿病、高脂血症（Ⅳ型、Ⅴ型）、甲状腺功能亢进、甲状腺功能减退、Cushing 病；③化学性致病因素：如某些工业毒物及药物，后者包括雌激素、三苯氧烷、皮质类固醇、胺碘酮、哌克昔林、氯喹、甲氨蝶呤、环磷酰胺、四环素以及部分钙离子拮抗剂；④遗传因素（先天性代谢性疾病）：如肢端脂肪营养不良、半乳糖血症、糖原贮积病、果糖耐受不良、Wolman 病、Wilson 病；⑤外科手术后：如空 - 回肠旁路术、空 - 结肠旁路术、胃成形术、广泛小肠切除术；⑥其他：如溃疡性结肠炎，以及丙型肝炎病毒、丁型肝炎病毒等感染性疾病。根据国际疾病分类惯例，先天性代谢性疾病以及丙型肝炎等原因所致的脂肪肝不属于狭义 NAFLD 范畴，而妊娠急性脂肪肝和 Reye 综合征等则常称为特殊类型的脂肪肝。

【发病机制】

NAFLD 形成机制复杂，至今尚未完全阐明，主要涉及肝细胞内甘油三酯堆积、细胞变性坏死、炎症细胞浸润及肝纤维化等。

1. 胰岛素抵抗（insulin resistance，IR） 胰岛素抵抗的出现、进展和恶化是 NAFLD 的核心病理生理机制，与 NAFLD 的发生发展密切相关。肥胖、糖尿病、高脂血症、高血压等与胰岛素抵抗有密切关系，而 NAFLD 患者经常伴发肥胖及 2 型糖尿病。与正常人群相比，NAFLD 患者血清胰岛素水平明显升高。胰岛素抵抗可使脂蛋白脂酶活性及脂肪合成能力减弱，脂肪组织分解释放游离脂肪酸（FFA）增多。FFA 是具有高细胞毒性的两性分子，可作为去垢剂损伤细胞质、线粒体及溶酶体膜，还可通过加强 TNF 等细胞因子毒性，引起生物膜损伤，导致线粒体肿胀变性及通透性增加、肝细胞变性坏死和炎症细胞浸润。胰岛素抵抗可能是促使对肝脏进行第一次打击产生脂肪肝的关键因素。而且，通常 NASH 患者胰岛素抵抗程度比单纯性脂肪肝者更为严重，因此胰岛素抵抗不仅参与对肝脏的第一次打击，持续的胰岛素抵抗状态可能通过促进 CYP2E1 活性、增强铁沉积、伴发 TNF-α 水平升高等机制，产生氧应激及脂质过氧化，对肝脏进行第二次打击，加剧肝细胞损伤，导致 NASH 发生。

2. 氧化应激（oxidative stress，OS）和脂质过氧化 氧化应激是由于前氧化物和抗氧化剂之间失平衡而造成，前氧化物产生过多，拮抗其作用的抗氧化剂不足以发挥其抗损伤作用，从而导致需氧细胞损伤。前氧化物主要来源于线粒体产生的活性氧（ROS）。线粒体 ROS 的激活是非酒精性脂肪肝氧化应激发生的主要机制。线粒体是脂肪酸氧化的主要细胞器，FFA 增多可激活线粒体 ROS，启动不饱和脂肪酸氧化，最终导致脂质过氧化。脂质过氧化产物既能改变线粒体 DNA，也能与线粒体蛋白反应，抑制氧化呼吸链电子传递，加重 ROS。线粒体是 ROS 形成的主要部位，也是 ROS 打击的首要靶子。ROS 氧化积聚不饱和脂肪酸，导致脂质过氧化。脂质过氧化还可以抑制抗氧化系统的保护作用，ROS 可通过多种细胞因子的释放来介导肝脏病变。以上各种途径造成 ROS 增多，进而通过多种方式形成肝损害，最终出现炎症、坏死和纤维化，成为"第二次打击"。

3. 铁超载　许多非酒精性肝病患者存在血清铁水平升高，即铁超载现象。NAFLD 患者肝组织脂质过氧化主要发生于肝小叶腺泡 3 区、负载有脂肪的肝细胞中最明显，纤维化与脂肪变性、脂质过氧化及肝脏铁沉积等均有关系。铁剂可引起肝组织胶原基因表达增强，能明显促进肝组织汇管区结缔组织增生，汇管区范围扩大，胶原形成增多和小叶间静脉高度扩张。

4. 内毒素　内毒素不仅对肝细胞有直接毒性，更为重要的是与内毒素结合蛋白结合后，通过结合受体 CD14 和信号受体 TLR4 激活肝脏 Kupffer 细胞，进而活化 NF-κB 及其他转录因子，促进各种细胞因子和化学因子转录合成和释放，引起肝脏损害。

5. 遗传因素　与第一次打击有关的肥胖、高脂血症和胰岛素抵抗等多有一定的遗传背景。同样，促使单纯性脂肪肝进一步发展为 NASH 的第二次打击因素也可能与遗传有关，与产生 ROS 及抗氧化剂有关的酶类编码基因、细胞因子及其受体的编码基因、与铁沉积有关的基因变异都可能与 NASH 遗传倾向有关。

【病理改变】

非酒精性脂肪性肝病的病理改变主要为大泡性，或大泡性为主伴小泡性的混合性肝细胞脂肪变性，主要分为 3 个病理阶段，即单纯性脂肪肝、脂肪性肝炎、脂肪性肝纤维化和肝硬化。

1. 单纯性脂肪肝　低倍镜下视野内 30% 以上肝细胞脂肪变性，但无其他明显组织学改变，即无炎症、坏死和纤维化。视野内 30% ~ 50% 的肝细胞脂肪变者为轻度脂肪肝；51% ~ 75% 的肝细胞脂肪变者为中度脂肪肝；75% 以上的肝细胞脂肪变者为重度脂肪肝。低倍镜下视野内脂肪变肝细胞少于 30% 者称为肝细胞脂肪变性。脂肪肝病理类型与其病理阶段之间并无必然联系。

2. 脂肪性肝炎　介于单纯性脂肪肝进展至肝硬化和肝细胞癌的中间阶段，且难以自行康复。在肝细胞大泡性脂肪变的基础上，出现肝小叶内或汇管区中性粒细胞及淋巴细胞等浸润，或小叶内炎症重于汇管区，以及不同程度肝细胞变性、坏死，可伴有或无 Mallory 小体。Mallory 小体和活动性炎症为 NASH 病情严重的标记。

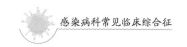

3.脂肪性肝纤维化和肝硬化　根据肝腺泡3区纤维化、门静脉纤维化、架桥纤维化程度和有无肝硬化分为四期：S1为局灶或广泛肝腺泡3区窦周纤维化；S2为上述病变伴局灶性或广泛性门静脉周围纤维化；S3为在S2病变基础上，伴局灶性或广泛桥接纤维化；S4为脂肪性肝硬化，纤维隔从中央静脉到汇管区分割肝小叶，形成假小叶。在肝硬化发生后，肝细胞脂肪变性和炎症可减轻，有时可完全消退。

【临床表现】

NAFLD好发于中老年人（＞50岁），儿童亦可累及。临床起病隐匿，多呈良性经过，症状轻微且无特异性。即使已发生脂肪性肝炎，临床症状仍可缺如，故多在评估其他疾病或健康体检做血液及影像学检查时偶然发现。肝脏肿大为NAFLD常见体征，发生率可高达75%以上，多为轻至中度肝肿大，表面光滑、边缘圆钝、质地正常或稍硬而无明显压痛。脾肿大检出率在NASH病例中一般不超过25%，多见于严重脂肪性肝炎或肝硬化，或合并病毒性肝炎等其他可引起脾肿大的疾病。局灶性脂肪肝由于病变范围小，临床表现多不明显，肝功能生化指标常无改变，但同时并存其他肝病时例外。

部分NAFLD患者在其漫长的病程中，除可能有基础疾病及诱因的相关表现外，有时可出现肝区隐痛、腹胀、疲乏无力、食欲不振、不适等症状。这些症状可能与肝内脂肪浸润导致肝肿大、肝包膜过度伸张有关，在肝内脂肪浸润减轻、肝肿大回缩后，相关症状可完全消失。极少数患者可因出现严重右上腹疼痛、局部肌紧张和反跳痛，伴发热、外周血白细胞总数及中性粒细胞增加等炎症表现，而疑似急腹症进行手术探查。术中见肝肿大呈灰黄色，肝包膜紧张，肝周韧带受牵拉，肝活检显微镜下见无数脂肪囊肿破裂伴肝小叶内炎症。不过此种情况多数系合并胆囊炎、胆石症和急性胰腺炎等疾病所致。NASH病例常并存肥胖症、糖尿病、高脂血症、高血压、痛风以及动脉粥样硬化性心脑血管疾病，而肥胖（特别是内脏性肥胖）、糖尿病和高脂血症时也容易并发NASH，后者如见于中年以上女性则较易发生肝硬化。与大多数NASH病例不同，药物等原因所致的NASH有时临床表现明显，可迅速发生肝功能衰竭，甚至死于多器官功能衰竭。

【辅助检查】

常规肝功能检查与肝活检组织学检查结果相关性较差，仅20%～30%经肝活检证实的脂肪肝有1项或多项肝功能生化指标异常。至今尚无一种定性或定量诊断脂肪性肝疾病的实验室检查指标。但血液实验室检测对于判断脂肪肝病因、病理阶段及其预后仍有一定参考价值。

NAFLD患者可有血清转氨酶、ALP、GGT、总胆汁酸、透明质酸等肝功能指标改变。如果肝功能损害持续存在或明显异常则提示并发NASH。血清转氨酶升高幅度一般不超过正常值上限的2~4倍，AST/ALT比值多小于1，但重度NASH或已发生肝硬化者例外。血清胆碱酯酶和卵磷脂胆固醇酰基转移酶活力在营养过剩性NAFLD时常升高，并可能与肝内脂肪浸润程度相关，而其他原因脂肪肝多无明显改变，病毒性肝炎和肝硬化时则下降，有一定鉴别诊断价值。血浆脂质（主要为TG）、葡萄糖、尿酸升高和胰岛素抵抗现象常常提示营养过度、热量过剩，而不伴黄疸或转氨酶水平升高的低血浆蛋白（包括白蛋白、转铁蛋白）则表明存在蛋白质能量缺乏性营养不良。血清胆红素、白蛋白、凝血酶原时间以及吲哚菁绿清除率一般无明显变化，否则需警惕重症脂肪性肝炎的发生，但糖尿病性脂肪肝有时可因糖尿病肾病出现低白蛋白血症。AST与血小板比率指数（APRI）也可以作为评估纤维化的血液标志物。而血清纤维化指标有助于反映脂肪肝是否已并发肝纤维化和肝硬化。

脂肪肝的影像学检查手段首选超声检查，因其不仅可以广泛且廉价地判断有无脂肪肝，还可以判定其是否进展为肝硬化、肝癌，以及是否合并肝内外胆管结石等。但对于肝脏轻度脂肪变性敏感性低并且量化不足。其他无创检查方式还有FibroScan瞬时弹性记录仪，可通过振动控制瞬时弹性成像技术可同时测定受控衰减参数（CAP）和肝脏弹性值（LSM）检测肝脏脂肪变和纤维化程度，具有较高的准确度，但如果被检测者过分肥胖（如BMI > 30 kg/m^2），则会导致其高估脂肪病变的程度。此外，基于MRI的磁共振波谱分析MRS和MRI-PDFF（质子密度脂肪含量测定）等手段在无创诊断肝脂肪变性方面具有较高的敏感性，但其花费较高，暂未普及。

【诊断与鉴别诊断】

凡具备下列①~④项和⑤或⑥项中任一项者即可诊断为非酒精性脂肪性肝病：①无过量饮酒史（男性饮酒折合乙醇量 < 30 g/d，女性 < 20 g/d）；②除外病毒性肝炎、全胃肠外营养、自身免疫性肝病、肝豆状核变性等其他可能导致脂肪肝的特定疾病；③除原发病临床表现外，可出现乏力、腹胀、肝区隐痛等症状，可伴肝、脾肿大；④血清转氨酶可升高，并以ALT增加为主，常伴有GGT、TG等水平增高；⑤肝脏影像学表现符合弥漫性脂肪肝的影像学诊断标准；⑥肝脏组织学改变符合脂肪性肝病的病理学诊断标准。

1.非酒精性单纯性脂肪肝 凡具备下列①、②项和③或④项中任一项者即可诊断：①具备临床诊断标准一至三项；②肝功能检查基本正常；③影像学表现符合脂肪肝诊断标准；④肝脏组织学表现符合单纯性脂肪肝诊断标准。

2. 非酒精性脂肪性肝炎　凡具备下列①～②项和③或④项任一项者即可诊断：①具备临床诊断标准 1～3 项；②血清 ALT 水平高于正常值上限 2 倍，持续时间大于 4 周；③影像学表现符合脂肪肝诊断标准；④肝脏组织学表现符合脂肪性肝炎诊断标准。

3. 非酒精性脂肪性肝硬化　凡具备下列第①项和第②或第③项任一项者即可诊断：①具备临床诊断标准 1～3 项；②影像学提示脂肪肝伴肝硬化；③肝脏组织学改变符合脂肪性肝硬化诊断标准。

NASH 需与慢性病毒性肝炎（特别是丙型肝炎）、自身免疫性肝炎、早期 Wilson 病等相鉴别。详细的病史资料、肝炎病毒血清学标志物、自身抗体和铜蓝蛋白等检测有助于排出其他诊断。但病毒性肝炎等慢性肝病患者可因营养过度、缺乏运动、肥胖和糖尿病等同时合并脂肪肝，此即所谓肝炎后脂肪肝。饮酒史对于鉴别 NAFLD 和酒精性肝病价值极大。对于部分可能隐瞒病史者，酒精中毒相关实验指标有助于明确其脂肪性肝疾病的病因。

【治疗】

NAFLD 治疗主要在于寻找并去除病因及诱因，积极控制其原发疾病。单纯性脂肪肝为可逆性病变，即使已发生脂肪性肝炎和肝纤维化，经过积极有效治疗，肝组织学改变仍可完全恢复正常，但一旦发生肝硬化，病变则难以逆转。可见，脂肪性肝疾病的早期诊治至关重要。

1. 控制体重　肥胖是 NAFLD 最常见危险因素，减肥是防治脂肪肝的重要手段，也是防治 NAFLD 进展的重要措施。多数病情较轻的 NAFLD 患者在体重减轻的同时，胰岛素敏感性改善，血清转氨酶下降，肝脂肪变程度减轻。但体重下降过快易导致体内脂肪分解过快，诱发或加重肝脏炎症浸润或纤维化，以每周下降 0.5～1.0 kg 为宜。

2. 改善胰岛素抵抗

（1）二甲双胍　该药并不直接刺激胰岛素分泌，而是通过抑制肝脏糖异生，促进外周胰岛素靶组织对葡萄糖的摄取和利用来改善机体对胰岛素的敏感性，能明显改善患者糖耐量异常和高胰岛素血症，降低血浆游离 FFA 和血浆 TG 水平。血糖正常的患者对二甲双胍有很好的耐受性。该药主要不良反应是消化道症状，有心、肾功能障碍的老年患者有发生乳酸中毒的危险，但肝功正常者不易发生。

（2）噻唑烷二酮　代表药物有曲格列酮、吡格列酮、罗格列酮。主要作用是降低末梢胰岛素抵抗，可有效控制血糖，是很有前途的胰岛素增敏剂。此外，该类药物还可降低三酸甘油酯，增加高密度脂蛋白胆固醇，改善血脂异常。曲格列酮有罕见但严重的肝毒性，有时甚至可导致肝衰竭，已禁用。吡格列酮、罗格列酮有良好的降糖、降酶、降脂作用，可改善非酒精性脂肪肝的组织学改变，但吡格列酮可能引起骨质疏松和心脏功能衰竭等不良反应。

3.抗氧化剂

（1）维生素 E　可抑制脂质过氧化，参与肝脂肪代谢，保护肝细胞。但由于其是脂溶性维生素，大剂量补充易产生蓄积中毒而加重肝损害，其疗效与安全性尚需进一步观察。

（2）还原型谷胱甘肽（GSH）　GSH 可对抗自由基攻击，保护肝细胞膜，恢复肝内各种酶活性，促进肝脏合成功能，激活胆酸活性，促进胆酸排泄。

（3）水飞蓟素　为蓟类植物中提取的黄碱类物质，有抗自由基活性、抗脂质过氧化、增加谷胱甘肽、降血脂等作用，可保护肝细胞膜，减轻肝细胞脂肪变及炎症反应。

（4）熊去氧胆酸（UDCA）　主要通过利胆、降低胆汁酸毒性、细胞保护、免疫调节及抑制细胞凋亡等机制对慢性肝病起治疗作用。

4.调整血脂药物　目前常规降血脂药物虽能有效降低血脂，防治动脉粥样硬化，但对肝内脂肪沉积的改善作用并不明显，且有诱发肝脏损害和胆石症的可能性，弹性酶、氯贝丁酯等药物甚至有加剧肝脏脂肪沉积的可能。因此，对于不伴有高脂血症的脂肪肝患者原则上不需使用降血脂药物，而伴有高脂血症的脂肪肝患者一般仅在基础治疗 3个月仍无效时，再根据其血脂升高类型和程度酌情选用降血脂药物治疗，疗程中需密切监测肝肾功能。

5.减少肠道内毒素　肠源性内毒素血症与 NAFLD 病程进展密切相关，肠腔内细菌过度繁殖导致的内毒素血症是 NASH 重要促发因素之一。内毒素激活 Kupffer 细胞，产生致炎因子，导致肝细胞损伤。通过保持大便通畅，调整肠道菌群，增强肠道黏膜屏障等措施，减少肠道内毒素产生和吸收，防治肠源性内毒素血症及其通过激活 Kupffer细胞所介导的肝损伤，可能对部分 NASH 患者预后转归有一定影响。

6.肝移植　NASH 可最终导致肝硬化等终末期肝病，从而需要施行原位肝移植。但很多接受原位肝移植的患者不久后又发生肝脂肪变甚至 NASH。提示肝移植不能根除导致 NASH 患者的代谢紊乱因素。对于肝移植术后患者，调整血糖、血脂和适当减肥等基础治疗措施仍然很有必要。

【预后】

40 岁以下 NAFLD 患者很少并发显著肝组织炎症或纤维化，40 岁以上 NASH 患者发生肝纤维化及坏死性炎症的危险性明显增加，最年轻的 NASH 相关肝硬化患者为 8 岁。血糖控制不好的糖尿病、重度肥胖及短期内体重下降过快为 NASH 发生肝纤维化和肝

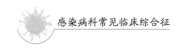
硬化的危险因素，未发生肝纤维化的 NASH 患者至少在 10 年内预后良好。有进展性肝纤维化和肝硬化者，因肝病死亡的概率明显增加。

【参考文献】

［1］YOUNOSSI Z M, KOENIG A B, Abdelatif D, et al. Global epidemiology of nonalcoholic fatty liver disease-Meta-analytic assessment of prevalence, incidence, and outcomes［J］. Hepatology, 2016, 64（1）:73-84.

［2］ZHU J Z, ZHOU Q Y, WANG Y M, et al. Prevalence of fatty liver disease and the economy in China: a systematic review［J］. World J Gastroenterol, 2015, 21（18）: 5695-5706.

［3］中华医学会肝病学分会脂肪肝和酒精性肝病学组，中国医师协会脂肪性肝病专家委员会. 非酒精性脂肪性肝病防治指南（2018 年更新版）［J］. 实用肝脏病杂志，2018，21（2）：177-186.

［4］ARAB J P, DIRCHWOLF M, ÁLVARES-DA-SILVA M R, et al. Latin American Association for the study of the liver （ALEH）practice guidance for the diagnosis and treatment of non-alcoholic fatty liver disease［J］. Ann Hepatol, 2020, 19（6）: 674-690.

（蒋业贵　陈耀凯　许晓蕾）

第六节　妊娠期相关肝病及综合征

一、妊娠合并病毒性肝炎

【中文名】

妊娠合并病毒性肝炎。

【英文名】

viral hepatitis of pregnancy。

【同义名】

无。

【定义、简史】

病毒性肝炎是危害人类健康的重要传染病，发展中国家尤是如此。病毒性肝炎的病原包括甲型肝炎病毒（HAV）、乙型肝炎病毒（HBV）、丙型肝炎病毒（HCV）、丁型肝炎病毒（HDV）及戊型肝炎病毒（HEV）等嗜肝病毒，且仍有部分病毒性肝炎的病原尚未明确。在我国，病毒性肝炎的流行与传播十分严重，被列为我国乙类传染病，也是目前我国发病率最高的传染病。妊娠合并病毒性肝炎十分常见，可发生于妊娠期内的任何时间，病情复杂，对母婴均有不良影响，需足够重视。

【流行病学】

每年的 12 月及次年的 1 ~ 2 月是孕妇发生 HAV 感染的高峰期。1988 年 1 ~ 4 月上海市发生甲型肝炎暴发流行，在此期间妊娠合并甲型肝炎的发生率约 5.8%。甲型肝炎发病率在孕早、中、晚期的构成比分别为 50.3%、24.7% 及 25.0%，但并未出现合并甲型肝炎的孕产妇死亡。虽然合并甲型肝炎的孕产妇死亡率低，但围生儿死亡率却很高。上海市第一妇婴保健院资料显示：合并甲型肝炎的中期妊娠与晚期妊娠者，其围生儿死亡率分别为 4.2% 和 12.5%，而上海市同期正常产妇围生儿死亡率仅为 1.4%。

妊娠合并乙型肝炎多来源于慢性 HBV 携带状态，我国孕妇血清 HBsAg 检出率与同龄非孕妇女相近。HBV 慢性感染的孕妇极易病毒传染给胎儿及新生儿。HBsAg 阳性母亲所生婴儿 HBsAg 阳性率显著高于 HBsAg 阴性母亲所生婴儿；HBsAg 阳性母亲所生婴儿一旦发生 HBV 感染，极易形成慢性 HBV 携带状态，HBsAg 自然阴转率及治疗阴转率均显著低于 HBsAg 阴性母亲所生子女。

母婴传播也是丙型肝炎重要传播途径之一，但要准确评估 HCV 垂直传播的发生率相当困难，因为新生儿中所检测到的抗 -HCV 可能通过胎盘直接来源于母体，并不一定表示新生儿发生了 HCV 感染。HCV RNA 检测有助于判断母体 HCV 感染是否传播给新生儿。

与非孕妇相比，孕妇对 HAV、HBV 及 HCV 易感性相似，但 HEV 感染率在孕妇中较高。近 10 年世界各地 HEV 多次流行中均发现 HEV 感染多见于妊娠期妇女，且易发展为重型肝炎。我国新疆南部戊型肝炎流行期间，重型肝炎发生率男女之比为 1:（2 ~ 5），非孕妇与孕妇之比为 1:（4 ~ 5），孕妇占重型肝炎患者的 60% ~ 70%，早产、死胎及孕妇病死率较高。

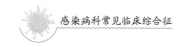

【发病机制】

妊娠期肝脏可发生一些生理变化，包括母体新陈代谢旺盛，肝脏负担增大；肝血流从非孕期占心排出量的 35% 下降到 28%；肝脏对脂肪吸收转运及胆汁排泄减少；胆道平滑肌松弛影响胆囊排空；下腔静脉受压、脐静脉血流量增加，约半数孕妇有轻度食管静脉曲张；血清白蛋白降低，α-、β-球蛋白升高，A/G 比值下降，甘油三酯及胆固醇增加 2～3 倍，血浆纤维蛋白原及碱性磷酸酶（ALP）增高等，以上生理变化可影响病毒性肝炎的病理生理过程和预后。

与非孕期相比，妊娠期病毒性肝炎容易进展为重型肝炎，病死率明显增高。1986—1988 年新疆发生的戊型肝炎病例中，非孕妇病死率为 1.4%，成年男性为 0.3%，而孕妇则高达 13.5%。慢性肝炎及肝硬化患者妊娠后可诱发肝炎活动及食管静脉曲张破裂出血，病死率增高。早孕期病毒性肝炎可加重妊娠反应，常与正常生理反应相混淆而延误诊断。与早期妊娠相比，中晚期妊娠合并病毒性肝炎者更易发生重型肝炎，主要与以下因素有关：①妊娠期肝内血液循环量相对减少，血清蛋白、血糖、糖原储备均较非孕期低，一旦感染肝炎病毒，不利于病毒清除及肝功能恢复；②妊娠期雌激素水平显著升高，新陈代谢旺盛，肝脏负担较非孕期明显加重；③妊娠期病毒性肝炎患者约有 40% 合并妊娠高血压综合征（妊高征），妊高征本身可有不同程度肝损害，若两者相互影响使病情加重，极易发生大块性肝坏死；④分娩过程中使用麻醉剂或产后出血等因素都对肝脏产生不良影响。从病原角度分析，妊娠合并乙型肝炎及戊型肝炎者发生重型化的比例较高，而患甲型肝炎及丙型肝炎者发展为重型肝炎者较少，病死率与非孕妇相近。

病毒性肝炎对胎、婴儿有多种不良影响。妊娠早、中期肝炎患者流产率可达 20%～30%，妊娠晚期肝炎患者早产率可达 35%～45%，死产率为 5%～20%，胎膜早破率达 25%，新生儿窒息率高达 15%，均明显高于正常妊娠者。2 种或多种病毒重叠感染者预后更差。目前尚无肝炎病毒感染导致先天性畸形的确切证据。肝炎病毒可通过母婴传播途径致宫内及新生儿感染，其中 HBV 与 HCV 多见，而 HAV 及 HEV 少见。

青海医学院附属医院杨晴报道了一组前病例数为 52 例的妊娠合并病毒性肝炎患者，结果显示 90.4%（47/52）为中晚期妊娠合并肝炎；53.8%（28/52）为 HBV 感染，51.9%（27/52）为急性肝炎，21.2%（11/52）为慢性肝炎，17.3%（9/52）为重型肝炎，9.6%（5/52）为淤胆型肝炎；急性肝炎和慢性肝炎病例绝大部分痊愈或好转，重型肝炎 9 例均死亡；中晚期妊娠合并肝炎者胎儿及新生儿总死亡比 34.0%（16/47）。该组病例具有以下临床特点：①病原以 HBV 感染居多，其次，HAV、HCV、HEV、HGV 及 CMV、EBV；②孕妇肝炎的显性感染以中晚期妊娠占绝大多数；重型肝炎发病率高，孕妇病死率极高；③淤胆型肝炎占一定比例；④流产、胎儿宫内死亡及新生儿死亡发生率高。

【临床表现】

妊娠期病毒性肝炎若未发展为重型肝炎，临床表现与非孕期肝炎无异。若发展为重型肝炎，则临床表现极为复杂，常伴全身微循环障碍、代谢紊乱，易并发多器官功能衰竭。起病急且黄疸出现早，表现为尿色深黄，皮肤、巩膜黄染，并迅速加深；消化道症状明显，表现为顽固性恶心、呕吐、腹胀，呈进行性加重；肝细胞严重受损致使凝血因子合成减少，出现凝血功能障碍及严重出血倾向；肝炎病毒或其抗原抗体复合物还能损伤组织、血管内皮，引起微血栓形成而诱发 DIC，表现为胃肠道出血、产后出血、尿血等广泛而严重的出血，促使多器官功能衰竭，是致死的重要原因；精神神经症状表现为烦躁、嗜睡、定向力和计算力障碍、扑翼样震颤及踝阵挛等，进而出现谵妄、抽搐、昏迷；肝浊音界缩小，腹水征阳性，肝臭等；血清总胆红素显著增高，白蛋白明显下降，血氨水平可增高，凝血酶原活动度＜40%，肝组织活检见肝细胞广泛坏死及结构破坏。

【诊断与鉴别诊断】

妊娠合并甲型肝炎者起病较急，症状与非孕妇相同，起病前 1 ~ 2 周可有中低度发热，黄疸出现后消化道症状反而有所减轻等，血清抗 HAV-IgM 检测呈阳性或恢复期血清抗 -HAV 总抗体水平呈 4 倍增高即可确诊。妊娠合并乙型肝炎或丙型肝炎多起病缓慢，常为慢性感染基础上出现肝病活动，消化道症状程度不一，严重者可出现皮肤、巩膜黄染，ALT、AST 等肝功能指标增高，HBV 血清标志物（HBsAg、HBeAg、HBV DNA）及 HCV 血清标志物（抗 -HCV 及 HCV RNA）阳性即可确诊。血清抗 -HEV 及粪便中 HEV RNA 检测有助于诊断戊型肝炎。

妊娠合并重症肝炎目前仍是我国孕产妇死亡的主要原因之一，若能及时诊治对减少母婴死亡有益。诊断标准亦与非孕妇相同：①起病急剧，消化道症状与中毒症状明显，黄疸严重；② 1 周内血清总胆红素（TBil）≥ 171 μmol/L 或每日升高 ≥ 17.1 μmol/L；③凝血酶原时间（PT）明显延长，凝血酶原活动度（PTA）< 40%；④可有不同程度肝性脑病，严重者可出现肝臭，可有腹水或肝浊音界缩小。

妊娠期间的适应性生理变化以及妊娠相关的体征变化，容易出现肝脏疾病信号或临床表现的掩盖，从而更容易导致误诊误治。因此，需要临床医生对妊娠期消化道症状、神经精神异常以及液体和电解质紊乱保持警惕，尽早识别。

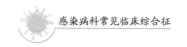

【鉴别诊断】

妊娠合并急慢性肝炎容易诊断，但合并重型肝炎者应注意与以下疾病鉴别：

1. HELLP 综合征　即溶血、肝酶升高、血小板减少综合征，是重度妊高征的严重并发症，但也可在中度妊高征患者中发生。临床表现为右上腹隐痛、全身乏力及恶心、呕吐等，严重者可有消化道或泌尿道出血表现。实验室检查：血红蛋白下降，外周血涂片出现异形、破碎红细胞及网织红细胞增多，血小板减少，常少于 100×10^9/L；胆红素升高以间接胆红素为主；肝酶升高以血清 ALT 及天门冬氨酸转移酶（AST）、乳酸脱氢酶（LDH）为主。此病血清总胆红素升高程度较轻，根据 Sibai 等 1989 年报道，在 112 例重度妊高征并发 HELLP 综合征患者中，总胆红素平均值仅为（49.9±46.8）μmol/L。

2. 妊娠急性脂肪肝　是妊娠期所特有的疾病，也称产科急性假性黄色肝萎缩或妊娠期急性肝萎缩，临床表现与妊娠合并重型或暴发性肝炎极为相似。妊娠急性脂肪肝常在孕 36～40 周时出现，且常伴有中度或重度妊高征；发病急剧，黄疸虽出现迅速，但胆红素常在 102.6 μmol/L 水平，而 ALT 可明显升高及出现低蛋白血症，血清淀粉酶可有升高；尿三胆常为阴性或弱阳性；B 超肝脏检查可示密集微波；病理检查示肝细胞大量脂肪变性及肝细胞核移位，但肝细胞坏死少见。

3. 妊娠期肝内胆汁淤积症　Haemmerli 等 1966 年对妊娠期黄疸进行分类时提出该病，其临床特征为肝内梗阻性黄疸表现：全身瘙痒严重而黄疸为轻或中度，尿色深而大便色浅；血清总胆红素轻或中度升高且以直接胆红素增高为主，无白蛋白 / 球蛋白比例倒置；血清碱性磷酸酶及 γ - 谷氨酰转肽酶增高；血 ALT 无明显增高，凝血酶原时间无明显延长。该病起病较缓，患者一般情况较好，病情进展速度慢。分娩之后，瘙痒及全身症状迅速好转，故不难鉴别。

4. 妊高征　即妊娠高血压综合征，是孕产妇特有的全身性疾病，多发生在妊娠 20 周以后至产后 24 h 内，主要特征为高血压、蛋白尿及水肿，严重时可有抽搐、昏迷，可造成孕产妇与胎儿死亡。因 AFLP 常伴有高血压、蛋白尿及水肿，亦应注意与妊高征相鉴别。鉴别诊断时应注意孕产妇有无妊娠高血压病史。

【治疗】

妊娠期合并病毒性肝炎的治疗用药原则同孕期其他用药一样，需遵循孕期用药的几个基本原则：①用药必须有明确指征，不可滥用药物；②所选用的药物已被证明对胚胎无害；③严格掌握剂量及持续时间，达到预期疗效后及时停药；④有些药物虽可能对胎儿造成不良影响，但若不使用可能危及孕妇健康或生命，此时应权衡利弊。

常用肝病治疗用药包括：①维生素类：B 族维生素、维生素 C 和脂溶性维生素，此类药物为机体正常代谢所必需，也是肝脏修复所必需。②微量元素：硒制剂、施尔康、善存、金维他等微量元素制剂。③抗肝细胞损害药物：用药目的在于保护肝细胞，如甘草甜素制剂（甘利欣和复方甘草甜素）为甘草酸与 L- 半胱氨酸、甘氨酸合成药物，有类似糖皮质激素的非特异性抗炎作用而无抑制免疫功能的副作用，有改善肝功能之效；水飞蓟素为水飞蓟草种子提取的黄体苷，能增强肝细胞膜稳定性并可促进肝细胞再生；磷脂酰胆碱可重新修复受损肝细胞膜，适宜治疗病毒性、药物性、化学毒物性及酒精性肝损伤；五味子制剂、垂盆草冲剂、齐墩果酸片及葫芦素片等也有不同程度保肝降酶作用。④抗 HBV 药物：α- 干扰素（IFN-α）、拉米夫定、阿德福韦、恩替卡韦等，可抑制 HBV 复制，控制病情并减少复发。⑤抗 HCV 药物：IFN-α 及利巴韦林等。

肝病治疗药物种类繁多，应由专科医师根据孕期、病情权衡利弊选择使用：①如果孕妇肝损伤较轻，可暂时不用药，密切观察病情变化即可。HAV 等感染引起的急性肝炎为自限性疾病，轻症者可自愈；HBV 或 HCV 等感染引起的轻度慢性肝炎亦可暂不用药，根据病情发展再行决定。②如果为早期妊娠且肝损伤较重，则应及时卧床休息并选用维生素类与抗肝细胞损伤药物，以阻止病情进展。一般应终止妊娠。③中晚期妊娠合并甲型肝炎者，由于 HAV 不能通过胎盘屏障感染胎儿，可不必进行引产。但由于肝功能受损可影响母体代谢、产生缺氧等，较易发生早产，因此孕晚期必须加强胎动计数等自我监护。有早产先兆者需及早住院治疗，并进行无激惹试验（NST）及 B 超等指标监护，临产过程中注意缩短第二产程、预防产后出血和产褥感染。中晚期妊娠合并乙型肝炎者发生重型肝炎的概率显著增高，因此应加强病情监测，必要时终止妊娠。④ HBV 感染易发生母婴传播，因而必须采取措施预防胎儿或新生儿感染。HBsAg 阳性孕妇所生婴儿应在出生后 24 h 内、出生后 1 个月及 6 个月各注射乙肝疫苗 30 μg，可阻断 90% 以上的母婴传播率。如果出生后 24 h 内，与乙肝疫苗接种的同时肌注入高效价乙肝免疫球蛋白（HBIG），则更有利于阻断母婴传播。抗病毒治疗期间意外妊娠的患者，若正在服用 TDF，建议继续妊娠；若正在服用 ETV，可不终止妊娠，建议更换为 TDF 继续治疗；若正在接受 IFN-α 治疗，建议向孕妇和家属充分告知风险，由其决定是否继续妊娠，若决定继续妊娠则要换用 TDF 治疗。血清 HBV DNA 高水平是母婴传播的高危因素，妊娠中后期如果 HBV DNA 定量 $> 2 \times 10^5$ IU/mL，建议再与患者充分沟通，在其知情同意的基础上，于妊娠第 24～28 周开始抗病毒治疗，应用 TDF 或 LDT。应用 TDF 时，母乳喂养不是禁忌证。⑤随着输血、献血的规范化管理，如今丙型肝炎最重要的传播途径就是母婴传播，目前尚无有效的疫苗可以用于预防性治疗。指南推荐，对育龄期备孕妇女进行抗 -HCV 筛查，如抗 -HCV 阳性，则应检测 HCV RNA，如果 HCV RNA 阳性，应尽快治愈后再考虑怀孕。如妊娠期间发现丙型肝炎，可以考虑继续妊娠，但因抗 HCV 药物胚胎安全性数据尚少，因此孕妇暂不予治疗，待分娩并停止哺乳后再进行丙型肝炎的抗病毒治疗。⑥妊娠合并重症肝炎者应严密监护，予以低脂肪、低蛋白、高糖类流汁或半流汁饮食，保证热量供应；给予新鲜血浆、人血浆白蛋白等血液制品；适当选用维生素类及抗肝细胞损伤药物；人工肝支持治疗有助于纠正肝衰竭。产科处理：入院后必须按急症处理，首先予以输新鲜血、人体白蛋白及冻干血浆，有肝昏迷者积极治疗 24 h 后，应尽快结束分娩。根据上海医科大学妇产科医院资料，在 22 例妊娠合并重症肝炎患者中，9 例经输鲜血、白蛋白、血浆，并适时、适量应用肝素后适时行剖宫产甚或切除子宫者，8 例存活；1 例剖宫产术后因 DIC 而死亡；而保守治疗等待阴道分娩的 13 例中，2 例未产死亡，另 11 例分娩后仅 4 例存活，存活的 4 例中有 3 例为经产妇早产，1 例为初产妇，产后肝昏迷加重，最后使用胎肝细胞移植得救。其经验如下：经产妇早产者可在上述积极治疗情况下，经阴道分娩；初产妇且已足月或近足月者，应在上述积极治疗 1～2 d 后采取局麻行剖宫产术，但术后禁用哌替啶（杜冷丁）等镇痛药，以免加重肝脏负担使病情加剧；产后继续行支持疗法并给予广谱抗生素预防感染。

【预后】

因孕期及病情而异，晚期妊娠合并重型肝炎者，常并发 DIC，出现全身出血倾向，威胁生命。

【参考文献】

［1］尚涛，马英 . 妊娠合并戊型肝炎的临床特点与治疗［J］. 中国实用妇科与产科杂，2004，20（2）：75-76.

［2］ZOU H, CHEN Y, DUAN Z, et al. Virologic factors associated with failure to passive-active immunoprophylaxis in infants born to HBsAg-positive mothers［J］. Viral Hepat, 2012, 19（2）：e18-e25.

［3］ZHAO W J, ZHANG H H, JIANG H X, et al. Tenofovir to prevent hepatitis B transmission in mothers with high viral load［J］. Engl J Med, 2016, 374（24）：2324-2334.

［4］SHANG J, WEN Q, WANG C C, et al. Safety and efficacy of telbivudine for gestational hepatitis B during the entire pregnancy: long-term follow-up［J］. Viral Hepat, 2017, 24 Suppl 1：43-48.

［5］BENABOUD S, PRUVOST A, COFFIE P A, et al. Concentrations of tenofovir and emtricitabine in breast milk of HIV-1-infected women in Abidjan, Cote d'Ivoire, in the ANRS 12109 TEmAA Study, Step 2［J］. Antimicrob Agents Chemother, 2011, 55（3）: 1315-1317.

［6］中华医学会肝病学分会，中华医学会感染病学分会.丙型肝炎防治指南（2019年版）［J］.临床肝胆病杂志，2019，35（12）：2670-2686.

（陈耀凯　许晓蕾　鲁雁秋）

二、妊娠急性脂肪肝

【中文名】

妊娠急性脂肪肝。

【英文名】

acute fatty liver of pregnancy （AFLP）。

【同义名】

妊娠期急性肝萎缩、产科急性黄色肝萎缩。

【定义、简史】

本病是发生于妊娠晚期（通常是孕 30 周后）或产后早期的罕见并发症，大多发生于年轻的初产妇（尤其是双胎妊娠及胎儿为男性者），但其他年龄亦可发生。本病由美国 Stander 等首先报道，当时称"妊娠期急性肝萎缩"，1940 年 Shcehan 等首次完整描述了本病的病理改变，将其描述为一种独立的疾病。本病起病急骤、预后凶险，可致严重肝功能损害（黄疸、不能控制的出血、脑病及弥漫性血管内凝血等）、多器官功能衰竭及死亡，临床上很难与重型肝炎相鉴别，故曾称为"产科急性黄色肝萎缩"。本病属罕见疾病，1980 年以前资料显示其发病率仅为 1/100 万，但孕产妇及围产儿病死率高达85% 以上。近十几年来，国外报道的发病率增至 1/13 328，在威尔士东南部的一项研究中，发病率甚至高达 1:1 000，可能与人们对本病的认知不断提高有关。国内上海医科大学妇产科医院 1973—1990 年收治的 102 701 例近足月孕产妇中发生本病 5 例，发病率为 1/20 540，较国外报道发病率为低，但此 5 例中仅 1 例存活，病死率为 80%。

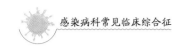

【病因与发病机制】

本病病因尚不清楚,可能与某些药物、营养、感染或其他因素致孕妇体内脂类或性激素代谢紊乱而引发本病有关。①药物:应用四环素与本病有一定关系,有人曾报道6例患急性肾盂肾炎的孕妇在静脉接受四环素(3.5～6 g)治疗后死亡,尸检发现所有患者肝细胞中均有细小脂肪滴浸润;另有学者对16例妊娠急性脂肪肝患者进行回顾分析,结果发现12例有肾盂肾炎且曾使用大剂量四环素治疗;以上结果提示四环素与本病发生有关。②营养:实验研究表明,食物中含有某些抑制蛋白合成的物质(如乙硫氨酸等)或缺乏某些重要氨基酸可引起与本病极为相似的病变,提示本病可能为某种类型的特发性营养性肝病。本病病死者肝内游离脂肪酸含量比正常人高8～10倍,考虑与线粒体脂肪酸氧化障碍有关,可能因急性营养障碍致使脂肪氧化物质缺乏或与脂肪转化活动有关的酶系统功能受损,引起脂肪代谢障碍,从而导致本病的发生。③体内激素浓度改变:妊娠期肾上腺皮质激素、促肾上腺皮质激素、去甲肾上腺素、生长激素及雌激素等明显增加,这些激素中去甲肾上腺素、生长激素及促肾上腺皮质激素能动员来自脂肪组织的脂肪酸,使其大量增加;雌激素促进甘油三酯在肝脏的合成,引起高脂血症,且妊娠后期随雌激素水平的增加而加重。由于这些激素均影响脂肪代谢,故可能与本病的发生有关。④毒血症:本病除肝脏病变外往往还有出血性胰腺炎、胃肠道出血、蛋白丢失性肠病以及肾灌流量减少所致的少尿、无尿等,故有人认为以上各种病变可能与毒血症所致的血管活性物质增加并进而引起组织缺血和代谢障碍有关。⑤乳清酸:也有人认为本病与Reye综合征有相似之处,即与鸟氨酸氨基甲酰转移酶(OCT)缺乏致使乳清酸积聚并进而引起肝细胞的脂肪变性有关。⑥遗传因素:近年来还发现一些患者有脂肪酸 β 氧化遗传缺陷,因此可能与遗传因素有关,但目前尚未能证实本病为先天性疾病。⑦妊高征:近年认为本病与妊高征发病机制可能有密切关联,理由是两者均发生于妊娠末3个月,临床表现与实验室异常也有共同之处,且都随分娩而趋于改善。⑧子痫或先兆子痫:本病患者中伴有子痫或先兆子痫的比例甚高,提示子痫或先兆子痫与本病的发生有关。上述因素在不同病例的发病机制中所占比重的多少有所不同,但可以肯定的是,若多种因素共同存在,则更易促进本病发生。

【病理变化】

本病多数病例在肝小叶内1/3和中1/3的范围内肝细胞呈弥散性微泡状脂肪变性,即在肝腺泡Ⅲ区和Ⅱ区病变最为严重,而Ⅰ区可见正常肝细胞。目前的主要解释是:由于肝腺泡Ⅲ区肝窦距门静脉终末支最远,故窦内氧分压最低(仅9.8 mmHg,而Ⅰ区可达65.3 mmHg),接受营养成分最少,对缺氧等耐受性亦最低,这一现象从形态和功能上提示本病的发生与代谢相关。病变的肝细胞内满布细小微泡沫状脂滴（主要是游离脂肪酸），但细胞核仍在中央，肝细胞无坏死或仅个别坏死，肝小叶的结构和轮廓基本正常，以上病理特征与重型肝炎的病理变化特点存在根本区别。镜下观察肝细胞滑面内质网中有明显蜂窝样变，与营养性肝病及中毒性肝损害的病理变化有相似之处。肝细胞内的脂肪酸主要为游离脂肪酸，该物质对细胞和组织有毒性作用，它不仅沉积在肝细胞内，胰腺、骨髓、肾脏及脑组织中也可见到上述病理变化。

【临床表现】

本病的主要症状与体征包括：①消化道症状：持续性恶心、频繁性呕吐、乏力、食欲减退、上腹部不适或疼痛，呕吐物初为食物，继之为咖啡样物，可伴有明显腹胀。②黄疸：表现为巩膜、皮肤黄染及尿色深黄，一般无皮肤瘙痒。③出血倾向：由于肝功能严重受损，凝血因子Ⅱ、Ⅴ、Ⅶ、Ⅸ、Ⅹ等合成不足以及继发弥漫性血管内凝血等，可致凝血功能障碍而出现皮肤黏膜多部位出血。另外，肝脏对组织胺的灭活能力降低，过多的组胺刺激胃酸分泌过多，致胃黏膜广泛糜烂，重者溃疡形成，亦可引起消化道出血。④肝功能衰竭表现：因急性肝功能衰竭，患者出现意识不清、昏迷甚至脑水肿、脑疝等。⑤低血糖：急性肝功能衰竭导致肝糖原生成减少，加之孕产妇消耗增多，患者往往出现明显的低血糖，重者可发生低血糖昏迷。⑥肾功能衰竭：表现为少尿，无尿及氮质血症。⑦体格检查：肝脏浊音界可正常或缩小，肝区可有叩痛，腹水征可呈阳性。

本病发生于年轻而肥胖的初产妇，伴有先兆子痫者占30%～60%，双胎妊娠和怀男胎的孕妇更易发病。典型病例在妊娠早期及中期多无明显异常，而在妊娠32～38周逐渐出现恶心、呕吐、乏力、上腹部不适，同时可有早产的症状或胎动减少，病情进展迅速，随之出现黄疸、高血压、水肿及腹水，可在数日内发展为急性肝肾功能衰竭，甚至多器官功能衰竭。整个病程发展迅速而凶险，孕产妇可由于重度低血糖、肝肾功能衰竭及出血、昏迷、脑疝而于短期内死亡，从发病到死亡大约2周时间。胎儿常在起病后7～14 d内死于宫内或死产，胎死宫内或死产往往加重孕妇病情。

本病虽通常发生于孕30周以后，但少数可在孕28周甚至孕21周发病，也有在分娩死胎前数日出现症状或发生于产后早期者。近年发现本病临床表现复杂多样，部分患者可无恶心、呕吐及腹痛症状，可有烦渴、多尿、皮肤瘙痒、厌食及头痛不适等，也可表现为发热、胸背痛、呼吸困难、肌痛、咯血或酷似急性病毒性肝炎。黄疸通常在分娩前出现，但少数可在产后出现，个别病例可无黄疸。此外，尚有发生肝破裂的报道。

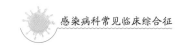

国外学者将本病分为两型：①致死型：常有昏迷、严重的肾功能衰竭及弥漫性血管内凝血；②非致死型：可有嗜睡而无昏迷，肾功能损害较轻，可无凝血功能障碍或脑病，弥漫性血管内凝血较少见或症状较轻。

【辅助检查】

1. 实验室检查　①血常规：白细胞计数增高，往往高于 15.0×10^9/L，多者可达（50～60）$\times 10^9$/L，中性粒细胞增多，有中毒颗粒；可见嗜碱性点彩红细胞及幼红细胞；血小板计数减少，往往少于 100×10^{12}/L；这一血常规特征是本病最敏感的指标。②肝功能检查：血清总胆红素和碱性磷酸酶升高而丙氨酸转移酶（ALT）仅轻至中度增高，后者很少超过 500 IU/L；血胆碱酯酶可能增高，病程早期血胆红素也可正常。③血生化检查：血尿酸、血氨、血尿素氮及肌酐大多增高，而血糖及血清白蛋白往往降低。④凝血功能检查：凝血异常很常见，表现为凝血酶原时间明显延长、部分凝血活酶时间延长、纤维蛋白原降低、抗凝血酶Ⅲ减少及纤维蛋白裂解产物增加等。⑤尿常规及分析：曾认为尿胆红素始终阴性为本病特点，但近年已不再强调，肾脏受损者可出现蛋白尿。

2. 肝组织活检　肝组织穿刺标本必须用冰冻油红（oil red）进行脂肪染色才可分辨肝内脂肪。肝脏呈弥漫性脂肪变性，组织学表现为微血管脂肪堆积和浸润，以小叶中央更为明显；肝小叶结构仍可见，可有多形的肝细胞和小叶混乱，但坏死及炎症并不多见；中央和中间带小叶肝细胞水肿、苍白，细胞质内有大量呈蜂窝状或泡沫状脂肪小滴，细胞核外形正常且仍位于中央，而其他疾病（如肥胖、糖尿病和酒精中毒）肝脂肪浸润时肝细胞核常偏离中央；汇管区无炎性细胞浸润或仅有少量淋巴细胞和浆细胞。

3. 影像学检查　近年来由于放射技术和超声技术的发展，采用非侵入性方法早期诊断本病已成为可能。正常肝脏含脂肪 5%，而在本病时脂肪含量可增加到 50%，此时超声检查显示肝脏弥漫性回声及反射增加。肝内有密集光点，回声稍增强，分布不均匀，肝区前段较密集而后段回声衰减，光点稀疏，整个回声显示透声性增强，因像一层薄雾，故有"亮肝"之称，有肝萎缩者肝脏缩小，但 B 超特异性和敏感性不如 CT 扫描及磁共振成像（MRI）。CT 扫描可显示肝脏脂肪浸润，肝表面密度衰减。MRI 是诊断本病最敏感的影像学方法，产前应用不仅可早期诊断本病，同时也不至于使胎儿受到放射线危害，因此是既敏感又安全的方法。但必须注意的是，影像学无阳性发现不能完全除外本病。

【诊断】

妊娠末期发生急性肝损害，具有前述临床、实验室检查、影像学检查及病理学特征，且可排除其他原因引起者可诊断为本病。强调早期诊断和识别轻型病例是近年最重要的进展之一，早期诊断依赖临床医生的高度警惕性。目前推荐使用 Swansea 标准作为诊断工具，其诊断内容包含：呕吐、腹痛、多饮多尿、脑病、胆红素 > 0.8 mg/dL、血糖 < 72 mg/dL、尿素 > 950 mg/dL、白细胞计数 > 11×10^9/L、腹水、ALT > 42 U/L、血氨 > 66 μmol/L、急性肾损伤或血肌酐 > 1.7 mg/dL、凝血障碍或 PT > 14 s、肝脏超声显示肝脏增亮、肝活检显示微泡状脂肪变性。普遍认为以上条件符合 6 条以上即可诊断为 ALFP。对于妊娠晚期出现上腹部不适及恶心、呕吐者均应考虑本病的可能。若妊娠晚期出现乏力、食欲减退、恶心、上腹不适等症状，继之出现黄疸并进行性加深，尤其在出现意识障碍、胆酶分离现象、低血糖及尿量减少时，应高度怀疑本病。影像学检查可能有助于 AFLP 的诊断，超声显示肝脏亮度或脂肪浸润等改变可能是非特异性或非诊断性的。肝组织活检对本病有确诊意义，本病早期阶段尚无肝功能衰竭，凝血因子水平正常或接近正常，此时应尽早行经皮肝穿刺活检，标本除留送常规病理检查外，尚需留新鲜标本做冰冻切片以行脂肪染色检查。

【鉴别诊断】

1. HELLP 综合征　即溶血、肝酶升高、血小板减少综合征，是重度妊高征的严重并发症，但也可在中度妊高征患者中发生。临床表现为右上腹隐痛、全身乏力及恶心、呕吐等，严重者可有消化道或泌尿道出血表现。实验室检查：血红蛋白下降，外周血涂片出现异形、破碎红细胞及网织红细胞增多，血小板减少，常少于 100×10^9/L；胆红素升高以间接胆红素为主；肝酶升高以血清 ALT 及天门冬氨酸转移酶（AST）、乳酸脱氢酶（LDH）为主。此病血清总胆红素升高程度较轻，根据 Sibai 等 1989 年报道，在 112 例重度妊高征并发 HELLP 综合征患者中，总胆红素平均值仅为（49.9 ± 46.8）μmol/L。

2. 妊娠合并重症肝炎　妊娠晚期发生重症病毒性肝炎者尤易与本病相混淆，应注意鉴别。鉴别的主要要点包括：①通常本病总胆红素进行性增高不如重型肝炎显著；②本病患者往往有较高的血尿酸及尿素氮，这是鉴别诊断的重要线索；③妊娠合病重型肝炎者肝脏影像学检查无脂肪肝证据，有慢性肝病基础者往往可发现慢性肝病改变；④重型肝炎患者血中往往可发现病原学标志；⑤肝活检是两者的重要鉴别依据，重型肝炎者肝细胞呈大片坏死，肝小叶结构破坏，炎细胞浸润明显，而本病肝细胞呈脂肪变性，肝小叶结构完整，坏死及炎症反应少见。

3. 妊娠期肝内胆汁淤积症　Haemmerli 等 1966 年对妊娠期黄疸进行分类时提出该病，其临床特征为肝内梗阻性黄疸表现：全身瘙痒严重而黄疸为轻或中度，尿色深而大便色浅；血清总胆红素轻或中度升高且以直接胆红素增高为主，无白蛋白/球蛋白比

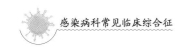

例倒置；血清碱性磷酸酶及 γ - 谷氨酰转肽酶增高；血 ALT 无明显增高，凝血酶原时间无明显延长。该病起病较缓，患者一般情况较好，病情进展速度慢。分娩之后，瘙痒及全身症状迅速好转，故不难鉴别。

4. 妊高征　即妊娠高血压综合征，是孕产妇特有的全身性疾病，多发生在妊娠 20 周以后至产后 24 h 内，主要特征为高血压、蛋白尿及水肿，严重时可有抽搐、昏迷，可造成孕产妇与胎儿死亡。因 AFLP 常伴有高血压、蛋白尿及水肿，亦应注意与妊高征相鉴别。鉴别诊断时应注意孕产妇有无妊娠高血压病史。

【治疗】

1. 治疗原则　如同其他严重妊娠合并症一样，本病处理的首要目标是对母体作出评价，并尽量使母胎结局良好。目前推荐的方案是在早期识别基础上迅速分娩和做最大限度的支持治疗，其中决定性的措施是分娩。如果病史、体检及实验室结果均符合本病或本病不能被肯定地排除时，无论病情轻重、病期早晚，均应尽快终止妊娠。理由是：①本病可突然迅速恶化并危及母胎生命；②迄今尚无产前得以康复的先例，而近年采用立即分娩措施已使母胎存活率显著提高；③大多数患者肝功能在产后迅速改善；④本病发生于近足月，分娩对胎儿影响不大。本病与暴发性肝功能衰竭不易鉴别时亦应终止妊娠，因早期分娩可改善前者预后而不会使后者预后恶化。

2. 具体措施　①治疗肝功能衰竭：可给予支持疗法、护肝利胆药物、支链氨基酸甚至人工肝支持治疗等。在 1979—2012 年，荷兰只有 2 例肝移植病例，1 例原位肝移植，1 例辅助肝移植；2 例结果都很好。但目前仍未有指南能确定肝移植的指征。②肾功能衰竭：给予利尿剂并注意避免肾毒性药物，必要时可行血液透析治疗。③治疗凝血功能障碍：输入新鲜血浆纠正凝血酶原和部分凝血激酶时间或输入抗凝血酶Ⅲ和维生素 K 以纠正出血倾向，并积极预防产后出血；有弥漫性血管内凝血者，可用肝素 25 ~ 50 mg，加入低分子右旋糖酐 500 mL 静滴，但应在决定终止妊娠前 24 h 停止使用。④积极改善低血糖：可给予大量 5% 及 20% 葡萄糖液经中心静脉输入，维持血糖于 3.36 mmol/L 以上，并严密监测血糖值，因低血糖是导致死亡的重要原因。⑤维持内环境稳定：应注意纠正电解质及酸碱平衡紊乱。⑥终止妊娠：终止妊娠方式应根据胎儿情况、孕妇宫颈条件、骨盆条件及有无凝血功能障碍等决定，原则上应在积极对症治疗的同时及时引产或剖宫产，麻醉以选择硬膜外或腰麻为宜，因肝功能不良禁忌全身麻醉，术后禁用吗啡等镇静剂；如若已临产且无胎儿窘迫，在孕妇情况允许的前提下也可在严密观察下试行阴道分娩。⑦新生儿处理：新生儿可伴严重低血糖症，应补充葡萄糖，同时补充钙和维生素 K，预防新生儿出血倾向。

【预后】

本病死亡的主要原因是出血、败血症、脑水肿和肾功能衰竭。以往一直认为本病是一种迅速致命的疾病，预后极差，1980 年报道的母胎病死率仍高达 85%，但近 10 年来随着对本病认识的深入及早期诊治的进展，本病预后大为改善，母体存活率提高到 65% ~ 90%，围产儿病死率降低至 14% ~ 18%；1997 年 Stephen 报道一组 46 例患者，产妇病死率 12.5%，胎儿死亡率 9%，且存活者预后良好。

本病一经恢复，则预后良好。患者分娩后肝功能和昏迷状态大多可明显改善，产后 1 个月进行随访，常测不到肝脏病变，表明本病恢复后肝脏不留瘢痕或慢性肝脏损害。再次妊娠后随访也未再出现肝功能障碍，表明再次妊娠不一定会发生本病，因此允许再次妊娠。目前已有数例本病治愈后再次妊娠成功的报道。

【参考文献】

[1] CH'NG C L, MORGAN M, HAINSWORTH I, et al. Prospective study of liver dysfunction in pregnancy in Southwest Wales [J]. Gut, 2002, 51（6）: 876-880.

[2] BACQ Y. Liver diseases unique to pregnancy: a 2010 update [J]. Clin Res Hepatol Gastroenterol, 2011, 35（3）: 182-193.

[3] WEI Q, ZHANG L, LIU X. Clinical diagnosis and treatment of acute fatty liver of pregnancy: a literature review and 11 new cases [J]. J Obstet Gynaecol Res, 2010 , 36（4）: 751-756.

[4] RINGERS J, BLOEMENKAMP K W M, FRANCISCO N, et al. Auxiliary or orthotopic liver transplantation for acute fatty liver of pregnancy: case series and review of the literature [J]. BJOG, 2016, 123（8）: 1394-1398.

（陈耀凯 鲁雁秋 许晓蕾）

三、妊娠期肝内胆汁淤积症

【中文名】

妊娠期肝内胆汁淤积症。

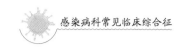

【英文名】

intrahepatic cholestasis of pregnancy（ICP）。

【同义名】

妊娠期黄疸、妊娠期复发性黄疸、妊娠期肝功能障碍、妊娠期肝损害、特发性妊娠期黄疸、产科胆汁淤积症。

【定义、简史】

本病是妊娠中、晚期特有的并发症，临床上以皮肤瘙痒和黄疸为特征，主要危害胎儿，使围产儿死亡率增高。

1883 年 Ahlfeld 首次报道一种在妊娠晚期出现并在再次妊娠中有复发倾向的黄疸，1954 年以后逐渐认识到该症是以肝内胆汁淤积为特点的疾病。根据各个阶段对本病的不同认识，曾经有过不同的命名：开始时由于同一患者每次妊娠晚期发生黄疸而发现本病，故称为妊娠期复发性黄疸；后来又因其发生于妊娠期，表现为良性过程，故称之为特发性妊娠期黄疸。20 世纪 60 年代以后，根据其病理特征而改称为产科胆汁淤积症；1960 年 Hammerli 首次采用现名，70 年代以后，绝大多数学者在文献中普遍采用 ICP 为病名以与其他胆汁淤积症相区别。在我国，1964 年胡宏远等首次报道 1 例妊娠期复发性黄疸。1984 年吴味辛对重庆地区及 1986 年戴钟英对上海地区的 ICP 病例作了较为详细的报道，此后国内报道日益增多。

【病因与发病机制】

目前其确切发病原因尚未十分明确，但流行病学、临床观察和实验室研究提示本病可能与女性激素、免疫功能异常、遗传及环境等因素相关。妊娠期孕妇体内雌激素水平大量增加，使 Na^+，K^+-ATP 酶活性下降，能量提供减少，导致胆酸代谢障碍；雌激素可使肝细胞膜胆固醇与磷脂比例上升，影响对胆酸的通透性，使胆汁淤积；雌激素作用于肝细胞膜雌激素受体，改变肝细胞蛋白合成，导致胆汁回流增加。目前认为，ICP 是多种因素综合作用的结果，其中遗传因素决定患者的易感性，非遗传性因素决定 ICP 的严重程度。

【流行病学】

ICP 在各个国家发病率差异较大，其中北欧的瑞典、芬兰，南美的智利、玻利维亚是高发地区，其中智利发病率最高。我国长江流域如上海、重庆、四川等地区发病率较高，而华北和华南地区发生率较低。ICP 发病率与季节有关，冬季高于夏季；母亲或是姐妹中有 ICP 病史的妇女，ICP 发生率明显增高。

【病理改变】

光镜下肝结构完整，肝细胞无明显炎症或变性表现，仅肝小叶中央区某些胆小管内可见胆栓，胆小管直径正常或有轻度扩张。电镜下主要病理变化表现为肝细胞溶酶体数量轻度增加，围绕毛细管的外胞质区增宽，毛细胆管有不同程度扩张，微绒毛水肿或消失。管腔内充满颗粒状致密电子物质（可能为胆汁）。

【临床表现】

1. 瘙痒　为首发症状，常始发于妊娠 28～32 周，但也有早至妊娠 12 周者。瘙痒程度不同，常呈持续性，白天轻，夜间加剧。手掌、脚掌和脐周是瘙痒的常见部位，并可发展向肢体近端甚至延伸至面部。该症状多于分娩后 24～48 h 缓解，少数在 48 h 以上。严重瘙痒可能引起失眠、恶心、呕吐、食欲减退及脂肪痢。

2. 黄疸　20%～50% 的患者在瘙痒发生后 2～4 周内出现轻度黄疸，部分患者黄疸与瘙痒同时发生，一般于分娩后 1～2 周内消退。黄疸出现前，患者尿色变深，粪便颜色变浅。

3. 体征　四肢皮肤可见抓痕。出现黄疸者可见皮肤及巩膜轻度黄染。

4. 其他　少数孕妇可合并恶心、呕吐、食欲不振、腹痛、腹泻、轻微脂肪痢等非特异性症状，极少数孕妇出现体质量下降及维生素 K 相关凝血因子缺乏，而后者可能会增加产后出血风险。

【实验室检查】

1. 血清胆汁酸测定　血清胆汁酸测定主要包括总胆汁酸和甘胆酸。ICP 患者血甘胆酸浓度常在孕 30 周时突然升高，可达正常水平的 100 倍左右，并持续至产后下降，5～8 周后恢复正常。血清胆汁酸水平增高是 ICP 最主要的特异性实验室证据。测定母血胆汁酸是早期诊断 ICP 最敏感的方法，对判断病情严重程度和及时监护、处理均有参考价值。

2. 肝功能测定　AST、ALT 轻至中度升高，常为正常水平的 2～10 倍，ALT 较 AST 更敏感；部分患者血清胆红素轻至中度升高。另外，血清 α- 谷胱甘肽转移酶、γ- 谷氨酰胺转移酶（GGT）在 ICP 表现为轻度升高。

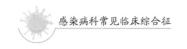

【诊断与鉴别诊断】

ICP 诊断标准为：①妊娠期出现皮肤瘙痒为主的主要症状；②血清总胆汁酸（总胆汁酸水平 ≥ 10 μmol/L）升高是 ICP 最主要的特异性实验室证据；③肝功能异常，主要是血清 AST 或 ALT 的轻度升高，为 60 ~ 100 IU/L，超过 200 IU/L；④可伴有轻度黄疸，血清胆红素为 18.8 ~ 85.5 μmol/L；⑤一般无明显呕吐、食欲不振、虚弱及其他症状；⑥分娩后瘙痒很快消失，黄疸或肝功能迅速恢复正常。应与下列疾病鉴别：妊娠合并病毒性肝炎、妊娠急性脂肪肝及其他原因引起的胆汁淤积症等。

依据病情可将 ICP 严重程度分为：①轻度：血清胆汁酸为 10 ~ 40 μmol/L，临床症状单纯合并瘙痒，未合并其他症状；②重度：血清胆汁酸高于 40 μmol/L，瘙痒严重，常合并其他情况（如多胎妊娠、妊娠期高血压疾病、复发性 ICP、曾因 ICP 导致围产儿死亡者、早发型 ICP 等）。总胆汁酸水平与妊娠结局密切相关。

【治疗】

本病治疗需把握以下原则：缓解瘙痒、降低血胆汁酸水平、改善肝功能；延长孕周，改善妊娠结局。

1. 一般处理 适当卧床休息，取左侧卧位以增加胎盘血流量，给予吸氧、高渗葡萄糖、维生素类及能量，既可保肝又可提高胎儿对缺氧的耐受性。定期复查肝功能及血胆酸以了解病情。

2. 药物治疗 主要目的是降低血胆酸水平、改善肝功能，常用药物是熊去氧胆酸，通过改变胆汁酸池组成成分，替代肝细胞膜上具有细胞毒性的疏水性内源性胆汁酸，并抑制肠道对疏水性胆汁酸的重吸收，降低血胆酸水平，改善胎儿环境。剂量为 10 ~ 15 mg/（kg·d），分 3 次口服。S- 腺苷 -L- 蛋氨酸（商品名思美泰）可通过甲基化对雌激素起灭活作用，刺激细胞膜磷脂合成，通过促进肝浆膜磷脂成分的增加防止雌激素所致的胆汁淤积，剂量为 1 ~ 2 g/d，口服或静脉点滴。口服降胆汁酸药物一般 7 ~ 10 d 为一个疗程。孕 30 周后可给予地塞米松，可使瘙痒症状缓解甚至消失。该药通过诱导肝酶活性，并通过胎盘减少胎儿肾上腺脱氢表雄酮分泌，降低雌激素的产生，减轻胆汁淤积；同时还能促进胎肺成熟，避免早产儿发生呼吸窘迫综合征。一般用量为 12 mg/d，分 3 次口服，连用 7 d 后减量，遵循激素减量原则，每 3 天减 1/3，直至停药。

3. 产科处理 ①产前监护：从孕 34 周开始每周行 NST 试验，测胎儿脐血流 S/D 比值，以便及早发现隐性胎儿缺氧。②适时终止妊娠：孕妇出现黄疸，胎龄已达 36 周；无黄疸、妊娠已足月或胎肺已成熟者；有胎盘功能明显减退或胎儿窘迫者应及时终止妊娠。应以剖宫产为宜，经阴道分娩会加重胎儿缺氧，甚至死亡。分娩前 1 ~ 2 周可用维生素 K$_1$ 预防孕妇产后出血及新生儿颅内出血等。

【预后】

该病经积极对症治疗及严密监护，一般预后良好。ICP 对母儿的主要危险是突然发生的胎儿宫内死亡，而且采用常规方法几乎无法预测其发生。

【参考文献】

中华医学会妇产科学分会产科学组 . 妊娠期肝内胆汁淤积症诊疗指南（2015）［J］. 中华妇产科杂志，2015（7）：481-485.

（李俊男　许晓蕾　何　坤　鲁雁秋）

四、妊娠高血压综合征

【中文名】

妊娠高血压综合征。

【英文名】

pregnancy-induced hypertension syndrome。

【同义名】

妊娠期高血压疾病（hypertensive disorder of pregnancy）、妊高征。

【定义、简史】

本病为妊娠期特有疾病，国内称妊娠高血压综合征，2000 年国际上采用妊娠期高血压疾病作为其名称。该病发病率在我国为 9.4%，国外为 7%～12%。多数病例在妊娠期 20 周后出现一过性高血压、蛋白尿等，分娩后即消失。

【病因】

病因未明，可能与以下因素有关：①血管内皮损伤学说：血管内皮具有重要的生理功能，如隔离血液与血管平滑肌，防止血细胞黏附，阻止血小板凝集；使营养物质、代谢产物及吞噬细胞通过基底膜；协调凝血与抗凝血；分泌血管内皮因子，调节血管平滑肌收缩反应等。以上因素均可影响血管收缩，从而导致一系列病理变化，引起血压升高。②胎盘或滋养细胞缺血学说。③免疫学说：妊娠是一种免疫移植现象，其成功有赖于妊娠免疫调节或母-胎儿间免疫调节。这种平衡一旦打破，就会引起免疫排异反应，引起子宫小动脉急性粥样硬化和血管纤维素样变化而致病理妊娠，如妊娠期高血压疾病。④遗传学说：本病有明显的家族遗传倾向，有家族史的孕妇发病率明显高于无家族史的孕妇。⑤血浆内皮素与妊娠期高血压疾病：内皮素是具有强烈缩血管作用的活性肽，本病患者血浆内皮素水平较正常孕妇明显增高。⑥缺钙与妊娠期高血压疾病：钙在维持机体神经肌肉兴奋性、调节血压方面起重要作用。缺钙可引起高血压。⑦一氧化氮与妊娠期高血压疾病：一氧化氮系血管内皮素细胞释放的血管舒展因子。血管内皮损伤及其所释放的血管活性物质在本病发病中可能起重要作用。

并发子痫前期的危险因素，需从母亲、父亲和胎儿3个方面进行阐释。若母亲满足以下条件：①年龄≥40岁；②黑色人种；③2次怀孕间隔2年以内或10年以上；④母亲是早产儿；⑤初产妇；⑥既往出现过先兆子痫或妊娠期高血压前期慢性高血压；⑦高脂血症；⑧肥胖、胰岛素抵抗和（或）孕前糖尿病；⑨慢性肾脏疾病；⑩血栓，和（或）父亲满足首次生育、供者受精后怀孕或父亲的精子暴露有限、既往与另一位女性生育，并且该女性发生过先兆子痫，和（或）胎儿是：多胎、妊娠滋养细胞疾病、胎儿水肿、三倍体，则母体发生先兆子痫的概率明显升高，需要医生重视病情，并提前预防。

【临床表现】

1. 轻度妊高征　主要临床表现为血压轻度升高，可伴轻度蛋白尿和（或）水肿，此阶段可持续数日至数周，或逐渐发展，或迅速恶化。

（1）高血压　孕妇在未孕前或孕20周前，血压（即基础血压）不高，至妊娠20周后血压开始升高≥18.7/12 kPa（140/90 mmHg），或收缩压超过基础血压4 kPa（30 mmHg），舒张压超过基础血压2 kPa（150 mmHg）。

（2）蛋白尿　蛋白尿的出现常略迟于血压升高，量微少，开始时可无蛋白尿。

（3）水肿　最初可表现为体重异常增加（隐性水肿），每周超过0.5 kg。若体内积液过多，则导致临床可见的水肿。水肿多由踝部开始，渐延至小腿、大腿、外阴部、腹部，为凹陷性水肿。踝部及小腿有明显凹陷性水肿，经休息后不消退者，以"+"表示；水肿延及大腿，以"++"表示；"+++"指水肿延及外阴和腹部；"++++"指全身水肿或伴腹水者。

2. 中度妊高征　血压超过轻度妊高征，但不超过21.3/14.6 kPa（160/110 mmHg）；24 h尿蛋白定量超过0.5 g；无自觉症状。

3.重度妊高征 血压可高达 21.3/14.6 kPa（160/110 mmHg）或更高；24 h 尿蛋白定量达到或超过 5 g；可有不同程度的水肿，并有一系列自觉症状出现。此阶段可分为先兆子痫和子痫。

（1）先兆子痫 在高血压及蛋白尿基础上，患者出现头痛、眼花、恶心、胃区疼痛及呕吐等症状。这些症状表示病情进一步恶化，特别是颅内病变进一步发展，预示行将发生抽搐，故称先兆子痫。

（2）子痫 在先兆子痫的基础上进而发生抽搐，或伴昏迷，称为子痫。少数病例病情进展迅速，先兆子痫征象不明显而骤然发生抽搐。子痫典型发作过程为先表现眼球固定，瞳孔放大，瞬即头扭向一侧，牙关紧闭，继而口角及面部肌颤动，数秒钟后发展为全身及四肢肌强直，双手紧握，双臂屈曲，迅速发生强烈抽动。抽搐时呼吸暂停，面色青紫。持续 1 min 左右抽搐强度减弱，全身肌松弛，随即深长吸气，发出鼾声而恢复呼吸。抽搐临发作前及抽搐期间，患者意识丧失。抽搐次数少且间隔长者，抽搐后短期即可苏醒；抽搐频繁且持续时间较长者，常陷入深昏迷。抽搐过程中易发生各种创伤，如唇舌咬伤、摔伤甚至骨折，昏迷中呕吐可造成窒息或吸入性肺炎。子痫多发生于妊娠晚期或临产前，称产前子痫；少数发生于分娩过程中，称产时子痫；个别发生产后 24 h 内，称产后子痫。

重度妊高征可发生肾功能障碍、胎盘早剥、胎儿宫内发育迟缓、胎儿窘迫等母儿并发症。

【辅助检查】

1.血液检查 测定血红蛋白、血细胞比容积、血浆黏度，可了解血液有无浓缩；测定血小板及凝血功能，可了解有无凝血功能有无异常。

2.尿液检查 应测尿比重、尿常规、尿蛋白。尿蛋白检查：重度妊娠期高血压疾病患者应每 2 天 1 次。

3.生化指标检测 综合判断肝肾功能、电解质、血脂情况。慢性高血压患者尿酸升高不明显，可用于本病与慢性高血压的鉴别诊断。重度子痫前期与子痫应测定血气（或二氧化碳结合力）及电解质，以早期发现酸中毒并纠正。

4.眼底检查 视网膜小动脉痉挛程度可反映全身小血管痉挛程度，与本病严重程度呈正相关。

5.其他检查 对重症患者可行超声心动图、脑血流图检查，对疑有脑溢血者可行脑 CT 或 MRI 检查，有助于及时处理。

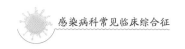

【诊断与鉴别诊断】

根据病史、临床表现、体征及辅助检查，诊断并不困难，同时应注意有无并发症及凝血机制障碍。诊断包括病情轻重、分类以及有无并发症等，以便制定正确的处理方针。2013年国际应用妊娠期高血压疾病诊断标准见表1-3。妊娠期高血压疾病标准与我国妊娠高血压综合征标准比较见表1-4。

表1-3　妊娠期高血压疾病分类标准（2013年）

疾病名称	诊断标准
慢性高血压 （gestational hypertension）	怀孕前、孕20周前即出现高血压，或产后42 d血压仍高于140/90 mmHg
妊娠高血压 （gestational hypertension）	妊娠期间出现高血压且满足以下条件：①孕20周后出现；②可伴有或不伴有蛋白尿，但未合并子痫前期的症状和体征；③通常在产后42 d内消失
子痫前期 （preeclampsia）	孕20周以后出现的高血压，每24 h尿蛋白300 mg，或尿蛋白/肌酐比值大于0.3，或尿蛋白定性为1⁺以上。 在无蛋白尿的情况下，合并以下任何一种器官或系统受累的新发高血压：心、肺、肝、肾等重要器官，或血液系统、消化系统、神经系统改的异常改变，胎盘-胎儿受到累及等
子痫 （eclampsia）	合并子痫前期的患者出现癫痫症状或体征
子痫前期/子痫合并慢性高血压 （preeclampsia/eclampsia superimposed on gestational hypertension）	慢性高血压的孕产妇在孕20周以后出现子痫前期/子痫的发病特点

表1-4　妊娠高血压综合征与妊娠期高血压疾病2种标准比较

妊娠高血压综合征（妊高征）	妊娠期高血压疾病
轻度妊高征：蛋白尿（−）或（+）	妊娠期高血压：蛋白尿（−）
中度妊高征：蛋白尿（+）	轻度子痫前期：尿蛋白≥0.3 g/24 h或（+）
重度妊高征：尿蛋白（++）	重度子痫前期：尿蛋白≥0.3 g/24 h或（++）
子痫	慢性高血压并发子痫前期
妊娠合并慢性高血压	妊娠合并慢性高血压

妊娠期高血压疾病应与慢性肾炎合并妊娠相鉴别，子痫应与癫痫、脑炎、脑肿瘤、脑血管畸形破裂出血、糖尿病高渗性昏迷、低血糖昏迷等鉴别。

【治疗】

1. 治疗原则　防止子痫发生，减少母婴并发症，降低围产儿死亡率。①药物以解痉降压为主，是否扩容治疗，均需视有无血液浓缩而决定。②门诊、高危病房及产房需密切联系，制订计划是处理重症患者的关键。③注意观察，尽早识别及治疗并发症。④对妊娠期高血压疾病患者不可等至过期妊娠再分娩。⑤适时终止妊娠，降低围产儿死亡。

2. 一般处理　①左侧卧位休息。②饮食：除子痫前期或子痫患者外，一般不需低盐饮食（若全身水肿者应适当限制盐摄入）。

3. 妊娠期高血压处理　一般不需完全卧床休息，亦无须服用镇静药、利尿剂或降压药。适当增加休息时间，摄入足够蛋白质、维生素、补足铁和钙剂。加强门诊随访。

4. 子痫前期处理　需住院治疗，防止子痫及并发症发生。治疗原则为休息、镇静、解痉、降压、合理扩容和必要时利尿、密切监测母胎状态，适时终止妊娠。

（1）硫酸镁　可采用肌内注射或静脉给药。注意事项：定时检查膝跳反射，膝跳反射必须存在；呼吸不少于 16 次 /min；24 h 尿量不少于 600 mL，每小时不少于 25 mL；治疗时必须备钙剂作为解毒剂。

（2）降压药物　降压药物仅适用于血压过高 ≥ 160/110 mmHg，特别是舒张压增高者。舒张压 ≥ 110 mmHg 或平均动脉压 ≥ 140 mmHg 者可给予降压药物。选用药物以不影响心搏出量、肾血流量及子宫胎盘灌注，对胎儿无毒副作用，不致血压急剧下降或下降过低为宜。2013 年，美国妇产科医师协会（The American College of Obstetricians and Gynecologists，ACOG）推荐拉贝洛尔、硝苯地平或甲基多巴作为妊娠期高血压的一线治疗方案。国内的指南一线推荐拉贝洛尔和硝苯地平或硝苯地平缓释片。应注意钙通道阻滞剂和硫酸镁需避免同时使用，因为可能存在潜在的协同降压效应。

（3）扩容治疗　一般不主张应用扩容剂，仅用于严重低蛋白血症、贫血或血液高凝状态的患者，常用扩容剂有人血白蛋白、血浆、全血、右旋糖酐、平衡液等。

（4）利尿药物　一般妊娠期不考虑使用利尿剂降低血压，以防血液浓缩导致高凝状态。但下述情况除外：全身水肿、急性心力衰竭、肺水肿、血容量过高伴潜在肺水肿者。

（5）其他药物　近期有文献表明，在先兆子痫期间服用低剂量阿司匹林可解决前列环素和血栓素之间的失衡，进而有效降低更严重并发症的发生。

（6）适时终止妊娠　适时终止妊娠是重要治疗措施之一。终止妊娠指征：①子痫前期患者经积极治疗 24 ~ 48 h 不见好转；②子痫前期患者妊娠已达 34 周；③子痫前期患者妊娠不足 34 周，胎盘功能减退，胎儿已成熟者；④子痫前期患者妊娠不足 34 周，胎盘功能减退，胎儿尚未成熟者，可用地塞米松促胎肺成熟后终止妊娠；⑤子痫已控制 2 h 者。终止妊娠方式：①引产：凡宫颈条件已成熟者，一般行人工破膜引产，不进行人工剥膜，以防由于剥膜使颈管微小血管受损伤，羊水由此进入血液循环而造成羊水栓塞。催产素引产，剂量及滴速按常规并随时调节滴速，以防宫缩过强，对母婴不利。②剖宫产：适用于病情严重，特别是 MAP ≥ 18.7 kPa（140 mmHg）者；重症患者而宫颈条件不成熟，估计不能在短期内经阴道分娩者；人工破膜分娩失败者；胎儿胎盘功能明显低下或 B 超生物物理指标评分 < 6 分，或脐动脉血流测定出现舒张末期血流波形缺如（AEDV）者；子痫抽搐及发作，经积极治疗始得控制 2 ~ 4 h，或经过足量解痉、降压药物治疗仍未能控制者；妊娠期高血压疾病心力衰竭、肺水肿治疗好转者。剖宫产术的注意事项：①麻醉：以持续硬膜外麻醉为最安全，但需左侧卧 15° 以防子宫胎盘血流降低。②术后注意定时使用吗啡或哌替啶，以防因伤口疼痛而诱发产后子痫。在术后 24 h 内应继续使用硫酸镁静脉滴注，对于防止产后子痫有效。③剖宫产后应特别注意患者脉搏及子宫底高度。患者常有轻度凝血功能障碍，且多为高凝状态。当行选择性剖宫产时，由于宫口未开，术后可致宫腔内大量积血，但却无阴道出血；如果只是常规测量血压和观察恶露多少，则可延误发现宫腔积血，故应特别注意脉搏有无加快和宫底有无升高。并仔细按摩宫底，观察有无血块排出。

5. 子痫处理　子痫是本病最严重的阶段，是母儿死亡的最主要原因，应积极处理。①处理原则：控制抽搐，纠正缺氧和酸中毒，控制血压，抽搐控制后终止妊娠。②护理：保持环境安静，避免声光刺激；吸氧，防止口舌咬伤、窒息和坠地；密切观察体温、脉搏、呼吸、血压、意识、尿量（应保留尿管监测）等。③密切观察病情变化：及早发现和预防心力衰竭、脑出血、肺水肿、HELLP 综合征、肾功能衰竭、DIC 等并发症，并积极处理。

【预后】

根据 2011 年全国孕产妇死亡监测协作组资料分析结果，2006—2010 年，妊娠期高血压疾病死亡率在城市和农村分别为 3.2/10 万和 4.5/10 万，虽是逐年下降的趋势，但仍居孕产妇死亡原因顺位的第二位。死于脑血管病者，其 MAP 为 17.0 kPa（127.5 mmHg），与国外提出 MAP ≥ 18.7 kPa（140 mmHg）相差较多。所以，我国孕产妇特别是妊娠期高血压疾病者，如 MAP ≥ 17.0 kPa，即应警惕脑血管病发生的可能。另外，死亡孕产妇中，普遍存在硫酸镁用药剂量不足和未及时终止妊娠的情况。也有个别孕产妇硫酸镁用药时间过长（长达 44 d）或滴速过快导致死亡。所以，合理用药、适时终止妊娠及提高产科门诊监测，做到早诊断、早治疗及提高孕产妇的自我保健能力对本病预后有很大帮助。

【参考文献】

［1］中华医学会妇产科学分会妊娠期高血压疾病学组.妊娠期高血压疾病诊治指
　　南（2020）［J］.中华妇产科杂志，2020，55（4）：227-238.

［2］DULEY L, MEHER S, HUNTER K E, et al. Antiplatelet agents for preventing pre-eclampsia
　　and its complications［J］. Cochrane Database Syst Rev, 2019（10）：CD004659.

［3］吴珺，陆爱东，张乐萍，等.儿童核心结合因子相关性急性髓系白血病疗效
　　及预后因素分析［J］.中华血液学杂志，2019，40（1）：52-57.

（陈耀凯　许晓蕾　鲁雁秋）

五、HELLP 综合征

【中文名】

HELLP 综合征。

【英文名】

hemolysis，elevated liver enzymes and low platelets syndrome（HELLP syndrome）。

【同义名】

溶血、肝酶升高和低血小板计数综合征（hemolysis，elevated liver enzymes and low platelets syndrome）。

【定义、简史】

本综合征是妊娠期高血压疾病的严重并发症，以溶血、肝酶升高及血小板减少为特点，常危及母儿生命。本病也可发生在无血压升高或血压升高不明显或无蛋白尿的情况下，还可发生在子痫前期临床症状出现之前，或抗磷脂综合征的病例中。

【病因与发病机制】

由妊娠期高血压疾病发展为 HELLP 综合征的启动机制尚不清楚。HELLP 综合征的发生可能与自身免疫机制有关，研究表明该病患者血中补体被激活，过敏毒素、C3a、C5a 及 C5b-9 补体复合物水平升高，可刺激巨噬细胞、白细胞及血小板合成血管活性物

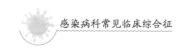

质，使血管痉挛性收缩，内皮细胞损伤引起血小板聚集、消耗，导致血小板减少、溶血及肝酶升高。

【流行病学】

HELLP 综合征是妊娠期高血压疾病的严重并发症，国内报道重度子痫前期患者 HELLP 综合征发病率约为 2.7%，国外为 4%~16%，多见于超过 34 岁、多胎和白种人。本病可发生于妊娠中期至产后数日的任何时间，70% 以上发生于产前，产后发生 HELLP 综合征伴肾功能衰竭和肺水肿者危险性更大。

【发病机制与病理改变】

本病发病机制与妊娠期高血压疾病相同，如血管痉挛、血管内皮损伤、血小板聚集与消耗、纤维蛋白沉积和终末器官缺血等。血管内皮细胞损伤可引起管腔内纤维蛋白沉积，使管腔中流动的有形物质和损伤部位接触后遭到破坏，血小板被激活释放出缩血管物质，包括血栓素 A2（TXA2）、内皮素（ET）等，导致血管痉挛，红细胞难以通过痉挛的小血管，因而变形及破碎。微血管溶血性贫血，血管内皮受损，血管膜暴露，血小板黏附其上并聚集，因而血小板数量下降。血管内皮损伤，末梢血管痉挛，在门静脉周围和（或）肝实质形成局灶性肝细胞坏死、出血和玻璃样物质沉积，肝窦内也有大片纤维素样物质沉着，甚至出现包囊下或肝实质内出血，引起肝酶升高和肝区疼痛，严重者甚至可致肝包膜下出血及破裂。

【临床表现】

妊娠期高血压疾病患者出现乏力、右上腹或上腹部疼痛、恶心、呕吐、全身不适等非特异性症状，少数近期出现轻度黄疸、视物模糊。患者常因子痫抽搐、牙龈出血、右上腹或侧腹部严重疼痛及血尿而就诊，也有呕吐或伴上消化道出血或便血者。查体可发现右上腹或上腹肌紧张，体重显著增加、水肿。

【实验室检查】

1. 微血管内溶血　血红蛋白 60~90 g/L，红细胞比容 < 0.30，网织红细胞增多，外周血涂片可见红细胞变形、破碎或见三角形、头盔形红细胞等。血清总胆红素 ≥ 20.5 μmol/L 者，必须测定纤维蛋白原、FDP、凝血酶原时间。LDH 水平升高是诊断 HELLP 综合征微血管内溶血的敏感指标，常在血清间接胆红素水平升高和血红蛋白降低前出现。

2.肝酶升高 血清 ALT、AST、LDH 均升高，其中 LDH 升高出现最早。

3.血小板减少 血小板计数 $< 100 \times 10^9$/L。根据血小板减少程度将 HELLP 综合征分为三级：Ⅰ级，血小板计数 $\leq 50 \times 10^9$/L；Ⅱ级，50×10^9/L $<$ 血小板计数 $< 100 \times 10^9$/L；Ⅲ级，100×10^9/L $<$ 血小板计数 $< 150 \times 10^9$/L。血小板计数和血 LDH 水平与该病严重程度关系密切。

【诊断与鉴别诊断】

凡妊娠期高血压疾病患者必须常检查血小板及肝功能，有异常者结合临床表现考虑是否并发 HELLP 综合征。本病表现多为非特异性症状，诊断的关键是对有右上腹或上腹部疼痛、恶心、呕吐的妊娠期高血压疾病患者保持高度警惕，通过实验室检查确诊。HELLP 综合征与重度子痫前期、子痫、溶血性尿毒症性综合征、血小板减少性紫癜、妊娠期急性脂肪肝有极相似的临床表现和实验室结果，应予鉴别。右上腹症状和体征尚需和胆囊炎、肝炎、胃肠炎、胰腺炎等疾病相鉴别。

【治疗】

治疗原则：积极治疗妊娠期高血压疾病，解痉、镇静、降压及合理扩容、必要时利尿；纠正凝血因子不足；尽快终止妊娠。

1.药物治疗 ①硫酸镁与降压药物联合应用。②肾上腺皮质激素：应用糖皮质激素可升高血小板、降低 ALT 及 LDH，增加尿量，平均动脉压下降，改善母儿状况。地塞米松还可促胎肺成熟，应为首选。地塞米松用法：产前 12 mg 静脉注射，每隔 12 h 1 次至分娩；产后 10 mg 静脉注射，间隔 12 h，共 2 次，至血小板上升至 100×10^9/L，LDH 下降。③控制出血、输注新鲜血小板：血小板 $> 40 \times 10^9$/L 时不易出血，$< 20 \times 10^9$/L 或有出血时应输注浓缩新鲜血小板、新鲜冻干血浆，但预防性输注血小板并不能预防产后出血的发生。④血浆析出疗法：用新鲜冷冻血浆置换患者血浆，去除毒素、免疫复合物、血小板聚集抑制因子的危害，降低血液黏稠度，补充缺乏的血浆因子等。可用于产后持续性 HELLP 者。

2.产科处理 ①终止妊娠的时机：孕龄 $\geq$ 32 周或胎肺已成熟、胎儿窘迫、先兆肝破裂及病情恶化者，应立即终止妊娠；病情稳定、孕龄 $<$ 32 周、胎肺不成熟及胎儿情况良好者，应考虑对症处理、延长孕周，通常在期待治疗 4 d 内终止妊娠。②分娩方式：HELLP 综合征不是剖宫产指征，但合并 HELLP 综合征的孕妇可酌情放宽剖宫产手术的指征。③麻醉选择：因血小板减少，有局部出血危险，故阴道阻滞和硬膜外麻醉禁忌，阴道分娩宜采用局部浸润麻醉，剖宫产采用局部浸润麻醉或全身麻醉。

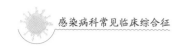
【预后】

HELLP 综合征母体死亡率高低不一，据报道为 11% ~ 24.2%。早期识别、早期治疗及适时终止妊娠有助于降低病死率。另外，对生命器官衰竭的抢救、监护也极重要。围产儿死亡率为 7.7% ~ 60%，一般多死于胎盘早剥、宫内窘迫和早产。早产率高达 41%，且多为 31 周前分娩。

【参考文献】

［1］WEINSTEIN L. Syndrome of hemolysis, elevated liver enzymes, and low platelet count: a severe consequence of hypertension in pregnancy［J］. Am J Obstet Gynecol：1982，142（2）：159-167.

［2］中华医学会妇产科学分会妊娠期高血压疾病学组 . 妊娠期高血压疾病诊治指南（2020）［J］. 中华妇产科杂志，2020，55（4）：227-238.

（李俊男　许晓蕾　鲁雁秋）

第七节　遗传性肝病综合征

一、Gilbert 综合征

【中文名】

Gilbert 综合征。

【英文名】

Gilbert's syndrome。

【同义名】

家族性非溶血性黄疸（hyperbilirubinemia Ⅰ）、体质性肝功能不良性黄疸（constitutional hepatic dysfunction jaundice）、慢性间歇性幼年性黄疸。

【定义、简史】

Gilbert 综合征又称体质性肝功能不良性黄疸，属一种较常见的遗传性非结合胆红素血症，1901 年 Gilbert 首先报道。Gilbert 综合征临床表现特点为长期间歇性轻度黄疸，多无明显症状。Gilbert 综合征为常染色体显性遗传性疾病，患者主要为青少年，男性多见。国外发病率为 3%～13%，国内缺乏准确的流行病学调查数据。有学者认为本病实际上是一种胆红素代谢的变异，是一种良性的高胆红素血症，并不能算为病理状态，最好不称为疾病。

【病因与发病机制】

该综合征患者黄疸可由多种因素引发，例如禁食、脱水、并发疾病、过度劳累、压力、溶血或月经。

胆红素负荷试验表明，肝脏对血清内非结合胆红素的清除力低下是本病的基本缺陷，平均胆红素清除值仅为正常人的 1/3。患者肝脏对胆红素的摄取和结合能力均有异常，但形成结合胆红素功能缺陷是造成非结合胆红素血症的主要机制。患者肝组织内胆红素 UDP- 葡萄糖醛酸转移酶活力仅为正常人的 1/5 左右，胆汁内胆红素双葡萄糖醛酸酯的比例下降，单葡萄糖醛酸酯比例相应上升。部分患者肝脏对非结合胆红素、溴酚磺酸钠（BSP）、吲哚菁绿（ICG）和熊去氧胆酸等摄取也有缺陷。另外，少数患者虽无溶血性贫血表现，但红细胞寿命缩短，所以有学者认为 Gilbert 综合征似乎并不是一种单一的疾病，而是具有异质性，包括数种相类似疾病的总称。

【流行病学】

本病在西欧和北美白种人中发病率可达 5%～7%，绝大多数病例于青春期和青年期被发现，少数病例在中、老年期诊断。男性多见，男女之比为（1.5～1.7）∶1。多数为散发，但也有家族遗传倾向，27%～55% 的患者同胞和 16%～26% 的患者父母存在轻度高胆红素血症。遗传方式尚未最后肯定，现认为系常染色体显性基因遗传，其外显率不完全。

【临床表现】

本病在初诊时基本没有症状，多系体检或患其他病时发现。此后，由于黄疸引起的精神焦虑，可出现肝区隐痛、上腹不适或乏力等症状，事实上与本病无关。患者巩膜呈轻度黄染，肝脾不肿大或稍肿大，无慢性肝病体征。血清总胆红素一般介于 25.5～51 μmol/L（1.5～3.0 mg/dL），也有增高至 85 μmol/L（5 mg/dL）或更高者，但

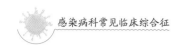

较少见。血清胆红素浓度和黄疸呈波动，常因疲劳、应激、饮酒、感染、高热和妊娠而增加。有一种少见的类型在月经期前胆红素明显增高。

【实验室检查】

血清总胆红素和非结合胆红素增高，其他常规肝功能试验和血清酶测定均正常，尿内胆红素阴性，尿胆元含量正常。肝活检光镜和电镜基本正常，小部分患者肝细胞内脂褐素沉着或光面内质网肥大。

【诊断与鉴别诊断】

非结合胆红素轻度增高，肝功能试验正常，肝活检正常和排除溶血性疾病为诊断本病的主要依据。下列试验有一定帮助：①苯巴比妥试验：口服 0.06 g/次，3 次/d，3 d 后血清胆红素浓度可明显下降或接近正常。②饥饿试验：进低热量饮食（1 674 J/d）2 d，血清胆红素浓度可增高 2～3 倍。③烟酸试验：静脉注射或口服烟酸，可使血清胆红素浓度增高，但对于鉴别 Gilbert 综合征与溶血无价值。当诊断困难时，可采用基因检测进行确认：即通过聚合酶链反应或 DNA 片段测序来检测 *UGT1A1* 基因中的 DNA 突变。

【治疗】

无须特殊治疗。黄疸明显者予以降黄治疗（大黄利胆片口服 2 片/次，3 次/d 或熊去氧胆酸 250 mg/次，2 次/d；苯巴比妥片 30 mg/次，3 次/d），半个月或 1 个月后复查肝功能，TBil 及 UCB 水平均显著下降甚至恢复至正常水平。

【预后】

本病预后良好，患者寿命与正常人无异，对正常生活和工作一般无影响。

【参考文献】

张梦，李维娜，陈广，等 . *UGT1A1* 基因检测在 Gilbert 综合征中的诊断价值分析〔J〕. 中华肝脏病杂志，2021，29（2）：143-149.

（黄广宇　许晓蕾　鲁雁秋）

二、I 型 Crigler-Najjar 综合征

【中文名】

I 型 Crigler-Najjar 综合征。

【英文名】

Crigler-Najjar's syndrome type I。

【同义名】

核黄疸综合征、克 - 纳二氏综合征。

【定义、简史】

I 型 Crigler-Najjar 综合征是一种罕见的常染色体隐性遗传疾病，其特征是 UDP- 葡萄糖醛酸转移酶缺乏或活性降低，是先天性非溶血性黄疸的主要原因之一。非结合胆红素浓度增加是疾病表现的唯一原因。疾病的严重程度取决于胆红素葡萄糖醛酸化所需酶的数量。新生儿可能会出现高胆红素血症，但其他体征会在生命后期逐渐出现。根据分子和功能特征、临床表现的严重程度和苯巴比妥反应等临床标准，Crigler-Najjar 综合征分为 2 种类型，即 I 型和 II 型。I 型是最严重的形式，几乎完全没有 UDP- 葡萄糖醛酸转移酶活性，也是最容易出现中枢神经系统受累并发核黄疸的类型。

【病因与发病机制】

肝细胞内形成葡萄糖醛酸结合物的酶活力显著低下，特别是胆红素 UDP- 葡萄糖醛酸转移酶遗传性缺乏，使结合胆红素形成障碍，胆汁色淡或呈灰黄色，不含结合胆红素。体内未结合胆红素增高，有一小部分通过其他代谢途径分解和排泄。患儿家族中常有近亲联姻史，谱系研究认为系常染色体隐性基因遗传，携带者（杂合子）有形成葡萄糖醛酸结合物的缺陷。此种情况与 Wistar 种的 Gunn 大鼠纯合子可比拟，其葡萄糖醛酸转移酶亦缺乏。

【临床表现】

已报道的病例中，患儿于出生后数日内出现严重黄疸，并持续存在，以致并发核黄疸，出现明显角弓反张、肌肉痉挛和强直等神经系统症状。

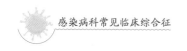

【实验室检查】

血清胆红素水平明显增高，常超过 340 ~ 425 µmol/L（20 ~ 25 mg/dL），多数为 500 ~ 770 µmol/L（30 ~ 45 mg/dL），最高可达 855 µmol/L（50 mg/dL），几乎均为非结合胆红素。血液学和常规肝功能试验正常，BSP 和 ICG 排泄亦正常。尿胆红素阴性，粪尿胆原含量明显减少。肝活检和尸检均无异常，仅少数毛细胆管内有少数胆栓。电镜检查亦无特异性改变。

【诊断与鉴别诊断】

可以对从外周血白细胞中提取的 DNA、口腔刮片以及其他组织进行基因分析，并检测编码 UGT1A1 酶的基因的突变类型。通过对绒毛膜绒毛样本或从羊水中抽吸的羊膜细胞进行基因分析，可以进行产前诊断。大脑的弥散张量成像可能有助于检测Ⅰ型 Crigler-Najjar 综合征的微观结构灰质和白质变化。肝活检和组织病理学分析有助于评估肝脾肿大病例中的肝硬化。

Ⅰ型 Crigler-Najjar 综合征和 Gilbert 综合征都属于 *UGT1A1* 基因的遗传性高胆红素血症，不同的是 Gilbert 综合征是由启动子区缺陷引起的，而不是 *UGT1A1* 基因本身。因此，UDP- 葡萄糖醛酸转移酶的缺乏并不严重，病情也相对较轻。

另外，与Ⅱ型 Crigler-Najjar 综合征相比，Ⅰ型疾病对苯巴比妥治疗没有反应。

【治疗】

新生儿期可采用光疗，可使血清胆红素浓度下降，减少核黄疸的发生，但 3 ~ 4 岁后由于皮肤增厚，色素增加和皮肤面积相对减少，疗效不佳。新生儿期病情危重时，应采用换血浆置换疗法，以减少脑损害。

肝移植是Ⅰ型 Crigler-Najjar 综合征唯一的治疗性和根治性治疗方法。移植的肝脏具有用于胆红素结合的健康 UGT1A1 酶，可迅速降低血清胆红素水平。但肝移植应在核黄疸出现之前施行，因为核黄疸一旦发生，无法完全逆转。

【预后】

绝大多数患儿于数月至 15 个月内死亡。少数存活者大多遗留神经系统后遗症，于儿童或青年期死亡。

（陈耀凯　黄广宇　许晓蕾）

三、阿里阿斯综合征

【中文名】

阿里阿斯综合征。

【英文名】

Arias's syndrome。

【同义名】

Ⅱ型 Crigler-Najjar 综合征、Arias 综合征（Arias syndrome）。

【定义、简史】

1962 年 Arias 报道 8 例重度非结合高胆红素血症，与Ⅰ型 Crigler-Najjar 综合征相似，但病程良性，仅 1 例发生核黄疸，余者健康。

【病因与发病机制】

肝细胞内胆红素 -UDP 葡萄糖醛酸转移酶活力明显低下，肝脏对其他底物与葡萄糖醛酸的结合力也低下。肝脏结合胆红素的能力不到正常人的 1/2，胆汁内结合胆红素主要为单葡萄糖醛酸酯，而正常时则以双葡萄糖双醛酸酯为主。服用苯巴比妥或其他酶诱导剂后，可诱导酶活力，使血清胆红素浓度明显下降。本病有家族发病倾向，几乎所有导致该综合征的突变都是常染色体隐性遗传，但一些观察结果也表明可能存在常染色体显性遗传模式。

【临床表现】

本病可发生于婴幼儿和成人期，其中约半数在 1 岁前已发现有黄疸，但也有晚至 34 岁才发病者。巩膜和皮肤黄染为主要表现，无特异症状，也无皮肤瘙痒，肝脾不肿大。患者虽然存在长期黄疸，但无神经系统症状，智力发育正常，很少发生核黄疸。

【实验室检查】

血清总胆红素水平为 102 ~ 430 μmol/L（6 ~ 25 mg/dL），多数为 170 ~ 340 μmol/L（10 ~ 20 mg/dL），为非结合胆红素。尿胆红素阴性，粪胆原含量减少。常规肝功能试验正常。肝组织活检无异常发现。

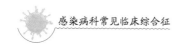

【治疗】

服用苯巴比妥 2 周可使血清总胆红素浓度降至 85 μmol/L（5 mg/dL）以下，并可与Ⅰ型 Crigler-Najjar 综合征区别。在新生儿期亦可采用光疗，以防止核黄疸发生。

【预后】

良好。

【参考文献】

［1］MOGHRABI N, CLARKE D J, BOXER M, et al. Identification of an A-to-G missense mutation in exon 2 of the UGT1 gene complex that causes Crigler-Najjar syndrome type 2［J］. Genomics, 1993, 18（1）: 171-173.

［2］HUNTER O, THOMPSON R P, DUNN P M, et al. Inheritance of type 2 Crigler-Najjar hyperbilirubinaemia［J］. Gut, 1973, 14（1）: 46-49.

［3］LABRUNE P, MYARA A, HENNION C, et al. Crigler-Najjar type Ⅱ disease inheritance: a family study［J］. Inherit Metab Dis, 1989, 12（3）: 302-306.

（陈耀凯　黄广宇　许晓蕾）

四、Lucey-Driscoll 综合征

【中文名】

Lucey-Driscoll 综合征。

【英文名】

Lucey-Driscoll's syndrome。

【同义名】

暂时性家族性新生儿高胆红素血症（temporal familial hyperbilirubinemia in newborns）。

【定义、简史】

本综合征为一种罕见疾病，新生儿在出生后即出现严重黄疸，血清胆红素浓度为

340 ~ 1 020 μmol/L（20 ~ 60 mg/dL），均为非结合性的，尿内无胆红素。

该病自 1960 年首次报道以来，文献中再未有 Lucey-Driscoll 综合征的报道病例，因此其存在受到质疑。

【病因与发病机制】

本病有家族遗传倾向，可能为遗传性疾病。患儿母亲是健康的，患儿亦非早产儿，且并无血型不配或感染等。发病机制是母亲和患儿血清内具有高水平 UGT1A1 活性抑制剂。这一情况需与母乳喂养所伴随的新生儿非结合高胆红素血症相区别，后者母乳内含有抑制物质。

【临床表现】

依据病例描述，本病患儿出生后很短时间内即出现严重的未结合型胆红素血症和皮肤巩膜黄染，并导致核黄疸和死亡。

【实验室检查】

血清胆红素浓度为 340 ~ 1 020 μmol/L（20 ~ 60 mg/dL），均为非结合性的，尿内无胆红素。

【治疗】

主要措施包括换血治疗和光疗。

【预后】

如不给予换血治疗，无一例外地会出现核黄疸。

（黄广宇　许晓蕾　鲁雁秋）

五、Dubin-Johnson 综合征

【中文名】

Dubin-Johnson 综合征。

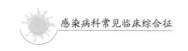

【英文名】

Dubin-Johnson's syndrome。

【同义名】

慢性特发性黄疸伴肝细胞内不明色素沉着、杜 - 施二氏综合征。

【定义、简史】

1954 年 Dubin 和 Johnson 报道了一种多见于青少年的慢性或间歇性轻度黄疸，其肝细胞内有棕黄色色素沉着，常有家族史。

该病被认为是一种常染色体隐性遗传病，以结合性胆红素升高为主要表现，无其他肝病表现。

【病因与发病机制】

病因与发病机制尚不清楚。根据患者对结合胆红素、BSP 和口服胆囊造影剂等存在排泄障碍分析，患者可能对某些结合型有机阴离子排泄运转存在先天性缺陷，使其不能正常排入胆汁，并反流入血液中，与一种变种绵羊的情况相似。本病常有家族史，在同一家族内可有数人同时罹患本病，基因组研究表明 Dubin-Johnson 综合征是由 ABCC2/MRP2 中的纯合子或复合杂合子突变导致的 MRP2 缺陷。无黄疸的杂合子有 BSP Tm（最大分泌转运）值低下和尿内粪卟啉异构体 I 增高，肝细胞可有色素颗粒沉着。

【病理改变】

腹腔镜检查见肝脏呈黑色、墨绿色或灰黑色。肝组织学检查见肝小叶结构正常，唯一特征为肝细胞内有很多大小不等的棕色素颗粒，以小叶中心区最为显著。此色素可能是脂褐素和黑色素，最近认为系肾上腺素代谢物的聚合体。电镜检查见溶酶体和基质内含大量色素，且大多集中于毛细胆管周围。

【临床表现】

本病特点为长期黄疸，发现黄疸的年龄 4 ~ 76 岁不等，但青年期发病者居多。患者除有黄疸和尿色深以外，约 80% 的病例可有腹痛（大多为右上腹痛）、乏力、恶心、呕吐等症状，但一般较轻微，可能是对疾病焦虑所致。部分病例可有肝肿大。黄疸呈波动性，可因妊娠、手术、剧烈劳动、饮酒或感染而加深。Dubin 回顾性分析 44 例患者，发现其症状、体征如下：①症状（44例）：腹痛77%，乏力50%，恶心或呕吐34%，食欲减退25%，腹泻13%，无症状23%；②体征（42例）：黄疸100%，肝肿大52%，尿色深暗48%，肝脏压痛48%，粪色变浅12%。

【实验室检查】

血清总胆红素水平通常为35～85 μmol/L（2～5 mg/dL），也有达340～427 μmol/L（20～25 mg/dL）者，结合胆红素占50%以上。血清胆红素呈波动性，部分患者在病程中胆红素浓度可降至正常范围。尿胆红素呈阳性，尿胆原可增加，粪内尿胆原正常。BSP试验，45 min滞留量正常或轻度升高，但90 min和120 min滞留量高于45 min数值。原因是肝细胞内结合状态的BSP反流入血浆，造成90～120 min BSP滞留量再次升高。一些在肝细胞内不需要结合而排泄的阴离子，如孟加拉红、吲哚菁绿和二溴酚钠等，并无滞留量再次升高现象。静脉滴注BSP的清除试验显示，肝脏对BSP的Tm值显著降低，而BSP贮存（S）仅轻度降低。部分杂合子携带者Tm值减低，介于正常与患者之间。

本病患者肝内粪卟啉代谢异常，尿内粪卟啉第Ⅰ和第Ⅲ异构体比例倒置。正常人24 h尿内粪卟啉平均为200 mg，其中异构体Ⅰ占20%～30%，异构体Ⅲ占70%～80%。本病患者尿中粪卟啉总量改变不大，而异构体Ⅰ明显增高占80%以上，异构体Ⅲ则低于20%。杂合子尿中粪卟啉异构体所占比例也增高，介于正常与患者之间。口服胆囊造影常不显影或显影很淡。注射静脉胆道造影剂后4～6 h可见胆囊显影。用^{99m}Tc-HIDA进行核素胆道造影，肝内造影剂很快浓缩，有显影，但胆道不显影，于1 h后胆囊可见显影。

【治疗】

无须特殊治疗，应避免不必要的肝胆系手术探查。对于过度焦虑者，应充分说明本病的良性特点，以减少顾虑。

对于新生儿Dubin-Johnson综合征出现严重的胆汁淤积者，可使用苯巴比妥和熊去氧胆酸进行治疗。

【预后】

本病预后良好，不影响健康和生活。

【参考文献】

［1］PAULUSMA C C, KOOL M, BOSMA P J, et al. A mutation in the human canalicular

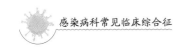

multispecific organic anion transporter gene causes the Dubin-Johnson syndrome［J］. Hepatol （Baltimore）, 1997, 25（6）: 1539-1542.

［2］ LEE J H, CHEN H L, CHEN H L, et al. Neonatal Dubin-Johnson syndrome: long-term follow-up and MRP2 mutations study［J］. Pediatr Res 2006, 59（4 Pt 1）: 584-589.

（黄广宇　鲁雁秋　许晓蕾）

六、罗托尔综合征

【中文名】

罗托尔综合征。

【英文名】

Rotor's syndrome。

【同义名】

慢性家族性非溶血性黄疸综合征。

【定义、简史】

1948 年 Rotor 等报道一家族中有非溶血性黄疸，其血清中直接和非结合胆红素浓度均增加，但肝细胞内无色素沉着。

【病因与发病机制】

本病患者肝细胞对胆红素及有机阴离子摄取和贮存障碍，可能伴有排泄异常，具体机制尚不清楚。本病有遗传倾向，属于常染色体隐性基因遗传。杂合子有 BSP 滞留量、Tm 值、S 值及尿内粪卟啉排泄异常，其数值介于正常及患者之间。

【病理改变】

光镜检查正常，肝细胞内无色素颗粒。电镜检查见溶酶体增加和肥大。

【临床表现】

特点为慢性、波动性、轻度黄疸，通常在偶然或体检时发现，多数于儿童和青年期发病，男女均可患病。常无自觉症状，或偶有上腹痛、肝区疼痛、上腹不适或乏力，肝脾一般不肿大。黄疸常因疲劳、情绪激动或感染而加深。本病并发胆囊结石症者较多。

【实验室检查】

血清胆红素通常为 34.2 ~ 85.5 μmol/L（2 ~ 5 mg/dL），结合胆红素和非结合胆红素均有升高。尿胆红素呈阳性，尿内尿胆原减少或正常，亦可增高，粪胆原正常。常规肝功能试验及酶学检查正常。ICG 和 ^{131}I- 孟加拉红排泄有减低。BSP 试验，45 min 滞留量常显著增高，自 15% ~ 65% 不等（通常为 30% ~ 50%），但 90 ~ 120 min 时无再次上升。静脉滴注 BSP 清除试验，Tm 值仅轻度至中度减少，S 值明显减少。尿内粪卟啉含量增高，为正常人的 2.5 ~ 6 倍，达（322 ± 86）μg/g 肌酐，其中异构体 I 比例增多，平均达 65%，但一般不超过 80%，与 Dubin-Johnson 综合征有所不同。口服胆囊造影常显影。

【治疗】

无特殊治疗。

【预后】

患者虽有长期黄疸，对健康无损，预后良好。

（陈耀凯　黄广宇　许晓蕾）

七、α₁- 抗胰蛋白酶缺乏症

【中文名】

α₁- 抗胰蛋白酶缺乏症。

【英文名】

alpha-1- antitrypsin deficiency。

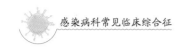

【同义名】

无。

【定义、简史】

α_1- 抗胰蛋白酶（alpha-1- antitrypsin，α_1-AT）缺乏症是由第 14 号染色体基因缺陷所致的遗传性疾病，血浆内 α_1-AT 有质和量的缺乏，可伴有儿童和成人的肝病和成人全叶肺气肿，此外可增加消化性溃疡、静脉回流不足和胰腺炎症的发生率。在北美和北欧，活产婴儿中该病患病率为 1/1 600～1/2 000。黑种人、南美人和亚洲人发生率较低。1969 年，在婴儿肝硬化（基因型为 PiZ）患者肝细胞中发现了 α_1-AT 小体，此后才认识到 α_1-AT 缺乏症可引起肝脏病变。虽然本病仅对部分患者造成肝损害，但却是引起儿童肝病的最常见遗传性疾病，也是导致儿童肝移植的最常见遗传性疾病。成人 α_1-AT 缺乏症可引起慢性肝炎、肝硬化和肝细胞癌。

【病因和发病机制】

α_1-AT 是一种糖蛋白，占血清蛋白总量的 2%～3% 和血清全部抗蛋白酶活性的 90%，具有抑制胰蛋白酶、糜蛋白酶、中性粒细胞、细胞蛋白溶解酶、弹力蛋白酶和胶原酶等作用。α_1-AT 对于维持肺和其他脏器蛋白酶 - 抗蛋白酶平衡起重要作用，最主要底物为中性粒细胞弹力蛋白酶。正常人体内常存在外源性和内源性蛋白酶类，如细菌毒素和白细胞崩解释出的蛋白酶由 α_1-AT 拮抗，以维持组织细胞完整性。此外，α_1-AT 还具有调节免疫应答，影响抗体免疫复合物及清除、补体激活、趋化因子和炎症反应作用，并可抑制血小板凝聚和纤溶的发生。α_1-AT 缺乏使上述平衡机制失调。正常人体内 α_1-AT 约 40% 存在于血浆，随体液进入乳汁及消化、呼吸等器官的分泌液，约 60% 进入组织、各种浆膜腔和上皮细胞表面。肝细胞可根据血液 α_1-AT 浓度调节肝细胞合成 α_1-AT 的速率，存在一种反馈机制。在炎症、雌激素或急性期蛋白质增高时，血液中 α_1-AT 浓度增高，即使是 α_1-AT 缺乏患者也有增高。

肝脏是生成 α_1-AT 的主要器官，其合成受第 14 对染色体上蛋白酶抑制物（protease inhibitor，Pi）等显性等位基因控制。Pi 基因为共显性基因，每个等位基因各自编码相应的 α_1-AT。Pi 基因具有复杂的多态性，至少有 75 个不同的等位基因，产生 100 多种不同的 α_1-AT 表型。应用等电聚焦或酸性凝胶电泳可对 α_1-AT 进行分型，称 Pi 系统。Pi 基因位点变异大致可分为：正常变异型、轻度缺乏型、重度缺乏型、完全缺乏型及功能异常型。只有重度或完全缺乏型变异才有临床表现。绝大多数 α_1-AT 缺乏为 PiZZ 杂合子。Z 变异使 α_1-AT 分泌降至 15%，在粗面内质网有 Z 型 α_1-AT 积滞，形成光镜下的 PAS 包涵体，造成肝损害。另一种较常见的突变为 S 型及单个 S 型变异，α_1-AT 为轻度缺乏（正常 80%），因此只有 SZ 杂合子时才可能有临床表现，另一种变异为 Null 突变，即完全缺乏产生 α_1-AT 的能力，但临床上与肝病无关，主要引起肺气肿。临床上典型的 α_1-AT 缺乏症是 PiZZ 纯合子为代表。

α_1-AT PiZZ 变异形成的蛋白质，虽与正常变异型只有一个氨基酸的差别，但在内质网合成后绝大部分（85%~95%）不能分泌到血液和体液中，所以血液内 α_1-AT 含量只有正常的 1.5%，这是由于 PiZZ 酶蛋白肽链错误折叠，造成 α_1-AT 聚合化，以致其不能分泌。这种在肝细胞沉积的非分泌性 α_1-AT 是造成肝损伤的主要原因。患者肝细胞内 PSA 阳性包涵体即由此种滞留的 α_1-AT 所形成。

【病理改变】

主要特征为肝细胞胞质内存在一种直径为 2~20 μm、过碘酸 Schiff 染色阳性、对淀粉酶抗性的包涵体，称为 PAS 包涵体。这种包涵体在本质上是一种异常的 α_1-AT，其功能及免疫学特性与正常 α_1-AT 相似，但物理性质和化学结构不同。PAS 物质溶解度极低，有聚集倾向，难以透过肝细胞膜进入血液。PAS 物质的积聚影响肝细胞正常生理功能，肝细胞营养障碍，易受有害因素侵害。肝脏接受来自肠道的血液，其中含有未破坏的消化酶和细菌酶类，白细胞和 Kupffer 细胞破坏后也释出蛋白溶酶，均可侵蚀肝细胞。新生儿肠腔消化吸收功能尚不完善，大分子物质进入血液者更多，因此 α_1-AT 缺乏的婴儿肝脏更易受损害。此外，婴儿肝脏的髓外造血细胞、单核细胞和巨噬细胞死亡释出的蛋白酶，对肝细胞也有破坏作用。

【临床表现】

1. 新生儿肝炎　10%~15% PiZZ 纯合子的新生儿表现为新生儿肝炎综合征，以胆汁淤积为主。少数婴儿出生时已经发病，但一般在 2 月龄时才出现胆汁淤积症状、皮肤巩膜黄染、食欲减退及体重增长停滞。患儿尿色深，粪色淡，甚至呈陶土色。血清胆红素水平升高伴有 AST 和 ALP 水平升高。大多数患儿虽可有肝脾肿大。患儿血清 α_1-AT 含量低于正常（正常值 2 000~3 000 mg/L），PiZZ 纯合子仅为正常水平的 10%~15%，某些杂合子为 1 000~2 000 mg/L。血清对胰蛋白酶的抑制力降低，正常值为（1.11±0.15）g/L，PiZZ 低于 0.4 g/L，某些杂合子为（0.6±0.2）mg/L。肝活检见肝细胞和小胆管内胆汁淤积，胆管发育不良，汇管区肝细胞坏死、炎性浸润，肝细胞内有嗜酸染色或 PAS 染色阳性包涵体。电镜检查，异常 α_1-AT 在内质网处积聚。Pi 表型分析对本病有重要诊断意义。α_1-AT 缺乏的新生儿肝炎患儿可因出血、肝昏迷或反复

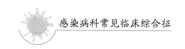

感染而死亡。约 10% 长期存在淤胆表现和转氨酶异常，直至发展为幼年期肝硬化。在缓解的患儿中，部分在成年后出现肝硬化。

2. 幼年肝硬化　常继发于新生儿肝炎，也可能无黄疸病史。患儿发育不良，肝脾肿大。肝功能试验持续异常，但肝炎病毒标志物和自身抗体（除 LSP 外）呈阴性，IgG 和血清胆固醇偏高。以后出现类似蜘蛛痣、腹壁静脉曲张、肢体水肿和腹水等典型肝硬化表现，常于 6 岁以前因肝昏迷、感染、出血或水、电解质紊乱而死亡。失代偿性肝硬化从症状出现到死亡的间隔为 0.5 ~ 4 年。

3. 成年肝硬化　发病年龄较门静脉性肝硬化早，起病时常无自觉症状，常无幼年肝病史。临床表现可能类似于胆汁性肝硬化，门静脉高压征象显著，有时伴肺气肿。出现失代偿性肝硬化后，常于数月内死亡。病理为大结节或小结节性肝硬化，以及小胆管破坏和炎症等。

4. 原发性肝癌　α_1-AT 缺乏者发生肝癌，不一定有明显肝病史，但常伴有阻塞性肺疾患，血清甲胎蛋白呈阴性。肝组织学除肝细胞有 PAS 阳性包涵体外，还有不等程度的肝硬化。遗传表型常为 PiZZ，其次为 PiMZ。α_1-AT 缺乏症患者发生肝癌的原因，一方面是肝细胞内 PAS 物质积聚，细胞正常功能受损，对致癌因子缺乏正常防御机制；另一方面是肝细胞受蛋白溶酶侵蚀，细胞密度降低，刺激肝细胞恶性生长。

5. 肺气肿和其他肺疾患　70% ~ 80% 生存至成年的 PiZZ 纯合子患者在中年以前发生肺气肿，其原因是肺泡弹力纤维长期受细菌和白细胞溶蛋白酶侵蚀。患者气急、咳嗽、肺功能明显减退，X 线检查见肺野透亮，肋间隙增宽，病变部位多在肺底，与直立体位使下肺野空气和血液灌注较多有关。吸烟可促进本病患者的肺损害。α_1-AT 缺乏时，胰蛋白酶可使血清 α_1- 球蛋白分解，释出缓激肽，介导哮喘发作。α_1-AT 缺乏者发生哮喘年龄小，症状严重，发作频繁，哮喘与肺气肿相互促进，使通气功能急剧减退，肺血液循环阻力增大导致右心功能不全，是死亡的主要原因之一。

【实验室检查】

1. 血清 α_1-AT 测定　正常 PiMM 成人为 1.8 ~ 2.4 g/L，新生儿期略高，患儿常为正常值的 20% 以下。

2. α_1-AT 表型分析　不仅可明确诊断，且有助于对患者家系筛查和咨询。

3. 肝组织活检　肝细胞质内可见特征性 PAS 染色阳性沉积体，以门静脉区周围最明显，同时伴有胆汁淤积和肝纤维化病变。

【诊断与鉴别诊断】

临床上对有新生儿肝炎病史或青年人出现肺气肿者应怀疑有 α_1-AT 缺乏症的存在。有肝硬化或肺气肿家族史者也提示有 α_1-AT 缺乏症的可能性。对病因不明的慢性肝病患者均应考虑本病可能。确诊需通过 α_1-AT 表型分析或基因型分型。血清 α_1-AT 浓度与表型分析联合应用，有助于区分 Z 等位基因纯合子和 SZ 杂合子，两者均可发生肝病。应用聚合酶链式反应（PCR）扩增基因组 DNA 可以检测特异的 α_1-AT 变异型。肝组织活检有助于诊断。本病需与其他原因的肝硬化、慢性肝炎和暴发性肝炎相鉴别。

【治疗】

α_1-AT 缺乏症目前尚无特效疗法，父母为 PiZZ 杂合子，每个胎儿有 25% 出现 PiZZ 的危险性。在 15~17 周胎龄时，直接取胎儿脐血做 Pi 表型分析，对发现具有发病危险的胎儿并及时终止妊娠有肯定价值。现有治疗措施主要包括对症治疗及增补治疗。

对于存在肺气肿的患者，应予慢性阻塞性肺病的标准治疗：给予支气管扩张剂，必要时氧疗，并可予吸入性糖皮质激素及肺康复治疗等。若合并肺部感染可使用抗生素，若重度阻塞性肺疾病者，可考虑行肺大泡切除术或肺减容术等。另有研究显示，对于 ZZ 基因型的患者行肺移植可成倍提高生存率。α_1-AT 在肝细胞内的累积及异常降解可导致肝硬化，患者需接受相应肝病支持治疗，必要时行肝脏移植。此外 α_1-AT 缺乏症患者需注意避免烟草及酒精暴露，并完成肝炎及流感等疫苗的免疫接种。

除常规治疗以外，对于 α_1-AT 缺乏症相关肺病还有特殊疗法，即 AAT 增补治疗。通过每周静脉输注人混合血浆源性的纯化 α_1-AT，持续精准地提供外源性 α_1-AT 以维持正常水平，达到肺部蛋白酶和抗蛋白酶的平衡，阻止或减缓肺部组织结构的破坏，可提高生存率，但对已造成的肺损伤无法逆转。此外，基于基因水平的靶向治疗研究也在进行，通过载入基因片段可重表达正常 α_1-AT 蛋白。

【预后】

本病预后不良，PiZZ 纯合子出生后即面临新生儿肝炎和幼年肝硬化的风险，成年后可能发生肝硬化和肝癌，大部分人难免发生肺气肿。

【参考文献】

［1］殷勇，袁姝华.α_1- 抗胰蛋白酶缺乏症［J］. 中华实用儿科临床杂志，2018, 33（4）：282-285.

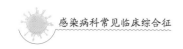
［2］TANASH H A, RIISE GC, HANSSON L, et al. Survival benefit of lung transplantation in individuals with severe α1-anti-trypsin deficiency（PiZZ）and emphysema［J］. J Heart Lung Transplant, 2011, 30（12）: 1342-1347.

［3］CAREY E J, IYER V N, NWLSON D R, et al. Outcomes for recipients of liver transplantation for alpha-1-antitrypsin deficiency‐related cirrhosis［J］. Liver Transplant, 2013, 19（12）: 1370-1376.

［4］TESCHLER H. Long-term experience in the treatment of α₁-antitrypsin deficiency: 25 years of augmentation therapy［J］. Eur Respir Rev, 2015, 24（135）: 46-51.

［5］GREULICH T, VOGELMEIER C F.Alpha-1-antitrypsin deficiency: increasing awareness and improving diagnosis［J］. Therap Adv Respir Dis, 2016, 10（1）: 72-84.

（蒋业贵　陈耀凯　许晓蕾）

八、肝豆状核变性

【中文名】

肝豆状核变性。

【英文名】

hepatolenticular degeneration。

【同义名】

Wilson 病（Wilson disease）。

【定义、简史】

本病是一种铜代谢障碍性疾病，属常染色体隐性遗传性铜贮积病。1912 年 Wilson 报道 12 例家族性、致死性综合征患者，临床特征为不自主运动、痉挛、发音障碍和进行性豆状核变性伴肝硬化。1920 年 Hall 报道本病在同胞兄弟姐妹中更为常见。1948 年 Cumings 发现本病患者肝脏和脑组织铜水平升高，证实铜是引起本病的病因。1953 年 Beam 证实本病遗传方式为常染色体隐性遗传。最近，遗传学研究已将本病遗传基因定位于13q14 ~ q21,基因编码 P 型 ATP 酶,该酶参与铜蓝蛋白的合成并促进胆汁铜的排泄。

【病因与发病机制】

铜是机体必需的微量元素之一，与多种关键酶的活性密切相关。铜浓度升高会影响多种细胞内系统，包括 DNA、细胞器膜和微管。过量铜所产生的毒性作用是通过自由基介导的，自由基的产生能使谷胱甘肽、氧化脂质、酶和细胞骨架蛋白耗竭，铜水平下降则能使临床症状和组织学改变得以改善。在肝细胞受损的初期阶段，内质网、线粒体、过氧化体和核均可出现异常，导致线粒体酶活性消失，也可导致脂质过氧化和三酰甘油在肝细胞内积聚。

肠道铜吸收功能及胆道对排泌铜的重吸收功能，在纯合子和杂合子患者无差别，与正常人或肝硬化患者也无差异，表明铜摄取过量不是本病主要机制。实际上，胆汁铜排泌功能受损才是引起体内铜超载的根本原因。本病患者经原位肝移植后铜代谢异常可得以纠正，表明肝脏为原发缺陷部位。

铜蓝蛋白负责血浆铜的转运，该蛋白为一种蓝色 α_2- 糖蛋白，是人血中主要的铜结合蛋白，约结合 70% 血清总铜。酮蓝蛋白几乎全部由肝脏合成。在 Wilson 病患者中，ATP7B 蛋白的功能障碍导致铜运输到高尔基体和囊泡受损，并减少胆汁分泌，致使铜无法适当地排泄到胆汁中。肝细胞内铜含量升高，导致肝细胞死亡，铜渗漏入血浆。未结合铜的铜蓝蛋白释放入血后迅速被降解，血中的铜蓝蛋白显著降低，游离铜明显升高。大量铜蓄积于肝、脑、肾、骨关节、角膜等组织和脏器，患者出现肝脏损害、神经精神表现、肾脏损害、骨关节病及角膜色素环（Kayser-Fleischer ring，K-F 环）等表现。

【病理改变】

1. 肝脏 肝脏是铜最先蓄积的器官。出生后最初几年内，无症状者肝脏颜色、大小和外观正常。在儿童期，肝脏增大、颜色变浅并出现脂肪变性。随着病情向肝硬化进展，肝脏缩小，表面出现结节。年轻的无症状患者肝活检标本最早的组织学改变包括肝细胞质内有小泡或大泡脂滴，常伴有汇管区周围肝细胞呈气球样变，胞核富含糖原。在此阶段，过量铜弥漫分布于细胞质内，常规组化染色无法检测。线粒体改变包括呈多种形态、基质密度增加、内膜间隙和嵴间隙有不同程度增宽、大量颗粒及包涵体，但以上病变可不同时存在。随着病情进展，病理学改变自脂肪浸润转为汇管区周围纤维化，然后转为桥接纤维化，常伴有中度单核细胞浸润而无肝细胞坏死表现。

2. 神经系统 整个中枢神经系统均可有变化，但以双侧豆状核、视丘、尾核、脑岛和带状核为主，尤以豆状核内的壳核最为显著。大脑半球有不等程度的萎缩，豆状

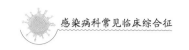

核缩小、软化和小空洞形成。组织学变化示神经细胞变性和坏死，星形胶质细胞肥大、增生和变性，形成 Alzheimer 细胞、巨原生质性星形细胞和 Opalski 细胞。

3. 肾脏　铜在近曲小管沉着，细胞呈脂肪和水样变性。

4. 角膜　铜沉积于角膜后弹性层周围，形成棕绿色环状色素沉积，即 K-F 环。晶体囊壁铜沉着可形成向日葵状白内障。

【临床表现】

典型临床表现为肝脏和（或）神经系统功能障碍。虽然患者出生时即已患病，但一般至儿童期后才会出现临床症状。发病年龄多为 5 ~ 35 岁，也有 3 岁起病的肝硬化患者，或 80 岁才出现症状者。据统计，3% ~ 4% 的患者发病年龄在 40 岁以后。

1. 一般表现和肝脏表现　包括乏力、倦怠、恶心、呕吐、营养不良、上腹部或右上腹部疼痛、黄疸、蜘蛛痣、脾大、腹水，可出现内分泌异常，表现为原发或继发闭经、男性乳房发育或发育迟缓。肝病可分为 3 种临床类型：急性肝炎、慢性肝炎 / 肝硬化和暴发性肝衰竭。急性肝炎症状较轻，经护肝降酶治疗可好转；绝大多数病例肝损害为慢性隐匿性发展，并进展至肝硬化；以急性重型肝炎伴溶血性贫血起病者，致死率高达 95%，除非进行肝移植，否则常于数日或数周内死亡。

2. 神经精神症状　神经系统症状可急骤发生并迅速进展，于起病后数月或数年内死亡。早期症状包括腕部震颤、扮鬼脸、口吃和书写困难等，同时可有步态僵直、吞咽困难、四肢呈波动性强直、表情贫乏和固定、流涎。此时智力仍较好，但可有某些精神紊乱。常见慢性神经系统变化可分为两大类：一类以震颤为主；另一类以肌肉强直为主。震颤最先发生于运动时（如写字、吃饭、驾车等），侵犯部位依次为腕、四肢、头和颌，以后呈显著的扑翼样震颤，且因随意运动而加剧。其他常见症状为肌肉强直、多动、口齿不清、吞咽困难、多动及面部肌肉强直使表情缺少。无感觉丧失或锥体束征。肌张力障碍表示预后恶劣。智力和记忆力可减退，有时类似精神分裂症、癔症、躁狂性精神病或偏执狂。脑电图显示弥漫性非特异性改变。

3. 眼睛　K-F 环是诊断本病的重要体征之一。该环位于角膜周围缘的膜后弹力层，可呈棕色、绿色或金黄色，宽可达 2 mm，明显时用斜照灯或肉眼即可看到，但通常需用裂隙灯角膜显微镜检查。此色素环与铜及铜结合蛋白沉着有关。慢性型病例，其阳性率可达 90% 以上，急性病例阳性率仅 60% 左右。经长期青霉胺驱铜治疗后，角膜环可逐渐消退。此外，K-F 环尚可见于长期胆汁淤积伴有铜沉的患者。如果色素沉着于晶体囊壁时，可出现葵花状白内障。

4.肾脏　近曲肾小管功能受损表现为氨基酸尿、糖尿、尿酸尿、高磷酸尿和高钙尿。远曲肾小管也可受损，出现肾小管性酸中毒。少数病例有肾结石。

5.其他　X线检查常有脱钙现象、骨质软化、佝偻病、自发性骨折、关节下囊肿、骨关节痛、分离性骨软骨炎和软骨钙化症。患者可有膝关节或其他大关节疼痛和僵硬。继发于肝病的内分泌改变，可表现为闭经、不育或男性乳房发育等。胰腺受损可表现为胰功能不全和糖尿病。某些患者出现皮肤色素沉着，特别是胫部。指甲弧可呈蓝色。

【辅助检查】

1. 血浆铜蓝蛋白　血浆铜蓝蛋白是一种急性期反应蛋白，正常值为 1.3 ~ 2.6 μmol/L（20 ~ 40 mg/dL）。在急性炎症反应、组织破坏、妊娠、口服避孕药时有增高，严重营养不良时降低。本病患者血浆铜蓝蛋白水平明显降低，约 95% 典型患者低于 1.3 μmol/L（20 mg/dL），且呈逐渐下降趋势。

2. 尿铜、血铜　24 h 尿铜含量增加，正常人 < 40 μg/24 h，患者可高达 100 ~ 1 000 μg/24 h。口服青霉胺后（250 mg/ 次，每 6 h 一次）增至 1 500 ~ 3 000 μg/24 h。检测尿铜时必须用不含铜的容器收集标本。血清铜则降低，多为 3 ~ 10 μmol/L，而正常人一般为 11 ~ 24 μmol/L。

3. 肝铜　为最具诊断价值的检查之一。肝穿刺针必须用 EDTA 液洗涤和用 5% 葡萄糖液冲洗以去除铜。正常人肝铜含量平均为 32μg/g 干重（< 55 μg/g 干重），本病时平均高达 1 622 μg/g 干重（范围 200 ~ 3 000 μg/g 干重）。在原发性胆汁性肝硬化和长期肝内或肝外胆汁淤积时亦增高。慢性病毒性肝炎和肝炎肝硬化时为正常。

4. 放射性核素铜参入试验　口服 ^{64}Cu 2 mg，于 1 h、2 h、4 h 和 48 h 测血清核素活力。正常人口服 1 ~ 2 h 时出现高峰，以后下降，随后因铜掺入合成血浆铜蓝蛋白，释放至血液，在 48 h 内缓慢上升。本病时，起始 1 ~ 2 h 出现高峰，但下降后，因铜掺入受阻，不再上升。

5. 肝生化功能试验　常规肝功能试验可有一定损害，但无特异性。

6. 基因检测　ATP7B 基因检测被认为是诊断威尔逊病的金标准。然而，由于基因突变的多变性，寻找常见的多态性会忽略可能的致病突变，建议直接对整个基因进行测序。

7. 影像学检查　脑 CT 显示脑室扩大或脑实质软化灶。MRI 检查显示第三脑室扩大，丘脑豆状核、苍白球有局灶病变。

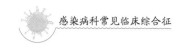

【诊断与鉴别诊断】

对于大多数有症状者，通过测定血清铜蓝蛋白、24 h 尿铜和观察 K-F 环即可确诊，一般不需肝活检。如果在功能性损害发生之前确诊为本病并开始治疗，可阻止患病者出现临床表现，所以患者直系亲属均应进行筛查。评估项目应包括病史、体格检查、眼部裂隙灯检查、肝功能试验、血清铜蓝蛋白检测等，若不能确诊可进行肝活检和肝脏铜定量检测。^{64}Cu 参入试验一般用于研究和发现杂合子。部分患者血浆铜蓝蛋白正常和（或）角膜 K-F 环阴性，此时尿铜、血铜和肝组织学免疫组化及铜含量测定和基因检查有助于确立诊断。本病需与其他原因的肝硬化、慢性肝炎和暴发性肝炎鉴别。

【治疗】

治疗原则：早期治疗、终身治疗、终身监测。

1. 饮食　大多数食物中都含有铜，尚未发现完全不含铜的食物。患者食谱应最大限度地避免铜含量丰富的食物，如肝脏、贝类、巧克力、蘑菇、坚果、麦麸和干果等。饮用水应使用家用净水器，使水质软化。

2. 药物治疗

（1）D- 青霉胺（d-penicillamine，DP）　具有络合和排铜作用，口服 1 g/d，可使尿铜排泄 1 ~ 3 mg。常用剂量为 1.0 ~ 1.5 g/d，分 3 ~ 4 次在餐前服用。可以 0.5 g/d 开始，并逐步增至 1.25 ~ 1.5 g/d，维持量 0.75 ~ 1.0 g/d。青霉胺效果显著，但临床显效慢，应耐心坚持服用，有些病例甚至 6 个月以后才见疗效。本药需长期服用，经数年后直至肝含铜量明显降低后才考虑减量。不良反应包括皮疹、白细胞和血小板减少、再生障碍性贫血、蛋白尿和红斑狼疮样综合征等。可给予维生素 B$_6$ 20 mg/d，以免发生维生素 B$_6$ 缺乏症。

（2）二巯丙磺酸钠（sodium dimercaptosulphonate，DMPS）　本药含有 2 个巯基（—SH），可将已经与细胞酶结合的金属离子夺出，结合成一种稳定无毒的环状络合物，从尿液排出，解除金属离子对细胞酶系统的抑制作用，临床疗效显著。推荐用于神经精神症状和轻中度肝脏损害的 Wilson 病患者，以及不能耐受 D- 青霉胺或使用 D- 青霉胺出现症状加重的 Wilson 病患者。

（3）二巯丁二酸胶囊（dimercaptosuccinic acid，DMSA）　本药亦含有 2 个巯基，在体内能与游离铜结合成毒性较小的硫醇化合物，从尿排泄。推荐用于有轻 - 中度肝脏损害和神经精神症状的 Wilson 病患者，尤其当患者对 D- 青霉胺过敏或不耐受时，DMSA 可替代 D- 青霉胺长期口服维持治疗；或与 D- 青霉胺交替服用，减轻长期服用 D- 青霉胺的不良反应及长期用药后的药效衰减作用。

（4）曲恩汀（trientine）　本药价格昂贵，药源困难，迄今在国内不可及。

（5）锌制剂　锌制剂（醋酸锌、葡萄糖酸锌、硫酸锌）25～50 mg 口服，3 次 /d，可有效地阻断肠道铜吸收。由于起效慢，不推荐作为初治一线用药，宜作为维持疗法。

（6）其他药物　骨骼脱钙者，可补充维生素 D、钙剂等。

3.肝移植　肝衰竭或严重肝硬化患者，可行原位肝移植，移植后症状、体征均有明显改善，1 年生存率为 79%。肝移植不适用于伴有顽固性肝外表现者（如神经系统损害）。

4.基因治疗　基因治疗旨在向肝细胞提供足够数量的有功能 ATP7B 蛋白，在肝脏及神经系统症状发作之前的疾病早期阶段恢复铜代谢。目前的基因治疗尚处于动物研究阶段，未真正应用于临床。

【预后】

本病预后取决于诊断和治疗是否及时。在神经症状出现前，采用青霉胺治疗效果良好；如果已出现明显神经系症状，特别出现肌张力障碍时，则预后不佳；急性神经型和基底节囊性病变者，即使治疗也不能逆转；仅有慢性肝炎表现者，经积极治疗后大多明显好转，可正常生活，但也有部分患者效果差。死亡原因为肝衰竭、食管静脉曲张出血和继发感染。

（许晓蕾　陈耀凯　蒋业贵）

九、卟啉病

【中文名】

卟啉病。

【英文名】

porphyria。

【同义名】

紫质病、血紫质病（hematoporphyria）。

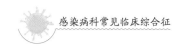

【定义、简史】

本病是一组由于血红素生物合成过程中所需酶类缺陷所致的遗传性和代谢性疾病。由于血红素生物合成途径的中间代谢产物均冠以"卟啉"，卟啉病因此而得名。卟啉（porphyrin）一词来源于希腊文 porphyra，意为紫红色，porphyrin 曾译为紫质，因此卟啉病过去也称为紫质病或血紫质病。虽然医学文献对卟啉病的描述可追溯至 19 世纪末期，但对其病因的认识始于 1970 年，Strand 等首先证实此类疾病与卟胆原脱氨酶活性不足有关。1986 年，首次证实与卟啉病相关的酶缺乏系相应基因突变所致，目前已成功克隆所有卟啉病的相关基因。常见的卟啉病包括急性间歇性卟啉病（AIP）、迟发性皮肤卟啉病（PCT）以及红细胞生成性性原卟啉病（EPP）。多数卟啉病为常染色体显性遗传，但其外显率不尽相同。约 80% 携带卟啉病单一基因的患者临床上无任何症状，约 66% 处于卟啉病潜伏期的患者体内卟啉前体含量及分泌仍保持正常。

【病因、发病机制与分类】

血红素合成过程中需要 8 种主要酶的催化作用，除第一步骤的 δ - 氨基 - γ - 酮戊酸（ALA）合成酶外，其他步骤任何酶的缺乏均可导致卟啉病。酶缺陷会造成：①卟啉代谢中间产物在体内堆积；②终产物血红素供应不足。这是卟啉病发病机制的两大原因。

虽然卟啉病确切的发病机制尚不十分清楚，但体内异常的卟啉及其前体水平增高导致的中毒效应与本病直接相关。一般认为，卟啉前体 δ-ALA 与卟啉病急性发作时神经功能失调症状有关，而卟啉本身可能与卟啉病时皮肤病变及表现有关。

各类卟啉病的遗传方式或显性或隐性。若该酶为限速酶，酶活性减低明显影响血红素合成，常表现为显性遗传。若非限速酶，即使酶量减少 50% 也不会影响血红素合成，只有纯合子才会发病，如 ALA 脱水酶缺乏症为隐性遗传。此外，即使同一等位基因突变，突变类型及其对该酶结构与功能影响的程度亦不相同，也决定其临床表现不尽相同，因此卟啉病有明显的遗传异质性。

由于血红素主要由肝脏和骨髓合成，习惯上将卟啉病分为肝原性及红细胞原性卟啉病。肝原性卟啉病包括：①急性间歇性卟啉病（AIP），由 PBG 脱氨酶缺陷所致，属常染色体显性遗传；②遗传性粪卟啉病（HCP），由粪卟啉原氧化酶缺陷所致，属常染色体显性；③变异性卟啉病（VP），由原卟啉原氧化酶缺陷所致，属常染色体显性遗传；④ ALA 脱水酶缺乏症（ADP），由 ALA 脱水酶缺陷所致，属常染色体显性；⑤迟发性皮肤型卟啉病（PCT），由尿卟啉原脱羧酶缺陷所致，分散发型和家族型（占少数），后者常为常染色体显性遗传。红细胞性卟啉病包括：①先天性红细胞生成性卟啉病（CEP），由尿卟啉原Ⅲ合成酶缺陷所致，属常染色体隐性遗传；②红细胞生成性原卟啉病（EPP），由亚铁螯合酶缺陷所致，属常染色体显性或隐性遗传；③ X- 连锁原卟啉病（XLPP），由 ALA 合成酶缺乏所致，遗传方式为 X- 连锁遗传。

【临床表现】

作为一组与血红素代谢有关的疾病，各型卟啉病临床表现虽有相似之处，但由于涉及的具体酶缺陷不同，各型疾病仍有其特点。

1. 急性肝原性卟啉病　本组疾病包括急性间歇性卟啉病（AIP）、遗传性粪卟啉病（HCP）和变异性卟啉病（VP）。患者常表现为严重的复发性神经症状，包括恶心、呕吐、腹痛，外周神经感觉异常，甚至上行性麻痹、四肢麻痹。常伴有精神症状，如抑郁或躁狂、幻觉、癫痫发作或神智错乱。但上述症状在不同患者中可有很大差异。药物、吸烟和饮酒等可激活肝脏细胞色素 P450 酶系统而诱发或加重卟啉病急性发作。然而即使没有特殊诱因，本病亦可发生自发性急性发作。

（1）急性间歇性卟啉病（AIP）　为最常见的急性卟啉病。呈急性间歇性发作，以精神神经症状为主，表现多种多样。AIP 多发生于青春期后或青年期，女性多于男性。临床上，AIP 仅有神经内脏及神经精神症状，而不会有皮肤损伤表现。最常见的症状是腹痛，有时很剧烈，甚至被误诊为急腹症施行手术。其他症状包括多汗、恶心及呕吐和心动过速。一般预后好，经适当处理后可痊愈。严重发作可导致致命性并发症，包括难治性癫痫、肢体甚或脊髓麻痹。病程长短不一，少则数小时或数日，多则数月，严重运动障碍者可拖延数年。

（2）遗传性粪卟啉病（HCP）　由粪卟啉原氧化酶缺乏所致。临床表现与 AIP 相似。女性患者多于男性，与妊娠、月经、服用避孕药有关。最常见的诱因是服用巴比妥类药物。神经症状与 AIP 相似。与 AIP 不同的是约 30% 有皮肤光敏现象，患者暴露于阳光的部位发生疱状或大疱性皮疹。一般杂合子病情较轻，纯合子病情较重。

（3）变异性卟啉病（VP）　常见于南非人种。临床表现与 HCP 类似，以光暴露区皮肤慢性起疱性皮损和（或）急性神经内脏损害为特征。两者鉴别依赖实验室检查。

2. 迟发性皮肤卟啉病（PCT）　PCT 是最常见的人类卟啉病，通常在中年或晚年发病，患者表现为手背和其他阳光暴露区慢性水疱性皮肤损害；肝功能异常，肝活检镜下可见肝细胞内针状结晶的卟啉。肝红细胞生成性卟啉病（HEP）是家族型 PCT 的纯合性或复合杂合性形式，由肝脏 UROD 活性显著降低所致，罕见，通常于儿童期发病，主要表现为慢性皮肤光敏性水疱，轻度贫血常见，可能伴有肝脾肿大。

临床上典型 PCT 患者常伴有肝脏损伤，约 2/3 的患者有转氨酶升高。在紫外灯下，

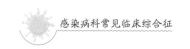

这些患者的肝活检组织呈红色荧光。PTC 亦常伴有不同程度肝脏铁负荷过剩，肝组织可见含铁血黄素沉积。这些患者也可有不同程度肝脏脂肪浸润。

3. 红细胞原性原卟啉病（EP） EP 为另一种常见的卟啉病，包括 EPP、XLPP 和 CEP，卟啉前体物质主要在骨髓幼红细胞产生。其流行率为 1∶（5 000 ~ 10 000）。EP 患者主要表现为对光过敏，多从婴儿期开始并持续终生。患者暴露于阳光后常感觉皮肤灼痛或刺痛，但一般不会像 PTC 那样发生大疱疹。EP 患者可伴有肝脏损伤，程度可从轻度转氨酶升高至肝硬化，甚至出现严重的肝功能衰竭。EP 患者伴有肝损伤时，一旦出现黄疸则预后较差。

【诊断与鉴别诊断】

由于卟啉病为一组血红素代谢异常的疾病，其临床表现常涉及神经精神、肝脏和皮肤等不同系统，因而对本组疾病的警觉和认识是临床诊断的基础。详细的病史、家族病史及体检常为诊断本病提供重要诊断线索。例如，与吸烟、饮酒或药物相关的腹痛伴神经精神症状为 AIP 典型表现，CHC 患者如发生以手背侧、前臂为主的大疱疹应考虑 PTC。

各型卟啉病有其特异酶缺陷的病理基础，因此其诊断有赖于相应的生物化学检查。由于有些生化指标只在急性发作期才有明显增高，故目前多主张以酶活性测定为诊断依据。需要指出，对伴有肝损伤的卟啉病，其他诊断应包括判断肝损伤程度及并发症。如 PTC 患者，应排除 CHC、肝铁负荷过剩及 HCC。

【治疗】

作为一组先天性遗传病，目前尚无从病因上根治卟啉病的有效方法。卟啉病治疗应着眼于：①改变生活方式，避免疾病急性发作与加重；②控制急性发作；③治疗与卟啉病有关的其他疾病及防治并发症。

调整生活方式是卟啉病治疗的重要部分。首先应为患者提供有关知识教育，帮助其认识疾病过程及防止急性发作的方法。激素、饥饿、药物是常见的诱发因素，应激状态、感染、酗酒、吸烟、外科手术或其他疾病也可诱发。能诱发急性卟啉病发作的常见药物为苯巴比妥、磺胺、口服避孕药、甲丙氨酯（眠尔通）、灰黄霉素等。对于有皮肤损伤的卟啉病，尤其 PTC 和 EP，应避免暴露于阳光。

急性发作的处理主要是对症治疗。腹痛患者应给予止痛剂，且常需要给予吗啡类强效止痛剂。静脉输入含糖液体能防止脱水症状，减缓患者痛苦。每日给予葡萄糖类液体口服或静脉注射 2 000 mL 或以上。如 24 ~ 48 h 后无改善，可静脉注射血红素 3 ~ 4

mg/（kg·d），连续 4 d。适当的心理或精神科会诊、治疗对某些患者病情可能有帮助。

治疗 PTC 还应注意其他相关疾病的处理。对伴有 CHC 的患者如无禁忌证时应考虑抗病毒治疗。有肝铁负荷过剩者亦应放血治疗，对放血不能耐受者可口服羟基喹啉，3 次 /d，每次 100~200 mg。皮肤科会诊及局部治疗有时亦有帮助。PTC 患者应定期普查 HCC。

【预后】

皮肤卟啉病患者的期望寿命通常正常，除非出现肝功能异常，但疾病会严重影响患者的容貌，对患者生活质量影响较大。肝性血卟啉病急性发作的即刻疗效良好，但长期反复发作后疗效欠佳。少数发作与妊娠、月经周期有关的妇女，若能避免妊娠、适当应用激素及口服避孕药等，可获长期缓解。伴有神经症候群者预后不良，患者常于一次急性发作中死于上升性瘫痪或呼吸麻痹，病死率为 15%~20%。第一次腹痛发作与末期神经症候群可相距数年。迟发性皮肤型预后一般较好，早期患者通过避免诱发因素及发作期给予适当支持治疗，病死率已大为降低。

【参考文献】

［1］中华医学会血液学分会红细胞疾病（贫血）学组 . 中国卟啉病诊治专家共识（2020 年）［J］. 中华医学杂志，2020，100（14）：1051-1056.

［2］YANG J, ZHU T N, ZHAO Y Q, et al. Acute intermittent porphyria in the North of China: the acute attack effect on quality of life and psychological condition［J］. BioMed Res Int, 2018, 2018: 3216802.

（鲁雁秋　许晓蕾　刘　敏）

十、遗传性血色病

【中文名】

遗传性血色病。

【英文名】

hereditary hemochromatosis（HH）。

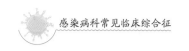

【同义名】

特发性血色病（idiopathic hemochromatosis）。

【定义、简史】

本病是一种原发性铁负荷过重导致的疾病，为常染色体隐性遗传。由于相关基因突变，小肠对铁吸收过多，过量的铁在肝实质细胞、心脏、关节、胰腺和其他内脏器官发生病理性沉积，最终导致肝硬化、心肌病、糖尿病、内分泌腺功能减退、皮肤色素沉着和关节病变等临床表现。1996 年，分子遗传学家运用定位克隆技术克隆出血色病特异性基因 HFE，HFE 蛋白表达于十二指肠隐窝处。

本病并非一种罕见病，北欧居民中每 250～300 人中有 1 人患病，澳大利亚来自北欧及英伦三岛的移民中也有很高的流行率。东欧和南欧地区发生率较低，非洲土著、美洲印第人、亚洲和太平洋群岛人群中少见。我国发病率不明，迄今仅有少数个案报道。

【病因与发病机制】

遗传性血色病为常染色体隐性遗传，与 6 号染色体短臂的人类白细胞抗原 A（HLA-A）位点密切相关。根据基因突变类型，遗传性血色病将其分为四型，1 型为经典血色病，系 HFE 基因突变；2 型为青少年型血色病，系 HJV 基因和 HAMP 基因突变；3 型为 TFR2 基因突变；4 型为 SLC40A1 基因突变。1 型是遗传性最强的 HH，也是最常见的类型，分为 3 个亚型，均为常染色体隐性突变：C282Y、H63D 和 S65C。纯合或杂合突变的出现决定了铁超载的表达和严重程度。HFE 基因突变使 HFE 基因表达减少，功能下降，从而降低细胞对铁的摄取，细胞内游离铁含量降低，从而使小肠对铁的吸收明显增加，大于每日铁的排泄量，最终导致体内铁负荷过多。2 型 HH 是最严重的形式。2 型 HH 涉及血红蛋白（HJV）基因或肝脏抗菌蛋白（HAMP）基因的突变，这 2 种基因都是常染色体隐性基因。这 2 种突变都会导致海普西丁（hepsidine）水平降低，低水平的海普西丁会导致更多的铁被吸收和储存，肠道铁吸收和铁释放之间不平衡。3 型 HH 涉及转铁蛋白受体 2 基因的突变，是常染色体隐性遗传，并导致低水平的海普西丁，也会导致肝素缺乏症。4 型 HH 有 2 种亚型，这 2 种基因都是常染色体显性基因，可以减少铁的输出。

铁负荷过多是 HH 病组织和器官损伤的主要原因。铁主要沉积于肝脏、心脏、胰腺、垂体、关节及皮肤等部位。肝脏是铁沉积的主要场所，通常以铁蛋白形式贮存，过多时则含铁血黄素贮量增多。育龄妇女患 HH 者很少，因为每次月经损失铁约 1.4 mg，妊娠和分娩亦损失铁，因此妇女患病多发生于停经以后。酗酒和高铁饮食（如肉食）可加速或加重 HH 的病情。铁沉积导致组织损害是由于铁刺激 Kupffer 细胞分泌 TNF-α 和其他促炎性介质，使星形细胞活化，分泌细胞间质和促进胶原生成，形成纤维化。HH 纤维化与其他肝病不同，一般很少伴有炎症反应。同时铁沉积可促进脂质氧化反应，损伤细胞膜、线粒体、溶酶体、内质网和胞质膜，损伤 DNA 和大分子蛋白，使细胞功能失常。

【病理改变】

本病最突出的病理变化是各脏器实质细胞内有不同程度的含铁色素（铁蛋白、铁血黄素）和非铁色素（脂褐素和黑色素）沉着，并伴有纤维化。

1. 肝脏　肝肿大，呈铁锈色或赤红色，肝重增加。HFE 相关的 HH、青少年 HH 和 3 型 HH 中的铁储存早期为汇管区纤维化，肝细胞和胆管上皮内大量铁沉着，小叶周围区最为明显，Kupffer 细胞内铁沉着较少。而在 4 型 HH 中，铁优先存在于 Kupffer 细胞中。组织化学染色可显示含铁血黄素反应呈阳性，染成蓝色。肝细胞可有凋亡或坏死，但无明显炎症反应。纤维化发展成桥状连接，包围肝小叶并形成假小叶，最后小叶结构完全破坏，形成肝硬化。

2. 胰腺　棕红色，颜色类似肝脏，质地坚硬，镜下见胰腺腺泡细胞、胰岛细胞和巨噬细胞内有大量含铁血黄素沉着，伴有小叶内和小叶间明显纤维化，胰岛细胞数目亦因而减少。

3. 心脏　心脏明显肥大，肌纤维数量减少，被位于肌鞘内的色素块所取代。可有肌纤维变性、断裂和坏死。冠状动脉硬化常见。

4. 内分泌腺　垂体、肾上腺、睾丸、甲状腺和甲状旁腺都有铁色素沉着，伴有程度不等纤维化。睾丸较正常小，柔软，生殖上皮萎缩，但色素沉着少，在纤维化的结缔组织和血管壁内有明显铁质沉着。

5. 皮肤　表皮层、毛囊和皮脂腺均萎缩，表皮基底层内黑色素明显增多。表皮内无铁质。真皮和汗腺内有很多细小的含铁血黄素颗粒。结缔组织、血管壁和巨噬细胞内也有铁质沉着。

6. 关节　滑膜细胞内有含铁血黄素，滑囊内有纤维化，骨质亦可变性。

【临床表现】

多数于 35～60 岁发病，其中 45～60 岁者居多。男性约为女性发病人数的 10 倍。本病患者有相当长的无症状阶段，此后可表现为非特异性症状，如乏力、皮肤色素沉着、关节酸痛、性欲减退等，易被忽视。本病最主要的临床表现为皮肤色素沉着、糖尿病、肝硬化和性腺功能减退。在 35 岁之前，极少发生明显肝损伤。一旦患者年龄超过 40 岁，其肝脏含铁量可超过 10 000 μg/g 肝组织干重。肝脏活检可有不同程度纤维化，甚至肝硬化。

1. 皮肤色素沉着　发生率为 85% ~ 100%，25% ~ 40% 的病例为首发症状。皮肤色泽呈灰褐色或青铜色，在暴露部位、腋部、腹股沟、生殖器和陈旧瘢痕处最为显著。约 30% 病例的眼结膜、眼睑缘和 10% ~ 15% 患者的口腔黏膜亦有色素沉着。皮肤光滑、柔软和干燥，胡须、腋毛和阴毛稀少。

2. 肝硬化　绝大多数患者有肝脏肿大，充实或偏坚硬，很少压痛。常伴有消化不良、腹胀、上腹痛、肝区痛。脾肿大发生率为 30% ~ 60%。黄疸较少见，且一般为轻度。肝硬化失代偿期可有腹水、腹壁静脉曲张等门静脉高压症表现。蜘蛛痣较少见。

3. 糖尿病　70% ~ 80% 的病例患有糖尿病，约 25% 的病例为首发表现。自觉多饮、多食、多尿，可能并发肾病、神经疾病、周围血管病变和视网膜病变。糖尿可为轻度，不易觉察，或仅存在葡萄糖耐量试验异常。糖尿病一般较易控制，但亦有出现对胰岛素抵抗者。

4. 内分泌腺异常　性功能减退较常见。尤其是年轻男性患者：表现为性欲减退、勃起功能障碍、睾丸萎缩、阴毛稀少等。女性患者表现为闭经、性欲减退等，垂体和肾上腺皮质功能也有减退。

5. 心脏　约 1/3 的患者有心律失常，15% 的患者可出现心力衰竭、心绞痛。心电图示低电压、T 波变化、早搏、心房和心室颤动、束支传导阻滞等。X 线检查可见全心扩大，可呈球形似心包炎表现。

6. 关节　关节痛见于 25% ~ 50% 的病例，多见于第 2、第 3 掌指关节，X 线示囊性和边缘硬化改变。膝和髋关节也可累及。

【辅助检查】

1. 血清铁蛋白与血清转铁蛋白饱和度（TS）　血清铁蛋白和 TS（血清铁 / 总铁结合力）检测常作为本病筛查手段，仅靠血清铁升高诊断本病并不可靠。晨起空腹测定十分重要，可减少 80% 的假阳性。血清铁蛋白正常为 220 ~ 410 g/L，本病患者下降为 200 ~ 300 g/L，铁蛋白测定有助于监测放血疗法的效果。TS 正常值界线男性定为 < 60%，女性 < 50%，灵敏度 0.92，特异性 0.93，阳性预测值 86%。另外，不饱和铁结合力（UIBC）也被证明在诊断上的准确性可与 TS 相当，可作为 HH 的替代筛查试验。

2. 细胞遗传学检测　可检测 HFE 基因突变，如 C282Y 纯合子、C282Y/H63D 杂合子及 H63D 杂合子等。UIBC < 26 mmol/L 检测 C282Y 纯合子的敏感度和特异度都高达 90%。

3.脏器功能试验 一般肝功能试验大多正常，可有转氨酶轻度增高和BSP滞留，晚期患者肝功能损害较著。胰腺、肾上腺、性腺和垂体功能试验可异常，血清内睾酮、雌二醇和泌乳激素水平低下，尿内17-酮和17-羟固醇含量减少。

4.肝活检 肝活检可定量分析肝铁含量，判断疾病活动程度及纤维化程度，排除其他肝脏疾病。鉴于目前HFE基因检测的广泛应用，肝活检主要用于判断纤维化分期。铁染色可用于初步评估肝铁含量及分布，更精确的方法是直接测量干燥后肝组织内铁含量，称肝铁浓度（HIC）。由于肝铁含量因年龄而异，HIC可以年龄因素进一步校正为肝铁指数（HII）。HII超过1.9 μmol/（g·年）可准确鉴别C282Y纯合突变的HH患者和C282Y杂合突变携带者，虽然HII < 1.9时不能完全排除HH，但HII > 1.9对于C282Y纯合突变者提示明显的铁负荷过剩。

5.影像学检查 MRI，特别是T2加权成像，是另一种可用于诊断HH引起的铁超载和无创性评估HIC的方法。肝脏铁导致肝脏信号强度丧失，与铁沉积量成比例增加，然后通过测量肝脏的信号强度与参考组织（例如棘旁肌肉）的信号强度之比来量化肝铁。

【并发症】

1.肝癌 HH合并肝硬化患者发生原发性肝细胞癌的危险率为正常人群的200倍左右，约14%的本病患者可并发肝癌，放血疗法后仍有发生肝癌的危险。如果患者出现病情恶化、肝脏迅速增大、腹痛和腹水，应警惕肝癌。

2.门静脉高压和肝功能衰竭 见于晚期患者。

3.革兰阴性杆菌败血症和腹膜炎 铁过载还可能导致机体对某些感染的易感性，如大肠杆菌和假结核巴氏杆菌等细菌，有发热、畏寒、急性腹痛、休克等表现。可能由于铁蛋白释放到血液内，使机体抗感染能力低下。

4.心力衰竭和猝死。

【诊断与鉴别诊断】

本病诊断分为血清学铁代谢标志、遗传学和组织学3个步骤。体内铁贮存量的间接血清学指标为第一步。血清TS异常者需要进一步的遗传学（或基因型）检查，从病因上确诊HH以及HFE基因突变（C282Y及H63D）。对TS异常者进行基因检查，可发现早期HH患者，此类患者进行预防性放血治疗可取得积极疗效。肝活检对血色病的诊断至关重要，完整的HH临床诊断必须包括肝细胞学活检。肝活检可定量分析肝铁含量，判断疾病活动程度及纤维化程度，排除其他肝脏疾病。

为了达到早期诊断，可对高危人群进行有目的的筛查。目标人群包括：①有症状

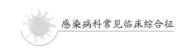

患者，原因不明的肝病伴有铁标志异常；2 型糖尿病伴有肝肿大，肝酶增高或心肌疾病；不典型关节病、心脏病和男子性功能低下。②无症状者：HH 患者的第一代亲属；常规体检时血清铁标志异常；意外发现原因不明的肝肿大和（或）肝酶异常。

许多其他肝脏疾病，甚至其他系统疾病，可导致继发性铁负荷过剩。因此 HH 应与以下疾病相鉴别：酒精性肝硬化、肝炎肝硬化、糖尿病、Addison 病、银质沉着病、黑变病、性腺萎缩等。

【治疗】

由于 HH 导致的器官损伤与体内铁负荷过剩相关，治疗效果取决于早期诊断和及时有效地纠正铁负荷过剩。HH 治疗原则包括：①有效减少体内过剩的铁负荷；②防止肝脏及其他器官损伤；③对于晚期患者，应保护受损器官，防止器官功能衰竭及并发症。

HH 患者应食用含铁少的食品。服用药物时，应注意避免含维生素 C 和铁质的品种。患者必须戒酒，肥胖者应减肥。同时患乙型或丙型肝炎者应给予适当抗病毒治疗。

放血疗法为目前治疗 HH 的主要手段。每 500 mL 血约含铁 250 mg，而患者体内贮存的铁约等于此数的 200 倍，需历时 3 ~ 4 年才能清除。每周放血 1 次，每次 500 mL，甚至在患者能耐受的情况下可每周 2 次放血。治疗开始时，应每周检查血红蛋白、红细胞、血浆白蛋白、血清铁、铁结合饱和度、铁蛋白，以后改为每 1 ~ 2 个月测定 1 次，直至血清铁蛋白维持在 50 ~ 100 ng/mL 和 TS < 30%。放血疗法的血清铁蛋白达标后，即表示其诱导治疗完成，之后只需每年放血 3 ~ 4 次，以维持其血清铁蛋白在 50 ng/mL 水平。放血疗法治疗前和过程中，需检测血红蛋白水平，以确保其高于 110 g/L。

如果在发展至肝硬化和糖尿病之前已经确诊并给予治疗，可提高患者生存率、提高生活质量、改善心脏功能，并有助于控制糖尿病、减轻疼痛、逆转肝损害及减轻皮肤色素沉着。但放血疗法不能使睾丸萎缩逆转，不能使肝硬化逆转，关节病变不能逆转，仅可减轻。肝活检铁含量测定是考核疗效的最佳方法。

有明显心力衰竭者，开始时不宜放血，可肌注铁络合剂。去铁胺 0.5 g/ 次，2 次 /d，可排铁 10 ~ 20 mg，连续 1 年可排铁 5 ~ 12 g。待心脏情况好转后，再采用放血疗法。一旦发生失代偿性肝病，HH 患者应考虑肝脏移植手术。但 HH 患者肝移植后，预后远差于其他肝病。

HH 对症治疗包括肝硬化腹水、门静脉高压、糖尿病、心力衰竭和内分泌功能不全等。

【预后】

本病预后在很大程度上取决于诊断的早晚和放血疗法开始的时机。未放血治疗者 5

年生存率约为 18%，10 年生存率约为 10%。无肝硬化的血色病患者，经放血疗法后，其寿限和生存率与正常人无差别，并可防止肝癌发生。HH 同时合并慢性病毒性肝炎、酒精性肝病和肥胖者，预后较差。出现心力衰竭者预后差，如不予治疗，很少生存 1 年以上。本病死亡原因为肝硬化并发症、肝癌、心律失常、心力衰竭和糖尿病。

【参考文献】

［1］CAMASCHELLA C, ROETTO A, CALÌ A, et al. The gene TFR2 is mutated in a new type of haemochromatosis mapping to 7q22［J］. Nat Genetics, 2000, 25（1）: 14-15.

［2］KAWABATA H, FLEMING R E, GUI D, et al. Experssion of hepcidin is down-regulated in TfD2 mutant mice manifesting a phenotype of hereditary hemochromatosis, Blood［J］. 2005 Jan. 105（1）: 376-781.

［3］ADAMS C, KERTESZ A E, MCLAREN C E, et al. Population screening for hemochromatosis: a comparison of unbound iron-binding capacity, transferrin saturation, and C282Y genotyping in 5211 voluntary blood donors［J］. Hepatology（Baltimore）, 2000, 31（5）: 1160-1164.

［4］ADAMS P C. Epidemiology and diagnostic testing for hemochromatosis and iron overload［J］. Int J Lab Hematol, 2015, 37 Suppl 1: 25-30.

［5］ST PIERRE T G, CLARK P R, CHUA-ANUSORN W.Measurement and mapping of liver iron concentrations using magnetic resonance imaging［J］. Ann New York Academy of Sciences, 2005, 1054: 379-385.

［6］WESTPHALEN A C A, QAYYUM A, YEH B M, et al. Liver fat: effect of hepatic iron deposition on evaluation with opposed-phase MR imaging［J］. Radiology, 2007, 242（2）: 450-455.

（陈耀凯　许晓蕾　刘　敏）

十一、脑肝肾综合征

【中文名】

脑肝肾综合征。

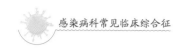

【英文名】

cerebro-hepato-renal syndrome。

【同义名】

Zellweger 综合征、Zellweger 脑、肝、肾综合征、Bowen-Lee-Zellweger 综合征、先天性家族性铁负荷过重症（congenital familial siderosis）。

【定义、简史】

本综合征为婴儿早期最严重和最常见的过氧化物酶体疾病，表现为多发性畸形，主要累及神经系统、肝和肾。1964 年首先由 Bowen、Lee 和 Zellweger 三人报道，故又称 Bowen-Lee-Zellweger 综合征。1967 年 Passage 根据其临床特征将其命名为脑肝肾综合征。1969 年 Vital 发现本征血清铁含量增加，肝脏、骨髓及肾脏有铁质沉着，因而命名为先天性家族性铁负荷过重症。我国亦有少数报道。

【病因】

未明。本病多为同胞发病，父母均正常，未发现异常核型，故认为本病遗传方式为常染色体隐性遗传。

【发病机制】

本病考虑是因为 PEX 基因中的一个缺陷而缺乏功能过氧化物酶体，这些错义突变可能导致蛋白质的不稳定和（或）不正确的折叠。

【病理改变】

病理组织学检查可见脑组织异常，有嗜苏丹性；脑白质营养不良，有白质硬化及严重脱髓鞘病变；肝硬变、脂肪肝、肝内胆汁郁滞；肾皮质呈多囊性改变；动脉导管未闭、卵圆孔未闭等心脏畸形；胰岛细胞增生，胸腺发育不良；肝、肾、骨髓铁沉着，可有髓外造血、肺不张及含铁血黄素沉着。

【临床表现】

发病于胎儿期，呈胎动无力，以女婴多见。出生后活动少，对外界反应低下，肌张力减低，吸吮能力弱，不能下咽，呼吸微弱，拥抱反射弱或消失。消瘦，神经发育迟缓，惊厥。头面五官多发性畸形，面容丑怪，先天愚样面容，肝脏肿大伴有黄疸，可有先天性心脏病、蛋白尿，常因吸入性肺炎而死亡。皮纹检查：小指单一屈指线，横向掌褶线频率高，大拇指和第2趾间隔宽。脑电图检查示尖峰波，突发波及局限性节律异常；肌电图一般正常。

【诊断】

诊断依据：①家族史、出生史及临床表现。②血浆超长链脂肪酸的增加可作为该综合征的生化标志物。另外，血生化还可有高胆红素血症、低凝血酶原血症、低蛋白血症、血清铁和铁结合力增高，骨髓有核细胞增生，分类正常，吞噬细胞内有大量铁沉着，骨髓铁染色示储铁增多，并无贫血及溶血。③染色体检查正常。④同位素肾图和肾盂造影可见肾囊肿，但常因太小而不易被发现。⑤明确诊断需通过DNA测试。

【治疗】

一般采用支持疗法及对症处理。可给予去铁胺等治疗，补充二十二碳六烯酸作为一种可能的疗法，并应防治感染。

【预后】

不佳。患者多在出生后3~6个月内死亡。

（陈耀凯　许晓蕾　刘　敏）

第八节　其他肝脏相关综合征

一、原发性肝癌伴癌综合征

【中文名】

原发性肝癌伴癌综合征。

【英文名】

primary hepatocellular carcinoma with paraneoplastic syndrome。

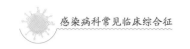

【同义名】

伴癌综合征（paraneoplastic syndrome，PNS）、傍癌综合征、副癌综合征（paraneoplastic syndrome）。

【定义、简史】

本综合征是指原发性肝癌患者由于癌肿本身代谢异常或癌肿组织分泌的一些特殊物质进入血液并作用于远处组织及靶器官，对机体产生影响而引起的一组临床综合征，发病率达 16.8% ~ 43.6%。

【病因】

原发性肝癌为本病始动因素。

【发病机制】

1. 内分泌代谢紊乱机制

（1）低血糖　发生机制主要有：①肝癌组织恶性增殖导致糖原酵解增强，对葡萄糖利用或消耗过多；患者肌肉组织葡萄糖利用率也显著增多；②残留肝组织糖原储备不足，不能满足迅速生长的肿瘤和机体需要；③肿瘤产生和分泌胰岛素和（或）类胰岛素样物质，如胰岛素样生长因子（IGF- I / II），且肝脏对胰岛素的灭火作用降低；④肿瘤组织中葡萄糖 -6- 磷酸酶合成减少或缺乏，造成糖原异生、分解障碍；⑤对糖皮质激素、生长激素和高血糖素等糖代谢调节作用不敏感；⑥色氨酸部分分解为烟酸导致脂肪分解抑制，脂肪能量来源减少使葡萄糖利用过多；⑦癌瘤压迫腹膜未知感受器阻止交感神经对肝脏兴奋，无法激活肝糖原及有效缓冲血糖水平。同时，肝癌患者胃肠道瘀血等原因致消化、吸收较正常迟缓，进食后肝糖原的合成启动较为缓慢，而出现血糖升高缓慢，高峰后移。

（2）红细胞增多症　发生机制尚不十分清楚，一般认为与红细胞生成素过多有关：①肝脏灭活能力降低，红细胞生成素半衰期延长，刺激骨髓产生过多红细胞；②肝肿瘤生长快速导致供氧不足，刺激肾脏分泌红细胞生成素或红细胞生成因子，并致使肝肿瘤分泌大量球蛋白，与肾红细胞生成因子相互作用，产生过量红细胞生成素；③癌组织分泌雄性激素样物质，使红细胞造血功能活跃。

（3）高钙血症　其发生机制是由于肝癌组织分泌异位甲状旁腺激素并直接作用于骨质，促进骨钙从骨质中游离出来；免疫细胞特别是单核细胞、单核巨噬细胞可合成和释放具有溶骨作用的前列腺素，淋巴细胞也可释放溶骨因子；肿瘤产生的破骨细胞激活因子具有溶骨作用；肿瘤细胞产生维生素 D 样物质，促进肠钙吸收增加；以上因素综合作用使血钙升高。

（4）高脂血症　发生机制主要有：①罹患肝肿瘤时极低密度脂蛋白合成增加，导致血脂升高；②癌组织自主合成胆固醇，且失去正常负反馈作用，致合成失控，大量胆固醇释放入血；③肿瘤压迫致肝内外胆管阻塞，胆汁淤积，胆汁中胆固醇和磷脂进入血液循环过多；④胆固醇合成限速酶（羟甲基戊二酸单酰辅酶 A 还原酶）活性提高，胆固醇代谢调节障碍。

（5）性征改变　男性患者肿瘤细胞分泌异位促性腺激素，且癌细胞合成某种活性物质刺激睾丸间质细胞释放雄激素导致性早熟。男子女性型乳房主要与血雌激素升高及患者乳房组织对血雌激素敏感性增高有关。男子女性化则由于肿瘤组织能将脱氢表雄酮和硫酸脱氢表雄酮转化成雌酮与雌二醇，血雌激素增高而使男子出现女性体毛分布、女性体型等。

（6）类白血病样反应　肿瘤患者发生类白血病样反应的机制为：①肿瘤转移破坏和刺激骨髓；②肿瘤坏死、炎症、出血；③肿瘤异位分泌骨髓生长因子（G-CSF）。

（7）血小板增多症　可能与血小板生成素增多有关。

（8）高纤维蛋白原血症　与肝癌合成异常纤维蛋白有关。

2.神经系统症状发生机制

（1）抗体介导的组织损伤　肿瘤细胞可诱导机体产生相应的抗体，由于肿瘤细胞和神经细胞如施万细胞有交叉抗原决定簇，故宿主产生的抗体与神经细胞抗原结合发生免疫反应导致神经细胞损伤。脑脊液中可检测出抗神经元 IgG 抗体，激素治疗可减轻神经细胞损伤。

（2）非抗体介导的组织损伤　肝癌可伴有神经系统症状，如偏瘫、构音障碍、感觉异常等。脑组织病理检查显示：粒细胞浸润、坏死，脑血管非炎性闭塞，广泛大脑皮质坏死。

3.肝癌伴皮肤卟啉症损害发病机制　肝癌患者卟啉代谢障碍导致卟啉及卟啉前体形成增加，其在体内蓄积并沉积于皮肤导致皮肤损害。

【临床表现】

原发性肝癌伴癌综合征临床表现复杂多样，可分为内分泌及代谢紊乱、神经系统损害、皮肤损害三大类，是肝癌患者特殊的全身临床表现，某些表现可成为肝癌首发症状。

1.内分泌、代谢紊乱　最常见的肝癌伴癌综合征，发生率约20%。主要表现为低血糖、红细胞增多症、高钙血症、高脂血症、高胆固醇血症。症状可单独或相继出现，但一般出现于肝脏病变之后。患者通常表现为肝癌灶较大（常超过肝脏体积的30%）、血 AFP 升高明显，容易发生门静脉癌栓及远处转移，预后不良。

（1）低血糖症　发生率为 10%～30%。主要表现为头昏、心悸、出汗、乏力、皮肤苍白湿冷，重者意识不清、昏迷、抽搐。低血糖状态可为暂时性、复发性、持续性，低血糖症状的轻重与血糖升降的快慢以及持续时间有关。血糖含量越低，病情发展越快，持续时间越长，症状越明显。低血糖性脑病可为肝癌局部症状出现之前的首发表现。低血糖症可分为两型：A 型，肝癌细胞分化程度较差，生长迅速，低血糖常发生于疾病后期，常伴迅速消耗和严重消瘦，多以中度血糖降低为特征，易于控制，临床症状不明显；B 型，肝癌细胞分化良好，生长缓慢，以严重低血糖为特征，见于疾病早期，不易控制。巨块型肝癌伴多发子灶者或侵犯 2 个以上肝叶者多合并低血糖。

（2）红细胞增多症　发生率为 2%～10%，男性比女性多见。男性 RBC > 6.5 × 10^{12}/L，Hb > 170 g/L，RBC 压积 > 0.52；女性 RBC > 6.0 × 10^{12}/L，Hb > 160 g/L，RBC 压积 > 0.47 可诊断为红细胞增多症。但应注意与真性红细胞增多症区别。原发性肝癌伴红细胞增多临床症状轻微，表现为头痛、眩晕、乏力、健忘等，重者四肢麻木、多汗、皮肤瘙痒、面部皮肤和黏膜呈红紫色。研究发现原发性肝癌患者外周血、尿液及癌组织提取物中红细胞生成素增多，认为肝硬化患者出现红细胞增多是癌变的一个可靠指标，有助于肝癌的早期诊断。

（3）高钙血症　凡血钙 ≥ 2.8 mmol/L 者为高钙血症。发生率为 10%～20%。临床表现为腹胀、恶心、呕吐、食欲不振、乏力、意识模糊等，严重者可出现嗜睡、精神错乱、昏迷和肾功能衰竭。常伴有低磷血症，与肿瘤骨转移时高血钙伴高磷血症不同。

（4）高脂血症、高胆固醇血症　高脂血症多见于 50 岁以上男性，发生率可高达 40%。

（5）性征改变　主要表现为性早熟、男子女性型乳房或男子女性化 3 种类型。性早熟是指儿童除第二性征发育以外，尚可有杵状指及骨骼生长提前，血睾酮增高达成人水平。

（6）类白血病样反应　是一组临床常见的血液学综合征，表现为外周血白细胞及中性粒细胞计数明显增高，类似白血病。该表现是各种强烈刺激因素如感染、中毒、恶性肿瘤等作用于骨髓造血系统所致的一种病理反应。

（7）血小板增多症　血小板计数明显增高，但多在 1 000 × 10^9/L 以下，红细胞一般正常，血栓栓塞与异常出血现象少见，脾不大，骨髓检查仅见巨核细胞及血小板增多，与原发性血小板增多症显然不同。血小板计数可作为癌肿监测的有效指标，在肿瘤得到有效治疗时血小板计数多能恢复正常。

（8）高纤维蛋白原血症　有研究认为异常纤维蛋白原是一种肝癌标志物，肝癌伴高纤维蛋白原血症患者术后纤维蛋白原下降与否可作为癌肿是否彻底切除的标志之一。

（9）其他　白细胞增多症、溶血性贫血、肥大性骨关节病、深静脉血栓、高血压、库欣综合征、甲状腺功能亢进等亦有少数病例报道。

2. 神经系统症状　主要分为 2 类：一类以多发性神经病变和肌病为病理改变者，表现为多发性神经根炎、感觉异常、位置觉异常等；另一类以炎性神经元缺失为病理改变者，病损好发于大脑、小脑、脑干、脊髓神经节等部位，表现为昏迷、偏瘫、构音障碍等。其症状可伴随肝癌产生也可早于肝脏病变。

3. 皮肤损害　肝癌伴皮肤卟啉症损害较为罕见，主要表现是皮肤对光和机械创伤敏感，出现皮肤红斑、脸部手部水疱及皮肤光敏现象。尿、粪卟啉升高，肝癌切除术后症状缓解。

【诊断与鉴别诊断】

凡有慢性肝炎或肝硬变病史者，若出现上述症状，应考虑本综合征可能，并进一步检查是否发生癌变。若已确诊肝癌而伴发上述病征者则可诊断。主要应与真性红细胞增多症及其他病因所致的低血糖、高钙血症、血小板增多症等相鉴别。

【治疗】

主要包括原发病治疗和对症处理。原发性肝癌应根据病情采取手术切除、介入化疗及放疗等疗法，对症处理应根据具体临床表现采取不同治疗措施。

【预后】

多数患者预后不良。

【参考文献】

［1］冯旭卓. 伴癌综合征对肝切除术的肝细胞癌患者预后的影响［D］. 南宁：广西医科大学，2017.

［2］冯维智. 原发性肝癌伴癌综合征的临床分析［J］. 海南医学，2014，25（16）：2421-2422.

［3］MOFADZAN A J, YEUNG R T. Further observations on hypoglycaemia in hepatocellular carcinoma［J］. Am J Med, 1969, 47（2）：220-235.

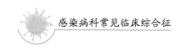
［4］卢义军 . 以低血糖为首发表现的原发性肝癌患者重 10 例报告及分析［J］. 临床消化病杂志，2012，24（5）：318.

［5］周梅，汪代杰 . 原发性肝细胞癌伴自发性低血糖的发病机制［J］. 西部医学，2012，24（9）：1823-1825.

［6］章静，黄柳清，曾方银 . 原发性肝癌伴癌综合征的发生率及其临床特点［J］. 国际检验医学杂志，2011，32（9）：927-928，931.

［7］王建，李昭宇 . 326 例原发性肝癌合并低血糖发生情况分析［J］. 宁夏医科大学学报，2011，33（5）：478-479.

［8］梁志敏 . 原发性肝癌并红细胞增多症 35 例临床分析［J］. 吉林医学，2010，31（15）：2160-2161.

［9］殷浩，郭闻渊，傅志仁 . 原发性肝癌伴癌综合征研究进展［J］. 中国实用外科杂志，2010，30（4）：321-322，326.

［10］冯晓玲，鲍冰，王志凤 . 原发性肝癌伴癌综合征的临床分析［J］. 肝脏，2008（1）：17-19.

［11］冯晓玲 . 原发性肝癌伴癌综合征的临床分析［D］. 乌鲁木齐：新疆医科大学，2006.

［12］张文洁，杨冬华 . 肝癌伴癌综合征的临床特征［J］. 中华消化杂志，2004（11）：651-654.

（陈耀凯　李　瑶）

二、放射肝综合征

【中文名】

放射肝综合征。

【英文名】

radiation liver syndrome。

【同义名】

放射性肝炎（radiation hepatitis）。

【定义、简史】

本综合征是指正常肝脏被射线辐射后出现肝损伤的一组综合征，可出现至少 2 倍碱性磷酸酶升高伴随体检发现非肿瘤性腹水、无疾病进展的肝脏肿大或转氨酶升高为正常值上限及治疗前水平的 2 倍及以上。

【病因与发病机制】

肝脏接受放射剂量达 3 300 cGy 时，特别是与化疗（长春新碱、放线菌素及阿霉素）并用时，易发生急性放射性肝炎。射线照射后，肝内静脉损伤，血管内皮细胞肿胀、脱落，腔内纤维沉着，管腔变窄，血管闭塞，严重者可有血栓形成；肝内血液循环紊乱，使肝组织营养不良，继发干细胞萎缩、坏死及肝小叶结构破坏，最终导致肝功能损害；同时辐射区域细胞受到不同程度损伤，发生变性、坏死和炎症改变。

【病理表现】

放射性肝炎的典型病理表现为照射区肝脏静脉闭塞症，分为急性期、亚急性期、慢性期 3 个阶段。急性期主要表现为中央肝小叶肿胀、充血，肝窦明显破坏；慢性期改变为典型的肝硬化，表现为严重的血管损伤、肝细胞萎缩，小叶塌陷、变形，以门静脉和胆管为中心的脉管纤维化；亚急性期则兼有急性、慢性期的改变。

【临床表现】

一般发生于放疗后 1～2 个月，但潜伏期亦可长达 10 个月。症状与照射剂量大小和时间长短有关。主要临床表现为食欲减退、消化功能差、进食后腹胀、恶心、乏力及短期内肝脏迅速增大并有触痛，可出现大量腹水，有时伴有黄疸，严重者类似 Budd-Chiari 综合征表现。一般无上消化道出血。肝功能检查提示肝功能损害。肝脏 CT 显示：病变表现与放射野一致的低密度区，边缘呈"刀切样"改变。

【诊断】

有放射线照射史而出现肝炎症状或 Budd-Chiari 综合征表现，应考虑本病。其他检查如 B 超检查、肝扫描、肝血管造影及肝活检有助于确诊。

【治疗】

目前尚无特效疗法，以对症治疗为主。可给予高蛋白、高热量饮食、低脂肪清淡易消化食物，适当限制钠盐摄入。静脉给予 B 族维生素、维生素 C 及大剂量维生素 E，

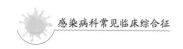

甘草甜素制剂及还原型谷胱甘肽等有助于保护肝细胞、减轻肝内炎症反应。应避免继续照射和接触放射线，同时要避免乙醇和其他强力的肝毒性药物、利尿药、类固醇等药物的长期刺激。

【预后】

及时停止放射线照射并给予适当治疗者，肝损伤多可恢复，一般情况下，大多数患者 3 个月内恢复，但慢性纤维病或进展性肝衰也可以发生，估计总病死率 10% ~ 20%。

【参考文献】

［1］蓝美玲 . 放射性肝炎的"来龙去脉"［J］. 肝博士，2017（3）:40-41.

［2］韦汝琼 . 药物性肝炎并放射性肝炎的早期治疗和护理 1 例分析［J］. 广西预防医学，1996（3）：67.

［3］冯洁，卫光宇，林萍 . 肝癌患者放疗期间并发放射性肝炎的护理［J］. 中华护理杂志，1992（11）：500-501.

（陈耀凯）

三、布 - 卡综合征

【中文名】

布 - 卡综合征。

【英文名】

Budd-Chiari syndrome（BCS）。

【同义名】

Budd-Chiari 综合征、布 - 加综合征、柏 - 查综合征、巴德 - 吉利亚综合征、巴德 - 基亚里综合征、巴德 - 恰瑞综合征。

【定义、简史】

本综合征是由于肝静脉或下腔静脉肝段血栓形成或狭窄、闭塞导致肝静脉流出道阻塞，引起肝静脉和（或）下腔静脉高压为特点的临床综合征。1842 年 Lambroan 注意到肝静脉血栓病变，1845 年 George Budd 报道了原发肝静脉阻塞，1899 年 Hans Chiari 报道了肝静脉血栓闭塞病例，1878 年 Osler 报道了下腔静脉闭塞和肝静脉狭窄的门静脉高压病例。

【病因】

本综合征可由多种疾病引起，多数继发于血栓性疾病。79%～84% 的患者至少罹患一种血栓性疾病，25%～46% 的患者存在 2 种或以上的血栓性疾病。骨髓增生性肿瘤（MPN）的罹患人数约占布 - 卡综合征病例的一半。这些疾病形成可能是多因素、多机制参与的复杂过程，主要包括以下几个方面：①血液凝固性增高：真性红细胞增多症、发作性血红蛋白尿、抗磷脂抗体综合征、血小板增多症。②遗传性疾病：蛋白 C 缺乏症、蛋白 S 缺乏症、抗凝血酶Ⅲ缺乏、凝血因子 V 缺乏。③长期口服避孕药。④妊娠或产后伴高凝状态。⑤先天性因素：下腔静脉内 Eustachian 瓣发育异常、下腔静脉发育异常。⑥慢性感染：肝包虫病、曲霉病、阿米巴脓肿、梅毒、结核病。⑦慢性炎症疾病：炎症性肠病、肉样瘤病、系统性红斑狼疮、Sjögren 综合征、混合性结缔组织病。⑧肿瘤：肝细胞癌、肾细胞癌、肾上腺癌、肾母细胞瘤、右房黏液瘤等。⑨其他：α_1- 抗胰蛋白酶缺乏、外伤、口服乌拉坦或氮烯咪胺等。

【发病机制】

肝静脉回流受阻，导致肝中央静脉和肝静脉窦扩张，肝瘀血肿大，淋巴液渗出肝包膜形成腹水。门静脉压力增高，脾肿大，侧支血管形成，可导致食管静脉曲张等门静脉高压症出现。肝内静脉阻塞导致充血性肝病，肝内微血管阻塞导致肝细胞损害。

【临床分型】

国内外尚无统一分型标准，建议根据诊疗经验及不同治疗方法选用合适的分型方法，目前最常用的分为 3 种类型：①肝静脉阻塞型，亚型：肝静脉 / 副肝静脉膜性阻塞；肝静脉节段性阻塞；肝静脉广泛性阻塞；肝静脉阻塞伴血栓形成。②下腔静脉阻塞型，亚型：下腔静脉膜性带孔阻塞；下腔静脉膜性阻塞；下腔静脉节段性阻塞；下腔静脉阻塞伴血栓形成。③混合型，亚型：肝静脉和下腔静脉阻塞；肝静脉和下腔静脉阻塞伴血栓形成。

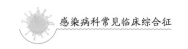

【临床表现】

本综合征患者的典型临床表现为腹痛、腹水和肝肿大，但不具有特异性。如果肝脏有时间发展侧支和减压，则患者可能无症状（≤20%）或者症状轻微。然而，随着综合征的发展，它可能导致肝衰竭和门静脉高压症并伴有相应的症状（如脑病、呕血）。临床表现因阻塞位置、程度及发病急缓而不同。根据临床特征可分为3种类型：①急性和亚急性型：临床表现为突然发生的上腹部疼痛，快速进展的腹胀、肝肿大、腹水、黄疸和肾功能衰竭。②慢性型：是临床最常见的类型，临床表现主要为门静脉高压与下腔静脉高压。门静脉高压主要表现为肝脾增大、脾功能亢进、胃底食管静脉曲张及顽固性腹水。下腔静脉高压主要表现为下肢回流障碍、肢体肿胀、浅静脉曲张、皮肤色素沉着，甚至形成顽固性难以治愈的溃疡。本型黄疸少见，约50%的病例伴有肾功能损害。③暴发型：较为罕见，进展迅速。临床表现为急性或亚急性肝衰竭表现并继发腹水、肝肿大、黄疸和肾功能衰竭。

【实验室检查】

常规实验室检查指标缺乏特异性。血液学检查，急性期病例可有血细胞比容和血红蛋白增高等多血征表现，血常规检查可有白细胞增高，但不具特征性。慢性型的晚期病例，若有上消化道出血或脾大、脾功能亢进者，可有贫血或血小板、白细胞减少。肝功能检查，亚急性型、慢性型病例通常肝功正常或轻度异常。部分慢性型并发肝硬化者肝功能改变类似于其他原因所致的肝硬化。急性型病例可出现 ALT、AST 和胆红素增高，部分患者有凝血酶原时间延长。腹水检查，若不伴有自发性细菌性腹膜炎，蛋白浓度常低于 30 g/L，细胞数亦不显示增加。免疫学检查，血清 IgA、IgM、IgG、IgE 和 C3 等无明显特征性变化。

【影像学检查】

目前本综合征的诊断主要依赖影像学检查，其影像学特征为肝静脉和（或）下腔静脉闭塞，尾状叶肿大，肝实质斑片状强化，肝内或肝外侧支静脉。

1.超声检查　是首选的无创检查方法，结合多普勒超声显像和脉冲多普勒，灵敏度和特异性为85%~90%。特异性改变有：①较大肝静脉流出信号缺失、出现反流或涡流。②肝静脉、隔膜静脉或肋间静脉出现交通支。③肝静脉入口邻近处出现网状交通支，肝静脉区域无血流信号。④肝静脉波形平坦或缺失，无波动波。⑤阻塞静脉处出现强回声带。实时灰阶超声和多普勒显像还可显示肝静脉信号缺失或扭曲，但非特异性改变。此外还可见肝脏肿大，内部回声尚均匀；尾叶肿大或突出，回声减弱和脾脏肿大；门静脉、脾静脉增宽，可显示腹水回声。

2. CT 扫描检查　对本综合征诊断有一定价值。平扫时可见尾叶明显增大，其他肝叶萎缩。增强扫描见全肝或斑点状增强或有低密度梗死区。静脉内注入造影剂后，肝静脉或下腔静脉不显影或显影不清，提示静脉阻塞或狭窄但并非特异性改变。另外可见肝实质延时强化或不均匀强化，伴有脾肿大、腹水和侧支循环形成。

3. MRI 检查　具有无辐射、无创伤的特点。可直接显示下腔静脉外源性压迫、内源性阻塞、肿瘤和其他占位性病变。肝静脉缺如或变细。肝肿大实质信号密度改变。其特异性和敏感性达 90%。

4. DSA 检查　为诊断该综合征的金标准，具有高灵敏度和特异度。在 DSA 下，分别经下肢股静脉和颈静脉穿刺置管，经下肢股静脉的导管进入下腔静脉肝下段或肝后段，经颈静脉导管经右心房进入下腔静脉肝上段。定位后同时注入造影剂，可显示病变性质、具体部位和累及范围、侧支循环情况以及有无压迫、肝静脉主干开口部位是否通畅等。管道进入肝静脉，向肝静脉床加压注入造影剂，下腔静脉就能显示本综合征特异性的肝内膜状或蜘蛛网状阻塞。血管造影是目前最可靠的诊断方法，对于临床选择治疗方法有决策作用。

【诊断与鉴别诊断】

临床表现为进行性肝脏肿大，顽固性腹水，下胸、腹壁两肋、腰背静脉曲张，下肢水肿、静脉曲张、下肢溃疡、色素沉着等症状与体征者，应考虑本病，影像学检查可确诊。本综合征应与肝小静脉闭塞病（VOD）、门静脉血栓形成、肝硬化和狭窄性心包炎等相鉴别。有时需进行肝脏或组织检查，以辨别其他引起肝脏肿大和腹水的疾病，如半乳糖血症和 Reye 综合征等。

【治疗】

主要治疗目的是解除或缓解下腔静脉阻塞所引起的下腔静脉高压和门静脉高压。

1. 内科治疗　包括基础血液病的治疗、抗凝、溶栓治疗等。主要目的是用于改善患者的器官功能、纠正水电解质紊乱，可作为介入治疗、外科手术等进一步处理的过渡手段或用于终末期患者的对症支持治疗。

2. 介入治疗　目前，多数 BCS 患者在发病早期即可得到诊断，并可通过介入治疗获得治疗。根据患者情况采用不同血管入路，优先选用腔内血管成形术开通梗阻的下腔静脉、肝静脉、副肝静脉等，置入血管支架应严格把握适应证。经颈静脉肝内门体静脉分流术（transjugular intrahepatic portosystemic shunt，TIPS）是治疗肝静脉广泛狭窄闭塞型 BCS 的重要方法，可有效降低门静脉压力，使用覆膜支架可降低分流通道堵塞概率。

3.外科治疗　近年来，随着介入技术的快速发展，传统外科手术的临床应用有减少趋势。因病因及病理变化各异，手术方法众多，主要分为6类：①根治性矫治术；②直接减压术，各种类型的肠系膜上静脉和（或）下腔静脉与右心房或颈内或头臂静脉之间的转流术；③断流术，食管胃底静脉断流术、经食管镜硬化剂注射；④各种帮助侧支循环建立的手术，如脾肺固定术，因其效果欠佳，目前临床已不再应用；⑤间接减压术，腹膜腔颈内静脉转流术、胸导管颈内静脉重新吻合术，因其通畅率低，目前也已较少应用；⑥肝移植术，适用于终末期肝病患者。临床上应根据不同的病变类型制订相应手术方案。

【预后】

如不采取及时有效的治疗，约1/3的患者在1年内死亡。若生存时间超过2年，10年生存率也较高。外科治疗疗效较好，门-体分流术后5年生存率为38%～87%，肝移植术后5年生存率为70%。年轻、Child-Pugh评分较低、无腹水或腹水容易控制、血清肌酐无明显升高者预后较好。以下公式有助于判断预后：预后指数＝腹水×0.75+Child-Pugh评分×0.28+年龄×0.037+血肌酐水平×0.0036。预后指数小于5.4者预后较好。

【参考文献】

［1］中国医师协会腔内血管学专业委员会腔静脉阻塞专家委员会.布-加综合征亚型分型的专家共识［J］.临床肝胆病杂志，2017，33（7）：1229-1235.

［2］DOUGLAS A S, ASHWANI K S, GUADALUPE G T, et al. ACG clinical guideline: disorders of the hepatic and mesenteric circulation ［J］. Am J Gastroenterol, 2020，115（1）：18-40.

［3］张和平，王长福，靳海英，等.MRI联合3D-CE-MRA在布-加综合征中的诊断价值［J］.中国实用医刊，2008，35（15）：17-19.

［4］HWANG H J, KIM K W, JEONG W K, et al. Hepatic outflow obstruction at middle hepatic vein tributaries or inferior right hepatic veins after living donor liver transplantation with modified right lobe graft: comparison of CT and Doppler ultrasound ［J］. AJR Am J Roentgenol, 2009, 193（3）：745-751.

［5］European Association for the Study of the Liver. EASL clinical practice guidelines: vascular diseases of the liver ［J］. J Hepatol, 2016, 64（1）：179-202.

［6］中国研究型医院学会布-加综合征及肝脏血管病专业委员会.中国巴德-吉亚

利综合征多学科协作诊治专家共识（2021 版）［J］. 中华外科杂志，2022，60
　　（4）：329-336.

［7］中国微循环学会门脉高压专家委员会，孟庆义，郑月宏，等 . 布 - 加综合征外
　　科治疗规范的专家共识［J］. 血管与腔内血管外科杂志，2020（6）：11.

（张　南　陈耀凯）

四、游走肝综合征

【中文名】

游走肝综合征。

【英文名】

chilaiditi syndrome。

【同义名】

Chilaiditi 综合征、肝下垂（hepatoptosis）、肝转位、肝隔结肠间位症、隔肌下大肠
嵌入综合征（colon interposes under diaphragm syndrome）、肝 - 横膈膜间位结肠、间位
结肠综合征、基拉迪蒂综合征（Chilaiditi syndrome）。

【定义、简史】

本综合征是指因一部分肠管（以结肠多见）插入肝和横膈之间而出现腹痛、呕吐
等临床表现的一组综合征，1910 年 Chilaiditi 首先报道，1957 年 Jackson 进一步描述本
病并将其命名为 Chilaiditi 综合征，发病率为 0.025%～0.028%。我国亦有病例报道。

【病因】

本综合征属解剖异常，结肠插入肝和膈之间，多由于肠管过长、肠膨胀、肝固定
位置异常、横膈麻痹 / 无力 / 粘连、肝韧带异常所致，儿童吞气症和腹部膨胀也是常见
病因之一。器质性病变外伤、胆囊炎、肠道肿瘤为本病常见诱因。

【临床表现】

成人常无症状，儿童则症状较明显。主要临床症状为腹胀，多于黄昏时加重，可

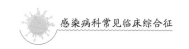

出现腹痛伴呕吐，偶有食欲不振、便秘、吞气。体征包括腹部膨胀、肝浊音界消失及肝界明显下移。有时还会出现胆道、尿路和急性间发性肠梗阻表现。临床症状可随年龄增长自行缓解。X线检查及B超检查均可见大肠部分或全部居于肝和横膈之间。

【诊断】

根据临床表现、放射学检查或B超检查即可诊断。临床常易误诊为胆囊炎或胃炎、内脏穿孔、肠梗阻、膈下脓肿，须进行鉴别诊断。

【治疗】

以吸氧、补液和软便剂等保守治疗为主，包括胃肠道减压和卧床休息。平卧可明显缓解腹痛、腹胀。平时应避免食用产气性食物和频繁吞咽气体，腹带和裤带不宜过紧。有报道显示，针灸中药治疗轻症间位结肠综合征有一定疗效。严重患者可手术治疗，方法有：①将结肠从异常位置中游离出来，固定于脐平面的壁层；②肝脏固定术：将切断的镰状韧带缝于右侧肋缘；③结肠次全切除术和回肠乙状结肠吻合术。

【预后】

预后良好，多数病例可通过手术治疗而好转，部分病例随年龄增长而自行改善。成年患者中伴有器质性病变如肿瘤，外伤及术后粘连，或伴机械性肠梗阻经内科治疗不能缓解的重症患者需手术治疗，部分外伤引起Chilaiditi综合征的患者，因误诊或手术不及时或严重内脏损伤导致死亡。

【参考文献】

［1］曹辛.Chilaiditi综合征3例［J］.中国实用儿科杂志，2001（11）：662.

［2］KELES S, ARTAC H, REISLI I, et al. Chilaiditi综合征所致的呼吸窘迫［J］.世界核心医学期刊文摘（儿科学分册），2006（10）：27.

［3］朱恒燕.耳穴贴压治疗间位结肠23例［J］.中国针灸，1999（1）：46.

［4］王成林.罕见病少见病的诊断与治疗［M］.北京：人民卫生出版社，1999：583.

［5］邹百仓，戴社教，赵红丽，等.Chilaiditi综合征诊治68例［J］.陕西医学杂志，2011，40（11）：1489-1490.

（陈耀凯）

第二章
感染性疾病

第一节　病毒感染

一、病毒性出血热

【中文名】

病毒性出血热。

【英文名】

viral hemorrhagic fever（VHF）。

【同义名】

无。

【定义、简史】

病毒性出血热是指多种 RNA 病毒经啮齿动物或节肢动物源传播引起的一组临床综合征。病毒性出血热综合征的靶器官为血管床（vascular bed），临床表现通常与微血管损伤和血管渗透性变化有关，主要为发热、出血和休克。患者可仅显示结膜炎、轻度低血压、面部潮红和瘀点样出血，严重者出现休克和全身黏膜出血，并伴神经系统、造血系统或肺部损伤。肝脏受损亦属常见，表现为黄疸和肝功能障碍。肾脏损伤除见于肾综合征出血热等少数疾病外，多与心血管受累相伴随。

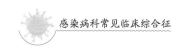
【流行病学】

1.流行分布及特点　VHF病毒呈全球性分布，因此VHF流行甚广，主要分布于东半球的3个大陆（非洲、欧洲、亚洲）。主要流行特点有：

（1）地域限制性　由于各种病毒都有一种或多种宿主，所以仅可在宿主生存的地区才能发现VHF病毒及相应VHF，表明疾病分布呈地域局限性。但少数病毒宿主呈全球分布。

（2）季节性　VHF多发于春、夏两季，主要因春夏两季外界环境的温度、湿度有利于病毒繁殖，也有利于宿主的生存活动。但肾综合征出血热主要流行于冬季。所有VHF一年四季均可有散发病例。

（3）流行周期性　某些类型VHF往往经过数年会出现一次流行高峰，主要与宿主动物带毒水平指数增高有关。

2.传染源　病毒主要通过受感染的宿主动物或急性期患者传染给人，啮齿类动物和节肢动物（蜱、蚊等）是最常见的传染源。

3.传播途径

（1）动物源性传播　接触带毒啮齿类动物、家畜的尿液、粪便、唾液等排泄物可导致感染VHF。①呼吸道感染：带毒排泄物污染尘埃或形成气溶胶，人经呼吸道吸入而感染；②消化道感染：摄入被带毒排泄物污染的食物或水而感染；③接触感染：经破溃皮肤、黏膜而感染，但此类感染机会较少，不能作为主要传播途径。

（2）虫媒性传播　几乎所有带毒节肢动物均可通过叮咬而传播，不仅可造成病毒在鼠间传播，也可造成鼠-人间传播，因而节肢动物作为传播途径更为重要。

（3）人-人传播　埃博拉、马尔堡、克里米亚-刚果出血热、拉沙热均可引起人-人传播，主要通过密切接触感染者或其体液造成直接感染，也可通过接触患者血液、血性呕吐物、呼吸分泌物、污染物品或吸入气溶胶而导致间接感染。受污染的注射器曾在埃博拉出血热暴发感染中起到了重要作用。

4.易感性　人类对病毒并非普遍易感，感染后发病与否与感染病毒的型别有关。感染后免疫力较持久，罕见有二次感染而发病者。

【病原学】

病毒性出血热病原体分属5个科：沙粒病毒科、布尼亚病毒科、黄病毒科、丝状病毒科及披膜病毒科。各种VHF的病原类型及特点详见表2-1。虽然各种VHF病原体各不相同，但这些病原都具有下列共同特征：①同为RNA病毒，均有包膜或荚膜，表面有脂质包被。②均依赖特有的脊椎动物或节肢昆虫宿主，即拥有一个或多个自然宿主，人类不是自然宿主。③VHF暴发流行具有偶发性、无规律性的特点，预测非常困难。④尚无特效药物疗法。

表 2-1 病毒性出血热的病原类型及特点

疾病	病原体	病毒类型	病毒特点
裂谷热	裂谷热病毒	布尼亚病毒科白蛉热属	病毒粒子有 3 种核衣壳，病毒表面有 2 种糖蛋白
埃博拉出血热	埃博拉病毒	丝状病毒科丝状病毒属	
马尔堡出血热	马尔堡出血热病毒	丝状病毒科丝状病毒属	
肾综合征出血热	汉坦病毒、韩城病毒	布尼亚病毒科汉坦病毒属	
克里米亚 - 刚果出血热	克里米亚 - 刚果出血热病毒	布尼亚病毒科、内罗病毒属	病毒由 4 种结构蛋白组成转录酶蛋白（L）、核衣壳蛋白（N）、糖蛋白（G1、G2）。N 是感染细胞中可检测的主要病毒蛋白
黄热病	黄热病病毒	黄病毒科、黄病毒属	病毒颗粒呈球形，外有脂蛋白包膜包绕，包膜表面有刺穿
登革热	登革热病毒	黄病毒科、黄病毒属	
拉沙热	拉沙热病毒	沙粒病毒科、沙粒病毒属	有包膜的 RNA 病毒，对脂溶剂和去污剂敏感

【发病机制】

发病机制未完全阐明，可能与病毒直接作用及机体免疫损伤有关。病毒侵入人体后，随血液散布全身，在各脏器组织细胞特别是血管内皮细胞中增殖并释放至血液，引起病毒血症，出现发热和中毒症状。小血管和毛细血管受损引起血管通透性增加，血浆外渗，有效循环血量下降，导致低血压休克。在血管损害基础上，血小板损害、聚集、破坏和功能障碍，加上凝血机制失调、DIC 形成等引起全身广泛性出血。患者小血管和毛细血管壁特异性免疫复合物沉积，血浆和血液有形成分向血管外渗出，补体旁路途径和经典途径相继激活，免疫复合物介导的血管活性物质释放，损害血管内皮细胞，引起低血压休克。血小板表面沉积特异性免疫复合物引起血小板大量聚集、破坏，致使血小板急剧下降和功能障碍，是引起广泛出血的主要原因之一，表明Ⅲ型变态反应参与发病。

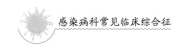

【病理改变】

基本病理变化是全身毛细血管扩张、充血、通透性增加，轻者血管壁内皮细胞肿胀、变性，重者血管壁可发生纤维蛋白样坏死和破裂，导致皮肤、黏膜以及全身各脏器组织不同程度充血、出血、变性，实质性器官肝、肾上腺、脑垂体等变性、坏死。

不同出血热通常具有某些特征性病理改变，如肾综合征出血热、新疆出血热患者会出现腹膜后胶冻样水肿。

【临床表现】

此类疾病都具有"3H"症状，即 hyperpyrexia（发热）、hemorrhage（出血）和 hypotention（低血压）。

1. 发热　不同类型出血热，发热持续时间和热型不完全相同。

2. 出血　各种出血热均有出血，但其部位、时间和程度各不相同，轻者仅有少数出血点及皮疹，重者可发生胃肠道、呼吸道或泌尿生殖道大出血。

3. 低血压休克　各种出血热均可发生休克，但发生频率和程度有很大差异，肾综合征出血热休克发生最多而且严重。虽然各型 VHF 体征和症状均有所不同，但发病初期通常都表现为发热、疲劳、头晕、肌痛、乏力，少数病例伴有神经系统紊乱、昏迷、谵妄等，而某些 VHF 会造成肾脏衰竭。

【实验室检查】

1. 血常规检查　血小板减少（拉沙热除外）和白细胞减少（拉沙热及肾综合征出血热除外），白细胞分类中淋巴细胞增多。

2. 尿液、粪便常规分析　蛋白尿和血尿亦常见，在尿液中可出现管型，对阿根廷出血热、玻利维亚出血热和肾综合征出血热的诊断价值更大。便隐血（+）。

3. 病毒分离　进行病毒分离培养法、电镜检查法、PCR 技术等从患者血液、尿液中分离病毒或病毒核酸。

4. 血清学试验　有助于早期诊断。目前主要采用的方法有间接免疫荧光试验、酶联免疫吸附试验、血凝抑制试验、固相免疫血球吸附试验及固相散射免疫试验等。发病早期和恢复期 2 次血清特异性 IgG 或 IgM 型抗体效价递增 4 倍以上或抗原（+）均具有确诊意义。

5. 其他　阳性束臂试验对登革出血热 / 登革休克综合征具有重要诊断意义。

【诊断与鉴别诊断】

应根据流行病学调查、临床表现、实验室检查来进行诊断。流行病学资料包括流行地区、流行季节、接触史、疫区居住史等。患者表现为严重的发热和血管受累体征，如面胸部潮红、水肿、血压偏低、瘀点和出血倾向等。因此，凡有疫区旅行史并伴有上述表现者，均应怀疑此类疾病。病情发展多与受累器官系统相关，并出现相应的临床表现，如肾脏受累可出现肾衰等。非特异性表现有头痛、畏光、咽峡炎、咳嗽、恶心或呕吐、腹泻、便秘、腹痛、感觉过敏、头晕、意识模糊和震颤等。实验室检查有助于确诊。

各型出血热之间应进行鉴别诊断。发病早期还应注意与流感、疟疾、立克次体病、钩端螺旋体病和伤寒相鉴别。其次需与非伤寒性沙门菌病、志贺菌病、回归热、暴发性肝炎和脑膜炎球菌败血症相鉴别。若出现蛋白尿则应与急性肾盂肾炎、急性肾小球肾炎相鉴别，消化道出血应与溃疡性出血相鉴别，肺部出血者应与肺结核咯血相鉴别，出血倾向明显或有 DIC 表现时，应排除急性白血病、红斑狼疮、血小板减少性紫癜等疾病。

【治疗】

针对 VHF 目前尚无特效治疗方法。非特异性治疗包括针对血管损伤与血液动力学变化，正确补充液体，保持酸碱、电解质平衡，防止继发感染等。特异性抗病毒治疗对某些病毒性出血热有效（表 2-2）。

表 2-2　病毒性出血热的治疗和预防

疾病	治疗		预防
	应用药	试用药	
拉沙热	三氮唑核苷；恢复期血浆		三氮唑核苷；恢复期血浆
阿根廷出血热	恢复期血浆	三氮唑核苷	恢复期血浆；疫苗（试验阶段）
玻利维亚出血热	恢复期血浆	三氮唑核苷	恢复期血浆
立夫特山谷热	三氮唑核苷；恢复期血浆		疫苗；恢复期血浆；干扰素；三氮唑核苷
克里米亚 - 刚果出血热		三氮唑核苷；恢复期血浆；肝素	
肾综合征出血热	三氮唑核苷		恢复期血浆；疫苗（研究阶段）
马尔堡和埃博拉出血热		恢复期血浆 + 干扰素；肝素	
黄热病		恢复期血浆	疫苗

续表

疾病	治 疗		预 防
	应用药	试用药	
登革热	三氮唑核苷		疫苗（DEN-2）
基萨那森林病			疫苗（研究中）
鄂木斯克出血热			

【预防】

对患者进行严格隔离，对患者血液和体液污染物进行严格消毒，是预防出血热的有效措施。灭蚊及防止蚊虫叮咬是预防黄热病、立夫特山谷热和登革热的有效措施；灭蜱及防止蜱叮咬是预防克里米亚 - 刚果出血热、鄂木斯克出血热和基萨那森林病的有效措施。目前仅少数病毒性出血热（黄热病、立夫特山谷热）具有有效、安全的减毒活疫苗。大多数病毒性出血热预防性疫苗尚处于动物实验或临床研究阶段。

【预后】

病死率因病种而异，差异极大，轻者为自限性，重者病死率可达 90%。

（陈耀凯　赵文利）

二、肾综合征出血热

【中文名】

肾综合征出血热。

【英文名】

hemorrhagic fever with renal syndrome（HFRS）。

【同义名】

流行性出血热（epidemic hemorrhagic fever，EHF）、Nidoko 病、Kokka 病。

【定义、简史】

HFRS 是汉坦病毒（Hantan virus）属病毒引起的自然疫源性疾病，主要临床特征为发热、出血、低血压休克和肾脏损害，啮齿类动物为主要传染源。本病呈世界性流行，广泛流行于亚欧大陆的许多国家。早期记载见于 1825 年乌兹别克斯坦和 1913 年俄国海参崴地区；1931—1944 年驻黑龙江和吉林的侵华日军中流行一种以热、出血和肾脏损害为主要表现的传染病，被命名为 EHF；1982 年世界卫生组织（WHO）定名为肾综合征出血热。我国为重疫区，20 世纪 80 年代以来 HFRS 在我国流行强度加大。1950—2020 年底，全国累计报道病例数逾 160 万人，总病死率达 2.86%。危害严重，被列为国家重点防治的传染病之一。

【病原学】

汉坦病毒属病毒包括汉坦病毒（Hantan virus）、汉城病毒（Seoul virus）、普马拿病毒（Puumala virus）和贝尔格莱德 - 多布拉伐病毒（Belgrade-Dobrava virus）等至少 20 个血清型。该属病毒外观为球形或卵圆形，直径为 78 ~ 240 nm（平均约 120 nm），表面包有包膜，内质在电镜下呈颗粒丝状结构。病毒基因组为单股负性 RNA，含大（L）、中（M）、小（S）3 个片段，分别编码 RNA 聚合酶、包膜糖蛋白和核衣壳蛋白。该属病毒对一般脂溶剂和消毒剂如氯仿、丙酮、β - 丙内酯、乙醚、酸（pH < 3）、苯酚和甲醛等均很敏感。加热 60 ℃、10 min，100 ℃、1 min，^{60}Co 照射（> 10^3 Gy）及紫外线（10 ~ 15 min）也可灭活。

【流行病学】

1. 宿主动物和传染源　至少 170 种脊椎动物自然感染汉坦病毒属病毒，啮齿类动物为主要宿主动物。我国发现 53 种动物携带汉坦病毒，主要有鼠科姬鼠属的黑线姬鼠、大林姬鼠和黄喉姬鼠，家鼠属的褐家鼠和大白鼠，其他类群动物多认为是继发感染。患者不是主要传染源。

2. 传播途径　可通过多种途径传播。①接触传播：含病毒的鼠尿、粪、呕吐物、鼠血及组织液等经显性或不显性破损的皮肤黏膜侵入机体。②呼吸道传播：病毒动物的排泄物、分泌物在外界形成气溶胶，经呼吸道吸入感染。③消化道传播：摄入污染的饮水或食物可经消化道感染。④虫媒传播：国内认为携带病毒的恙螨和革螨可通过叮咬将本病传染给人，但尚未得到国际公认。⑤人 - 人传播：近年南美国家报道在一些汉坦病毒肺综合征（HPS）疫区，发病患者家庭成员及参与诊治的医护人员常罹患同类疾病，且续发病例血液标本中可扩增出与首发患者型别一致的病毒基因片段，因此认为患者可能是 HPS 的传染源之一，但 HFRS 疫区目前尚无同类报道。⑥母婴垂直传播：汉坦病毒可经胎盘从母体传染给胎儿（宫内感染），孕妇感染和母婴传播在人类并不

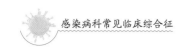

多见，但可致孕妇死亡、胎儿早产、死胎或胎儿畸形。疫区带毒孕鼠的宫内传播对于疫源地的维持可能具有重要意义。

3. 人群易感性与免疫性　人群普遍易感，发病者以男性青壮年农民为主，可能与接触传染源机会较多有关。发病后第 3 ~ 5 d 便可从部分患者外周血中检出 IgM 抗体，第 2 周达高峰，可持续 2 ~ 3 个月；IgG 抗体多于病后第 1 周末方可检出，高峰在第 2 ~ 3 周后，以后滴度逐渐下降，部分人可保持终生。病后免疫力持久，二次发病者罕见。隐性感染率一般为 0.9% ~ 5.2%，家鼠型疫区隐性感染率高于姬鼠型疫区。

4. 流行特征　①地区性：主要分布于亚洲，其次为欧洲和非洲，美洲病例较少。我国疫情最重，其次为俄罗斯、韩国和芬兰。我国 34 个省（自治区、直辖市、特别行政区）中除青海省和西藏自治区外，其余 32 个省（自治区、直辖市、特别行政区）均有病例报道，1950—2000 年已累计报道 1 384 628 例，死亡 45 705 例，好发于海拔 500 m 以下的平原和丘陵地区，疫区主要分布于丰水带、多水带和过渡带的农业区（山东、陕西、湖北、湖南、浙江、江苏、江西及安徽等省）及东北林区（如黑龙江省），耐湿性较强的黑线姬鼠、大林姬鼠和褐家鼠等是这些疫区的优势种群。②散发性：呈高度散发性，共同生活的家庭成员很少同时发病。③边缘性：在疫区中，城乡接合部及林区周边发病率更高。④季节性：有明显季节性，黑线姬鼠传播者以 11 月到次年 1 月为高峰，5—7 月为小高峰，家鼠传播者 3—5 月为高峰，林区姬鼠传播者流行高峰为夏季。⑤周期性：黑线姬鼠为主要传染源的疫区一般相隔数年有一次较大流行，但家鼠为传染源的疫区周期性不明显。根据流行特征不同可将疫区分为 3 种：①野鼠型（乡村型、重型、姬鼠型），主要分布于农作物区、垦区和林区，散发为主，局部地区还可呈点状暴发；流行季节为秋末和冬季，有些地区 5—6 月间有一次发病小高峰，呈双峰型；②家鼠型（城市型、轻型、褐家鼠型），主要分布在城镇和市郊居民区及近郊村镇，暴发为主，也有点状散发；流行季节主要为 3—6 月；③混合型，同一疫区上述两型并存，具备两型的特点，一年有 2 次发病高峰（3—6 月和 10 月—次年 1 月）。

【发病机制】

病毒对人体细胞具有泛嗜性，侵入后与血管内皮细胞、单核巨噬细胞及血小板表面受体特异性结合，进入上述细胞以及骨髓、肝脏、脾脏、肺、肾及淋巴结等组织大量增殖，释放入血形成病毒血症。感染后发病与否及病情轻重与病毒数量、型别和毒力及机体免疫应答状况密切相关。病毒直接作用导致的原发性损伤和免疫因素导致的继发免疫病理损伤是主要发病机制。

1. 病毒直接作用　主要依据有：①临床患者发病早期为病毒血症期，有相应的中毒症状，微血管损伤、血小板减少及肾脏损害等主要临床病征在发病早期（3 病日前）甚至发病时即已出现；②不同血清型的病毒具有不同的致病力，所引起的临床症状轻重也不同，我国流行的汉坦病毒主要有两型，即汉滩病毒和汉城病毒。前者也称为 I 型病毒，引起的病情较重，后者称为 II 型病毒，引起的病情相对较轻；③所有受损脏器中均可检测出病毒抗原，病毒抗原分布多的部位病理损伤也重；④起病早期临床病理表现已很明显，但免疫测定多无异常；⑤在无细胞免疫及体液免疫机制参与的体外培养条件下，感染细胞亦出现细胞膜及细胞器损害。以上均表明，病毒直接致病作用是机体发病的重要因素或始动环节。

2. 免疫病理反应　除病毒直接损伤作用外，免疫发病机制也具有相当重要的作用，发热期末即出现明显的免疫异常，主要表现为体液免疫反应亢进、补体激活、特异性细胞免疫增强及免疫调控机能紊乱。①体液免疫：早期患者微血管普遍扩张、血浆外渗、组织水肿、血清组织胺和 IgE 水平增高、肥大细胞脱颗粒试验阳性，提示 I 型变态反应参与早期发病过程。特异性 IgM 和 IgG 抗体在发病早期即已形成，且迅速增加，与病毒及其抗原形成大量的免疫复合物，广泛沉积于微血管壁、肾小球基底膜和肾小管，并附着于红细胞和血小板表面，激活补体，引起血管、肾脏和血小板损伤，从而导致血浆渗出、出血、休克和肾功能衰竭，血球聚集，血液黏滞度增加，并进而引发弥漫性血管内凝血（DIC）等一系列中间病理环节。此外患者体内尚可检出抗肾小球基底膜抗体等，故 II 型变态反应可能也参与发病。②细胞免疫：病程中细胞免疫功能有明显改变，异型淋巴细胞（本质是活化增殖的免疫活性细胞如淋巴母细胞）在病程早期即大量出现。发病早期细胞毒性 T 淋巴细胞（CTL）数量增多、功能增强，CD4$^+$/CD8$^+$ 细胞比值下降或倒置，细胞因子释放增加、活性增高，表明细胞免疫在发病机制中也起到重要作用。CD8$^+$ 细胞、CTL 在免疫防护和清除感染病毒中起重要作用。活化的 CTL 在识别病毒感染细胞后，通过新生成的穿孔素、颗粒酶等溶解、杀伤和破坏靶细胞，发挥其效应功能，达到防护感染、清除病毒的目的。

【病理改变】

基本病理改变为全身小血管和毛细血管的广泛损害。血管内皮细胞呈节段性肿胀变性、疏松甚至管壁发生纤维蛋白样坏死和破裂崩解，造成管腔高度扩张、充血和瘀血，管腔内可见血栓形成，管壁脆性及通透性增高，引起血浆大量渗出、出血以及各组织器官的充血、出血、变性甚至坏死，在肾脏、脑垂体前叶、肾上腺皮质、右心房内膜下和皮肤黏膜等处尤为显著。由于严重的渗出和水肿，各脏器和体腔有不同程度的水肿和积液，后腹膜、肺及其他组织疏松部最为严重，少尿期可并发肺水肿和脑水肿。

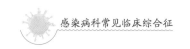

炎性细胞浸润以淋巴细胞、单核细胞和浆细胞为主，但不明显。

1. 肾脏病变　肾脏肿大，肾周围脂肪囊水肿，肾包膜紧张，偶可见肾破裂。肾皮质苍白、浊肿，髓质极度充血及出血，皮髓质交界处尤为显著。镜下见肾小球病变轻微，肾小管病变严重。肾小球结构基本正常，血管丛充血，基底膜增厚，毛细血管祥呈节段性增厚，祥内微血栓形成等，可呈慢性肾小球肾炎或 IgA 肾病样改变。肾小管上皮细胞变性坏死十分突出，管腔内可见各种脱落细胞及管型。肾小管、集合管管腔狭窄、受压和阻塞，上皮细胞增生活跃。肾间质极度充血、出血、水肿及炎细胞浸润。肾盂、肾盏黏膜可见点片状出血，并延及输尿管和膀胱。30 病日以上患者或重病例可有慢性肾间质纤维化、肾小球上皮细胞增生等改变。

2. 心脏病变　右心内膜下大片出血为本病特征性病变之一，重症可延及全心脏各层，心肌纤维可有不同程度变性、横纹消失或断裂、间质炎细胞浸润等。

3. 脑与垂体病变　脑组织多呈明显水肿及出血，大脑皮质、海马回、基底节等部位脑组织可见灶状及片状变性、坏死等，并有胶质细胞增生及炎细胞浸润。下丘脑变性显著，脑垂体水肿、出血，甚至坏死，少数有血栓形成，以垂体前叶为著，后叶无明显变化，是本病的特殊病理变化之一。

4. 其他脏器　肝、脾、肾上腺、胸腺、胰腺及胃肠等脏器均有不同程度的充血、出血或灶性坏死，但病变程度不如上述器官明显或恒定。肺脏主要为肺间质水肿、出血，肺实变，肺泡壁增厚，肺泡内充满水肿液，支气管与气管腔内可有大量血性泡沫状水肿液。

【病理生理】

1. 有效循环血量减少及休克　病程早期于热退前后常发生低血压休克，主要是由于血管壁损伤、通透性增加、血浆大量渗出、血容量骤减所致，故有"感染中毒性失血浆性低血容量性休克"之称。DIC 也是促发休克的重要原因，由于血管损伤及各种致病因子的作用，使凝血系统被激活，引起微血管内广泛纤维蛋白沉积及血小板凝集，形成弥散的微血栓，血栓形成中大量凝血因子消耗，纤溶系统激活引起严重出血。微血栓的栓塞可引起进一步引起或加重内脏损害及功能障碍等综合征，DIC 引起的病理生理变化及主要临床特点是低血压休克、出血及栓塞症状。心肌损伤也是休克的原因之一，病毒可以直接造成心肌损伤，病程中心肌缺血、酸中毒及神经体液调节失衡等均可造成心肌收缩力下降，心输出量减低，加重低血压休克。

2. 出血　原因比较复杂，依不同病期而异，且往往有多因素参与。发热期出血是由于血管壁受损和血小板减少所致，后者可能与修补血管壁的消耗和骨髓巨核细胞成熟障碍有关。休克以后的出血加重，主要由于 DIC 导致内脏微血栓形成，消耗性凝血障碍和继发性纤溶亢进等。少尿期尿毒症对凝血功能和血小板的影响及自体分流等也是出血的重要原因。急性期血中肝素类物质增加可进一步加重上述诸因素所致的出血。

3. 急性肾功能衰竭 主要是由于有效循环血量减少、肾血流量不足，导致肾小球滤过率下降所致。水钠潴留、肾素 - 血管紧张素增加、肾小球微血栓形成和抗原抗体复合物引起的基底膜损伤也是肾小球滤过率下降的重要原因。肾小管变性坏死，肾间质出血、水肿压迫和肾小管腔被肾脱落细胞和蛋白凝块阻塞等可进一步加重少尿。

【临床表现】

潜伏期 4 ~ 46 d，一般为 7 ~ 14 d。典型病例起病急骤，无明显前驱症状，临床表现为发热、出血和肾脏损害 3 类主要症状及发热期、低血压休克期、少尿期、多尿期和恢复期五期经过。非典型和轻症病例临床表现差异较大，可无低血压休克、出血或肾脏损害，出现越期现象，五期经过不明显。重症病例则可出现发热期、低血压休克期及少尿期相互重叠现象，少数暴发型病例发热期明显缩短，起病后迅即出现休克和急性肾功能衰竭。

1. 发热期 发热期一般持续 4 ~ 6 d，超过 10 d 者少见，个别暴发型患者发热期可短于 3 d。临床病型轻重与此期的体温高低成正比，即体温越高，热程越长，病情越重。主要表现为感染中毒症状、毛细血管和小血管中毒症及肾脏损伤的症状体征。典型病例有畏寒、寒战、高热，体温为 38 ~ 40 ℃，热型以弛张热、稽留热和不规则热为主，一般持续 4 ~ 7 d。通常热度越高病情越重，发生低血压休克和急性肾功能衰竭的可能性越大。部分患者伴头痛、腰痛、眼眶痛（三痛）及全身四肢关节酸痛。头痛以两颞部和前额部为主，重者为全头痛，多为胀痛。腰痛轻者仅感两侧肾区胀痛及肾区叩击痛，重者剧痛不能平卧和翻身，局部拒按。眼眶痛以眼眶胀痛为主，眼球活动时尤甚。多数患者有明显的消化道症状，表现为食欲减退、恶心、呕吐及呃逆等消化道症状。部分患者有腹痛、腹泻，腹痛剧烈者可出现腹肌紧张、腹部压痛和反跳痛，易误诊为外科急腹症。腹泻易误诊为急性肠炎和细菌性痢疾。少数患者尚可出现兴奋、谵妄、烦躁不安和嗜睡等神经精神症状，极少数重危患者可出现抽搐、昏迷及脑膜刺激征。

第 2 ~ 3 病日，半数患者眼球结膜及颜面部、颈部和上胸部皮肤出现显著的充血潮红（三红），似酒醉貌。黏膜出血多见于软腭、悬雍垂及咽后壁，表现为网状、点状或为出血斑，但扁桃体不肿大。眼球结合膜也可见点状或斑片状出血。皮肤出血好发于双侧腋下及前胸和肩背部，多为出血点或搔抓样、条索样出血斑点。早期束臂试验可呈阳性。重症患者有鼻出血、咯血、呕血、便血及血尿等。水肿多见于眼球结膜，为本病早期特有的表现。轻者眼球转动或检查者用手挤压上、下眼睑时可见球结膜出现涟漪状波纹或皱褶，中度水肿球结膜呈水疱状，明显突出于角膜平面，重度水肿者隆起的球结合膜呈胶冻样或鲜荔枝肉样，突出于眼裂平面。中重度球结膜水肿常伴有眼睑和颜面部浮肿，甚至出现渗出性腹水、胸水和心包积液。球结膜水肿不仅具有重要的诊断意义，而且提示毛细血管和小血管损伤严重，血浆明显渗出，发生低血压休克的可能性较大。

肾脏损害于第 2～4 病日即可出现，表现为蛋白尿、血尿和少尿倾向。早期蛋白尿为 + ～ ++，至低血压休克期前多达 +++ ～ ++++。重症患者尿中可排出膜状物，镜检可出现透明管型、颗粒管型或蜡样管型。部分患者可有黄疸、肝脾肿大和肝功能异常。也可出现心肌酶谱异常。

2. 低血压休克期　发热 4～6 d 后，体温徐退或骤退，但其他症状反而加重，部分患者出现低血压或休克，持续时间数小时至数日不等。①血压下降与脉率增快：根据血压和脉压差水平分为低血压倾向、低血压和休克，动脉收缩压分别 ≤ 100 mmHg、≤ 90 mmHg 和 ≤ 70 mmHg，脉压差分别 ≤ 30 mmHg、≤ 26 mmHg 和 ≤ 20 mmHg。心率增快，脉搏细速或扪不清，浅表静脉塌陷，伴呼吸浅快。②面色与口唇苍白或紫绀，肢端发凉，皮肤发花。③意识障碍：初为烦躁不安，继之可出现谵妄、嗜睡、昏睡、昏迷。④少尿或无尿。⑤中心静脉压（CVP）降低（< 6 mmHg）。当休克持续超过 24 h 且并发心、肝、脑、肺和肾脏等重要脏器的衰竭或功能障碍，可视为"难治性休克"，预后危笃。难治性休克是肾综合征出血热患者死亡的主要原因之一。

此期渗出体征特别突出，出血倾向也十分明显，常合并 DIC 和纤维蛋白溶解亢进。低血压休克期多不超过 24 h，短则十几分钟，长则 72 h 以上。一般认为休克出现越早，持续时间越长，病情越重。

3. 少尿期　为本病的极期，与低血压休克期常无明显界限，两期也可重叠发生或完全缺如。轻、中型病例常无低血压休克期而直接由发热期进入少尿期。本期一般出现于第 5～8 病日，持续时间 3～5 d，长者可达 2 周以上。①少尿或无尿和氮质血症：少尿或无尿为最突出的表现，24 h 尿量 500～1 000 mL 者为少尿倾向，少于 400 mL 者为少尿，少于 100 mL 者为尿闭。本期常伴发不同程度的尿毒症、酸中毒、水中毒和水电解质平衡失调。临床表现为厌食、恶心、呕吐、腹胀、口干舌燥，常出现顽固性呃逆，查体可见面部和下肢浮肿，部分患者可伴肺水肿、胸水和腹水。血尿素氮（BUN）和肌酐（Cr）多明显升高。根据尿量、尿常规检查、BUN 和 Cr 异常的程度，可将 HFRS 急性肾功能衰竭分为三度：①轻度肾衰：尿蛋白在 ++ 以上，常规镜检有少量红细胞、白细胞及管型；24 h 尿量少于 1 000 mL，BUN < 14.28 mmol/L，Cr 176.8～355.6 μmol/L；

②中度肾功能衰竭：尿蛋白 ++ ~ +++，可见肉眼血尿，镜检有颗粒管型，24 h 尿量少于 500 mL，BUN 为 14.28 ~ 24.56 mmol/L，Cr 为 355.6 ~ 707.22 μmol/L；③重度肾功能衰竭：尿蛋白 +++ ~ ++++，可见肉眼血尿和膜状物，镜下可见各种管型；24 h 尿量少于 50 mL，BUN > 28.56 mmol/L；Cr > 707.22 μmol/L。

肾性脑病为代谢性脑病之一，系尿毒症毒素对大脑功能的影响以及脑组织水肿、出血等器质性损害所致，多见于 BUN > 50 mmol/L 或 Cr > 1 500 μmol/L 者。临床表现有头昏、头痛、嗜睡、烦躁、谵妄以致抽搐、昏迷，重者可出现锥体束征，踝阵挛和扑翼样震颤等体征。皮肤、黏膜出血加重，可出现呕血、咯血、便血和血尿。高血容量综合征在本期发生率较高，可能与发热末期和低血压休克期外渗于组织间隙和浆膜腔内的液体大量回吸收于血管内有关，休克期扩容液体过多的患者更易出现高血容量。临床表现为面容胀满、体表静脉充盈怒张、脉洪大、血压增高、脉压差增大、心音亢进及血液稀释，严重者甚至极易合并心衰、肺水肿和脑水肿。酸中毒者表现为呼吸深大，重者呈 Kussmaul's 呼吸，以排出较多的二氧化碳。酸中毒可使心肌收缩力下降，加重高血钾，诱发 DIC。稀释性低血钠和高血钾在本期也较为常见，但高血钾多不超过 6.5 mmol/L，二者可有相应的临床、生化和心电图表现，应注意监测。

4. 多尿期　本期多出现于第 9 ~ 14 病日，大多持续 1 ~ 2 周，少数可长达数月之久。由于肾小管重吸收功能的恢复迟于肾小球滤过功能的修复，加之尿素氮等潴留物质引起的高渗性利尿作用，少尿期后尿量逐渐增多进入多尿期。24 h 尿量达 500 ~ 2 000 mL 称为移行阶段，虽然尿量增加但 BUN 和 Cr 可继续上升，症状加重，不少患者因并发症死于此期；超过 2 000 mL 为多尿早期，氮质血症未见改善，症状仍较重；超过 3 000 mL 为多尿后期，氮质血症逐渐改善，症状逐渐好转。少数患者 24 h 尿量可达 5 000 ~ 10 000 mL。轻症患者可无低血压休克和少尿期而直接进入多尿期，也有极少数患者特别是家鼠型患者可无多尿期。尿量增多的方式不同，临床意义也不同：①骤增型：24 h 尿量突然增至 1 500 mL 以上，对利尿剂反应好，多为轻型经过，预后良好。②渐增型：尿量逐渐增加，平均增加 200 ~ 500 mL/d，此类型临床较为常见，预后较好。③停滞型：尿量增加至 24 h 500 ~ 1 000 mL 不再增加，有时需用利尿剂诱导方有少量增加，提示肾功能损害较重，应警惕发生慢性肾衰或非少尿型肾衰。

5. 恢复期　多数于病后第 3 ~ 4 周开始恢复。一般以尿量减至 2 000 mL/d 左右，且 BUN 和 Cr 降至正常为进入恢复期的标志。肾脏尿浓缩稀释功能渐好转，精神、食欲和体力亦逐渐恢复。少数重症病例恢复时间较长，需 1 ~ 3 个月或更久，可留有高血压、肾功能障碍、心肌劳损和垂体功能减退等后遗症状。

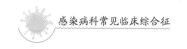

【并发症】

1. 大出血 大量呕血、便血可引起继发性失血性休克，大量咯血可导致窒息，腹腔出血、鼻腔出血、阴道出血亦较常见。肾破裂出血和颅内出血多为致命性的。

2. 肺部并发症 为最常见的并发症之一，发生率60%左右，病死率为10.3%~18.8%。常见并发症有原发性肺水肿、尿毒症肺、ARDS、继发性肺感染、心源性肺水肿和弥漫性肺泡出血。

（1）原发性肺水肿 多见于发热期与低血压期，与全身血管损害渗出时间一致。病情较轻者多无症状，仅胸部X线检查时发现。重者可有呼吸困难，肺部叩诊可呈浊音，听诊闻有呼吸音减低或湿啰音。胸部X线主要表现为肺纹理增多、增粗模糊，肺门影增大，肺野透明度减低，两肺野出现斑片状阴影，单侧或双侧胸腔积液等。原发性肺水肿多在3~6d消失。

（2）尿毒症肺 又名尿毒症间质性肺炎、尿毒症肺水肿，占本病肺部并发症的28%左右，常发生于少尿末期和多尿初期。多数患者无症状，约17%的病例表现咳嗽或胸闷气短，严重者出现不同程度呼吸困难。肺部呼吸音可降低或闻及湿啰音，胸部X线片可见肺充血型、肺间质水肿型、肺泡水肿型、胸膜反应型或混合型，同时可伴心影增大。诊断应排除心源性肺水肿。本症转归大多良好，进入多尿期后病变逐渐自行消散，持续时间多为6~8d。

（3）ARDS 占全部肺部并发症的9%，多出现于低血压休克期和少尿初期；伴有呼吸困难，但患者仍能平卧；咯血痰或血水样痰，肺部可闻及管状呼吸音，湿啰音少，呈散在分布；临床表现明显，而胸片无明显阴影。

（4）心衰性肺水肿 多见于少尿期并发高血容量时，也可出现于低血压期及多尿期。患者出现呼吸困难且不能平卧；咳白色或血性泡沫痰，两肺下部可闻及较多湿啰音，且呼气时间延长。

（5）继发性肺部感染 约占肺部并发症的10%，主要见于重型及危重型患者的少尿期。若病程中出现热程延长或体温复升，肺部叩诊浊音或闻有湿啰音，胸部X线检查显示新生或进展的浸润、实变或胸膜渗出，外周血白细胞总数及中性粒细胞增高，且具备下列条件之一者可诊断为肺部感染：新出现脓痰或痰液性状发生变化；血中培养出病原体；气管抽吸物、刷检或活检标本中分离出病原体。

（6）弥散性肺泡出血（DAH） 又名肺出血、弥散性肺出血、肺泡出血综合征等，为全身出血症状的肺部表现，主要与游离肝素增加、DIC、继发性纤溶及尿毒症血小板功能异常等有关，多发生于低血压期和少尿期。患者除咯血性痰或咯血外，多有呼吸急促，常同时伴有面色、甲床苍白及便血，部分患者尚伴血性胸水或血尿。DAH 咯血量与出血量不成比例，有的患者虽无咯血，肺部却呈大量出血，且出现呼吸窘迫。肺部听诊闻及湿啰音、哮鸣音、胸膜摩擦音。胸片示弥漫性或局灶性肺浸润，呈斑点状或融合状，多为两侧不对称分布，病变主要在肺门周围、肺尖，多在 2～3 d 内吸收。

3.心脏并发症 心脏损害与汉坦病毒感染引起的中毒性心肌炎有关，免疫复合物沉积于微冠状血管壁，也可引起血管壁和心肌细胞、心肌间质的多种免疫损伤反应。此外，低血压休克可直接损害心脏的血液灌注，引发和加剧心肌的缺血缺氧；高肾素 - 血管紧张素、儿茶酚胺等活性因子可引起心肌能量代谢异常和功能异常；高血压可直接或通过改变心脏负荷而影响心脏的结构和功能。水盐代谢紊乱特别是钾代谢异常可直接引起心肌兴奋性传导性异常，干扰心肌的兴奋 - 收缩耦联活动，降低心肌的收缩舒张功能，并易诱发心律失常。轻者可无症状或仅表现为非特异性心前区不适、心悸、乏力、头昏等，重者可出现心衰。左心衰主要表现为呼吸困难，为体位性呼吸困难或为劳力性呼吸困难，甚至完全休息时亦感气短、呼吸费力。右心衰主要表现为腹胀、右上腹痛、食欲不振、恶心嗳气、少尿和夜尿增多等。心电图检查可表现为心律失常相应的变化，也可有心房、心室扩大的心电图改变。胸部 X 线检查心脏大小可正常或有左心室扩大、双心室扩大征象，肺上野纹理粗乱，肺水肿者可见肺血管影模糊，肺门阴影增大增深呈蝶翼状外延，或有云雾状或小片状阴影等。心肌酶谱不同程度升高，持续时间长短不确定。

4.继发感染 多为院内感染或机会性感染，少尿期和多尿期最为常见。除肺部以外，尿路、腹腔、皮肤软组织等均可发生，甚至发生深部脓肿和败血症等。病原菌多为金黄色葡萄球菌、大肠杆菌、变形杆菌、绿脓杆菌或其他革兰阴性杆菌，真菌感染也较多见。

【临床分型】

按病情轻重可分为四型：①轻型，温 39 ℃以下，中毒症状轻，有皮肤黏膜出血点，尿蛋白 +～++，无少尿和休克；②中型，体温 39～40 ℃，中毒症状较重，球结膜水肿明显，皮肤黏膜有明显瘀斑，有低血压和少尿，尿蛋白 ++～+++；③重型，体温 40 ℃以上，有中毒症状和外渗症状或出现神经症状，可有皮肤瘀斑和腔道出血，有明显休克，少尿达 5 d 或无尿 2 d 以内；④危重型，在重型基础上出现顽固性休克、重要脏器出血、严重肾损害（少尿 5 d、无尿 2 d 以上或尿素氮 > 42.84 mmol/L）或其他严重合并症如心衰、肺水肿、继发严重感染、脑水肿或脑出血等。

【实验室检查】

1. 血常规检查　白细胞总数于第 2 ~ 4 病日即开始升高，低血压休克期及少尿期达高峰，多在（15 ~ 30）×10^9/ L，少数重症病例可达（50 ~ 100）×10^9/ L；中性粒细胞同时增多，核左移，重者可出现晚、中、早幼粒细胞，呈类白血病反应。异型淋巴细胞早在第 1 ~ 2 d 即可出现，且逐日增多，至 4 ~ 5 d 达高峰；一般为 5% ~ 14%，达 15% 以上者多属危重患者。红细胞和血红蛋白（Hb）自发热期末开始上升，低血压休克期达高峰，至少尿期下降，其动态变化可用于判断血液浓缩和稀释情况。血小板第 2 病日即开始减少，低血压和少尿期降至最低水平，为（10 ~ 60）×10^9/ L，并有异型和巨型血小板出现，个别危重病例血小板计数 ≤ 5.0×10^9/ L。少尿后期血小板数量即开始恢复，往往有短期增生亢进现象，可高达 500×10^9/ L 以上。

2. 尿常规检查　第 2 ~ 3 病日即开始出现蛋白尿，并迅速进展，可在 1 d 内由 "+" 突增至 "+++ ~ ++++"，至多尿后期和恢复期阴转。部分患者尿中出现膜状物，为大量蛋白与脱落上皮细胞的凝聚物。尿中可见红细胞、透明管型及颗粒管型等，部分患者可见肉眼血尿。

3. 血液生化检查　血尿素氮和肌酐于发热末期或低血压休克初期即可升高，少尿期和多尿早期达高峰，以后逐渐下降，升高程度和速度与病情成正比。发热期和低血压早期可出现呼吸性碱中毒，休克和少尿期则以代谢性酸中毒为主，多尿期以代谢性碱中毒为主，低钾性碱中毒尤为常见。发热期和低血压休克期血钾往往偏低，少尿期多上升为高血钾，多尿期又复降低。血钠和氯化物在全病程均降低，以休克和少尿期最显著。部分患者肝功化验可出现明显异常，主要表现 ALT、AST 升高，个别患者总胆红素也增高，凝血酶原活动度明显降低，临床类似急性重型肝炎。

4. 凝血功能检查　若出现 DIC，血小板常明显减少，一般低于 50×10^9/ L，纤维蛋白原降低和凝血酶原时间延长，血浆鱼精蛋白副凝固试验（3P 试验）阳性。进一步检查凝血酶凝固时间、纤维蛋白降解产物及 D- 二聚体等可判定是否存在继发性纤溶。

5. 免疫学检查　细胞免疫方面，外周血淋巴细胞亚群检测可见 CD4/CD8 比值下降或倒置。体液免疫方面，血清 IgM、IgG、IgA 和 IgE 普遍增高，总补体和补体 C3 及 C4 下降，可检出特异性循环免疫复合物。

6. 特异性检查　特异性 IgM 和 IgG 抗体出现较早，多数 3 ~ 5 病日即可检出，且持续时间长，IgM 抗体可保持 2 个月以上。患者血清抗 HV-IgM 阳性（1：20 阳性）有诊断意义。单纯检测特异性 IgG 抗体须双份血清（第 1 份血样最好采自起病第 1 周内，第 2 份血样应间隔 1 周以上采集）阳性且效价递增 4 倍以上方有诊断价值。常用的检测方法有间接免疫荧光法、酶联免疫吸附试验和血凝抑制试验等。免疫酶染色法可检测外周血白细胞及尿沉渣病毒抗原。采用反转录聚合酶链式反应技术（RT-PCR）可从早期（10～15病日前）患者血清、血浆、白细胞或血凝块研磨物中检出汉坦病毒RNA，敏感性高，但技术方法较为复杂。

【诊断】

诊断依据有：①流行病学史：流行季节，在发病前2个月内，有疫区野外作业史及留宿史，或与鼠类等宿主动物或其排泄物的直接或间接接触史，或食用过未经充分加热过的鼠类污染的食物史，但多数患者没有明确的鼠类直接或间接接触史。②临床表现：主要依据3类症状体征和五期经过，即以短期发热和"三痛"（头痛、腰痛、眼眶痛）为主的感染中毒症状，以充血（三红：面、颈、上胸潮红）、渗出和出血为主的体征及肾脏损害的表现。典型患者应具备发热、低血压（休克）、少尿、多尿和恢复期五期经过，非典型患者注意有无多尿期（尿量 > 3 000 mL/d）。热退病重为本病的特点，具有诊断价值。对于轻症或非典型病例的诊断常需借助于实验室检查。③实验室检查：早期血液常规化验出现"三高一低"（外周血 WBC 增高，中性粒细胞百分比增高，异型淋巴细胞比率增高和血小板计数减低），且尿蛋白"++"以上，结合临床可以拟诊本病。确定诊断有赖于检出血清 IgM 抗体阳性或双份血 IgG 抗体阳性且效价递增4倍以上。发病15 d内用RT-PCR从血清中检出病毒RNA阳性具有重要参考价值。

【鉴别诊断】

发热期应与下列疾病相鉴别：

1. 病毒性上呼吸道感染或流行性感冒　多有受凉史或流感流行史，呼吸道症状较突出，且全身疾病随热退而明显好转。除咽红外，少有其他阳性体征。

2. 流行性脑脊髓膜炎　多流行于冬春季，儿童多见，具有脑膜炎特有症状与体征，如头痛显著，可有明显或喷射性呕吐，可查及颈项强直等脑膜刺激征；皮肤瘀点以下身为主，血常规呈细菌感染相，脑脊液呈化脓性脑膜炎改变。

3. 流行性斑疹伤寒　多发生于卫生条件不良者，以发热伴头痛最为突出，自然热程多长于2周，可有一过性低血压，但无渗出体征。多于第5病日出皮疹，可有出血疹，伴较多充血疹，皮疹数量较多。肾损轻，仅有一过性蛋白尿。外斐试验 OX_{19} 效价 1：160 以上，或双份血清效价递增4倍以上可以确诊。

4. 伤寒　发热期长，多无低血压，少见出血及尿量变化，中毒症状以面色苍白、表情淡漠、相对缓脉为主。外周血 WBC 正常或减少，尤以嗜酸性粒细胞减少为著。肥达反应"O"与"H"抗体效价递增有诊断价值。血或骨髓培养出伤寒杆菌可以确诊。

5. 钩端螺旋体病 多发于夏秋季节，有疫水接触史，高热、乏力显著，同时伴有腓肠肌压痛和全身淋巴结肿大，异型淋巴细胞少见。

6. 败血症 常有原发病灶、寒战高热及全身中毒症状重，但无渗出体征。血象呈细菌感染相，异型淋巴细胞少见。血液培养阳性可确诊。

低血压休克期应与下列疾病鉴别：

1. 急性中毒型菌痢 好发于夏秋季和儿童，多有不洁饮食史。起病急骤，以高热、畏寒和精神萎靡或惊厥为主，可迅即出现中毒性休克、呼吸衰竭或昏迷。肛拭子或诊断性灌肠采集粪便标本进行检测有助于诊断。HRFS 病程进展较为缓慢，罕见 24 h 即发生休克者，且出血倾向和肾脏损害更为明显。

2. 休克型肺炎 多有受凉史，病初有咳嗽、咳痰、胸痛和气急等呼吸道症状，多于第 2 ~ 3 病日即发生低血压休克，无明显渗出体征，也无异淋增高、血小板减低和严重蛋白尿。若能行 X 线胸片检查有助于确诊。

出血倾向严重者应与急性白血病、过敏性和血小板减少性紫癜等相鉴别。肾损害为主者应与原发性急性肾小球肾炎、急性肾盂肾炎及肾病等肾脏疾病相鉴别。少数有剧烈腹痛伴明显腹膜刺激征者应排除外科急腹症。

【治疗】

目前尚无特效疗法，以综合疗法为主，早期应采取抗病毒治疗，中、后期则主要针对病理生理变化进行对症治疗。抓好"三早一就"（早发现、早休息、早治疗和就近在有条件的地方治疗），把好三关（休克、少尿及出血），对减轻病情、缩短病程和改善预后具有重要意义。

1. 发热期治疗 控制病毒感染、减轻血浆外渗、改善中毒症状和预防 DIC 是本期治疗的重点。早期卧床休息，避免搬运，给予营养丰富、易于消化的饮食。

（1）抗病毒治疗 早期（前 3 ~ 5 d）及时给予抗病毒治疗，可显著减轻病情、缩短病程。主要选用利巴韦林（ribavirine，病毒唑），为单磷酸次黄嘌呤核苷（IMP）脱氢酶抑制剂，通过抑制 IMP，阻断肌苷酸变为鸟苷酸，从而抑制病毒核酸的合成，具有广谱抗病毒作用。成人剂量为 1 g/d，加入 10% 葡萄糖液中静滴，连续 3 ~ 5 d。

（2）减轻血浆外渗出 可选用钙剂、维生素 C、甘露醇和糖皮质激素等。钙剂能降低毛细血管通透性，增加毛细血管壁致密性，减少渗出。通常可选用 10% 葡萄糖酸钙 10 ~ 20 mL，稀释后静脉缓慢推注或静滴，1 ~ 2 次 /d。甘露醇在体内不被代谢，静脉给药后能迅速升高血浆胶体渗透压，引起组织脱水。当甘露醇经肾小球滤过后，几乎不被肾小管吸收，通过在肾小管内保持较高的渗透压而产生脱水、利尿作用，可减轻血浆外渗。用法为 20% 甘露醇 125 ~ 200 mL 中低速静滴，2 ~ 3 次 /d，但对已有明显肾功障碍者禁用。肾上腺糖皮质激素兼有抗炎、抗毒素、抗过敏、抗休克及促进血小板生成等多种作用，同时可使血管对儿茶酚胺的感受性提高，使血管收缩，通透性降低，外渗减轻，也可减轻毛细血管内皮细胞水肿，保护毛细血管的完整性。用法为氢化可的松 100 ~ 200 mg 或地塞米松 5 ~ 10 mg 加入液体中静滴，1 ~ 2 次 /d。静脉补入适量平衡盐和葡萄糖液，按 1 000 ~ 1 500 mL/d 给予，发热期末静脉液体入量可增至 1 500 ~ 2 000 mL/d，渗出体征明显者，应及时加用胶体液如低分子右旋糖酐、706 代血浆、新鲜或冻干血浆等，以预防低血压休克的发生。维生素 C、止血敏、安络血及肾上腺糖皮质激素等具有止血、减少渗出的作用。

（3）改善中毒症状 高热者给予物理降温，慎用发汗退热药物。肾上腺糖皮质激素可减轻中毒症状。呕吐频繁者可给予甲氧氯普胺（灭吐灵）肌内注射。

（4）抗 DIC 治疗 补液以改善血液流变性，还可给予潘生丁 0.1 g/ 次，3 次 /d，低（小）分子右旋糖酐 250 ~ 500 mL/d，并可根据化验结果应用肝素等治疗。

2. 低血压休克期治疗 积极补充血容量、纠正酸中毒、改善微循环功能是本期的主要治疗原则。严禁转运和搬动，宜就地组织抢救；严密监测血压、心率、呼吸、意识和出血情况，注意保暖，记 24 h 出入量；保持呼吸道畅通，常规吸氧；及时建立和保持多路静脉通道；寒冷季节输入的液体应加温到 25 ℃左右；保持病室清洁卫生，积极预防和治疗其他病原体的感染。

（1）扩充血容量 首选复方醋酸钠液、林格液、生理盐水或糖盐水等晶体液，胶体液可选用低分子右旋糖酐、血浆和白蛋白注射液等。一般低血压倾向、低血压和休克时每日输入液量分别为 3 000、4 000 和 5 000 mL 左右。按公式计算，每日补液总量＝出量（尿量＋排泄量）+2.4× 体温升高度数（℃）× 体重（kg）+1 000（mL）。也可依据 Hb 量进行计算，即 Hb 每上升 10 g/L，相当于丢失血浆 300 mL，需补液 1 000 ~ 1 200 mL。补液可按照"先快后慢、先晶后胶、晶三胶一、胶不过千"的原则。发生休克时首批 500 mL 液体应在 30 min 内滴（注）入，并在其后的 60 ~ 90 min 内快速输入 1 000 mL，以后根据血压、脉压、血红蛋白量、末梢循环、组织灌注及尿量的动态变化，决定滴速和用量。一般先输入晶体液，后给予胶体液。晶体液与胶体液的比例为 3：1 左右，渗出严重的患者可以加大胶体液特别是血浆的比例，否则输入过多的晶体液易渗出到组织和浆膜腔内，造成组织水肿和肺水肿等，促发高血容量综合征。注意右旋糖酐 24 h 用量不宜超过 1 000 mL，否则易加重血液的低凝状态，导致大出血。有条件时大部分胶体液应补入血浆或新鲜全血，将有助于提高血浆胶体渗透压，稳定血压，使休克逆转。扩容是否足量，可观察是否达到下列指标：收缩压达 90 ~ 100 mmHg；脉压 30 mmHg 以上；心率每分钟 100 次左右；尿量每小时 25 mL 以上；微循环障碍缓解；红细胞、血红蛋白和红细胞压积接近正常。

（2）纠正酸中毒　　低血压休克多伴有代谢性酸中毒，可选用 5% 碳酸氢钠静点，用量可根据血气结果或经验确定，24 h 不宜超过 800 mL。

（3）血管活性药物　　经快速补液、纠酸、强心等处理血压回升仍不满意者，可酌情选用多巴胺 100 ~ 200 mg/L、阿拉明 100 ~ 200 mg/L 及异丙基肾上腺素、去甲基肾上腺素、酚妥拉明等静点，使平均动脉压（MAP）达到 65 mmHg。

（4）强心药物的应用　　对老幼患者和心肺功能不全的患者，或大量快速输液可能出现心衰肺水肿的患者，可酌用毛花苷丙 0.4 mg（儿童 0.02 ~ 0.03 mg/kg 体重）或毒毛花苷 K 0.125 ~ 0.25 mg（儿童 0.005 ~ 0.01 mg/kg 体重），加入葡萄糖液中静脉缓慢推注，必要时 12 h 后重复 1 次，全量或半量注射。

（5）糖皮质激素　　可酌用氢化可的松 200 ~ 300 mg/d 稀释后静滴或地塞米松 10 ~ 15 mg/d 静推。

（6）DIC 或继发性纤溶的治疗　　应根据临床和实验室检查结果给予抗凝治疗，按 1 mg/kg 肝素稀释后静滴，必要时可重复 1 次。应同时监测试管法凝血时间，肝素用量以凝血时间不超过 25 ~ 30 min 为宜，肝素过量时可用等量硫酸鱼精蛋白对抗。发现继发性纤溶者可予抗血纤溶芳酸或 6- 氨基己酸治疗，前者予 0.2 ~ 0.4 g/ 次稀释后静点，2 ~ 4 次 /d，后者 4 ~ 6 g/ 次，静脉滴注，1 ~ 3 次 /d。

3. 少尿期治疗　　稳定机体内环境、积极防治严重并发症和促进肾功能恢复是本期的治疗原则。

（1）稳定机体内环境　　应严格限制液体入量，补液量为前一日尿量和吐泻量加 500 ~ 700 mL/d，静脉补入液体应以高渗糖为主，并限制含钾药剂的应用。少尿期低钠血症多为稀释性低钠，一般无须补钠治疗。重度酸血症可酌用碳酸氢钠，但应注意 5% 碳酸氢钠每毫升相当于 3.8 mL 生理盐水，少尿或无尿患者不宜过多使用。每日糖量不低于 150 ~ 200 g，以保证所需的基本热卡。也可辅以 10% 脂肪乳 250 ~ 500 mL/d 静点。酌用胰岛素、ATP 和辅酶 A 等。

（2）促进利尿　　一般应在血压稳定 12 ~ 24 h 后开始。首选 20% 甘露醇 125 mL 静推或快速静滴，若无效即选用呋塞米（速尿）每次 20 ~ 40 mg 或丁脲胺每次 1 ~ 2 mg 加入液体中滴注 / 推注，若仍未排尿可加大呋塞米至每次 100 ~ 200 mg 或丁脲胺每次 5 ~ 10 mg，2 ~ 5 次 /d。对于高血容量综合征除加强利尿治疗外，应争取早期血液透析超滤脱水或行导泻治疗，若无上述条件或因消化道出血不宜导泻者，可考虑放血疗法，通常 1 次可从外周或深部静脉穿刺放血 200～400 mL。

（3）导泻　无血透或其他透析条件时可采用导泻治疗。多予 20% 甘露醇口服，每次 100～150 mL，2～4 次 /d，也可 250～350 mL 一次口服；50% 硫酸镁、番泻叶等也可选用。对导泻治疗中排便次数较多者应注意并发水、电解质紊乱。

（4）透析疗法　是抢救和治疗急性肾功能衰竭的有效治疗方法，利用小分子溶质可通过半透膜向膜对侧扩散、对流等特性，将血液中的小分子毒性物质或代谢废物如尿素、肌酐、钾离子和磷酸根离子等清除掉，或将一些有益于恢复水、盐或酸碱平衡的小分子物质如碱基和钙离子等加入血液循环中；利用半透膜的超滤特性除去体内过多的水分以代替肾脏的部分排尿功能。临床上常用的透析技术包括血液透析、血液滤过和腹膜透析。血液透析主要用于分解代谢型急性肾衰，如具有高血钾或高血钙的急性肾衰或腹膜透析和血液滤过失败；血液滤过主要用于血液动力情况不稳定但需要超滤脱液或溶质清除的患者；腹膜透析用于不能建立适当的血管通路或不能接受必要的抗凝治疗者。透析疗法应用指征：①无尿 1 d，经静脉注射呋塞米（速尿）或用甘露醇静脉快速滴注无利尿反应者；②高钾血症；③高血容量综合征；④严重出血倾向者。

4. 多尿期治疗　移行期及多尿早期的治疗原则同少尿期，此阶段虽然尿量较少尿期明显增多，但体内以 BUN 和 Cr 为代表的各种代谢产物仍可继续增加，氮质血症往往达峰值，感染、大出血等并发症仍可危及患者的生命，抗感染、抗出血及支持对症等治疗措施仍需继续。对于尿量迅速增加的患者，应防止发生严重脱水、低血容量性休克、低血钾、低血钠及非酮症性高渗性昏迷，适时补足液体及电解质，逐渐增加蛋白及高热量饮食，对于不能进食的患者可静脉输注脂肪乳、复方氨基酸或肾脏必需氨基酸及血浆等。多尿中后期可予六味地黄丸和金匮肾气丸口服，以促进肾功能的恢复。

5. 恢复期治疗　应加强营养，补充高蛋白、高热量和高维生素饮食，逐渐增加活动量，可选服参苓白术散、十全大补汤和六味地黄丸等补益中药。同时测定尿常规、血常规及肾脏功能，了解肾脏损伤及贫血等的恢复情况。

【预防】

1. 加强疫情监测　加强疫区人、鼠间疫情动态、流行因素及发展趋势的监测，在掌握流行动态、流行因素的基础上，开展对疫情的预测预报。

2. 消灭传染源　减少和消灭鼠类是行之有效的措施，采用机械、药物和生态等多种灭鼠方法。

3. 切断传播途径　搞好食品卫生和个人卫生，防止鼠类排泄物污染食品，不用手接触鼠类及其排泄物。动物实验时注意防止被鼠咬伤。

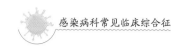

4.保护易感人群　主要措施为接种疫苗,我国研制生产的地鼠肾细胞(GHKC)疫苗、沙鼠肾细胞(MGKC)疫苗及纯化乳鼠脑(PSMB)疫苗,均采用初免3针,1年后加强1次的免疫方案,在不同疫区连续5年观察证明安全有效,防病效果均在93%以上。

【预后】

病死率一般为5%～10%,重型病例病死率仍较高。主要死亡原因是休克、尿毒症、肺水肿、出血(主要是脑出血和肺出血等)。近年来,由于治疗措施不断进步,因休克、尿毒症、肺水肿等而死亡的病例逐渐减少,而死于出血的病例相对增多。

【参考文献】

[1] 中华预防医学会感染性疾病防控分会,中华医学会感染病学分会.肾综合征出血热防治专家共识[J].中华传染病杂志,2021,39(5):257-265.

[2] SUN L, ZOU L X. Spatiotemporal analysis and forecasting model of hemorrhagic fever with renal syndrome in Mainland China[J]. Epidemiol Infect, 2018, 146(13): 1680-1688.

（陈耀凯　周怡宏）

三、非洲出血热

【中文名】

非洲出血热。

【英文名】

African hemorrhagic fever。

【同义名】

绿猴病(green monkey disease)、马尔堡病毒病(Marburg virus disease)。

【定义、简史】

本病是一种严重的病毒性出血热。1967年首次报道联邦德国和南斯拉夫发生31例,所有患者均直接接触过从乌干达运来的一批非洲绿猴的血液、器官或组织细胞培养物，因而得名。1975 年 2 月在南非暴发马尔堡病。1976 年从苏丹和扎伊尔患者身上分离出的病毒株，形态与马尔堡病毒一样，但抗原性不同，称为埃博拉病毒。因这两种病毒感染所产生的临床综合征相类似，又因病原均来自非洲，所以命名为非洲出血热。

【临床表现】

突然起病，出现严重额颞部疼痛、咽干、咳嗽、刀割样胸痛和胸膜痛等早期症状，继之高热、全身痛，尤其是背痛；可迅速衰竭，并出现严重水样泻、脱水、腹痛、肠痉挛、恶心、呕吐等，约持续 1 周；皮疹特点：白种人为斑丘疹及细小脱屑，黑种人为"麻疹样"，均伴有结膜炎；部分患者出现软腭黏膜疹、咽炎、咽干伴有舌唇干裂和溃疡，外貌呈"鬼样"、脸部拉长、面容焦虑且呆板、两眼下凹；多数病例于发病第 5 ~ 7 d 发生严重出血，以胃肠道和肺出血最为常见，也常有鼻出血、齿龈出血及阴道出血等；可有睾丸炎、全身淋巴结肿大、心肌炎及胰腺炎；可有意识丧失、惊厥和昏迷。

【实验室检查】

可见 ALT 及 AST 升高，血小板减少，血 BUN 及 Cr 增高。病毒分离及抗体检查有助于确诊。

【诊断】

根据流行病学、临床特点及实验室检查诊断。以下结果可作为诊断依据：①病毒抗原阳性；②血清特异性 IgM 抗体阳性；③恢复期血清特异性 IgG 抗体滴度比急性期有 4 倍以上增高；④从患者标本中检测出病毒 RNA；⑤从患者标本中分离到病毒。

【治疗】

主要治疗原则与其他病毒性出血热相同，包括止血、抗休克、维持注意水电解质平衡、防治肾功能衰竭及防治并发症等。

【预后】

重症病例病死率较高，约 1/3 死于休克和严重出血等。

（陈耀凯　周怡宏）

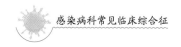
四、阿根廷出血热

【中文名】

阿根廷出血热。

【定义、简史】

Argentina hemorrhagic fever。

【同义名】

无。

【定义、简史】

本病 1943 年即已被发现，1958 年首次分离出 Junin 病毒。在阿根廷部分地区每年均有暴发流行。发病有明显季节性，同玉米收获季节伴行，与啮齿动物繁殖高峰期一致，主要感染对象是农民。

【病因】

Junin 病毒主要宿主是鼠类，病毒由鼠类传播给人的途径尚未确定。已知鼠排泄物污染的尘埃可经空气传播或由污染的食物经口传播，亦可经破损皮肤传染。

【临床表现】

潜伏期 7 ~ 16 d。起病隐匿，早期症状有寒战、不适、头痛、肌痛、眼眶痛和恶心等，继而发热，可见结合膜充血、瘀血、黏膜疹、皮疹以及面颈上胸部水肿，常见有瘀斑和淋巴结肿大，几天后病情恶化，出现低血压、少尿、齿龈出血、鼻出血、呕血、黑便和血尿，少尿可发展为无尿，并出现明显的神经系统症状。

【诊断与治疗】

基本原则与其他病毒性出血热相同。

【预后】

病死率 3% ~ 15%，甚至高达 10% ~ 20%。

（陈耀凯）

五、鄂木斯克出血热

【中文名】

鄂木斯克出血热。

【英文名】

Omsk hemorrhagic fever（OHF）。

【同义名】

Omsk 出血热。

【定义、简史】

本病曾于 1945—1948 年流行于西伯利亚的鄂木斯克和新西伯利亚。

【病因】

病原体系病毒，宿主可能包括啮齿类及蝉。流行病学资料仍不清楚，多数病例有与麝鼠直接接触史。多数感染起源于西伯利亚西部北部森林、草原和湖泊地区。

【临床表现】

潜伏期多为 3 ~ 7 d。起病突然，症状初为发热、头痛、呕吐及腹泻等；常见腭部内疹，有时为出血性；有全身淋巴结肿大、假性脑膜炎、鼻出血、呕血、便血及子宫出血等；中枢神经系统极少波及。恢复期长，但无后遗症。

【实验室检查】

外周血常规变化明显，有显著的白细胞和血小板减少；其他包括不同程度蛋白尿等。

【诊断与治疗】

基本原则与其他病毒性出血热相同。

【预后】

病死率为 0.5% ~ 3%。

（陈耀凯）

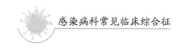
六、克里米亚出血热

【中文名】

克里米亚出血热。

【英文名】

Crimean hemorrhagic fever（CHF）。

【同义名】

克里米亚 - 新疆出血热、Klemia 出血热。

【定义、简史】

本征为一种病毒性出血热，1944 年流行于苏联克里米亚黑海地区，1956 年流行于刚果及巴基斯坦，保加利亚和南斯拉夫亦有发现。

【病因】

病原体为病毒，可从急性期患者血液和边纹长须蜱体内分离出来。家畜可能是宿主，蜱类为传染媒介。

【临床表现】

在苏联，本病有明显的季节性，夏季为流行高峰，在畜牧区流行。被感染性蜱叮咬后，潜伏期为 7 ~ 12 d。突然发病，有发热、寒颤、不适、烦躁、四肢疼痛等，继而有恶心、呕吐和腹痛，热型多为稽留热或弛张热；约 8 d 后体温骤降或渐退，面颈部潮红水肿，眼结膜和咽部充血，软腭水肿，口腔干燥，呼气有恶臭；患者精神差或嗜睡，多有皮肤瘀点，从躯干开始蔓延至全身；约 50% 有肝脾肿大，早期在软腭、悬雍垂有出血性黏膜疹，75% 以上患者于病程第 4 ~ 5 d 有其他出血症状，如呕血、黑便等；常见外周血白细胞和血小板计数严重减少。

10% ~ 25% 的患者出现中枢神经系统症状，如颈项强直、兴奋和昏迷，通常由于休克、失血和继发性感染所致。

【诊断】

结合流行病学及特征性临床表现可考虑诊断本病，确诊有赖于特异性抗原检查。

【治疗】

1. 一般治疗　卧床休息，补充液体，给高热量、高维生素饮食。

2. 针对治疗　针对发热、出血或休克等不同病理生理进行补液、扩容、止血及抗凝等治疗，注意维持水电解质平衡。抗凝治疗可阻止 DIC，改善微循环，减轻出血。早期应用肾上腺皮质激素对降低体温、减轻中毒症状、缩短病程等有一定效果。心功能不全者给予强心剂等对症处理。

【预后】

病死率一般在 3%～30%。病程初期患者血清中病毒载量的高低与预后密切相关。重型患者有严重出血、休克或肺水肿者预后差。出现中枢神经系统症状者预后较差，病死率高达 30%～50%。

（陈耀凯）

七、登革热

【中文名】

登革热。

【英文名】

dengue fever。

【同义名】

天狗热、碎骨热、断骨热、斑痧（eruptive syndrome）、马鞍状热、Bangkok 出血热、折骨热、公子热。

【定义、简史】

本病症是由登革病毒（dengue virus，DENV）引起通过伊蚊（Aedes aegypti）或白纹伊蚊（Aedes albopictus）传播的急性传染病，以全身骨和关节剧烈疼痛、突起高热、极度疲乏、皮疹、淋巴结肿大、白细胞及血小板减少等为临床特征，病死率低。1779年印度尼西亚雅加达、1780 年美国费城先后发生并描述本病，1869 年正式命名为登革

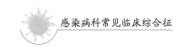

热。自 20 世纪 50 年代以来，东南亚地区出现了以严重出血和（或）休克等临床表现为主、病死率高的异型登革热。因而将前者称为经典登革热（classical dengue fever, CDF），后者称为登革出血热（dengue hemorrhagic fever, DHF）及登革休克综合征（dengue shock syndrome, DSS）。1997 年 WHO 正式发布了关于症状性 DENV 感染的分类，具体分 3 类：登革热、登革出血热和登革休克综合征。

【病原与发病机制】

登革病毒属于黄病毒科中的黄病毒属，有 4 种血清型（DENV-1、DENV-2、DENV-3 和 DENV-4）。病毒颗粒呈哑铃状、棒状或球形，直径 40 ~ 50 nm。基因组为单股正链 RNA，长约 11 kb，编码 3 个结构蛋白和 7 个非结构蛋白。基因组与核心蛋白一起装配成 20 面对称体核衣壳，外层为脂蛋白组成的包膜。登革病毒耐低温，冻干后 –70 ℃可保存其感染性数年，但不耐热，60 ℃、30 min 或 100 ℃、2 min 即可灭活。脂溶剂、去污剂、56 ℃加热 30 min 及多种蛋白酶可以灭活病毒。

登革热的发病机制目前尚不清楚。一般认为登革病毒经蚊叮咬后进入人体，先在单核吞噬细胞系统和淋巴组织中增殖和复制 2 次，形成第一次和第二次病毒血症。体液中的病毒抗体与病毒形成免疫复合物，激活补体系统，导致血管通透性增加，同时抑制骨髓中的白细胞和血小板系统，导致出血倾向和白细胞、血小板减少。

登革出血热多发生于登革热流行区的当地居民，发病机制也尚未完全明了。目前认为，机体感染病毒后可产生特异性抗体，婴儿则可通过胎盘获得抗体，这些抗体具有中和作用弱但促进作用强。体内获得抗体的儿童或成人感染登革病毒后，抗体可促进病毒与单核细胞或吞噬细胞表面受体结合，这些细胞释放炎性因子，导致血管通透性增加，血浆蛋白从微血管中渗出引起血液浓缩及休克。

【流行特征】

分布于全球热带和亚热带地区，我国的广东、广西、海南及台湾是流行疫区。本病有明显的季节性，多发生于气温高、雨量多的季节。一般于 5 月开始，8—9 月达高峰，11 月流行终止。本病流行高峰的形成与降雨量关系很大，一般在雨后 2 ~ 3 周伊蚊密度上升，从而导致发病高峰的出现。患者是主要传染源，在发病前 1 ~ 5 d 内传染性最强，隐性感染者也是重要的传染源，本病无慢性病毒携带者。本病主要传播媒介是埃及伊蚊，其次为白纹伊蚊。人群普遍易感。病后可获得对同型病毒的免疫力持续 1 ~ 4 年。有前瞻性儿童队列研究显示，与初次感染患者相比，既往有一次登革热病史的人群再次感染风险下降 54%，而既往有 2 次或 2 次感染以上的患者，再次感染的风险增加 91%。

【病理改变】

登革热的病理改变涉及全身脏器，以退行性变和出血为主，包括肝脏、心、肾和脑等的退行性变，关节附近水肿，心包、心内膜、胸膜、胃肠黏膜、肌肉、皮肤及神经系统不同程度的出血。皮疹内血管内皮肿胀，血管周围水肿及单核细胞浸润，瘀斑中有广泛血管溢血。脑型患者尸检可见蛛网膜下腔灶性出血，脑实质灶性出血，脑水肿及脑软化等。重症患者可有肝小叶灶性坏死及淤胆，小叶性肺炎，肺小脓肿形成等。

登革出血热主要病理变化为全身毛细血管内皮损伤，引起通透性增加，导致血浆外渗和出血。表现为皮下、消化道、心内膜下、肝包膜下、肺及软组织出血，浆膜腔积液。内脏小血管及毛细血管周围出血、水肿及淋巴细胞水肿，单核吞噬细胞系统增生，吞噬能力增加。肝脏发生脂肪变性和灶性坏死，汇管区淋巴细胞、组织细胞及浆细胞浸润。

【临床表现】

登革热的临床表现因病毒致病力和人体免疫功能的不同而呈现很大差异。

1. 典型登革热

（1）发热期　几乎所有患者都有突起发热，高热占多数。热型以不规则为主，其次可有弛张热、稽留热，双峰热仅占 10% 以下。70% 的患者热前先有畏寒感。伴头痛、呕吐、肌痛和关节痛，部分病例有一过性斑疹。

（2）疼痛　多伴有明显头痛、全身关节及肌肉痛，少数患者有眼眶后疼痛或腓肠肌压痛。剧烈的头痛可能存在脑水肿、脑出血或脑炎。

（3）出血　出血占住院患者的 39%～76%，多发生于发病后 4～6 d，出血部位可为鼻腔、牙龈、消化道、皮肤和子宫等，部分患者可多部位出血。

（4）消化道症状　可有呃逆、呕吐、腹泻和黑便，少数患者仅有中上腹或右上腹疼痛。

（5）充血性改变　可表现为颜面、颈部和上胸部潮红，眼结合膜充血，极似醉酒貌，热退后消退。

（6）皮疹　多数患者出现皮疹，患者年龄越小，皮疹发生率越高。皮疹以麻疹样和出血性皮疹为主，其次可见猩红热样、荨麻疹样及红斑样皮疹。皮疹多在病程第 3 天后出现，下肢及背部较多，持续 3～4 d。

（7）其他　部分患者出现浅表淋巴结肿大及触痛，还可出现相对缓脉、窦性心动过缓、肝脏轻度肿大及不同程度的低血压。

2. 登革出血热

（1）大出血　主要有消化道、呼吸道、泌尿生殖道及中枢神经系统等部位的大出血。消化道出血多出现于病程 4~6 d，热退后 2 d 内，出血量可达数百毫升。开始仅有上腹饱胀、隐痛，继而出现柏油样便，出血量大时可有暗红色血便，少数患者出现呕血。个别患者发生出血性休克及 DIC。子宫出血多发生于病程 2~4 d，出血量可达 600 mL 以上。分娩或流产患者产后大出血发生率极高，可达 70%~90%。少数绝经期妇女或月经尚未来潮的少女亦可发生子宫出血。

（2）休克　多与出血、溶血、心功能不全同时或先后出现，除出血、血浆外渗等原因外，DV 直接侵犯心脏，毒素致高热、缺氧也是重要原因。

【实验室检查】

1.常规检查　多数患者于病程第 2~3 d 白细胞显著降低，中性粒细胞亦减少，第 4~5 d 最为显著，可达 $2 \times 10^9/L$，退热后 1 周逐渐恢复。1/4~3/4 的病例有血小板减少，最低可达 $13 \times 10^9/L$。尿常规检查绝大多数病例正常，部分病例尿中有蛋白和红细胞。大便隐血常呈阳性。重症病例脑脊液检查压力升高，蛋白和白细胞正常或轻度升高，糖及氯化物正常。

2.病毒分离　直接从临床标本中分离病毒是确诊登革热的可靠方法。目前最常用的分离细胞为 C6/36 细胞。巨蚊胸腔接种及巨蚊幼虫脑内接种，能提高分离阳性率，并能定型。

3.血清学试验　检测登革病毒抗体经典的方法有血凝抑制试验、补体结合试验和中和试验。单份血清补体结合试验滴度超过 1：32，血凝抑制试验超过 1：1 280 有诊断意义。恢复期血清抗体滴度比急性期升高 4 倍者可以确诊。IgM 抗体有助于早期诊断。

4.病毒核酸检测　敏感性高于病毒分离，可用于早期快速诊断及血清型鉴定。

【诊断】

根据流行病学资料、临床表现及实验室检查，流行区的典型登革热病例诊断并无困难。但非流行区的输入性病例诊断往往很困难，常因警惕性不高易被误诊。登革出血热的诊断应具备以下 4 点：①典型 DF 的症状；②明显出血现象；③血小板下降，常 ≤ $100 \times 10^9/L$；④入院时红细胞压积较恢复期增加 20% 以上。

【鉴别诊断】

1.流行性感冒　无皮疹，无浅表淋巴结肿大，无出血倾向，束臂试验阴性，血小板正常，热程多在 5 d 以内，以上可资鉴别。

2.钩端螺旋体病　常有疫水接触史，发热时有腓肠肌酸痛与触痛，有肾脏、肝脏或肺部损害的表现，无皮疹，白细胞总数、中性粒细胞增加及血沉加快。

3. 斑疹伤寒 常在夏秋季发生，具有发热与皮疹，但热程较长，可达 9 ~ 14 d，少有骨与关节疼痛，常无浅表淋巴结肿大，皮疹很少呈出血性，外斐试验 OX19 阳性有助于鉴别。

4. 肾综合征出血热 多见于冬春季，青壮年发病多。发热 3 ~ 5 d 可出现低血压休克、球结膜水肿、充血、出血，肾区有叩击痛、出血现象多发生于休克后，随即出现肾功能不全表现。病程长，恢复缓慢等均与登革热不同。血清学试验有助于确诊。

5. 败血症与感染性休克 初期表现与登革热相似，但白细胞总数、中性粒细胞均增加，并有中毒颗粒，血培养阳性，病情严重，热程长等均有助于鉴别。

6. 麻疹、猩红热等发热出疹性疾病 儿童病例尚应与此类疾病鉴别。

【治疗】

1. 登革热 本病是一种自限性疾病，无特效疗法，主要采取支持和对症治疗。急性期应卧床休息，在有防护设备的病室中隔离至完全退热为止，加强护理，注意口腔和皮肤清洁，保持大便通畅。高热时先采用物理降温，高热不退或中毒症状严重时，可短期使用小剂量肾上腺皮质激素，也可采用亚冬眠疗法。由于退热止痛药（如水杨酸类）在 G-6-PD 缺乏的患者可诱发溶血，应慎用或忌用。高热时伴有大汗、极度乏力、呕吐、纳差，应补充液体，尽可能口服补液，若不能耐受，可给予静脉补液，但切忌滥用静脉补液，因脑膜炎型等重症患者常死于补液过程中。有出血倾向者可选用安络血、维生素 K、维生素 C、止血敏和钙剂等。大量出血时，则应以新鲜全血或血小板，大量维生素 K 静脉注射。严重的消化道出血者，可口服冰盐水、去甲肾上腺素或甲氰咪呱等。脑型病例应及时应用 20% 甘露醇快速静脉推入，并静脉滴注地塞米松；或用低分子右旋糖酐及速尿，与甘露醇交替使用。呼吸中枢受抑制者应及时使用人口呼吸器，并给予吸氧。对烦躁不安者可给予苯巴比妥、安定等药物，儿童可使用水合氯醛灌肠。对全身疼痛较重的患者，可给予颅痛定 30 ~ 60 mg/ 次，口服或肌内注射。腹痛者可给予阿托品或山莨菪碱等。

2. 登革出血热 预后较差，病死率为 5% ~ 10%，休克者病死率更高。治疗以支持疗法为主，注意维持水电解质平衡，纠正酸中毒。儿童补液 100 mL/（kg·d），总量的 1/3 ~ 1/2 用生理盐水，余为 5% 葡萄糖水。休克者尽快输液、扩容，加用血浆或血浆代用品，但不宜输全血，以免加重血液浓缩。可适量用肾上腺皮质激素，以减轻中毒症状，改善休克。严重出血者，除用止血药外，应输新鲜全血或血小板。有 DIC 证据者按 DIC 治疗。在扩容时要防止出现心力衰竭和肺水肿，静脉输液过程中要进行必要的监测。

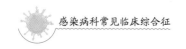
【预防】

1.消灭传染源　做好疫情的监测预报工作，早发现、早诊断和及早就地隔离治疗患者，防止扩散。同时进行血清学检测和病毒分离，识别轻型和隐性感染者，鉴别流行的病毒型别，并加强国境卫生检疫。

2.切断传播途径　伊蚊是传播媒介，又可能是非流行期间的储存宿主，故防蚊灭蚊是预防本病的根本措施。

3.保护易感者　疫苗预防接种尚处于试验阶段，尚未推广应用。

【预后】

通常预后良好，病死率约为3/10 000。死亡病例多为重型，主要死因为中枢性呼吸衰竭。

【参考文献】

TSANG T K, GHEBREMARIAM S L, GRESH L, et al. Effects of infection history on dengue virus infection and pathogenicity ［J］. Nat Commun, 2019,10（1）: 1246.

（陈耀凯）

八、拉沙热

【中文名】

拉沙热。

【英文名】

Lassa fever。

【同义名】

Lassa 热。

【定义、简史】

1969 年在尼日利亚 Lassa 镇发现一种病毒感染所致的发热性疾病，命名为 Lassa 热。

【病因】

属于淋巴细胞脉络丛性脑膜炎病毒群引起的人类急性发热疾病，是病毒性出血热中最著名的一种，可能在啮齿动物或人群之间传染。

【临床表现】

潜伏期一般为 7 ~ 10 d。通常为隐匿起病，前驱症状不明显。早期症状有发热、寒战、全身乏力、广泛肌痛和头痛，第 1 周还可出现咽痛、吞咽困难、咽部斑片状渗出物、恶心、呕吐、腹泻、咳嗽、胸痛和腹痛；第 1 周末腹泻停止，而其他胃肠道症状仍存在，并可有胸痛、耳鸣、耳聋、眩晕等症状。恢复期（发病后 3 ~ 4 周）退热后仍可有全身乏力，亦可有长期广泛的神经功能紊乱，伴震颤、不自主眼球运动、步态不稳和发作性眩晕、嗜睡、脱发等症状。20% ~ 50% 的病例可发展为重型，持续高热、中毒症状严重、弥漫性毛细血管渗出、出血倾向、中枢神经系统症状（包括震颤、意识改变和惊厥等）、呼吸窘迫、少尿、休克等，常于第 2 周死亡；毛细血管渗出表现为浆膜腔积液、面部和颈部水肿、瘀斑、肺部啰音和血液动力学不稳定，严重病例出现呼吸窘迫。

【实验室检查】

疾病初期外周血白细胞计数中度减少，多为（2 ~ 3）× 10^9/L，以后可升高；尿蛋白阳性；病毒分离或双份血清测定抗体滴度呈 4 倍或 4 倍以上增高。

【治疗】

必须隔离，卧床休息并给予对症处理。对于重症患者，应抢救休克、纠正脱水及酸中毒，积极抢救呼吸窘迫综合征。恢复期拉沙热患者血浆输入有一定疗效。

【预后】

一般良好，80% 为自限性感染，症状轻或无症状。但发展为重型者病死率较高。

（陈耀凯）

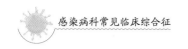

九、传染性单核细胞增多症

【中文名】

传染性单核细胞增多症。

【英文名】

infectious mononucleosis（IM）。

【同义名】

Pfeiffer 热综合征、Filatow 综合征、Turck 综合征、接吻综合征、感染性单核细胞增多症（infectious mononucleosis）、腺性热、腺热、Drusen 热、传染性异型淋巴细胞增多症、传染性单个核细胞增多症。

【定义、简史】

本病症是由 EB 病毒（EBV）引起的淋巴细胞增生性传染病，主要侵犯儿童和青少年。临床上以发热、咽喉痛、淋巴结肿大、肝脾肿大和血中淋巴细胞增多并出现异型淋巴细胞为特征，血清嗜异凝集抗体效价增高。1885 年俄国 Filatov 首先描述本病，1889 年 Pfeiffer 以腺热为名报道 4 例，1920 年 Sprunt Evans 将本病命名为传染性单核细胞增多症，1923 年 Downey 在患者血液中发现 3 种异常淋巴细胞，1932 年 Paul 及 Bunnell 证实嗜异凝集试验对本病具有诊断价值，1963 年 Epstein 和 Barr 首次从非洲儿童恶性淋巴瘤体外培养的淋巴瘤细胞中发现本病病原体。巨细胞病毒（CMV）、人类免疫缺陷病毒（HIV）、李斯德杆菌及刚地弓形虫等病原体感染时亦可出现类似临床表现，称为类传染性单核细胞增多症综合征（infectious mononucleosis-like syndrome），不属于本病范畴。

【病原学】

EB 病毒属于疱疹病毒属，是一种嗜淋巴细胞的 DNA 病毒，主要侵犯 B 淋巴细胞。病毒颗粒呈球形，直径 150～180 nm，最外层为脂蛋白包膜，包膜下是对称的 20 面体核衣壳，由 162 个管状子粒组成，核衣壳内是直径约 45 nm 的致密体，主要为线状双链 DNA。基因组共编码 5 种抗原蛋白，即壳抗原（viral capsid antigen，VCA）、膜抗原（membrane antigen，MA）、早期抗原（early antigen，EA）、补体结合抗原（即可溶抗原 S）和病毒相关核抗原（EBV associated nuclear antigen，EBNA），均能刺激人体产生相应抗体。EB 病毒体外生长要求严格，不能在一般疱疹病毒组织培养体系中生长，仅在非洲淋巴瘤细胞、传染性单核细胞增多症患者血液、白血病细胞和健康人脑细胞等培养中繁殖，分离困难，脐血淋巴细胞转化试验常用来检测 EB 病毒。在受感染细胞内，病毒 DNA 存在 2 种形式：一种是以线状 DNA 整合到宿主细胞染色体 DNA 中，另一种是以环状游离体游离于宿主细胞 DNA 之外。

【流行病学】

1. 传染源　人类是 EBV 贮存宿主，患者和隐性感染者是传染源。病毒大量存在于唾液腺及唾液中，可持续或间断排毒达数周、数月甚至数年之久。

2. 传播途径　口 - 口传播是主要途径，接吻是青年人感染的主要途径。飞沫传播不是重要途径，偶可经输血传播。性传播和宫内传播尚无定论。

3. 易感人群　主要发生在儿童及青少年，超过 35 岁者少见。6 岁以下儿童感染后大多表现为隐性或轻型感染，15 岁以上感染者则多呈典型症状，但亦有部分呈现亚临床感染，有些则在原发感染后转入潜伏性感染或带病毒状态。隐性感染者常多于显性感染者，比例为（2 ~ 4）：1，1958 年上海一起暴发流行中，隐性感染与显性感染之比为（2 ~ 7）：1。本病性别差异不大。全年均可发生，但秋末冬初较多。病后可获得持久免疫力，再次患病者极少见。

【发病机制】

EB 病毒进入易感者口腔后，即侵犯咽部淋巴组织并在 B 淋巴细胞中复制，导致渗出性咽扁桃体炎和咽喉痛，局部淋巴管受累，淋巴结肿大，进而进入血液循环形成病毒血症，进一步累及淋巴系统各组织或脏器。EB 病毒还可在腮腺及其他唾液腺上皮细胞中复制，约 20% 的感染者长期或间歇地向唾液中排放 EB 病毒。由于 B 淋巴细胞表面有 EBV 受体，EB 病毒与 B 淋巴细胞表面的 CD21 分子结合进入细胞内，故 EBV 主要感染 B 淋巴细胞，对 B 淋巴细胞至少有 3 种作用：①作用于产生特异抗体的 B 细胞亚群，使之产生 EBV 抗体；②使 B 淋巴细胞发生转化成为淋巴母细胞，使之形成有 EBNA 抗原、早期抗原、壳抗原阳性 B 细胞，EBNA 阳性 B 细胞不断增殖，形成本病早期出现的异型淋巴细胞，这类异型淋巴细胞即是被 EBV 感染的 B 淋巴细胞；③EB 病毒使 B 细胞表面性改变，诱生新的抗原物质，继而引起 T 淋巴细胞防御反应，形成细胞毒效应细胞直接破坏 EBV 感染的 B 淋巴细胞。外周血中出现的大量异型淋巴细胞实际上主要就是这种具有杀伤能力的细胞毒性 T 淋巴细胞（CTL）。可见，本病增生的并非单核细胞是淋巴细胞，因此有人认为应称为"传染性异型淋巴细胞增多症"或"传染性单个核细胞增多症"。EBV 感染引起 B 淋巴细胞多克隆活化，产生非特异性多克隆免疫球蛋白，其中有些对本病具有特征性，如 Paul-Bunnell 嗜异凝集抗体等。B、T 淋巴细胞交互作用后，导致抑制性 T 淋巴细胞（Ts）和巨噬细胞活性增强，从而阻碍 B 细胞增殖。由于 B 淋巴细胞数量减少，T 细胞亦因抗原刺激减少而数量下降，最终疾病得到控制，呈自限性过程。除 B 淋巴细胞与 T 淋巴细胞交互作用外，免疫复合物沉积及病毒直接损伤作用也参与了本病发病机制。

【病理改变】

受累组织主要是单核 - 巨噬细胞系统，淋巴组织良性增生为主要病理改变。淋巴结非化脓性增生，淋巴细胞及单核 - 巨噬细胞高度增生，胸腺依赖副皮质区 T 淋巴细胞增生更为显著。肝、脾、肾及中枢神经系统均可受累，主要为异常的多形性淋巴细胞浸润。肝组织有间质性肝炎，肝窦及汇管区有淋巴细胞浸润，Kupffer 细胞增生，肝细胞改变轻微，个别可有局限性坏死病灶。脾脏充满异型淋巴细胞、水肿，致脾脏质脆、易出血，甚至破裂。鼻咽部淋巴组织亦增生。各重要脏器均可有淋巴细胞浸润及局限性病灶。骨髓为唯一受累最少的器官，只有少量肉芽组织及淋巴细胞浸润。血液中异型淋巴细胞可分为三型：①泡沫型：细胞大小中等，边缘不整，核偏心、卵圆、肾形或分叶状，染色质呈斑点样排列，胞质呈细致的海绵样，嗜碱性深蓝色合并空泡，有嗜阿尼林颗粒；②不规则型：较第一型大，核染色质疏松，核形不规则，胞质不均匀，嗜碱性弱而无空泡（很像正常单核细胞）；③幼稚型：与第一型相似但较大，核较幼稚，有 1 ~ 2 个或 2 个以上的核仁，染色质呈网状结构，胞质嗜碱性强，有多数空泡。

【临床表现】

潜伏期在成人通常为 4 ~ 7 周，儿童 5 ~ 15 d。起病急缓不一，约 40% 有前驱症状，表现为全身不适、头痛、头昏、畏寒、鼻塞、食欲不振、恶心、呕吐及轻度腹泻等，持续 1 周左右。婴幼儿感染常无明显症状，或仅有轻微不典型表现，伴血清 EBV 抗体阳性，青春期少年及成人则症状典型，发热、咽峡炎和淋巴肿大为典型的三联征。临床表现复杂，病程 1 ~ 3 周，少数可迁延数月。

1. 发热　一般均中等度发热，热程 1 ~ 2 周，部分病例可持续低热 1 月至数月，中毒症状多不严重。

2. 咽峡炎　常见咽部、扁桃体及悬雍垂充血肿胀，伴有咽痛；若咽部肿胀明显，可出现呼吸困难及吞咽困难；扁桃体可有渗出物或有假膜形成。

3. 淋巴结肿大　约 70% 的病例出现浅表淋巴结肿大，全身淋巴结均受累，以颈后三角区为最常见，腋下、腹股沟次之；肿大的淋巴结直径很少超过 3 cm，硬度中等，无粘连及明显压痛，常在热退后数周才消退；肠系膜淋巴结肿大时，可引起腹痛。

4. 肝脾肿大　20%~62% 的患者出现肝肿大，多在肋下 2 cm 以内，可有 ALT 升高，部分病例有黄疸；半数以上病例出现轻度脾肿大，有疼痛及压痛，偶可发生脾破裂。

5. 皮肤、黏膜皮疹　约 1/3 的病例发生多形性皮疹，如丘疹、斑丘疹、荨麻疹、猩红热样红斑疹、出血性皮疹等，多见于躯干；皮疹在 4~6 病日出现，持续 1 周左右消退；有些患者可见黏膜疹（先于皮疹或同时出现），表现在软、硬腭交界处有针尖大的小出血点。

6. 神经系统症状　重症患者可出现神经症状，如急性浆膜炎性脑膜炎、脑膜脑炎、脑干脑炎及多发性神经根炎（Guillain-Barre 综合征）等，虽病情较重，但预后大多良好，很少留有后遗症。

7. 其他　偶可见心肌炎、心包炎、心包积液、肺炎、胸腔积液、肾炎、腹腔积液及胆囊壁水肿增厚等；可有腹泻或其他消化系统症状，1958 年上海的一次流行，腹泻发生率达 70%。

由于本病可侵犯全身多个脏器，临床表现呈现多样化，不同患者或各次流行可迥然不同，因而可被分为多种临床类型，如咽炎型、腺热型、淋巴结肿大型、肺炎型、肝炎型、胃肠型、皮疹型、脑炎型、心脏型及生殖腺型等，以前三型最为常见。

【实验室检查】

血常规改变是本病的重要特征。早期白细胞总数可正常或偏低，以后逐渐升高至 10×10^9/L，有的可高达（30~50）$\times 10^9$/L。早期中性粒细胞计数增加，以后淋巴细胞百分率可达 60% 以上，其中异型淋巴细胞高达 10%~30%。异型淋巴细胞超过 10% 或其绝对数超过 1.0×10^9/L 时，具有诊断意义。异型淋巴细胞于起病数日内出现，1 周末增高最为显著，此后逐渐减少。血小板计数常减少，可能与病毒直接损伤及免疫复合物作用有关。部分病例有尿蛋白、肝酶谱及心肌酶谱异常。

EBV 感染性标志物检测方法有 3 种：①嗜异凝集试验：可检出早期血清中 IgM 嗜异性抗体。将患者血清置 56 ℃、30 min 灭活，等比例稀释后，分别加入 1% 洗涤过的新鲜绵羊红细胞，置 37 ℃孵育 2 h，再 4 ℃过夜，次日观察结果，效价达 1：64 以上才有诊断意义。通常病程第 1 周本试验阳性率约 40%，第 2 周约 60%，第 3 周可达 80% 以上，阳性持续 2~5 个月。正常人、某些疾病（白血病、霍奇金病、结核病等）患者及血清病患者亦可出现阳性结果，但可通过以下 2 种吸附试验以资鉴别：本病患者血中嗜异性抗体可被豚鼠肾部分吸收，被牛红细胞完全吸收；正常人和其他疾病患者血清嗜异性抗体可被豚鼠肾完全吸收，被牛红细胞部分吸收；而血清病患者血清嗜异性抗体可被 2 种红细胞完全吸收。嗜异凝集试验方法经不断改进，敏感性和特异性均有提高，但仍有 10% ~ 15% 的患者测不出嗜异凝集抗体。②EBV 抗体测定：检测方法有间接荧光法、酶联免疫法、同位素自显影法等。VCA-IgM 抗体于起病时出现，早期增高，以后下降，持续 4 ~ 8 周；VCA-IgG 抗体亦于起病时出现，持续终身。VCA-IgG 抗体滴度在急性期需 ≥ 1 : 320（IF）或双份血清 4 倍以上增长才有意义。约 75% 的典型病例急性期出现 EA-D 抗体，3 ~ 6 个月后消失。EBNA 抗体常在起病 1 个月后出现，可持续终身。以上抗体检测有助于嗜异凝集试验阴性病例的诊断。若在抗体检测中发现 IgM 抗 VCA 阳性、IgG 抗 VCA 阴性及 IgG 抗 EBNA 阴性，属 EBV 初发感染；若 IgG 抗 VCA 阳性、IgG 抗 EBNA 阴性，为 EBV 近期感染；IgG 抗 VCA 阳性、IgG 抗 EBNA 阳性，则为 EBV 既往感染。③ EBV DNA 检测：Southern 印迹法可检测整合在宿主组织及血细胞 DNA 中的 EBV DNA；利用互补标记（同位素、地高辛或生物素标记）的核酸序列探针与组织中 EBV DNA 进行原位杂交法，可以确定口咽上皮细胞中 EBV 的存在；聚合酶链式反应（PCR）能快速、敏感、特异地检出标本中的 EBV，在一些研究工作中已发展到原位 PCR。

【诊断与鉴别诊断】

主要根据临床表现、特殊血常规改变、嗜异凝集试验、EBV 抗体测定及 EBV DNA 检测等进行诊断。当局部流行时，流行病学资料有重要参考价值。嗜异凝集试验阴性者应检测 EBV 抗体及 EBV DNA，且应多次检验。儿童嗜异凝集反应阳性率与年龄成正比，5 岁以下阳性率低于成人，2 岁以下罕见阳性，婴儿为阴性，故婴幼儿患者确诊有赖于 EBV 抗体及 EBV DNA 检测结果。

诊断时需注意与人巨细胞病毒（HCMV）、腺病毒、甲肝病毒、风疹、咽喉部感染以及某些药物（对氨基水杨酸、异烟肼等）所致的淋巴细胞增多相鉴别。其中 HCMV 引起的淋巴细胞增多较为常见，有报道在嗜异凝集试验阴性的传染性单核细胞增多症中，几乎半数与 HCMV 有关。EBV 所致单核细胞增多症患者淋巴结炎、咽扁桃体炎常见，而 HCMV 所致单核细胞增多症患者肝脾肿大、气管炎和皮疹较多，且前者发病高峰年龄多在 4 岁以上（66.3%），后者多为 4 岁以下儿童（70%），确诊必须依靠血清学及病原学检查。

【治疗】

无特殊治疗，主要为对症治疗。静脉注射丙种球蛋白 400 mg/（kg·d），1 次 /d，连续 4 ~ 5 d，可使临床症状改善、病程缩短，早期给药效果更好。更昔洛韦及无环鸟苷为广谱抗 DNA 病毒药，可试用，但疗效尚待评价。有心肌炎、喉水肿、溶血性贫血、脑炎及神经根炎者使用短程肾上腺皮质激素疗法，可控制高热、促进淋巴组织增生消退。有继发感染者，需选择抗生素治疗，但忌用氨苄西林或阿莫西林，以减少多形性皮疹发生率。

本病系自限性疾病，预后大多良好，病死率为 1%～2%。死因多为咽喉部阻塞、脾破裂（未及时处理）、脑干脑炎（呼吸衰竭）、肠系膜淋巴结坏死大出血、心肌炎、再生障碍性贫血危象、继发感染等。儿童患者有转为恶性淋巴瘤、白血病的报道。

【预防】

急性期患者应采取呼吸道隔离，鼻咽分泌物应做消毒处理。目前已有 2 种疫苗问世，一种为我国用基因工程方法构建、同时表达 EBV gp320 和 HBsAg 的痘苗疫苗，重点用于鼻咽癌高发区；另一种为提纯 EBV gp320 膜蛋白疫苗，正在英国大学生中进行小规模接种，观察该疫苗是否能降低本病发病率。

【预后】

预后良好，病死率在 1% 以下。主要死因为脾破裂、心肌炎或严重并发症（脑干脑炎、继发感染等）。先天性免疫缺陷者一旦感染本病，病死率极高。

（陈耀凯）

十、传染性单核细胞增多综合征

【中文名】

传染性单核细胞增多综合征。

【英文名】

infectious mononucleosis syndrome（IMS）。

【同义名】

无。

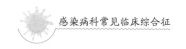

【定义、简史】

本综合征是指临床表现及一般化验改变与传染性单核细胞增多症相似，异常淋巴细胞（异淋）增多，但无嗜异性抗体或经豚鼠肾吸收后抗体反应呈阴性的一组病征。

【病因】

病因包括输血、服用某些药物（对氨柳酸、苯妥英钠、氨苯砜、巴比妥类、皮质激素及有机砷剂等）、感染（病毒、细菌、支原体、螺旋体、原虫及立克次体等）及其他疾病（过敏性假性单核细胞增多症、IgM 缺乏性高丙球蛋白血症及勒雪氏病等）。

【发病机制】

异淋增多的可能机制有：①输血感染巨细胞病毒或输入活性淋巴细胞产生排异反应；②抗体对抗原刺激的非特异性淋巴细胞反应；③过敏反应：异淋与原始转化细胞相似，可在局部炎症区内发挥与正常淋巴细胞相同作用，但不产生丙种球蛋白，其酯酶活性强、DNA 含量低、派若宁染色弱阳性。

【临床表现】

1. 输血引起的 IMS　输血、体外循环或血液透析后 2 ~ 7 周，3% ~ 13% 的病例发生本综合征，出现低热，持续 10 ~ 21 d，伴无力、肝脾肿大，脾大可在发热 3 周后出现甚至持续 1 年之久，淋巴结肿大不明显，无咽峡炎。异淋增多超过 15% ~ 20%，可于发热同时或延后 2 周出现，持续 2 个月或更久。病程多自限，3 ~ 7 周内痊愈。

2. 药物引起的 IMS　用对氨柳酸治疗 3 ~ 6 周后出现寒战、发热、头痛、肌痛、无力、恶心、呕吐、皮疹、瘙痒及淋巴结肿大，肝、脾肿大比较少见。白细胞增高可达 25×10^9/L，嗜酸粒细胞可达 10% ~ 50%，异淋增多达 10% ~ 90%。停药后，症状可于数小时到数日内消失，但血常规异常可持续数日。服用苯妥英钠约 1 个月后患者可出现发热、淋巴结、肝、脾肿大，白细胞高达 40×10^9/L，异淋约 10%，持续 4 周消失。

3. 支原体感染引起的 IMS　单核细胞增多，有淋巴结肿大和咽峡炎、发热、肝大，少数有脾大、皮疹，大部分有心、肝功能损害。肺炎支原体抗体阳性，EB 病毒抗体检测阴性。阿奇霉素疗效好。

【诊断】

根据输血用药史、临床表现、异常淋巴细胞（异淋）增多、无嗜异性抗体或经豚鼠肾吸收后抗体反应阴性等即可诊断。

【治疗】

无须特殊治疗，对症支持治疗为主。

【预后】

良好。

（赵文利）

十一、获得性免疫缺陷综合征

【中文名】

获得性免疫缺陷综合征。

【英文名】

acquired immune deficiency syndrome（AIDS）。

【同义名】

艾滋病。

【定义、简史】

本综合征是人类免疫缺陷病毒（human immunodeficiency virus，HIV）所引起的致命性慢性传染病，主要通过性接触和血液途径传播。HIV 主要侵犯和破坏辅助性 T 淋巴细胞，造成人体细胞免疫严重缺陷，易并发各种严重的机会性感染和肿瘤而死亡。1981 年美国报道全球的首例病例，1982 年 9 月美国疾病控制与预防中心（Centers for Disease Control and Prevention，CDC）以"获得性免疫缺陷综合征"命名这种复杂的疾病。1983 年从一名患有本病的同性恋者淋巴结中分离到本病病原体———一种新的病毒，1986 年 7 月经国际病毒分类委员会命名为"人类免疫缺陷病毒"。

【病原学】

HIV 是一种逆转录病毒，分类上属于逆转录病毒科慢病毒亚科，呈球形或卵圆形，直径 100～120 nm，系双层结构。由包膜和核心 2 部分组成。包膜为类脂包膜，表面有锯齿状突起，含糖蛋白 gp120，在双层脂质中有跨膜蛋白 gp41；核心由衣壳蛋白（CA，p24）组成，衣壳内包括 2 条完全相同的病毒单股正链 RNA、核衣壳蛋白（NC）和病毒复制所必需的酶类，包括反转录酶（RT，p51/p66）、整合酶（IN，p32）和蛋白酶（PR，p10）等。HIV 至少有 HIV-1 和 HIV-2 两个型，前者基因组全长 9 181 bp，而后者基因组全长则为 10 359 bp，两者型氨基酸序列的同源性为 40% ~ 60%。HIV 基因组结构除包括两端的长末端重复序列（LTR）外，中间有 9 个开放读码框架（ORF），即 3 个结构基因：群抗原基因（group specific antigen gene，gag）、聚合酶基因（polymerase，pol）、包膜蛋白基因（envelop，env）；2 个调节基因：反式激活因子基因（transactivator，tat）、病毒蛋白表达调节因子基因（regulator of expression of virion proteins，rev）；4 个辅助基因：负因子基因（negative factor，nef）、病毒感染因子基因（virion infectivity factor, vif）、病毒蛋白 R 基因（viral protein R，vpr）、病毒蛋白 U 或 X 基因（viral protein U，vpu 或 viral protein X，vpx）。其中 vpu 仅存在于 HIV-1 中，vpx 则仅存在于 HIV-2 中。LTR 内部含有启动子、增强子、负调控区及许多细胞转录因子结合位点。一些病毒蛋白对 LTR 有反式激活作用，能引起 HIV 基因表达。gag、env、pol 3 个基因编码病毒的结构蛋白。

根据 env 基因 V3 段碱基排列不同，可将 HIV-1 分为 3 群 12 个亚型，其中 M 群包括 A、B、C、D、E、F、G、H、I、J 和 K 等共 11 个亚型，N 群只有 N 亚型，O 群只有 O 亚型，各亚型之间 env 基因核苷酸序列平均有 30% 的差异。各亚型广泛分布于全世界，我国云南分离的 HIV-1 为 B、C 和 E 亚型。HIV-2 至少有 A、B、C、D、E、F 和 G 7 个亚型，主要局限于西非地区，传染性和致病性较低。不少地区已发现 HIV-1 和 HIV-2 同时感染的存在，预后较差。我国以 HIV-1 型为主要流行株，已发现的有 A、B（欧美 B）、B'（泰国 B）、C、D、F、G、H、J 和 K 10 个亚型，还有不同流行重组型（CRF）和独特重组型（URF）。2015 年第 4 次全国 HIV 分子流行病学调查显示，我国 HIV-1 主要流行的亚型为 CRF07_BC、CRF01_AE、CRF08_BC 和 B 亚型。

一般消毒剂如碘酊、过氧乙酸、戊二醛、次氯酸钠等是对乙型肝炎病毒（HBV）有效的消毒剂，对 HIV 也都有良好的灭活作用。除此之外，70% 的酒精也可灭活 HIV，但紫外线或 γ 射线不能灭活 HIV。HIV 对热很敏感，对低温耐受性强于高温。56 ℃处理 30 min 可使 HIV 在体外对人 T 淋巴细胞失去感染性，但不能完全灭活血清中的 HIV；100 ℃处理 20 min 可将 HIV 完全灭活。

【流行病学】

目前全球已有 190 多个国家和地区有病例报道，其中撒哈拉以南的非洲国家疫情最为严重。截至 2020 年底，全球存活的 HIV/AIDS 患者有 2 720 万~4 780 万人，当年死于 HIV 相关原因患者约 68 万人。我国 1985 年发现首例 AIDS 患者，近年来疫情蔓延迅速，截至 2020 年底，中国共有 105.3 万人感染 HIV，累计报告死亡 35.1 万人。卫健委发布的《2020 年我国卫生健康事业发展统计公报》显示，艾滋病为当年国内死亡人数最多的传染病，死亡人数超 1.8 万人，高于同年的新型冠状病毒肺炎死亡人数。感染者主要分布于云南、四川、广西、河南、新疆、广东、重庆、贵州和湖南等地区，全国 31 个省、自治区及直辖市均有病例报道。HIV-1 感染以非洲、美洲和欧洲为主，亚洲的日本、东南亚（尤其是泰国）、中国（包括香港、澳门、台湾）也以 HIV-1 感染为主。HIV-2 感染主要限于西非但现在已在美国、加拿大、巴西、欧洲、南非、印度等国家和地区发现有 HIV-2 感染病例，我国也有少数病例。

1. 传染源　患者及无症状期 HIV 感染者为传染源，尤其是后者。病毒存在于血液、精液、阴道分泌物及乳汁中，均有传染性。

2. 传播途径　①性接触传播：为主要传播方式，同性恋和异性恋均可传播，欧美国家以往以同性恋传播为主，近年则以异性恋传播为主。②血液途径传播：药瘾者共用注射针头、输入含 HIV 的血液或血制品、采供血、利用感染者器官进行器官移植或人工受精、被污染针头刺伤或破损皮肤受污染等途径均可造成传播。③母婴传播：病毒可通过胎盘、分娩过程的分泌物及哺乳等途径传播。迄今尚无证据表明 HIV 可以通过日常生活接触和蚊虫叮咬传播。

3. 易感人群　人群普遍易感，以 15~49 岁性活跃期青壮年发病率高，约占全部存活 HIV 感染者的 80% 以上，其中 1/3 为 15~24 岁青少年，儿童和女性感染率逐年上升。在 15~49 岁人群中，男女之比接近 1∶1。男性同性恋者、性乱交者、静脉或注射吸毒者以及反复接受血液或血制品者为高危人群。

【发病机制】

HIV 经各种途径进入人体后，首先黏附在靶细胞表面，然后在趋化因子受体 CXCR4（T 细胞产生）及 CCR5（单核-巨噬细胞产生）协助下，通过病毒表面 gp120 与 $CD4^+$ 细胞表面特殊受体 CD4 分子结合。最后通过靶细胞的内吞作用和 gp41 的融化作用，使靶细胞膜被穿透，HIV 去外壳并与靶细胞的细胞膜融合，其核心蛋白和 HIV RNA 进入细胞质。2 条单股正链 RNA 在逆转录酶作用下，逆转录成 2 条负链 DNA，在细胞核内形成环状 DNA，即前病毒。感染初期，机体免疫功能尚未明显受损，能暂时清除部分病毒，因而病毒复制相对静止，表现为血清抗体阳转后保持长期无症状病毒携带状态。新形成的双股 DNA 在整合酶作用下整合到宿主细胞核基因组中致使感染持续存在。经过 2 ~ 10 年潜伏性感染阶段后，前病毒可被某种因素所激活，通过转录和翻译形成新的病毒 RNA 和多种病毒蛋白，然后在细胞膜上装配成新病毒，并以芽生形式释出，再感染其他细胞。CD4$^+$ 辅助性 T 淋巴细胞（Th）在 HIV 直接和间接作用下，细胞功能受损和大量破坏，导致细胞免疫缺陷，加之其他免疫细胞也不同程度受损，最终促使严重机会性感染和肿瘤的发生。

CD4$^+$T 淋巴细胞受损伤的机制有：①病毒直接损伤：HIV 感染 CD4$^+$T 淋巴细胞后，在细胞内以每日产生 10^9 ~ 10^{10} 个颗粒的速度大量复制，导致细胞溶解或破裂；病毒复制过程的中间产物双链 RNA（dsRNA）及 gp120、vpr 等病毒蛋白也可直接诱导细胞凋亡。②非感染细胞受累：受染 CD4$^+$T 淋巴细胞表面有 gp120 表达，可与未感染的 CD4$^+$T 淋巴细胞表面 CD4 分子结合，形成融合细胞使细胞膜通透性改变，细胞发生溶解破坏。③免疫损伤：受染 CD4$^+$T 淋巴细胞表面表达 gp120 成为靶细胞，未受染 CD4$^+$T 淋巴细胞与游离 gp120 相结合也可成为靶细胞，机体免疫系统可通过 CD8$^+$ 细胞毒性 T 细胞（CTL）介导的细胞毒作用及抗体依赖性补体介导的细胞毒作用（ADCC）攻击破坏上述靶细胞，导致 CD4$^+$T 淋巴细胞数量减少。④来源减少：HIV 可感染骨髓干细胞，使 CD4$^+$T 淋巴细胞产生减少；T 细胞增生需要抗原提呈细胞，而 HIV 感染早期抗原提呈细胞即被病毒侵入，功能削弱，对 T 细胞增生的刺激减弱或消失；CD4 分子与 T 细胞受体（TCR）通过识别靶抗原及 MHC Ⅱ 类分子而介导淋巴细胞的活化及其克隆性增殖，HIV 外膜糖蛋白 gp120 能抑制原始 T 淋巴细胞向 CD4$^+$T 淋巴细胞转化，gp120 与 CD4 分子相互作用后能抑制 IL-2 的产生，从而抑制 CD4$^+$T 淋巴细胞的克隆性增殖。⑤细胞再分布：CD4$^+$T 淋巴细胞在淋巴组织和炎症部位的再分布也可导致外周血计数下降。CD4$^+$T 淋巴细胞在绝对计数减少前可先出现功能损害，表现为对可溶性抗原识别缺陷（如对破伤风毒素）、细胞因子产生减少、IL-2 受体表达减少、对 B 淋巴细胞辅助能力降低以及迟发型免疫反应丧失等。

单核 - 巨噬细胞表面也具有 CD4 分子，使其成为 HIV 感染的靶细胞之一。病毒可在单核 - 巨噬细胞及其祖细胞中高水平复制，部分细胞抗原处理能力的减弱，损害了机体对抗 HIV 感染和其他病原体感染的能力。HIV 感染单核 - 巨噬细胞后，诱导产生一种与 NF-κB 抗原性相同的核因子，防止其出现细胞凋亡，致使 HIV 在单核 - 巨噬细胞中持续复制成为病毒的贮存所，并在病毒扩散中起重要作用，特别是携带病毒通过血脑屏障，引起神经系统感染。B 淋巴细胞表面也有低水平 CD4 分子表达，也可被 HIV 感染。受染 B 细胞功能异常、多克隆过度活化，导致 IgG 和 IgA 增高、循环免疫复合物形成、外周血 B 细胞数量增加但对新抗原刺激的反应性降低，后者表现为化脓性感染增加、对流感和乙型肝炎疫苗的抗体反应降低。自然杀伤细胞（NK 细胞）受感染后数量多无减少，但功能存在缺陷。

HIV 既有嗜淋巴细胞特性，也有嗜神经细胞性。病毒可通过受感染的单核 - 巨噬细胞透过血脑屏障，并进一步感染小神经胶质细胞和脑部巨噬细胞，gp120、tat 及 vpr 等能改变细胞膜转运功能及钙、谷氨酸通道，从而导致神经细胞功能障碍和死亡，临床表现为痴呆。

人体感染 HIV 数年后才能进展为 AIDS，在此期间机体的各种免疫应答能抑制 HIV 复制，其中包括中和抗体的产生、ADCC、CD8$^+$ CTL 介导的细胞毒作用及 NK 细胞介导的细胞毒作用等。至于为何不能完全清除病毒及后来病毒复制不受控制的原因尚未完全阐明，目前认为可能与下列因素有关：①细胞凋亡可能是机体清除受感染细胞而采用的抗病毒策略，然而 HIV 可阻止髓样细胞特别是单核 - 巨噬细胞发生凋亡，致使 HIV 在单核 - 巨噬细胞中长期存在并大量复制；② CD4$^+$Th 细胞数量减少及功能障碍，不利于 CD8$^+$ CTL 发挥细胞毒作用；③幼稚 CD8$^+$T 淋巴细胞被诱导产生 CD4 抗原，成为 HIV 攻击的靶细胞，导致特异性或者非特异性 CTL 受损；④病毒变异导致抗原表位发生漂移，从而逃避 CTL 攻击；⑤病毒蛋白对机体免疫功能产生抑制作用，HIV nef 蛋白可以下调 HLA Ⅰ类抗原的表达，从而削弱 CTL 的抗原识别能力及随后的靶细胞杀伤能力；HIV tat 蛋白不仅下调 HLA Ⅰ类抗原的表达，同时通过细胞内信号转导抑制 NK 细胞的细胞毒性。

除上述淋巴细胞、神经细胞外，HIV 还可感染脑的毛细血管内皮细胞、表皮郎罕细胞、肾小球细胞和肠上皮嗜铬细胞等，因而可引起广泛的免疫功能缺陷和机体损害。

【病理改变】

主要病理变化在淋巴结和胸腺等免疫器官。淋巴结病变分为反应性和肿瘤性 2 种类型，前者表现为淋巴组织反应性增生，随后可出现类血管免疫母细胞淋巴结病，继之淋巴结内淋巴细胞稀少，生发中心空虚。后者表现为卡氏肉瘤和不同类型的淋巴瘤，如非霍奇金淋巴瘤和伯基特（Burkitt）淋巴瘤等。胸腺病变可有萎缩性、退缩性或炎性病变。中枢神经系统病变包括神经胶质细胞增生、灶性坏死、血管周围炎性浸润、多核巨细胞形成及脱髓鞘改变等。

AIDS 易并发多种机会性病原体感染，但由于存在免疫缺陷，组织中炎症反应较少而病原体繁殖多，如脑、肺组织可发现弓形虫，肺组织可发现肺孢子菌、鸟分枝杆菌、新型隐球菌和结核杆菌，肠道可发现隐孢子虫，各组织中可发现细胞病毒等。

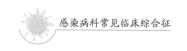

【临床表现】

潜伏期长短差异较大，平均为9.8年，短者不到1年，长的可达15年以上。潜伏期长短因病毒数量及毒力、感染途径、个体免疫状态及一般营养健康状态而异。

1. 临床分期/分类

（1）急性感染期（primary infection）　部分患者可在感染HIV后4~6周出现一过性单核细胞增多症或流感样症状，表现为发热、全身不适、头痛、咽痛、厌食、恶心、肌痛、关节痛、淋巴结肿大和皮疹等。外周血中单核细胞增多。病程呈自限性，一般持续3~14 d后自然消失。这个时期血中可以检出HIV RNA及p24抗原，但测不出HIV抗体（抗-HIV）。

（2）无症状感染期（asymptomatic infection）　可由原发HIV感染或急性感染症状消失后延伸而来，临床上没有任何症状，但血清中能检出HIV RNA及针对核心蛋白和包膜蛋白的抗体，具有传染性。本期实际上就是AIDS的潜伏期，持续2~10年或更长。

（3）持续性全身淋巴结肿大期（persistant generalized lymphadenopathy，PGL）　主要表现为除腹股沟淋巴结以外，全身其他部位2处或2处以上淋巴结肿大。肿大的淋巴结直径在1 cm以上，质地柔软，无疼痛及压痛，无粘连，能自由活动。活检为淋巴结反应性增生，一般持续肿大3个月以上，部分病例可超过1年，亦有再次肿大者。此期HIV RNA、p24抗原及抗-HIV均可检出。

（4）艾滋病期（AIDS）　主要特征是机体免疫系统严重破坏，出现各种病原体机会性感染和继发性肿瘤，全身各系统器官均可受累，因而临床表现极为多样化，一般可以归纳为5种类型：①全身性症状：表现为发热、乏力、不适、盗汗、厌食、淋巴结及肝脾肿大、体重下降、慢性腹泻及容易感冒等，曾被称为艾滋病相关综合征（ARS）。②神经精神症状：表现为疲倦、极度乏力、记忆力减退、反复发作性头痛、进行性感觉与周围运动神经痛、皮肤反应消失、锥体束征阳性、精神淡漠和反应迟钝，甚至痴呆，小儿还可见迷路症状。③多种机会性感染症状：包括肺孢子菌、结核菌、隐孢子虫、弓形虫、肺孢子虫、微孢子虫、蓝氏贾第鞭毛虫、粪类圆线虫、新型隐球菌、白色念珠菌、曲霉菌、马尔尼菲青霉菌、都柏林念珠菌、组织胞浆菌、诺卡菌、鸟分枝杆菌、巨细胞病毒、疱疹病毒、EB病毒和乳多空病毒感染等导致的局部与全身症状，其中前3种感染是全球AIDS患者的主要死因。④肿瘤症状：因免疫缺陷而发生肿瘤，如卡氏肉瘤、非霍奇金淋巴瘤、霍奇金病、伯基特淋巴瘤、肛门生殖器恶性肿瘤、皮肤癌、肺癌及口腔黏膜、头颈部恶性肿瘤等。⑤其他表现：如慢性全身性非特异性淋巴性间质性肺炎等。

以上是 1991 年前美国 CDC 关于 HIV 感染的分类，目前美国 CDC 与 WHO 提出将 HIV 感染的不同病期分为三大类：第一类（A 类）包括急性 HIV 感染、无症状 HIV 感染和持续性全身淋巴结肿大综合征；第二类（B 类）为 HIV 相关细胞免疫缺陷所引起的临床表现，包括继发细菌性肺炎或脑膜炎、咽部或阴道念珠菌病、颈部肿瘤、口腔毛状白斑、复发性带状疱疹、肺结核、特发性血小板减少性紫癜及不能解释的体质性疾病等；第三类（C 类）包括出现神经系统症状、各种机会性病原体感染、因免疫缺陷而继发肿瘤及并发其他疾病等。每种临床类型根据外周血 CD4$^+$T 细胞计数分为 3 个等级：≥ 0.5×10^9/L 为 Ⅰ 级；（$0.2 \sim 0.499$）$\times 10^9$/L 为 Ⅱ 级；< 0.2×10^9/L 为 Ⅲ 级。

2. AIDS 患者常见的各系统临床表现

（1）肺部表现　肺孢子菌、结核杆菌、鸟分枝杆菌、流感嗜血杆菌、肺炎杆菌、绿脓杆菌、金黄色葡萄球菌（金葡菌）、巨细胞病毒、念珠菌和新型隐球菌等多种病原体均可引起 AIDS 患者的肺部感染，其中肺孢子菌肺炎发生率最高，位于所有机会性感染之首，70% ~ 80% 的患者可经历一次或多次肺孢子菌肺炎。肺孢子菌肺炎的临床表现主要有：①急性病容，起病突然，伴有严重缺氧和呼吸衰竭；②全身软弱，活动能力逐渐下降，伴有干咳；③短期发热；④少数患者肺部能闻及啰音；⑤多数患者肺部 X 线片提示间质性肺炎改变；⑥血气分析显示动脉血氧分压和氧饱和度降低，诊断依靠痰或支气管灌洗液等六甲烯四胺银染色印片或改良亚甲蓝染色。卡氏肉瘤亦常侵犯肺部。发展中国家以结核杆菌和鸟分枝杆菌感染多见。

（2）胃肠系统表现　念珠菌、疱疹病毒、巨细胞病毒、隐孢子虫、结核杆菌和鸟分枝杆菌等多种病原体均可导致胃肠系统感染，临床表现为口腔炎、食管炎或溃疡、急慢性胃肠炎、消化道出血和肠结核等。卡氏肉瘤也常侵犯患者胃肠黏膜，临床表现为慢性腹泻和体重减轻。同性恋患者常出现肛周疱疹病毒感染和疱疹性直肠炎。

（3）肝胆系统表现　AIDS 患者常有肝脏的临床和组织学异常，约 2/3 的患者有肝脏肿大。乙型肝炎病毒（HBV）和丙型肝炎病毒（HCV）感染均可与 HIV 感染同时存在，导致慢性肝炎及肝硬化，甚至引起重型肝炎。此外，结核杆菌、鸟分枝杆菌、组织胞浆菌、新型隐球菌、巨细胞病毒、EB 病毒、隐孢子虫、微孢子虫和毒浆原虫等多种病原体也可侵犯肝脏，导致急慢性肝损伤。AIDS 患者胆囊病变相对较少见，可发生机会性感染和肿瘤。

（4）神经系统表现　70% ~ 80% 的患者有神经系统并发症，30% ~ 40% 的患者有神经系统症状及体征，10% ~ 27% 的患者以神经系统表现为首发症状。① HIV 感染所致病变：如急性脑膜脑炎、慢性脑膜脑炎、空泡性脊髓病、多发性炎症性脱髓鞘神经病及 AIDS 相关痴呆综合征等。②机会性感染：如脑弓形虫病、新型隐球菌性脑膜炎、进行性多灶性白质脑病、结核性脑膜炎及多种病毒感染等。③机会性肿瘤：如原发性中枢神经系统淋巴瘤和转移性淋巴瘤。

（5）皮肤黏膜表现　HIV 感染者中皮肤黏膜表现突出，高达 90% 的患者有各种不同的皮肤黏膜损害。皮肤黏膜损害包括感染、炎症性皮肤病及肿瘤等。当病情进展到 ARC 阶段时，CD4$^+$T 淋巴细胞计数通常在（0.2 ~ 0.5）×10^9/L，此时皮肤损害常有脂溢性皮炎、肛门瘙痒、银屑病、Reiter 综合征、特应性皮炎、带状疱疹、玫瑰痤疮、口腔毛状黏膜白斑、甲真菌病、疣、复发性金葡菌毛囊炎和皮肤黏膜念珠菌病；CD4$^+$T 淋巴细胞计数 < 0.2×10^9/L 或更低时，皮肤损害常更具有免疫缺陷的特征，包括具有特征性的条件致病性感染，如慢性单纯疱疹、传染性软疣、杆菌性血管瘤病、全身性真菌感染及分枝杆菌感染等；当 CD4$^+$T 淋巴细胞降至 0.05×10^9/L 以下时，病情已进入晚期，可出现不常见的条件致病性病原体感染，如多中心性难治性传染性软疣、慢性单纯疱疹、慢性皮肤水痘 - 带状疱疹病毒感染、皮肤非典型分枝杆菌感染、棘状皮肤阿米巴病及结痂性疥疮等。卡氏肉瘤常侵犯下肢皮肤和口腔黏膜，表现为紫红色或深蓝色浸润斑或结节，可融合成大片状，表面出现溃疡并向四周扩散。与 HIV 感染相关的其他皮肤性肿瘤有躯干部浅表基底胞癌、日光暴露部位及生殖器部位皮肤鳞状细胞癌、皮肤淋巴瘤等。

（6）眼部表现　AIDS 患者眼部受累较为广泛，常见的有巨细胞病毒感染所致视网膜炎、眼底棉絮状白斑、弓形虫视网膜脉络膜炎。眼部卡氏肉瘤常侵犯眼睑、睑板腺、泪腺、结膜和虹膜等。

【实验室检查】

1. 血常规检查　红细胞、血红蛋白多有降低。白细胞总数常低于 4×10^9/L，中性粒细胞相对增多，核左移，少数表现粒细胞减少。淋巴细胞总数常 < 1×10^9/L，有浆细胞样淋巴细胞和含空泡的单核细胞出现。血小板一般无变化，部分患者出现血小板减少。

2. 免疫学检查　T 淋巴细胞绝对计数逐渐下降，CD4$^+$T 淋巴细胞计数也逐渐下降。正常成人 CD4$^+$T 淋巴细胞百分率为 40% ~ 70%，绝对计数为 800 ~ 1 200 μL，本病早期 CD4$^+$T 淋巴细胞绝对计数可 > 0.5×10^9/L，而晚期则多 < 0.2×10^9/L 甚至降为零。CD8$^+$T 淋巴细胞变化不明显，CD4$^+$ 细胞 / CD8$^+$ 细胞 < 1.0。对有丝分裂原的皮肤试验如链激酶、植物血凝素及结核菌素等常呈阴性反应，体外淋巴细胞转化降低。免疫球蛋白、β$_2$- 微球蛋白和新蝶呤（neopterin）不同程度升高。

3. 特异性抗原抗体检查　HIV 感染后 1 ~ 4 周采用蛋白印迹法和 ELISA 夹心法可测出血清 HIV 核心抗原 p24，以后逐步消失，至持续性全身淋巴结肿大期又重现阳性。

HIV 感染 2～3 周后血清中可检测到抗 -HIV，最早出现的是核心抗体（抗 –p24），随后包膜蛋白 gp120、gp41 抗体（抗 –gp120、抗 –gp41）以及聚合酶蛋白 p64、p31 抗体（抗 –gp64、抗 –gp31）也陆续出现。无症状感染期血清中上述各类抗体均持续存在，但病毒却很难查到。当病情发展到 AIDS 时，血清中病毒再次出现，而抗 –p24 滴度明显下降，最终消失，但其他抗体仍存在。血清各类抗 -HIV 均可用 EIA 或 ELISA 法检测。免疫印迹试验（WB）和固相放射免疫沉淀试验（SRIP）是血清抗 -HIV 检测的确证性试验。

4. 病毒学检查　体外淋巴细胞培养后再用 Northern 印迹法测淋巴细胞中 HIV RNA，或用 PCR 法直接检测血清 HIV RNA 与 HIV DNA。

5. 其他检查　骨髓可见纤维组织增生及浆细胞增多，骨髓细胞明显增生，幼稚粒细胞、巨核细胞、嗜酸性粒细胞和大淋巴细胞等血细胞分散存在而不遮蔽脂肪细胞。常有蛋白尿，血中肌酐及尿素氮可升高。

【诊断与鉴别诊断】

HIV/AIDS 的诊断需结合流行病学史（包括不安全性生活史、静脉注射毒品史、输入未经抗 HIV 抗体检测的血液或血液制品、HIV 抗体阳性者所生子女或职业暴露史等），临床表现和实验室检查等进行综合分析，慎重作出诊断。

成人及 18 个月龄以上儿童，符合下列一项者即可诊断：①HIV 抗体筛查试验阳性和 HIV 补充试验阳性（抗体补充试验阳性或核酸定性检测阳性或核酸定量大于 5 000 拷贝 /mL）；②分离出 HIV。

18 个月龄及以下儿童，符合下列一项者即可诊断：①HIV 感染母亲所生和 HIV 分离试验结果阳性；②HIV 感染母亲所生和 2 次 HIV 核酸检测均为阳性（第二次检测需在出生 4 周后进行）。

1. 急性期　患者近期内有流行病学史和临床表现，结合实验室 HIV 抗体由阴性转为阳性即可诊断，或仅根据实验室检查 HIV 抗体由阴性转为阳性即可诊断。

2. 无症状期　有流行病学史，结合 HIV 抗体阳性即可诊断，或仅实验室检查 HIV 抗体阳性即可诊断。

3. 艾滋病期　有流行病学史、实验室检查 HIV 抗体阳性，加下述各项中的任何一项，即可诊断为艾滋病。或者 HIV 抗体阳性，而 CD4$^+$T 淋巴细胞数 < 200 个 /μL，也可诊断为艾滋病。①不明原因的持续不规则发热 38 ℃以上，> 1 个月；②腹泻（粪便次数多于 3 次 /d），> 1 个月；③6 个月之内体重下降 10% 以上；④反复发作的口腔真菌感染；⑤反复发作的单纯疱疹病毒感染或带状疱疹病毒感染；⑥肺孢子菌肺炎（PCP）；⑦反复发生的细菌性肺炎；⑧活动性结核或非结核分枝杆菌病；⑨深部真菌感染；

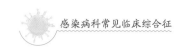

⑩中枢神经系统占位性病变；⑪中青年人出现痴呆；⑫活动性巨细胞病毒感染；⑬弓形虫脑病；⑭马尔尼菲蓝状菌病；⑮反复发生的败血症；⑯皮肤黏膜或内脏的卡波西肉瘤、淋巴瘤。

【治疗】

早期抗病毒治疗是阻止病情进展的关键，能减少机会性感染和肿瘤，也能预防或延缓肾小球肾炎等艾滋病相关疾病的发生。已进入艾滋病阶段、出现机会性感染者应根据其病原体不同选择相应抗感染治疗，并给予对症支持治疗。

1. 抗病毒治疗　根据作用机制不同，抗 HIV 药物分为四大类：①核苷类逆转录酶抑制剂（nucleoside reverse transcriptase inhibitors，NRTIs）：能选择性与 HIV 逆转录酶结合，并掺入正在延长的 DNA 链中，使 DNA 链中止，从而抑制 HIV 的复制和转录。目前常用的 NRTIs 主要有：齐多夫定（zidovudine，ZDV 或 AZT），常用剂量 300 mg/ 次，2 次 /d ；司他夫定（stavudine，D4T），30 mg/d，2 次 /d；拉米夫定（lamivudine，3TC），300 mg/d；阿巴卡韦（abacavir，ABC），300 mg/ 次，2 次 /d; Emtriva（emtricitabine，FTC）：200 mg/d；替诺福韦（tenofovir disoproxil,TDF）：300 mg/d；阿兹夫定（azvudine，FNC），3 mg/d。②非核苷类逆转录酶抑制剂（non-nucleoside reverse transcriptase inhibitors，NNRTIs）：主要作用于 HIV 逆转录酶的某个位点，使其失去活性，从而抑制 HIV 的复制，不涉及细胞内磷酸化过程。目前常用的 NNRTIs 有：奈韦拉平（nevirapine，NVP），200 mg/d，2 次 /d（前 14 天 1 次 /d）；依非韦伦（efavirenz，EFV），400 mg/d；利匹韦林（rilpivirine，RPV），25 mg/d；艾诺韦林（ainuovirine），150 mg/d；多拉韦林（doravirine，DOR），100 mg/d。③蛋白酶抑制剂（protease inhibitor，PI）：能通过抑制蛋白酶阻断 HIV 复制和成熟过程中所必需的蛋白质合成，从而抑制 HIV 复制。此类制剂主要有：洛匹那韦 / 利托那韦（lopinavir/ritonavir，LPV/r），2 片 / 次，2 次 /d（每片 200 mg/50 mg）；达芦那韦 / 考比司他（darunavir/cobicistat，DRV/c）：1 片 / 次，1 次 /d（每片含量：DRV/COBI 800 mg/150 mg）；阿扎那韦（atazanavir，ATV），400 mg/d。④整合酶抑制剂（integrase strand transfer inhibitors, INSTIs）：抑制整合酶阻断病毒基因组插入宿主细胞 DNA。此类制剂主要有：拉替拉韦（raltegravir，RAL），400 mg/ 次，2 次 /d；多替拉韦（dolutegravir，DTG），50 mg/d。⑤融合抑制剂（FIs）：阻断 HIV 与靶细胞结合以及病毒包膜与靶细胞膜融合，在 HIV 进入细胞前将其杀伤，阻止病毒进入到宿主细胞内。此类制剂主要有：艾博韦泰（albuvirtide），320 mg/ 次，第 1 天、第 2 天、第 3 天和第 8 天各用 1 次，1 次 /d，此后 1 次 / 周，静脉滴注；Fuzeon（enfuvirtide），90 mL/ 次，2 次 /d，肌内注射。⑥CCR5 受体抑制剂，抑制

gp120 与宿主细胞的 CCR5 受体结合，从而阻止 HIV 细胞膜与宿主细胞膜的融合。此类制剂主要有马拉维诺（maraviroc，MVC），300 mg/ 次，2 次 /d。

注意事项：① EFV 不推荐用于病毒载量 > 5×10^5 拷贝 /mL 的患者；② RPV 仅用于病毒载量 < 10^5 拷贝 /mL 和 CD4$^+$T 淋巴细胞计数 > 200 个 /μL 的患者；③ ABC 用于 HLA-B*5701 阴性者；④ DTG$^+$3TC 和 DTG/3TC 用于 HBsAg 阴性、病毒载量 < 5×10^5 拷贝 /mL 的患者；⑤对于基线 CD4$^+$T 淋巴细胞 > 250 个 /μL 的患者要尽量避免使用含 NVP 的治疗方案，合并丙型肝炎病毒感染者避免使用含 NVP 的方案；⑥阿兹夫定可以与 NRTIs 及 NNRTIs 联用，治疗高病毒载量（ ≥ 10^5 拷贝 /mL）的成年患者。

鉴于上述药物单独使用易诱发 HIV 突变产生耐药性，因而必须采用联合疗法，称为高效抗逆转录病毒治疗（high active anti-retroviral therapy，HAART），即所谓"鸡尾酒疗法"。其优点是：①能迅速抑制 HIV 复制，减少耐药率；②药物分布广泛，细胞覆盖面广；③联合得当还可减缓不良反应的发生。目前推荐的联合治疗方案常用 3 种或 4 种药物联合，部分方案见表 2-3 和表 2-4，HIV RNA 低于检测水平以下后，再用 2 种药物终生维持治疗。

表 2-3 成人及青少年初治患者抗病毒治疗方案

推荐方案	
2 NRTIs 　TDF+3TC（FTC） 　TAF/FTC	第三类药物 　+NNRTIs：EFV、RPV 　或 +PIs：LPV/r 　或 +INSTIs：DTG、RAL
复方单片制剂 　TAF/FTC/BIC 　TAF/FTC/EVG/c 　ABC/3TC/DTG 　DOR/3TC/TDF	
1 NRTI+1INSTIs 　DTG/3TC, 或 DTG+3TC	
替代方案	
2 NRTIs 　AZT（ABC）+3TC	第三类药物 　+NNRTIs：EFV 或 NVP 或 RPV 或 DOR 或艾诺韦林 　或 +PIs：LPV/r、DRV/c 　或 +INSTIs：DTG、RAL
TDF+3TC（FTC）	+NNRTIs：艾诺韦林
TDF+ 阿兹夫定	+NNRTIs：EFV

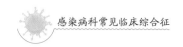

表 2-4　儿童 HIV 感染者联合抗逆转录病毒治疗方案

年龄	一线方案	二线方案
<3 岁儿童	ABC（AZT）+3TC+LPV/r（DTG）	ABC（AZT）+3TC+NVP（RAL）
3~10 岁儿童	ABC+3TC+EFV（DTG）	AZT（TDF）+3TC+NVP（或 EFV、LPV/r、RAL）
>10 岁以上儿童及青少年	TDF（ABC）+3TC+EFV（DTG）	AZT+3TC+NVP（或 EFV、LPV/r、RAL）

2. 并发症治疗　①肺孢子菌肺炎：复方磺胺甲噁唑（SMZ-TMP）TMP15~20 mg/（kg·d）加 SMZ 75~100 mg/（kg·d）静脉注射或口服，分 3~4 次用，疗程 21 d，必要时可延长疗程。替代治疗：①克林霉素 600~900 mg/ 次，静脉滴注，8 h/ 次，或 450 mg/ 次口服，6 h/ 次；联合应用伯氨喹 15~30 mg/ 次，口服，1 次 /d，疗程 21 d。②氨苯砜 100 mg/ 次，口服，1 次 /d；联合应用甲氧苄胺嘧啶 200~400 mg/ 次，口服，2~3 次 /d，疗程 21 d。③喷他脒，3~4 mg/kg，1 次 /d，缓慢静脉滴注（60 min 以上），疗程 21 d。④卡泊芬净，首日 70 mg/d，后予以 50 mg/d 维持，疗程 21 d。②结核病：如果结核分枝杆菌对一线抗结核药物敏感，则使用异烟肼 + 利福平（或利福布汀）+ 乙胺丁醇 + 吡嗪酰胺进行 2 个月的强化期治疗，然后使用异烟肼 + 利福平（或利福布汀）进行 4 个月的巩固期治疗。③非结核分枝杆菌感染：其中主要为鸟分枝杆菌（MAC）感染。首选方案：克拉霉素 500 mg/ 次，2 次 /d（或阿奇霉素 500 mg/d）+ 乙胺丁醇 15 mg/（kg·d），同时联合应用利福布汀（300~600 mg/d）可提高生存率和降低耐药。严重感染及严重免疫抑制（CD4$^+$ T 淋巴细胞计数 <50 个 /μL）患者可加用阿米卡星 ［10 mg/（kg·d），肌内注射，1 次 /d］或喹诺酮类抗菌药物，如左氧氟沙星或莫西沙星，疗程 9~12 个月。其他分枝杆菌感染的治疗需根据具体鉴定的菌种以及药敏检测结果采取相应的治疗措施。④巨细胞病毒感染：更昔洛韦 5~7.5 mg/kg，静脉滴注，12 h/ 次，疗程 14~21 d；然后 5 mg/（kg·d）序贯维持治疗。也可使用膦甲酸钠 180 mg/（kg·d），分 2~3 次用（静脉应用需水化），2~3 周后改为 90 mg/（kg·d），静脉滴注，1 次 /d。病情危重或单一药物治疗无效时可二者联用。⑤弓形虫脑病：病原治疗：第一次乙胺嘧啶 100 mg/ 次，2 次 /d，口服。此后剂量根据体重而变化：体重 ≤60 kg，乙胺嘧啶 50 mg/ 次，口服，1 次 /d + 磺胺嘧啶 1 000 mg/ 次，口服，6 h/ 次 + 甲酰四氢叶酸 10~25 mg/ 次，口服，1 次 /d；体重 >60 kg，乙胺嘧啶 75 mg/ 次，口服，1 次 /d + 磺胺嘧啶 1 500 mg/ 次，口服，6 h/ 次 + 甲酰四氢叶酸 10~25 mg/ 次，口服，1 次 /d。替代治疗：SMZ-TMP 30 mg/kg，口服，每 12 小时 1 次加或不加克林霉素 600 mg/ 次，8 h/ 次，静脉给药；或者 SMZ-TMP 30 mg/kg，口服，12 h/ 次加或不加阿奇霉素 0.5 g/ 次，1 次 /d，静脉给药。疗程至少 6 周。⑥病毒感染：单纯疱疹、

带状疱疹可选用无环鸟苷、泛昔洛韦等，EB 病毒感染可选用泛昔洛韦、膦甲酸钠等治疗。⑦真菌感染：口腔假丝酵母菌感染：首选制霉菌素局部涂抹加碳酸氢钠漱口水漱口，疗效欠佳时选用口服氟康唑 100 mg/d，共 7 ～ 14 d。食管假丝酵母菌感染：氟康唑 100 ～ 400 mg/d，口服，不能耐受口服者静脉注射氟康唑进行治疗，疗程为 14 ～ 21 d。或者伊曲康唑 200 mg/ 次，1 次 /d，口服，共 14 ～ 21 d。新型隐球菌感染：为诱导期、巩固期和维持期 3 个阶段进行治疗，诱导期治疗经典方案为两性霉素 B+5- 氟胞嘧啶。两性霉素 B 从 0.02 ～ 0.1 mg/（kg·d）开始，逐渐增加剂量至 0.5 ～ 0.7 mg/（kg·d），两性霉素 B 不良反应较多，需严密观察。不能耐受者可用两性霉素 B 脂质体［3 ～ 4 mg/（kg·d）］。5- 氟胞嘧啶 100 ～ 150 mg/（kg·d），分 3 ～ 4 次口服。诱导治疗期至少 2 周，在脑脊液培养转阴后改为氟康唑（400 mg/d）进行巩固期治疗，巩固治疗期至少 8 周，而后改为氟康唑（200 mg/d）进行维持治疗，维持期至少 1 年，持续至患者通过抗病毒治疗后 CD4[+]T 淋巴细胞计数 > 200 个 /μL 并持续至少 6 个月时可停药。诱导期替代方案：氟康唑 800 ～ 1 200 mg/ 次，1 次 /d，联合 5- 氟胞嘧啶 100 ～ 150 mg/（kg·d）（每天分 4 次服），共治疗 6 周或者单用氟康唑 1 200 ～ 2 000 mg/ 次，1 次 /d，治疗 10 ～ 12 周。肺隐球菌感染：推荐使用氟康唑，400 mg/d 口服或静脉滴注，疗程 12 个月，如抗病毒治疗后 CD4[+]T 淋巴细胞计数 > 100 个 /μL 在治疗 1 年后停止氟康唑维持治疗。马尔尼菲蓝状菌病：推荐方案两性霉素 B 0.5 ～ 0.7 mg/（kg·d）或两性霉素 B 脂质体 3 ～ 5 mg/（kg·d），静脉给药，持续 2 周，序贯口服伊曲康唑，400 mg/d，持续 10 周，然后予以二级预防治疗，口服至 CD4[+] T 淋巴细胞计数 > 100 个 /μL 且持续 6 个月。替代方案：伏立康唑 6 mg/（kg·d），12 h/ 次，静脉滴注 14 d，然后改为 4 mg/（kg·d），12 h/ 次，静脉滴注 3 d，改为伊曲康唑 200 mg，2 次 /d，口服达 12 周，然后伊曲康唑 200 mg，1 次 /d，口服至 CD4[+]T 淋巴细胞计数 > 100 个 /μL 且持续 6 个月。⑧艾滋病相关肿瘤：艾滋病相关肿瘤主要有非霍奇金淋巴瘤和卡波西肉瘤，肿瘤的确诊依赖病理活检。治疗需根据病情给予个体化综合治疗，包括手术、化疗、靶向治疗、免疫治疗、介入和放疗。

【预防】

1. 控制传染源　做好疫情监测工作，并加强国境检疫。HIV 感染者血液、排泄物和分泌物应进行消毒。

2. 切断传播途径　目前最有效的预防措施。主要包括：①广泛深入地开展预防知识的宣传教育；②严格检查血液制品，供应安全的血制品，推广一次性注射器的应用；③严禁毒品注射，取缔娼妓，禁止性乱交；④在高危人群中推广避孕套；⑤对静脉吸

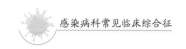

毒者提供清洁注射器 / 美沙酮替代维持；⑥及时规范治疗性病；⑦为 HIV 感染的孕妇提供抗病毒治疗以阻断母婴传播；⑧医疗单位对患者使用的物品或医疗器械应严格消毒。

3. 保护易感人群　目前尚无 HIV 疫苗获得批准使用，但已有数种 HIV 疫苗进入Ⅱ / Ⅲ期临床试验阶段。

【预后】

HIV/AIDS 患者接受有效的抗病毒治疗后，已实现了 HIV/AIDS 患者的长期病毒控制和长期生存。荟萃分析表明，发达国家的 HIV/AIDS 患者如在 40 岁前开始 HAART，预期寿命平均约为 65 岁，在经济欠发达地区也可近 50 岁。虽然这一数字还在不断增长，但是离 HIV/AIDS 治愈还有很远的距离。即使已经过充分的抗病毒治疗使外周血病毒载量稳定低于检测下限，也无法完全纠正机体的慢性炎症状态；而且这一状态的持续存在与长期治疗患者的非 AIDS 相关并发症、免疫功能重建失败及其预后显著相关。

【参考文献】

［1］曹玮，李太生 . 后"鸡尾酒"疗法时代：艾滋病诊疗的新挑战［J］. 中华传染病杂志，2021，39（3）：136-138.

［2］TEERAANANCHAI S, KERR S J, AMIN J，et al. Life expectancy of HIV-positive people after starting combination antiretroviral therapy: a meta-analysis［J］. HIV Med, 2017, 18（4）：256-266.

［3］中华医学会感染病学分会艾滋病丙型肝炎学组，中国疾病预防控制中心 . 中国艾滋病诊疗指南（2021 年版）［J］. 中华传染病杂志，2021，39（12）：715-735.

（陈耀凯　周怡宏　曾妍著）

十二、呼吸道病毒性感染

【中文名】

呼吸道病毒性感染。

【英文名】

respiratory virus infection。

【同义名】

无。

【定义、简史】

除流感病毒外，副流感病毒、呼吸道合胞病毒、鼻病毒、柯萨奇病毒、埃可病毒、腺病毒及冠状病毒等均可引起急性呼吸道疾病，临床表现复杂多样，可表现为不同的临床综合征群，轻者仅表现为普通感冒及轻症上呼吸道感染，重者可发生细支气管炎及肺炎，甚至导致死亡。

【病原学】

1. 鼻病毒（rhinoviruses） 是引起人类普通感冒的主要原因，属微小核糖核酸病毒，球形，直径 15 ~ 30 nm，核心为单链 RNA，外有蛋白核壳，无包膜。对乙醚、氯仿不敏感，对酸、热敏感，pH 3 ~ 5 时很快被灭活，56 ℃、30 min 即可灭活。鼻病毒型别多、易变异，流行以冬末春初为主。

2. 冠状病毒（coronavirus） 1965 年首次分离成功，球形，直径 8 ~ 160 nm，核心为单股 RNA，核壳体呈螺旋状，有包膜。包膜表面呈花瓣状突起，故名冠状病毒。病毒抵抗力不强，可被乙醚灭活。冠状病毒可引起普通感冒和咽炎，在儿童中常见。

3. 副流感病毒（parainfluenza virus） 为核糖核酸病毒，球形，直径 100 ~ 200 nm，目前已知有 4 个型别。成人感染后症状较轻，但 5 岁以下儿童感染后发病率高，且病情严重，可表现为急性阻塞性喉 - 支气管 - 气管炎，是婴幼儿最严重的呼吸道疾病之一。流行以冬春季为主。

4. 腺病毒（adenovirus） 球形，无包膜，直径 80 ~ 120 mm，含双链 DNA，有 7 个亚型（A ~ G），42 个血清型。病毒可通过呼吸道、眼结膜及消化道侵入人体，引起咽 - 结合膜炎、咽炎和腺病毒肺炎等临床综合征，腺病毒肺炎多发生于 6 个月到 2 岁的婴幼儿。

5. 呼吸道合胞病毒（respiratory syncytial virus） 为副黏液病毒，球形，直径 80 ~ 120 nm，核心为单股 RNA，有包膜，仅有一个血清型。抵抗力极低，可为乙醚及氯仿灭活，室温下病毒存活时间短。呼吸道合胞病毒是引起婴幼儿呼吸道感染的重要病因之一，年龄越小，症状越重，临床上以突发性毛细支气管炎及支气管肺炎为常见。流行以秋冬季为主。

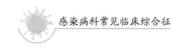

【临床表现】

1. 普通感冒综合征　病原体主要为鼻病毒、腺病毒、冠状病毒、副流感病毒、流感病毒、呼吸道合胞病毒、埃可病毒及柯萨奇病毒等，其中成人以鼻病毒为主，而儿童以副流感病毒和呼吸道合胞病毒为主。潜伏期约 1 d，起病急骤，常以咽干、咽痒及咽痛为早期症状，继而出现喷嚏、鼻塞、流涕等，若侵入喉、气管及支气管，可出现声音嘶哑、咳嗽和胸痛等症状。全身症状不重，一般不发热或偶有低热、头痛。若无并发症，多于 5～7 d 痊愈，部分患者可伴发单纯疱疹。

2. 咽 - 结膜炎综合征　主要由腺病毒 3 型和 7 型引起，埃可病毒及柯萨奇病毒偶可引起。多发生于夏季，儿童多见。临床表现除发热、头痛和全身乏力外，咽炎和眼结膜炎为其突出特征。

3. 疱疹 - 咽峡炎综合征　也称 Herpangin 综合征（Herpangin syndrome），主要由柯萨奇病毒所引起，多见于儿童。起病急，临床表现为发热、咽痛等，并以咽部、口腔和牙龈黏膜上出现疱疹或溃疡为特征，病程约 1 周。

4. 急性阻塞性喉 - 气管 - 支气管综合征　主要由流感病毒、副流感病毒、呼吸道合胞病毒、腺病毒及柯萨奇病毒引起，儿童多见。呼吸道合胞病毒感染常表现为咳嗽、气促、紫绀及呼气阻塞等细支气管炎和支气管肺炎症状，患儿极度不安，严重者呈缺氧及呼吸衰竭状态。副流感病毒感染表现为痉挛性咳嗽，支气管中大量分泌物可造成不同程度的呼吸道梗阻、哮鸣和呼吸窘迫，4 岁以下儿童可表现为具有特征性的哮吼性支气管炎。

5. 咽炎综合征　常见病原体为腺病毒，其他有流感病毒及副流感病毒等。主要表现为咳嗽、咽部充血及扁桃体肿大。全身症状较轻，可有低热、头痛、乏力等。若无并发症，5～7 d 痊愈。

6. 毛细支气管炎　病原体主要为呼吸道合胞病毒、副流感病毒和腺病毒，多见于 12 个月以内的婴儿。起病急骤，表现为发热、频繁咳嗽、气促、呼吸困难及紫绀等，体温常高达 39～40 ℃，肺部可闻及湿啰音，病死率较高。

7. 肺炎综合征　流感病毒、呼吸道合胞病毒、腺病毒、麻疹病毒及某些肠道病毒均可引起，多见于婴幼儿，冬春季好发。一般病例临床表现轻，起病缓慢，有发热、头痛、干咳和乏力等症状，重者可出现嗜睡、惊厥及昏迷等神经系统症状。早期肺部体征不明显，典型者可闻及湿啰音。白细胞计数多正常，X 线检查肺部可有斑点状或片状阴影。病程一般 1～2 周。

【诊断与鉴别诊断】

本组疾病诊断主要依靠临床表现、X 线检查、白细胞计数及抗菌药物治疗反应等。采用免疫荧光法和酶联免疫吸附试验测定病毒抗原及抗体有助于诊断。本组疾病应与链球菌咽峡炎、化脓性鼻旁窦炎、细菌性肺炎、支气管哮喘等疾病相鉴别。细菌感染一般起病较急，发热较高，局部常有脓性分泌物，白细胞总数及中性粒细胞计数增高明显，抗菌药物治疗效果较好。

【治疗】

无并发症者无须特殊处理，多饮水、多休息，必要时进行对症治疗。发热、畏寒、头痛及全身酸痛者可口服解热镇痛剂，有鼻塞、流涕症状者可给予抗组胺类药物，病情严重者可预防性给予抗菌药物，合并细菌感染者应及时应用抗菌药物。严重的毛细支气管炎和肺炎患者应注意改善通气、清除呼吸道分泌物，必要时可行气管切开和机械辅助呼吸治疗。

【预防】

尚无疫苗或药物预防措施可供选用，加强体育锻炼、增强体质是最根本的预防措施。

【预后】

一般预后良好，免疫缺陷者感染后病死率较高。

（陈耀凯）

十三、严重急性呼吸综合征

【中文名】

严重急性呼吸综合征。

【英文名】

severe acute respiratory syndrome（SARS）。

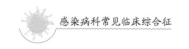

【同义名】

传染性非典型肺炎（communicable atypical pneumonia）、SARS。

【定义、简史】

2002 年 11 月起，我国广东省首次发现一种新型非典型肺炎并先后在全球范围内流行，临床表现与传统非典型肺炎相似，以发热、头痛、肌肉酸痛、乏力、干咳少痰为特征，但发病急骤、进展迅速、病死率较高、传染性强，我国称为传染性非典型肺炎，2003 年 2 月世界卫生组织（WHO）将其命名为严重急性呼吸综合征（severe acute respiratory syndrome，SARS）。

【病原学】

SARS 相关冠状病毒　简称 SARS 病毒，属冠状病毒科，为单股正链 RNA 病毒，基因组全长 29.2 ~ 29.7 kb，与果子狸、貉等野生动物体内分离出的冠状病毒高度同源，提示这些动物可能是 SARS 病毒的寄生宿主。病毒颗粒外形呈日冕状，直径 80 ~ 140 nm，周围有鼓槌状冠状突起。SARS 病毒抵抗力和稳定性较其他人类冠状病毒强，在干燥塑料表面可存活 4 d，尿液中至少可存活 l d，粪便中可存活 4 d 以上，但对常用消毒剂和热敏感，56 ℃、15 min 可灭活。

【流行病学】

1.传染源　患者是主要传染源。急性期患者体内病毒含量高且症状明显，通过喷嚏、频繁咳嗽等将病毒排出体外，少数患者通过粪便等排泄物排出病毒。部分重症患者由于气管插管或呼吸机辅助呼吸等，呼吸道分泌物多，传染性强，甚至可造成数十人甚至上百人感染，成为"超级传播者（super-spreader）"。曾认为潜伏期患者传染性低或无传染性，作为传染源意义不大，但已有证据显示感染者在潜伏期即具有传染性。尚未发现慢性患者及病毒携带者，康复患者无传染性。

2.传播途径　近距离飞沫传播是主要传播途径。SARS 病毒存在于呼吸道黏液或纤毛上皮脱落细胞中，随咳嗽、喷嚏或大声说话时形成的气溶胶颗粒造成传播。由于飞沫在空气中停留时间短，移动距离约 1 m，因而仅造成近距离传播。密切接触患者呼吸道分泌物、消化道排泄物或其他体液，或接触被患者污染的物品，也可导致感染。腹泻物中病毒经建筑物污水排放系统和排气系统造成环境污染，可能造成局部流行。实验室技术人员或研究人员，在缺乏生物安全防护措施情况下处理或接触人体标本或病毒株，亦可造成感染。

3. 易感性和免疫力 人群普遍易感，发病者以青壮年居多，儿童和老人较少见。患者家庭成员和收治患者的医务人员属高危人群。患者康复后无再次发病的报道，表明患病后可能获得了一定程度免疫力。

4. 流行特征 本病2002年11月中旬首先在广东佛山被发现，随后广东河源、中山、顺德等市也有病例发生，2003年1月底开始在广州市流行，2月底3月初达高峰。随后蔓延到山西、北京、内蒙古、天津及河北等地。2003年2月下旬开始，中国香港出现本病流行，并迅速波及越南、加拿大、新加坡、中国台湾等国家和地区。本次流行终止后，2003年8月卫生部公布我国24个省、自治区、直辖市共266个县、市有病例报道，全国共5 327例，死亡349例。全球约33个国家和地区出现疫情，以中国、加拿大及新加坡最为严重，全球累计8 422例，死亡916例。医务人员发病1 725例，约占20%。该次流行发生于冬末春初，主要流行于人口密度集中的大都市，农村地区甚少发病。发病呈明显的家庭和医院聚集现象，社区发病以散发为主，偶见点状暴发流行。

【发病机制】

发病机制尚不清楚。起病早期可出现病毒血症，体外可观察到病毒对细胞的损伤作用，因而推测SARS病毒可能对肺组织细胞有直接损害作用。但目前倾向于认为SARS病毒感染诱导的免疫损伤是主要的发病机制，理由是患者发病期间淋巴细胞减少，$CD4^+$和$CD8^+T$淋巴细胞计数均明显降低，表明细胞免疫可能受损，且应用类固醇皮质激素可改善肺部炎症反应，减轻临床症状。特异性IgM和IgG抗体在起病后10~14 d出现，IgM抗体在急性期或恢复早期达高峰，约3个月后消失，IgG抗体在病程第3周即可达高滴度，9个月后仍持续高效价。实验证明IgG抗体可能是保护性抗体，可以中和体外分离到的病毒颗粒。

【病理改变】

肺部的病理改变明显，双肺明显膨胀，镜下以弥漫性肺泡损伤病变为主，有肺水肿及透明膜形成，肺泡间隔内毛细血管高度扩张、充血、通透性增加，血浆成分及红细胞漏出，中等量淋巴细胞及巨噬细胞浸润，肺泡上皮细胞核染色质呈块状，部分核呈空泡状，可见肺泡上皮细胞凋亡及脱落。可见小血管内微血栓、肺出血、散在小叶性肺炎、肺泡上皮脱落及增生等病变。肺门淋巴结多有充血、出血及淋巴组织减少。肺外脏器病理改变主要表现为淋巴结、脾脏等免疫器官的出血坏死，固有淋巴细胞减少明显，组织细胞反应性增生活跃，可见噬红细胞现象，双侧肾上腺髓质可见局灶性出血、坏死，肝肾等其他脏器病变轻微。病程3周后有肺泡内机化及肺间质纤维化，造成肺泡纤维闭塞。

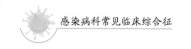

【临床表现】

潜伏期 1 ~ 16 d，通常 3 ~ 5 d。典型病例起病急，以畏寒、发热为首发症状，体温常超过 38 ℃，呈稽留热、不规则热或弛张热，体温越高病情越重，热程为 1 ~ 2 周；伴有头痛、肌肉酸痛、全身乏力，可有腹泻，但一般无鼻塞、流涕等上呼吸道症状。起病 3 ~ 7 d 后出现干咳、少痰，偶有血丝痰，肺部体征不明显，部分患者可闻少许湿啰音。病情于 10 ~ 14 d 达到高峰，发热、乏力等感染中毒症状加重，并出现频繁咳嗽、气促及呼吸困难，轻微活动即感气喘、心悸，被迫卧床休息，易发生呼吸道继发感染。病程 2 ~ 3 周后，发热渐退，其他症状与体征亦相应减轻甚至消失。肺部炎症吸收和恢复较为缓慢，体温正常后仍需 2 周左右才能完全吸收恢复正常。轻型患者临床症状轻，病程短。重症患者病情重、进展快，易出现呼吸窘迫综合征。10 岁以下儿童病情较轻、病程短，50 岁以上患者病死率较高。有少数不以发热为首发症状，尤其是有近期手术史或患有基础疾病者。

【实验室检查】

1. 血常规检查　病程初期到中期白细胞计数正常或下降，淋巴细胞常减少，病情越重，淋巴细胞减少越明显；T 淋巴细胞亚群中 CD3$^+$、CD4$^+$ 及 CD8$^+$ 细胞均显著减少；部分病例血小板减少；疾病后期多能恢复正常。

2. 生化检查　丙氨酸氨基转移酶（ALT）、乳酸脱氢酶（LDH）及其同工酶等均有不同程度升高，可出现低钠血症和低钾血症；血气分析可发现血氧饱和度降低。

3. 影像学检查　绝大部分患者在起病早期即有胸部 X 线检查异常，多呈斑片状或网状改变。起病初期常呈单灶病变，短期内病灶迅速增多，常累及双肺或单肺多叶。部分患者进展迅速，呈大片状阴影。双肺周边区域累及较为常见，而胸腔积液、空泡形成以及肺门淋巴结增大等表现则较少见。胸片无病变而临床疑为本病者，1 ~ 2 d 内应复查胸部 X 线检查。胸部 CT 检查以玻璃样改变最多见。肺部阴影吸收、消散较慢；阴影改变与临床表现有时并不一致。10 岁以下儿童 X 线改变较轻且吸收快。

4. 特异性检测　间接荧光抗体法（IFA）和酶联免疫吸附法（ELISA）检测血清 SARS 病毒特异性 IgG 型抗体敏感性约为 91%，特异性约为 97%。IgG 型抗体在起病后第 1 周检出率低或检不出，第 2 周末检出率 80% 以上，第 3 周末 95% 以上，且效价持续升高，病后第 9 个月仍保持高滴度。IgM 型抗体发病 1 周后出现，在急性期和恢复早期达高峰，3 个月后消失。以逆转录聚合酶链式反应（RT-PCR）法可检测患者血液、呼吸道分泌物、大便等标本中 SARS 病毒 RNA。也可将标本接种到细胞中进行培养，分离到病毒后采用 RT-PCR 或免疫荧光法进行病毒鉴定。

【诊断】

由于缺乏可靠的实验室早期诊断方法，目前主要依靠临床诊断，且必须排除其他可以解释患者流行病学史和临床经过的疾病。

1.WHO 诊断标准（2003 年 5 月 1 日修订）

（1）疑似病例（suspect case）诊断标准　2002 年 11 月 1 日后发病，出现高热（>38℃），同时伴有咳嗽或呼吸困难。并且在出现症状前 10 d 内有下列任一暴露史：①与 SARS 疑似病例或确诊病例密切接触；②疫区旅行史；③居住在疫区。其中密切接触指护理或与 SARS 疑似病例或确诊病例共同生活、直接接触其呼吸道分泌物或体液；疫区指国家公共卫生部门已宣布正在发生 SARS 链式传播的地区。

（2）可能病例（probable case）诊断标准　①疑似病例胸部 X 线检查表现出符合肺炎或呼吸窘迫综合征的浸润证据；②疑似病例冠状病毒检测（包括抗体、病毒核酸或病毒培养检测）一次以上阳性。

（3）疑似病例尸解发现无明确原因并符合呼吸窘迫综合征的病理改变。

2.国内 SARS 的临床诊断依据（我国卫生部修订）

（1）流行病学史　①与发病者有密切接触史，或属受传染的群体发病者之一，或有明确传染他人的证据；②发病前 2 周内曾到过或居住于报道有 SARS 患者并出现继发感染疫情的区域。

（2）症状与体征　起病急，以发热为首发症状，体温一般 >38 ℃，偶有畏寒；可伴有头痛、关节酸痛、肌肉酸痛、乏力、腹泻；常无上呼吸道卡他症状；可有咳嗽，多为干咳、少痰，偶有血丝痰；可有胸闷，严重者出现呼吸加速、气促，或明显呼吸窘迫。肺部体征不明显，部分患者可闻少许湿啰音，或有肺实变体征。应注意有少数患者不以发热为首发症状，尤其是有近期手术史或有基础疾病的患者。

（3）实验室检查　外周血白细胞计数一般不升高或降低；常有淋巴细胞计数减少。

（4）胸部 X 线检查　肺部有不同程度的片状、斑片状浸润性阴影或呈网状改变，部分患者进展迅速，呈大片状阴影；常为多叶或双侧改变，阴影吸收消散较慢；肺部阴影与症状体征可不一致。若检查结果阴性，1～2 d 后应予复查。

（5）抗菌药物治疗无明显效果。

疑似诊断标准：符合上述（1）①+（2）+（3）条或（1）②+（3）+（4）条或（2）+（3）+（4）条。

临床诊断标准：符合上述（1）①+（2）+（4）条及以上，或（1）②+（2）+（3）+（4）条，或（1）②+（2）+（4）+（5）条。

医学观察诊断标准：符合上述（1）②+（2）+（3）条。

3. 重症 SARS 的诊断标准（我国卫生部修订）   确诊 SARS 患者符合下述一条者，可诊断为重症 SARS：①呼吸困难，呼吸频率大于 30 次 /min；②低氧血症，在吸氧 3 ~ 5 L/min 条件下，动脉血氧分压（PaO_2）< 70 mmHg，或动脉血氧饱和度（SpO_2）< 93%；或已可诊为急性肺损伤（ALI）或急性呼吸窘迫综合征（ARDS）；③多叶病变且病变范围超过 1/3 或 X 线胸片显示 48 h 内病灶进展 > 50%；④休克或多器官功能障碍综合征（MODS）；⑤具有严重基础性疾病或合并其他感染或年龄 > 50 岁。

【鉴别诊断】

冬春是呼吸道疾病多发季节，首先应与一般感冒、流感、细菌性或真菌性肺炎等呼吸道疾病鉴别。还应注意排除艾滋病（AIDS）合并肺部感染、军团病、肺结核、肾综合征出血热、肺部肿瘤、非感染性间质性疾病、肺水肿、肺不张、肺栓塞、肺嗜酸性粒细胞浸润症、肺血管炎等临床表现类似的呼吸系统疾患。儿童患者应与腺病毒、呼吸道合胞病毒、流感嗜血杆菌及其他肺部感染鉴别。与传统非典型肺炎相鉴别（表 2-5）。

表 2-5　传统非典型肺炎与 SARS 鉴别要点

	传统非典型肺炎	SARS
病原	支原体、衣原体及常见病毒等	SARS 病毒
传播途径	呼吸道	呼吸道、密切接触、粪便
易感人群	年幼、老年、体弱者多见	15 ~ 49 岁青壮年多
症状	发热及一般呼吸道症状	发热、干咳、胸闷
ARDS	少见	常见
低氧血症	罕见	多见
低淋巴细胞血症	罕见	多见
治疗	抗生素治疗有效（支原体 / 衣原体）	抗生素治疗无效
病死率	低	高

【治疗】

1. 隔离与观察   应做到早发现、早报道、早隔离、早治疗。按呼吸道传染病隔离和护理，疑似病例与临床诊断病例分开收治。密切观察病情变化，监测症状、体温、呼吸频率、SpO_2 或动脉血气分析、血常规、胸片（早期复查间隔时间不超过 2 ~ 3 d）以及心、肝、肾功能等。提供足够的维生素和热量，保持水、电解质平衡。给予必要的心理辅导。

2. 对症治疗 卧床休息。发热超过 38.5 ℃，全身酸痛明显者，可使用解热镇痛药，儿童患者忌用阿司匹林，避免引起 Reye 综合征。高热者给予冰敷、酒精擦浴等物理降温措施。咳嗽、咳痰者给予镇咳、祛痰药。有心、肝、肾等器官功能损害，应该做相应的处理。

3. 氧疗 出现气促或 $PaO_2 < 70$ mmHg 或 $SpO_2 < 93\%$ 者，应给予持续鼻导管或面罩吸氧。①鼻导管或鼻塞给氧：是常用而简单的方法，适用于低浓度给氧，患者易于接受，缺点是吸入氧浓度不稳定，当吸氧浓度 > 5 L/min 时患者常不能耐受。②面罩给氧：面罩上有调节装置，可调节罩内氧浓度，它能产生 24% ~ 50% 的吸入氧浓度，且不受通气比率、呼吸类型和通气量的影响，不需湿化，耗氧量较少。③气管插管或切开：经插管或切开处射流给氧效果好，且有利于呼吸道分泌物的排出和保持气道通畅。④呼吸机给氧：是最佳的氧疗途径和方法，但技术要求高，且易产生并发症，常用于重症患者的抢救。

4. 抗病毒治疗 尚无特效抗病毒药物，推荐利巴韦林，但疗效尚待评价。

5. 糖皮质激素应用 有以下指征时可应用糖皮质激素。①有严重中毒症状，高热持续 3 d 以上；②48 h 内肺部阴影面积扩大超过 50%；③有急性肺损伤或出现 ARDS。一般成人剂量相当于甲泼尼龙 80 ~ 320 mg/d，必要时可适当增加剂量，大剂量应用时间不宜过长。具体剂量及疗程应根据病情调整，待病情缓解或胸片阴影有所吸收后逐渐减量停用。建议采用半衰期短的糖皮质激素。注意糖皮质激素的不良反应，尤其是大剂量应用时警惕血糖升高和真菌感染等。儿童慎用。轻、中度患者可试用具有类皮质激素药物作用的制剂如复方甘草甜素制剂类药物。

6. 抗生素治疗 针对其他引起非典型肺炎的病原，早期选用大环内酯类、氟喹诺酮类、β-内酰胺类、四环素类等，如果痰培养或临床上提示有耐药球菌感染，可选用（去甲）万古霉素等治疗继发感染。

7. 免疫调节药物 免疫增强药物包括胸腺肽 α_1（胸腺素）、胸腺五肽及 α-干扰素等，但效果和风险有待进一步评价。丙种球蛋白对继发感染者有一定功效。

8. 重症病例的处理 ①加强动态监护，有条件尽可能收入重症监护病房（ICU）；②使用无创伤正压机械通气（NPPV），模式通常使用持续气道正压通气（CPAP），压力一般为 4 ~ 10 cmH_2O，或压力支持通气 + 呼气末正压（PSV+PEEP），PEEP 水平一般 4 ~ 10 cmH_2O，吸气气压水平一般 10 ~ 20 cmH_2O，调节吸氧流量和氧浓度，维持 $PaO_2 > 93\%$。NPPV 应持续应用（包括睡眠时间），减少暂停时间，直到病情缓解；③NPPV 治疗后，若氧饱和度改善不满意，$PaO_2 < 60$ mmHg，或对 NPPV 不能耐受者，应及时进行有创正压机械通气治疗；④出现 ARDS 病例，宜直接应用有创正压机械通气治疗，出现休克或 MODS，应予相应支持治疗。

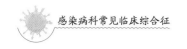

【预防】

1.控制传染源 我国已将传染性非典型肺炎列入《中华人民共和国传染病防治法》法定传染病范畴，按甲类传染病进行隔离治疗和管理。发现或怀疑本病时，应尽快向卫生防疫机构报道，做到早发现、早隔离、早治疗。对临床诊断病例和疑似诊断病例应在指定的医院按呼吸道传染病分别进行隔离观察和治疗。符合下列条件时可考虑出院：①体温正常 7 d 以上；②呼吸系统症状明显改善；③ X 线胸片显示有明显吸收。对医学观察病例和密切接触者，若条件许可应在指定地点接受隔离观察 14 d。在家中接受隔离观察时应注意通风，避免与家人密切接触，并由卫生防疫部门进行医学观察，每日测量体温。如发现符合疑似或临床诊断标准时，立即以专门的交通工具转往指定医院。

2.切断传播途径 开展本病的科普宣传；流行期间减少大型群众性集会或活动，保持公共场所通风换气、空气流通；排除住宅建筑污水排放系统淤阻隐患；对患者的物品、住所及逗留过的公共场所进行充分的消毒处理。保持良好的个人卫生习惯，不随地吐痰，避免在人前打喷嚏、咳嗽、清洁鼻子，且事后应洗手；确保住所或活动场所通风；勤洗手；避免去人多或相对密闭的地方。有咳嗽、咽痛等呼吸道症状或需外出到医院以及其他公共场所时，应注意戴口罩；避免与人近距离接触。医院应设立发热门诊，建立本病的专门通道，收治病区应设有无交叉的清洁区、半污染区和污染区；病房、办公室等均应通风良好；住院患者应戴口罩，不得任意离开病房；不设陪护，不得探视；病区中病房办公室等各种建筑空间、地面及物体表面、患者用过的物品、诊疗用品以及患者排泄物、分泌物均须严格按照要求分别进行充分有效的消毒。医护人员及其他工作人员进入病区时，要切实做好个人防护工作；戴 12 层棉纱口罩或 N95 口罩，戴帽子和眼防护罩以及手套、鞋套等，穿好隔离衣，确保无体表暴露于空气中；接触过患者或其他被污染物品后，应洗手。必须在具备生物安全防护条件的实验室，才能开展 SARS 患者人体标本或病毒毒株的检测或研究工作，以防病毒泄漏。同时实验研究人员必须采取足够的个人防护措施。

3.保护易感人群 保持乐观心态，均衡饮食，多饮水，注意保暖，避免疲劳，保证充足睡眠，在空旷场所适量运动，以上良好的生活习惯有助于提高人体抵抗能力。尚无效果肯定的预防药物可供选择。SARS 病毒的马抗血清和灭活疫苗，已进入临床验证阶段，尚未批准用于人体。

【预后】

本病为自限性疾病，大部分患者经综合性治疗后痊愈，少数患者可进展至 ARDS 甚至死亡。根据我国卫生部公布的资料，我国患者的死亡率约 7%；根据 WHO 公布的材料，全球平均死亡率约 11%。重症患者、患有基础疾病者及年龄大的患者死亡率较高，少数重症病例出院后随访发现肺部有不同程度的纤维化，少数病例病后发生骨坏死现象。

（陈耀凯）

十四、流行性感冒

【中文名】

流行性感冒。

【英文名】

influenza。

【同义名】

流感。

【定义、简史】

流行性感冒是由流感病毒引起的一种急性呼吸道传染病，临床表现以发热及全身中毒症状为主，上呼吸道症状较轻。流感传染性强，病毒易变异，曾造成多次世界性大流行甚至暴发流行。

【流行病学】

以冬春季流行为主，发病率高、流行过程短，常突然发生并迅速蔓延。大流行主要由甲型流感病毒引起，乙型流感多呈局部流行或散发，亦可大流行，丙型一般只引起散发。传染源主要是患者和隐性感染者。患者自潜伏期末到发病后 5 d 内均可有病毒从鼻涕、口涎、痰液等分泌物排出，传染期约 1 周，以病初 2～3 d 传染性最强。动物

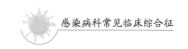

亦可成为中间或贮存宿主。病毒随咳嗽、喷嚏、说话等形成飞沫，主要通过呼吸道传播。人群普遍易感，发病后对同一抗原型有一定免疫力，但不同型病毒之间无交叉免疫力。病毒变异后可反复发病。

【病原学】

流感病毒属正黏液病毒，球形，直径 80 ~ 120 nm，由核心和外层组成。核心主要为单股 RNA 与核蛋白，外层结构为类脂质包膜，膜上散布着形态不一的蛋白突起，主要为血凝素（hemagglutinin，H）和神经氨酸酶（neuraminidase，N）。核蛋白抗原较稳定、变异较少，根据其抗原性不同可将流感病毒分为甲、乙、丙三型；血凝素和神经氨酸酶易发生变异，根据其抗原性可将同型病毒分为若干亚型，H 可分为 15 个亚型（H1 ~ 15）、N 有 9 个亚型（N1 ~ 9）。甲型和乙型流感病毒的血凝素和神经氨酸酶经常发生变异，而丙型则较少变异。甲型病毒可感染多种动物和人类，是引起人类流感的主要病原，而乙、丙型仅感染人类，且发病率低。

【发病机制】

流感病毒感染人体能否致病取决于病毒毒力和宿主抵抗力。病毒经飞沫传播进入呼吸道，当机体免疫力降低或病毒数量多或毒力较强时，病毒侵入纤毛柱状上皮细胞并在细胞内进行复制。新增殖的病毒颗粒从细胞膜上芽生，借神经氨酸酶作用而释放出来，再侵入其他上皮细胞。人体感染流感后主要产生 3 种抗体：① H 抗体：是主要的保护性抗体，具有株特异性，能中和病毒，可防止再感染，但在抗原变异时保护作用减弱或失去保护作用。② N 抗体：可抑制病毒从细胞表面释放并感染其他细胞，减少病毒增殖，具有株特异性，由于神经氨酸酶变异较慢，故在一定时期内常有广泛交叉保护作用。③ NP 抗体：有型特异性，但无保护作用，只有感染发病后才升高，疫苗接种后一般不升高。人体在流感病毒感染和疫苗接种后可产生特异性细胞免疫，效应细胞主要是细胞毒性 T 淋巴细胞（CTL）。CTL 作用于病毒感染的靶细胞，能减少病灶内的病毒量，对疾病恢复起主要作用。γ- 干扰素能协同 CTL 的细胞毒效应使感染细胞溶解，并阻止病毒扩散。人体感染病毒后可获 2 ~ 4 年对同株病毒的免疫力，但不能抵御抗原变异新毒株的再感染。

【病理改变】

受病毒感染的上皮细胞发生变性、坏死与脱落，露出基底细胞层，约 5 d 后基底细胞层开始再生，先为未分化的移行上皮，2 周后新纤毛上皮形成而恢复。单纯流感主要侵犯呼吸道上部和中部气管，若病毒侵袭整个呼吸道，则引起流感病毒肺炎，出现以下病理改变：全肺暗红色，气管与支气管内有血性液体，黏膜充血，纤毛上皮细胞脱落，并有上皮细胞再生现象；黏膜下有灶性出血、水肿和轻度白细胞浸润；肺泡内有纤维蛋白与水肿液，其中混有中性粒细胞；肺下叶肺泡出血，肺泡间质可增厚，肺泡与肺泡管中可有透明膜形成。

【临床表现】

潜伏期为 1~4 d，最短者仅数小时。

1. 单纯型流感　急起高热，全身症状较重，呼吸道症状较轻。显著头痛、全身酸痛、乏力、咽干及食欲减退等，部分患者有鼻塞、流涕、干咳等。查体可见急性热病容、面颊潮红、眼结膜及咽部充血。肺部可闻及干啰音。发热多于 1~2 d 内达高峰，3~4 d 内退热，其他症状随之缓解。部分轻症者，类似其他病毒性感冒，病程仅 1~2 d，易被忽视。

2. 流感病毒肺炎　多发生于老年人、婴幼儿、患有慢性疾病或接受免疫抑制剂治疗者。起病时与单纯流感相似，但于发病 1~2 d 内病情迅速加重，出现高热、衰竭、烦躁、剧咳、血性痰、气急、紫绀并有心衰。听诊双肺呼吸音低，可闻及湿啰音及哮鸣音，但无肺实变体征。胸片示双肺弥漫性结节状阴影，近肺门处较多，周围较少。痰培养无致病菌生长，但易分离出病毒。抗菌治疗无效。患者持续高热，病情日益加重，严重者多于 5~10 d 内死于呼吸与循环衰竭。另有部分病例症状较轻，剧咳不伴血性痰，呼吸困难不明显，体征很少，仅在 X 线照片检查时发现。病程 1~2 周后进入恢复期。

【实验室检查】

1. 血常规检查　白细胞总数下降，淋巴细胞相对增多，若继发细菌感染时，白细胞总数及中性粒细胞计数增多。

2. 病毒分离　为确诊的主要依据，在起病 3 d 内取鼻咽部、气管分泌物接种于鸡胚羊膜腔或尿囊中，置 35~36 ℃孵育 4 d 后取胚囊液和羊水进行血凝试验，分离可疑病毒，再用已知免疫血清进行血凝抑制试验鉴定。

3. 血清学检查　在流行期中采集双份血清进行血凝抑制试验、补体结合试验或酶联免疫吸附试验检测相应抗体，恢复期血清抗体效价升高 4 倍以上有诊断意义。

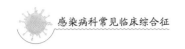

【诊断】

在流感流行期间，短时间内出现较多数量的相似患者，具有典型症状及体征等，基本上可确诊，但散发病例诊断较难。病毒分离为确诊的方法，而血清学检查有一定的辅助诊断价值。

【鉴别诊断】

1. 普通感冒　普通感冒全身中毒症状轻而上呼吸道卡他症状明显，病毒分离和血清学检查为鉴别的主要依据。

2. 钩端螺旋体病　早期中毒症状易与流感相混淆，可根据流行病学资料、病原学及血清学检查进行鉴别。

3. 其他　应与支原体肺炎、肾综合征出血热发热期及流行性脑膜炎等相鉴别。

【治疗】

1. 抗病毒治疗　抗流感病毒药物有金刚烷胺、金刚乙胺、扎那米韦及奥司他韦。金刚烷胺与金刚乙胺用于治疗成人流感，在甲型流感发病 48 h 内使用，可减轻症状及持续时间，治疗 3～5 d 后或症状、体征消失后 24～48 h 及时停药，以防止病毒产生耐药性，剂量均为 100 mg/ 次，2 次 /d。扎那米韦用于治疗成人流感及 12 岁以上青少年流感，出现症状 2 d 内用药，5 mg/ 次，2 次 /d，间隔约 12 h，连续 5 d；奥司他韦用于治疗成人流感，在出现症状 2 d 内用药，75 mg/ 次，2 次 /d，连续 5 d。

2. 对症及支持治疗　对高热患者可使用解热镇痛药，但在儿童应避免使用阿司匹林，以免诱发 Reye 综合征。对继发细菌感染者可适当选择抗菌药物。对老年流感患者应积极治疗，防止并发症产生是降低病死率的关键。

【预防】

1. 疫苗预防　是预防流感最有效的措施。有减毒活疫苗和灭活疫苗 2 种，所采用的疫苗毒株与流行毒株之间的抗原性必须相同或基本相同。疫苗保护率为 70%～90%，但老年人抗体产生率较低。

2. 药物预防　是疫苗预防的重要补充。疫苗接种时间过晚、因禁忌证不能接种疫苗者在流行季节均应采用金刚烷胺或金刚乙胺进行预防。

3. 空气消毒　在流行期间，剧院、托儿机构、礼堂和宿舍等公共场所可采用熏蒸消毒法，每 100 m³ 空间用 2～4 mL 乳酸溶于 10 倍水中加热熏蒸，连续 3 d，可使流感发病率下降。

【预后】

单纯型流感预后好，老年人或患有慢性疾病者可因流感病毒性肺炎和（或）继发细菌感染，并发呼吸衰竭和循环衰竭而死亡。

（陈耀凯）

十五、人类禽流感病

【中文名】

人类禽流感病。

【英文名】

avian influenza。

【同义名】

禽流行性感冒、禽流感（avian influenza）。

【定义、简史】

禽流行性感冒系甲型禽流感病毒引起的一种禽类烈性传染病。以往认为流感病毒具有严格的宿主限制性，很少跨越种属差异而致人类感染，但近年来多个国家和地区发生了高致病性禽流感病毒感染人类的病例，且病死率很高，成为重要的新发感染病之一。1997 年 5 月香港一名 3 岁儿童发生流感样综合征，后并发 Reye 综合征并死于多器官功能衰竭，经确定病原为甲型禽流感病毒 H5N1 亚型感染，这是世界上人禽流感病例的首次报道。

【病原学】

甲型禽流感病毒（avian influenza virus，AIV）被认为是人类流感病毒的祖先，为正黏液病毒，球形，有包膜，直径 80 ~ 120 nm，包膜上有血凝素和神经氨酸酶，呈棒状或蘑菇状突起。根据毒力不同可将禽流感病毒分为高致病性、低致病性和非致病性三大类，高致病性禽流感病毒以 H5N1 和 H7N7 为代表，对禽类具有高度致病性。经不断进化与变异，H5N1 高致病性禽流感病毒宿主范围不断扩大，已证实可感染猫、虎、猪

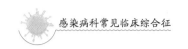

等哺乳动物及人类。在自然条件下，禽流感病毒抵抗力较强，在凉爽、潮湿的环境中可存活 30 ~ 50 d，在干燥尘埃中可存活 2 周，在粪便中可存活 1 周，但对乙醚、氯仿和丙酮等有机溶剂、热及紫外线均敏感。65 ℃加热 30 min，煮沸（100 ℃）1 min 即可灭活，紫外线照射能迅速破坏其传染性。

【流行病学】

传染源为禽类，禽流感病毒对人类的感染与禽流感流行地区一致，但多呈散发性。传播途径为与鸡、鸭等禽类及其粪便密切接触，病毒可通过消化道、呼吸道、眼结膜或破损皮肤引起感染，至今尚无人 - 人传播的直接证据。人类对禽流感病毒并不易感，从事家禽饲养、宰杀、运输、加工和销售者为高危人群。患者群无性别差异，任何年龄均可发病，但 12 岁以下儿童发病率高、病情重。

【临床表现】

人感染禽流感病毒后，潜伏期一般为 1 ~ 3 d，最长 7 d。早期症状与重症流感非常相似，以发热、上呼吸道症状和消化道症状为主。起病急骤，主要表现为发热，体温大多持续在 39 ℃以上，一般持续 2 ~ 3 d。同时伴流涕、鼻塞、咳嗽、咽痛、头痛、肌痛和全身不适，部分患者可出现恶心、腹痛、腹泻、稀水样便等消化道症状，偶可出现眼结膜炎。重症病例可出现肺部炎症表现，咳嗽、气急、发绀、剧烈胸痛及咯血等，胸部叩诊呈浊音，肺部听诊有呼吸音减弱或闻及干、湿啰音，X 线检查呈单侧或双侧肺炎，少数伴有胸腔积液。

临床表现与感染禽流感病毒亚型密切相关，H9N2 感染者症状最轻，仅表现轻微上呼吸道症状甚至没有任何症状；部分 H7N7 感染者主要表现为结膜炎，表现为结膜红肿、眼发痒、流泪、畏光、烧灼样疼痛，可有脓性分泌物；H5N1 感染者症状最重，尤其是 12 岁以下儿童患者病情极为凶险，可很快出现肺部浸润、急性呼吸窘迫综合征、呼吸衰竭和 Reye 综合征等，并累及多器官功能。

【实验室检查】

1.血常规检查　白细胞总数一般正常或偏低，重症病例多有白细胞总数及淋巴细胞下降；血小板降低。

2.病毒分离　为确诊的主要依据。起病 3 d 内取鼻咽分泌物、口腔含漱液、气管吸出物等接种于鸡胚羊膜腔或尿囊中，置 35 ~ 36 ℃孵育 4 d，取出鸡胚囊液或羊水进行血凝试验，分离可疑病毒，再用已知免疫血清进行血凝抑制试验进行鉴定。

3.病毒抗原及基因检测 取呼吸道标本采用免疫荧光法或酶联免疫法可检测甲型流感病毒核蛋白抗原（NP）及 H 亚型抗原。采集疑似病例鼻咽分泌物或含漱液、血清或尸检肺组织分泌物，经聚合酶链式反应（PCR）快速进行核酸检测及鉴定。

4.血清学检查 取急性期和恢复期双份血清应用血凝抑制试验、补体结合试验及酶联免疫吸附试验检测相应抗体，恢复期血清抗体效价升高 4 倍以上，有回顾性诊断价值。

5.其他检查 重症患者胸部 X 线检查可有单侧或双侧肺炎，少数可伴有胸腔积液。骨髓检查显示骨髓增生活跃，严重病例有全血细胞减少。

【诊断与鉴别诊断】

根据流行病学资料、临床表现及实验室检查结果，并排除其他疾病后，可诊断为人禽流感。①医学观察病例：有流行病学史，1 周内出现临床表现者；②疑似病例：有流行病学史和临床表现，呼吸道标本甲型流感病毒和 H 单克隆抗体抗原检测阳性者；③确认病例：有流行病学史和临床表现，呼吸道分泌物中分离出特定病毒或检测到禽流感 H 亚型病毒基因，且发病初期和恢复期双份血清抗禽流感病毒抗体呈 4 倍或 4 倍以上增高者。

人感染禽流感应与流感、普通感冒、细菌性肺炎、严重急性呼吸综合征、传染性单核细胞增多症、呼吸道合胞病毒感染、副流感病毒感染、巨细胞病毒感染、衣原体肺炎、支原体肺炎等疾病进行鉴别诊断。

【治疗】

1.抗病毒治疗 早期应用抗流感病毒药物，可能改善症状，缩短病程，减少并发症的发生，一般应在发病 48 h 内用药。奥司他韦成人剂量 150 mg/d，儿童剂量 3 mg/（kg·d），分 2 次口服，疗程 5 d；金刚烷胺的成人剂量为 100～200 mg/d，儿童剂量 5 mg/（kg·d），分 2 次口服，疗程 5 d。

2.对症治疗 患者应卧床休息和隔离治疗，隔离期一般为 1 周或至主要症状消失。多饮水，给予易消化、多维生素的饮食；高热头痛患者给解热镇痛药，儿童忌用阿司匹林，避免引起儿童 Reye 综合征。高热、纳差、呕吐者应予静脉输液。出现呼吸功能障碍的重症患者给予吸氧及其他呼吸支持治疗，继发细菌感染时使用抗菌药物。伴有急性呼吸窘迫综合征（ARDS）、肺出血、胸腔积液、全血细胞减少、肾衰竭等严重并发症时，及时给予相应处理，力求降低病死率。

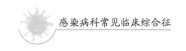

【预防】

1. 加强禽类疾病监测　一旦发现禽流感疫情，动物防疫部门立即按相关法规进行处理，采取严密封锁、彻底捕杀、消毒、无害化处理、控制禽类流动等综合措施。开展人间禽流感疫情监测，及早发现、报道、隔离、治疗禽流感病例。严防禽流感流行地区禽鸟及其产品走私入境。减少暴露机会，保护职业暴露人群。

2. 隔离消毒措施　养成良好的个人卫生习惯，注意饮水卫生，不喝生水，不吃未煮熟的肉类及蛋类食品；接触患者或禽类应戴口罩、穿防护衣；疫区严格消毒。

3. 疫苗及药物预防　疫苗正在研制开发中，目前尚无任何一种疫苗被批准使用。对密切接触者可试用抗流感病毒药物预防。

【预后】

大多数患者预后良好，病程短，恢复快，且不留后遗症。少数患者病情发展迅速，出现急性呼吸窘迫综合征、肺出血、胸腔积液、全血细胞减少、肾衰竭、败血症休克及 Reye 综合征等多种并发症而死亡。年龄较大、住院时间延迟、白细胞降低和淋巴细胞减少者预后较差。

（陈耀凯）

十六、汉坦病毒肺综合征

【中文名】

汉坦病毒肺综合征。

【英文名】

hantavirus pulmonary syndrome（HPS）。

【同义名】

无。

【定义、简史】

本综合征是由汉坦病毒属某些型别病毒引起的以发热、低血压休克和 ARDS 为主要临床表现的急性病毒性传染病。最早见于 1993 年春季美国西南部的新墨西哥州、亚利桑那州、科罗拉多州和犹他州 4 州交界地区，目前在美国 30 多个州和南美洲累计已有近千例病例报道。

【病原学】

病原体最早分离自美国西南部 4 个州的交界地区，因此曾命名为四角病毒（four corner virus，FCV），后改称辛诺柏病毒（Sin nombre virus，SNV，即无名病毒）。除了 SNV 外，源于美国的纽约病毒（New York virus，NYV）、黑港渠病毒（Black Creek Canal virus，BCCV）、牛轭湖病毒（Bayou virus，BAYV）以及近年在南美洲发现的安第斯病毒（Andes virus，ANDV）、Laguna Negra 病毒（LNV）和 Rio Mamore 病毒（RMV）等均可引起 HPS 样临床表现，统称为类辛诺柏病毒（SNV-like viruses）或 HPS 相关病毒。EL Moro Canyon 病毒（ELMCV）虽然目前尚未证明可引起 HPS，但是由于其基因结构与 SNV 等病毒高度同源，推测可能也是 HPS 的病原之一。以上病毒均属于汉坦病毒属，具有与该属病毒相似的基因组结构及其编码蛋白。与属内其他型别病毒相比，SNV 等病毒的 S 基因结构较为特殊，由 1 876 ~ 2 084 个碱基组成，而其他型别病毒仅为 1 650 ~ 1 700 个碱基。S 基因的主要编码读框由 1 284 个碱基组成，可编码 428 个氨基酸组成的核衣壳蛋白。SNV 等病毒均为脂溶性病毒，常用浓度的消毒剂或脂溶剂如 70% 乙醇、丙酮、乙醚、NP-40 和次氯酸等均易将其杀灭。

【流行病学】

主要流行于北美洲的美国、加拿大和南美洲的阿根廷、巴西、玻利维亚、智利、乌拉圭和巴拉圭等国。鼠类为主要传染源，20 世纪 90 年代初期因厄尔尼诺现象导致北美地区气候变暖，啮齿动物大量繁殖，带病毒鼠数量增多，与人类接触机会增加，导致 20 世纪 90 年代中期美国 HPS 发病急剧增加。患者也可作为传染源，阿根廷和巴西部分地区有人 - 人传播的病例发生。目前认为呼吸道是主要传播途径，清扫库房、种子库、禽舍和啮齿动物栖宿场所时，病毒经呼吸道传染给人。人 - 人传播可能主要是通过密切接触，家庭成员和医患间密切接触可能导致聚集发病。本病患者群多为青壮年，男性稍多于女性。

【发病机制】

发病机制仍不明确。肺是主要受累器官，肺泡毛细血管和微血管内皮细胞是 HPS 相关病毒的主要靶细胞，病毒抗原主要见于肺毛细血管内皮细胞。除肺以外，病毒抗原还广泛分布于肾、心、脾、胰、肾上腺、骨骼肌、肠和脑等脏器细胞，肝脏少见。肾髓质、皮质毛细血管内皮细胞和肾小球血管内皮细胞内可见大量病毒抗原，而肾小管上皮细胞内则少见。内皮细胞感染后不会产生明显病变，但可激活单核吞噬细胞，使之释放各种细胞因子和炎症因子（如 IL-2、TNF、IFN-γ 等），间接导致肺毛细血管通透性增高，引起大量血浆渗入肺间质及肺泡内，产生非心源性肺水肿，临床上表现为 ARDS 和呼吸衰竭。此外，病毒血症水平与感染细胞病毒抗原表达量相关，高水平的病毒血症能触发较强烈的免疫病理反应。

【病理改变】

主要病理改变为大量浆液性胸腔积液和严重肺水肿，胸腔积液量最多可达 8 420 mL，病肺重量可达 1 920 g。典型病例可见肺泡水肿、局灶性透明膜形成（主要由纤维蛋白和细胞碎片组成）以及肺间质不同程度的充血、水肿，但 I 型肺泡上皮细胞尚完整，II 型肺上皮细胞少见，此特点与常见的弥散性肺泡损伤（diffuse alveolar damage, DAD）明显不同。炎性浸润细胞以单核细胞为主，中性粒细胞少见。肺、血液、骨髓、淋巴结副皮质区和淋巴窦、肝脏汇管区以及脾脏红髓和小动脉鞘等可见数量不等的体积较大的免疫母细胞样异型淋巴细胞。病毒抗原主要见于肺上皮细胞和其他多种脏器细胞及毛细血管和小血管的内皮细胞，也见于滤泡样树突状细胞、巨噬细胞、淋巴细胞和肝脏 Kupffer 细胞。电镜下肺内皮细胞和巨噬细胞均可见病毒样颗粒。脑、脑垂体、心脏、肾脏、肾上腺、胰腺及皮肤多正常，后腹膜等其他组织未见水肿。

【临床表现】

潜伏期 1～4 周。临床可分为三期（前驱期、心肺期和恢复期）或四期（发热期、休克期、多尿期和恢复期）。起病急骤，多有前驱症状如畏寒、发热、肌痛、头痛、乏力等，亦可伴有恶心、呕吐、腹痛、腹泻等消化道症状。发热一般为 38～40 ℃，持续 12 h 至数日，少数病例可持续 1 周以上。多在起病后 2～3 d 后迅速出现咳嗽、气促和呼吸窘迫，此即非心源性肺水肿。体检可见呼吸增快达 20～28 次/min，心率增快达 100～120 次/min，肺部可闻及粗大或细小湿啰音，少数患者出现胸腔积液及心包积液，重症病例可出现低血压、休克、窦性心动过缓和窦性心动过速等心律紊乱。部分患者可见睑结膜充血和球结膜水肿。与肾综合征出血热（HFRS）明显不同，本病少见皮肤黏膜出血点或瘀斑。血气分析可见严重低氧血症，即使吸入 40% 氧气动脉血氧分压（PaO_2）仍低于 60 mmHg，同时动脉血二氧化碳分压（$PaCO_2$）下降，晚期可升高。肺动脉导管检查显示心脏指数（cardiac index, CI）升高，全身血管阻力降低，肺动脉楔压正常。胸片仅见细网状阴影或呈磨玻璃状改变，转为肺泡性水肿后胸片显示两肺弥漫性肺浸润，病灶消散较心源性肺水肿慢。由 SNV、NYV、NYV-1 引起者一般无肾损害，而由 BAYV、BCCV 引起者伴有肾损害，可出现少尿。若能度过呼吸衰竭期，即逐渐进入恢复期，此时呼吸平稳，缺氧纠正，体力可逐渐恢复。重症病例病情进展快，从起病至死亡平均时间为 7 d，多数死于肺水肿和严重低血压休克。

【实验室检查】

1.血尿常规检查　血常规异常表现为：①血小板明显减少；②中性粒细胞增加，核左移，出现杆状核细胞、晚幼粒细胞和（或）髓细胞；③出现免疫母细胞样异型淋巴细胞。以上称为血常规化验异常"三联征"。重型病例病程中常出现血液浓缩，红细胞压积增高，表明存在广泛的毛细血管渗漏现象。尿常规检查可见部分病例有轻、中度蛋白尿，镜下血尿或尿隐血阳性。

2.血液生化检测　低白蛋白血症较为普遍，可同时伴有血清重碳酸盐减少、二氧化碳结合力减低、乳酸升高；ALT、AST 和 LDH（乳酸脱氢酶）可呈 2～5 倍增高，凝血酶原时间延长；尿素氮和肌酐则基本正常。

3.特异性检查　采用免疫荧光或酶联免疫吸附试验可检测特异性 IgM 和 IgG 抗体，急性期 IgM 抗体阳性率高，恢复期 IgG 抗体阳性率高。近年来采用重组条带免疫印迹试验（recombinant strip immunoblot assay，RSIA）检测病毒抗体，可用于现场实验诊断或流行病学调查。基于反转录 PCR（RT-PCR）的检测技术可检测患者急性期血清、全血、单个核细胞和血凝块研磨物中病毒 RNA，恢复期一般不能检出。

4.其他检查　X 线胸片检查可见双肺间质浸润影或间质和肺泡均出现浸润影，部分病例可见胸腔积液和心包积液。胸水检查可为渗出液、漏出液或介于两者之间。支气管镜检查气道正常，没有支气管内黏膜损害。少数气道可见红斑，气管内吸出物总蛋白、白蛋白及 LDH 测定均明显增高，甚至可超过血清水平。肺动脉导管检查肺动脉楔状压正常或偏低，心脏指数明显降低，提示为非心源性肺水肿。

【诊断与鉴别诊断】

主要根据流行病学史、临床症状（发热、肌痛、迅速出现的呼吸窘迫综合征）、实验室检查（血小板减少、周围血出现未成熟细胞和血液浓缩）作出临床诊断，确诊依靠免疫学检查检出 HPS 相关病毒抗体或 RNA。

本病初期应与流感病毒、副流感病毒、鼻病毒、腺病毒和其他呼吸道病毒感染所致流感样综合征鉴别。HPS 患者通常不出现喉炎、眼结膜炎、流涕、淋巴结肿大或皮疹，而典型呼吸道病毒感染则常见上述症状。此外，社区获得性细菌性肺炎和非典型肺炎，也与 HPS 起病初期症状相似，但前者多伴有寒战、咳脓痰，X 线胸片可发现局部浸润性病变影，不出现血液浓缩，也难以检测到异型淋巴细胞；以发热、肌痛和胃肠道症状起病，可迅速演变成双侧肺炎其他感染性疾病亦应注意鉴别，包括引起 ARDS 的少见疾病如肺鼠疫、军团菌肺炎、兔热病和 Q 热等。HPS 与 HFRS 主要鉴别要点见表 2-6。

表 2-6　HPS 与 HFRS 主要鉴别要点

鉴别要点	HPS	HFRS
发热期或前驱期	存在	存在
面部充血	缺乏	较常见
皮肤黏膜出血点	少见	多见
眼球结膜水肿	缺乏	早期多见
肺水肿	主要见于心肺期	可见于少尿期
蛋白尿	可见，不普遍	常见
内脏出血	罕见	主要见于重危病例
肾功能衰竭	少见，较轻	常见，较重
血液浓缩	见于 50% 以上的患者	仅见于重型患者
血小板减少	早期存在	早期存在
干咳、气短	在心肺期常见	少见
休克	常见	仅见于重型危重型病例
低血压	几乎均出现	常见

【治疗】

本病起病后病情进展迅速，病死率极高，因此对拟诊病例应严密隔离、仔细监护，认真观察呼吸、心率和血压等情况。对早期患者，美国已批准试用利巴韦林静脉滴注，但疗效仍待进一步验证。出现气短、呼吸窘迫时必须迅即给予氧疗，包括呼气末正压（PEEP）机械通气，是成功抢救 HPS/ARDS 的关键。美国在抢救 HPS 时，强调 100% 氧浓度高正压 PEEP 通气，通气压力达 8 ~ 10 cmH_2O。然而呼气末正压给氧对血液动力学可造成一定干扰，使静脉回心血量减少，肺血管阻力增加，肺内气道压力升高可导致气压伤。同时，肺血管阻力上升也可加重血浆渗漏。故应用呼气末正压宜由小而大，从 4 ~ 5 cmH_2O 开始，按需要逐步调高。此外，100% 高浓度氧吸入时间以不超过 6 h 为宜，因长时间高浓度吸氧可引起氧中毒，导致肺组织损伤，加重 ARDS 病情。近年国外均采用高频喷射通气（high frequency jet ventilation，HFJV）治疗 ARDS，应用时呼吸周期始终能维持于较低正压，产生一定的 PEEP 效应，不致引起气压伤和血流动力学的明显改变，可在呼吸道开放状态存在自主呼吸的情况下，进行有效人工通气。伴有严重心肺功能衰竭者，可试用体外膜氧合（extracorporeal membrane oxygenation，ECMO）治疗，可以明显提高 HPS 极期患者的存活率，且无并发症。

早期大剂量使用肾上腺皮质激素能减少肺毛细血管通透性，但长程应用可引起继发感染，故疗程宜短。ARDS 期间应避免过多补液，特别是过量输注血浆或全血将引起静脉压力增高，加重肺水肿，进一步影响氧合功能。对于以 ARDS 为主要临床表现伴血常规升高而诊断暂时难以确定者，可常规施以强有力抗生素治疗，以防延误肺部细菌感染的治疗。

【预防】

1.疫情监测　美国 CDC 认为，凡是体温超过 38 ℃、临床出现原因不明的呼吸窘迫症状且需氧疗者；或胸片显示双肺浸润影，或尸检发现非心源性肺水肿而无其他确定病因者，均应上报疑诊 HPS 的传染病疫情报道。以 ARDS 为主要临床表现的出血热病例我国也有发生，但至今为止尚无确切的病毒学证据。

2.防鼠灭鼠　采用药杀或生物方法灭鼠。清理鼠类躲藏栖息场所时应佩戴口罩、手套，清扫时应尽量减少扬灰，清扫前可预先喷洒消毒剂。严禁直接用手接触死鼠或其排泄物。实验操作人员严密防护，所有物品及组织标本均应严密包装或高压消毒。

3.疫苗接种　目前尚无有效的病毒疫苗。

【预后】

该病临床经过凶险，病死率近 50%。

（陈耀凯）

十七、疱疹性咽峡炎

【中文名】

疱疹性咽峡炎。

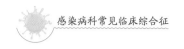

【英文名】

herpes angina。

【同义名】

Zahorsky 综合征（Zahorsky syndrome）、口腔溃疡、Mikulicz 口疮（Mikulicz aphtha）。

【定义、简史】

本病系柯萨奇病毒感染所致的咽峡炎症，临床特征为突起高热伴咽痛、吞咽困难，主要影响小儿。1920 年 Zahorsky 首先报道本综合征。

【病因】

1951 年 Huebner 从本综合征患者的咽峡炎症病灶中分离出柯萨奇（Coxsakie）病毒，其中以 A 组 4 型最多见，也可见 A 组 2、5、6、8、10 型和 B 组 1 ~ 5、30 型。

【流行病学】

感染途径是呼吸道飞沫传染或经口传染，苍蝇可作为经口传染的媒介。

【临床表现】

好发于夏季或夏末秋初，患者多为 1 ~ 4 岁小儿，男女无差别。

1. 典型症状　突起高热（体温 38 ~ 40 ℃），咽痛、吞咽困难。随即在软腭、悬雍垂、舌腭弓、腭扁桃体等处出现疱疹，少则数个，多则数 10 个，并很快破溃形成溃疡。唇黏膜不受侵犯。病程一般 6 d，溃疡愈合后不留瘢痕，一般无复发。

2. 全身中毒症状　可伴头痛、肌肉酸痛、食欲不振等。

【诊断】

小儿在夏季发生上述典型临床表现即可诊断。

【治疗】

对症治疗为主。给予漱口剂漱口，发热者给予解热镇痛剂，合并感染时使用抗生素。

【预后】

预后较佳。

（赵文利）

十八、咽综合征

【中文名】

咽综合征。

【英文名】

pharyngeal syndrome。

【同义名】

无。

【定义、简史】

本综合征分单发性和伴发性 2 种，前者是一种以咽部炎症为主要症状的上呼吸道病毒感染综合征，后者为其他疾患的咽部炎症表现。

【病因】

病因为病毒，如腺病毒、流感病毒、副流感病毒、埃可病毒、Coxsakie 病毒等，可伴随或继发细菌感染。

【临床表现】

1.症状　主要表现为咽干、咽痛、声嘶、干咳等喉炎及气管炎症状，少数可伴畏寒、低热、头痛、全身不适或酸痛。

2.体征　咽后壁红肿、充血，可见扁桃体肿大、咽部腺样体增殖、颌下淋巴结肿大和触痛。

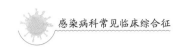

【诊断】

根据临床表现诊断不难，但应分清是单纯性咽炎还是伴发性咽炎，是病毒性或是伴发细菌性咽炎（多为溶血性链球菌）。咽拭子培养进行病原学诊断。

【治疗】

抗感染和对症处理，若为伴发性则应查找原发病加以治疗。

【预后】

良好。

（赵文利）

十九、咽-结膜综合征

【中文名】

咽-结膜综合征。

【英文名】

pharyngo-conjunctival syndrome。

【同义名】

无。

【定义、简史】

本综合征是主要累及咽部和结膜的一种上呼吸道病毒感染综合征。

【病因】

常见病毒有腺病毒、流感病毒、副流感病毒、埃可病毒、Coxsakie病毒等，亦可伴细菌感染。

【临床表现】

主要表现为咽红、咽痛等咽炎症状，还伴有球结膜充血、畏光、眼痛等表现，一般病程持续数天即自愈。

【诊断】

诊断本综合征应与某些传染病（如肾综合征出血热）的早期阶段相鉴别，以免造成误诊。

【治疗】

主要治疗原则为对症处理和抗病毒治疗。若为继发性则以治疗原发病为主。

【预后】

预后良好。

（赵文利）

二十、哮吼综合征

【中文名】

哮吼综合征。

【英文名】

croup syndrome。

【同义名】

急性阻塞性喉 - 气管 - 支气管炎、急性喉头水肿。

【定义、简史】

本综合征是以呼吸道阻塞症状如吸气性呼吸困难及喘鸣等为特征的一组病征。

【病因】

病原体为副流感病毒（Ⅰ、Ⅱ型）、呼吸道合胞病毒、腺病毒和流感病毒等。

【病理改变】

主要为急性炎症性喉头水肿。

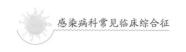

【临床表现】

常见于儿童，起病突然，初起咳嗽，相继发生吸气性呼吸困难、发绀，并发出喉头吼声。可见有辅助呼吸肌参与吸气，呈现胸部三凹征。

【诊断】

根据病史、上呼吸道阻塞性吸气性呼吸困难和喘鸣即可诊断，但必须排除其他原因（如异物、肿瘤等）引起的上呼吸道阻塞。用肾上腺皮质激素治疗，哮吼症状很快缓解，有助于确诊。

【治疗】

一旦诊断即刻使用肾上腺皮质激素静脉滴注和喉头喷雾，效果较好。对严重呼吸困难有窒息可能者，可考虑气管切开。

【预后】

若能早期诊断，积极合理救治疗，预后良好。

（赵文利）

二十一、肠道病毒感染

【中文名】

肠道病毒感染。

【英文名】

bowel virus infection。

【同义名】

无。

【定义、简史】

肠道病毒包括脊髓灰质炎病毒、柯萨奇病毒、埃可病毒以及近年发现的新型肠道病毒。这些病毒在世界各地广泛引起散发或流行性疾病，波及全身各个系统，在儿童期尤为常见。临床表现复杂多样，可引起无菌性脑膜炎、类脊髓灰质炎、心肌炎、流行性胸痛、出疹性疾病、疱疹性咽峡炎、呼吸道感染、婴儿腹泻及流行性急性眼结膜炎等。

【流行特征】

本病广泛分布于世界各地，夏秋季发生流行较多，同一地区每年流行的病毒型别常有改变。传染源为患者、隐性感染者及病毒携带者。病毒由粪便及鼻咽分泌物排出，主要通过密切接触而经口感染。人群普遍易感，发病以小儿为多，成人多为隐性感染，但初发地区亦可见成人间的暴发流行。

【病原与发病机制】

肠道病毒属于微小核糖核酸病毒科，本属病毒具有相同的理化生物学特性。在电镜下呈球形颗粒，直径 20 ~ 30 nm，呈立体对称的 20 面体。病毒颗粒中心为单股正链核糖核酸，外周为核衣壳，无囊膜。在体外生活力很强，在污水及粪便中可存活 4 ~ 6 个月。耐酸，不易被胃酸和胆汁灭活。高锰酸钾、双氧水及漂白粉等可使其灭活，但对 70% 酒精、5% 来苏水等普通消毒剂有抵抗作用。病毒从口咽部侵入，在局部黏膜或淋巴组织中繁殖，引起局部症状。继而病毒侵入局部淋巴结，并由此进入血循环导致病毒血症。病毒随血流播散至全身器官如中枢神经系统、皮肤黏膜、心脏、呼吸器官、肝、肌肉等处，在这些部位进一步繁殖并引起病变。

【病理改变】

不同病毒株具有组织亲嗜性不同，靶器官各异，引起不同系统病变。病理变化视所侵犯的器官及程度而不同。中枢神经系统病变以脑膜炎症为多见。脑炎患者有灶性单核细胞浸润及退行性变。柯萨奇 B 组病毒感染在新生儿常引起广泛病变，涉及脑、肝、心，以灶性坏死为主，伴淋巴细胞及中性粒细胞浸润。心肌炎患者常有间质瘀血及炎性细胞积聚，心肌纤维灶性坏死，细胞核固缩、破裂、心包炎性浸润等。肌肉可见严重细胞浸润或肌纤维坏死。

【临床表现】

肠道病毒感染临床表现复杂多变，病情轻重差别甚大。同型病毒可引起不同的临床综合征，而不同型的病毒又可引起相似的临床表现。

1. 呼吸道感染 埃可病毒及柯萨奇病毒的很多型均可引起，以上呼吸道感染为常见，也可引起婴儿肺炎等下呼吸道感染。肠道病毒 68 型可引起小儿毛细支气管炎和肺炎。疱疹性咽峡炎主要由柯萨奇 A 组及 B 组病毒引起，埃可病毒引起较少。本病遍及世界各地，呈散发或流行，但以夏秋季多见。传染性很强。潜伏期平均 4 d，表现为发热、咽痛、咽部充血、咽部有散在灰白色丘疱疹，直径 1～2 mm，四周有红晕，疱疹破溃后形成黄色溃疡，多见于扁桃体、软腭和悬雍垂。一般 4～6 d 后自愈。

2. 出疹性疾病 又称流行性皮疹病，柯萨奇病毒及埃可病毒均可引起。多见于婴儿及儿童，成人较少见。潜伏期 3～6 d。出疹前多有上呼吸道症状如发热、咽痛等。皮疹于发热或热退时出现，呈多形性，有斑丘疹、斑疹、猩红热样皮疹、风疹样皮疹、疱疹及荨麻疹样等。不同形态的皮疹可同时存在或分批出现。可伴有全身或颈部及枕后淋巴结肿大。

3. 手足口病 主要由柯萨奇病毒 A5、9、10、16 型引起，尤以 A16 多见。多发生于 5 岁以下小儿，传染性强，可暴发流行或散发。初起低热、厌食、口痛等。口腔黏膜出现小疱疹，后破溃形成溃疡。多分布于后舌、颊及硬腭，亦可见于齿龈、扁桃体及咽部。多同时在手足皮肤出现斑丘疹，偶见于躯干、大腿及臀部。斑丘疹很快转为小疱疹，较水痘皮疹为小，2～3 d 内吸收，不留痂。预后良好，但可复发。有时可伴发无菌性脑膜炎、心肌炎等。

4. 脑膜炎、脑炎及瘫痪性疾病 柯萨奇病毒 A 组、B 组和埃可病毒的许多型以及肠道病毒 71 型均可引起此类疾病。肠道病毒脑膜炎的临床表现与其他病毒引起者差异不大，有发热、头痛、呕吐、腹痛，肌痛等症状，常伴发皮疹，1～2 d 内出现脑膜刺激征。脑脊液细胞数增加达 100～200，偶可高达 1 000 以上，初以中性粒细胞占多数，后则以单核细胞为主。蛋白质略高，糖和氯化物正常。病程一般 5～10 d。柯萨奇病毒 A2、5、7、9 及 B2、3、4、均可引起脑炎，尤以埃可病毒 4、6、9、11、30 型亦可引起脑炎，埃可病毒 9 型多见。临床表现与乙型脑炎相似，但部分病例常伴有皮疹、心肌炎等。柯萨奇 B 组可在新生儿和婴儿中引起病情危重的广泛性脑炎，常伴心肌炎和肝炎。肠道病毒引起的瘫痪临床表现与脊髓灰质炎相似，但瘫痪程度较轻，一般很快恢复，极少有后遗症。

5. 心脏疾病 主要由柯萨奇 B 组 2～5 型病毒引起，其他肠道病毒亦可引起。多见于新生儿及幼婴，年长儿童及成人也可发生，一般多先有短暂的发热、感冒症状，继而出现心脏症状。临床可分为以下几种类型：①急性心功能衰竭：起病突然，阵咳、面色苍白、发绀及呼吸困难，迅速出现心衰。心电图可见严重的心肌损害。急性心包炎可伴随心肌炎发生或单独存在。②猝死：常在夜间发生，多因急性心肌缺血、梗死或坏死性炎症所致。③心律失常：可出现过早搏动，心动过速或各类传导阻滞，呈一过性或迁延不愈，甚至反复发作达数年之久。④慢性心肌病：柯萨奇 B 组病毒引起的亚急性或慢性心脏病变，可导致弹力纤维增生症，慢性心肌病，狭窄性心包炎等。胎儿期感染可引起先天性心脏病如先天性钙化性全心炎等。

6. 流行性肌痛或流行性胸痛　大多数由柯萨奇 B 组病毒引起。主要表现为发热和阵发性肌痛，可累及全身肌肉，而以胸腹部多见，尤膈肌最易受累。肌痛轻重不一，活动时疼痛加剧。病程一周左右，多能自愈。

7. 急性胃肠炎　发病较急，腹泻水样便是最常见的症状，一般无黏液及脓血便，可伴有呕吐、腹痛、发热、全身酸痛等。

8. 急性流行性眼结膜炎　又称急性出血性结膜炎，为肠道病毒 70 型所致。本病传染性强，常发生暴发流行，人群普遍易感。潜伏期 24 h 左右。临床主要表现为急性眼结膜炎，眼睑红肿，结膜充血、流泪、可有脓性分泌物及结膜下出血，但极少累及巩膜和虹膜，大多在 1～2 周内自愈。

9. 其他疾病　肠道病毒尚可侵犯腮腺、肝脏、胰腺、睾丸等器官，引起相应的临床表现。近年来认为，肠道病毒感染与肾炎、溶血 - 尿毒综合征，Reye 综合征及糖尿病等也有一定关系。

【实验室检查】

从患者体液（胸水、心包液、脑脊液、血液、疱疹液等）或活检及尸检组织分离出病毒有诊断价值，但单从咽拭或粪便中分离到病毒不能确诊。如从有上述临床症状群患者的咽拭子或粪便中重复分离到同一型病毒，且从周围患同样疾病者中也检出相同的病毒，且病毒分离率远高于正常人群，则有诊断的参考价值。早期和恢复期血清中和抗体效价增高 4 倍以上，有诊断价值。

【诊断与鉴别诊断】

依据病毒分离、血清学和病毒核酸检测可以确诊。以脑膜炎为主要表现者应与其他原因引起的脑膜脑炎相鉴别，根据各自临床特点及实验室检查可资鉴别。表现为流行性肌痛者，胸痛显著时应与胸膜炎、心绞痛、心肌梗死等鉴别，胸透及心电图检查有助于诊断。腹部疼痛严重时应与阑尾炎、胆囊炎、胆石症、胃溃疡穿孔、急性胰腺炎相鉴别。表现为疱疹性咽峡炎者需与单纯性疱疹引起的口腔炎鉴别。以斑丘疹为主要表现者需与麻疹、风疹相鉴别。

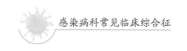

【治疗】

迄今尚无特效疗法，主要为一般治疗和对症治疗。急性期应卧床休息，呕吐腹泻者要注意水、电解质平衡。对惊厥及严重肌痛者，应适当给予镇静剂和止痛药。出现急性心肌炎伴心力衰竭时，应及早应用快速洋地黄化疗法、供氧、利尿等积极抢救。对急性心肌炎伴心功能衰竭、休克或严重心律失常者，可给予肾上腺皮质激素治疗。

【预防】

重视环境卫生和个人卫生，加强体格锻炼，均有助于防止本病的流行。对接触患者的婴幼儿，可肌内注射丙种球蛋白 3～6 mL 或胎盘球蛋白 6～9 mL，以预防感染。除脊髓灰质炎减毒活疫苗外，其他病毒尚无疫苗可供预防使用。

【预后】

一般预后良好，重症者病死率较高。

（陈耀凯）

二十二、亚急性硬化性全脑炎

【中文名】

亚急性硬化性全脑炎。

【英文名】

subacute sclerosing panencephalitis。

【同义名】

Dawson 脑炎、亚急性包涵体脑炎（subacute inclusion body encephalitis）、结节性全脑炎、Pette-Doring 全脑炎、Van Bogaert 脑炎、亚急性硬化性脑白质炎。

【定义、简史】

本病是由于变异麻疹病毒持续性感染所致的一种罕见的进行性和致命性中枢神经

系统退变性疾病，呈亚急性或慢性经过，常见于儿童和少年。1933 年 Dawson 首先报道本病，我国亦有少数病例报道。

【流行病学】

患者一般皆有麻疹病史。从患麻疹至亚急性硬化性全脑炎发病间隔时间不等，平均发病时间为 4 ~ 10 年，约 78% 患者间隔 2 ~ 10 年，最短间隔为 1 个月，最长间隔为 47 年。约 46% 的亚急性硬化性全脑炎患者在 2 岁以内患过麻疹。本病发病率较低，每 10 万例麻疹患者中发生 4 ~ 11 例，麻疹疫苗接种者中每 10 万例中发生 0.48 ~ 1.13 例。男性略高于女性。

【病因】

本病为麻疹病毒所引起。

【发病机制】

发病机制不清，与缺损型麻疹病毒感染有关。麻疹病毒是否会变为缺损型并持续感染与机体免疫调节机能缺陷有关，主要有 3 种学说：①麻疹病毒变异学说；②抑制性感染学说；③机体免疫抑制学说。

【病理改变】

病理损害遍及脑白质和灰质。病理特征有 3 种基本形态：① Dawson 脑炎，明显病理征象是包涵体存在，轻度神经胶质增生及脱髓鞘，故曾被称为"亚急性包涵体脑炎"；② Van Bogaert 脑炎，主要病变为白质脱髓鞘及神经胶质增生，包涵体少见，故又称"亚急性硬化性脑白质炎"；③ Pette-Doring 全脑炎，整个神经系统弥漫性受累，包括白质和灰质，又称"亚急性硬化性全脑炎"或"结节性全脑炎"。

【临床表现】

起病隐匿，开始常因学习退步、人格与行为异常而被注意。数周或数月后，出现明显智力障碍、嗜睡、言语不清、共济失调及癫痫发作。后者可为局灶性肌阵挛性抽搐或猝倒发作。尚有锥体外系损害及颅内占位表现，最后出现失明、缄默、痴呆、昏迷及去大脑强直。

病程可分四期：Ⅰ期主要为大脑高级神经活动障碍，尤其表现在行为和学习方面，并可见视网膜变性；Ⅱ期大脑功能障碍加重，出现运动障碍，以进行性加重的频繁肌

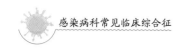

阵挛为特征；Ⅲ期大脑功能进一步丧失，木僵或深昏迷；Ⅳ期呈"植物性状态"，自主神经功能衰竭，四肢痉挛性瘫痪，一般于发病数月或数年内死亡。

【实验室检查】

脑脊液常规检查一般正常，但脑脊液中免疫球蛋白显著升高，因此呈麻痹型胶金曲线。脑电图表现为周期性复合波，由广泛的双侧同步且对称的 100～1 000 mV、1～3 Hz 的慢波组成，偶有混杂尖波或棘波，持续 1～3 s，间隔 2～20 s 周期性重复出现；双侧大致对称，以顶枕部最明显。

【诊断与鉴别诊断】

主要诊断标准：①脑脊液中麻疹病毒抗体滴度升高；②典型或非典型临床病史。次要诊断标准：①典型脑电图改变（周期性复合波）；②脑脊液中免疫球蛋白比例升高；③脑组织活检发现特征性组织病理学改变；④分子学诊断试验鉴定出麻疹病毒变异基因组。

符合上述 2 条主要诊断标准加 1 条次要诊断标准即可确诊；若临床病史不典型，则需满足⑤和（或）⑥加以确诊。本病应注意与以下疾病相鉴别：①单纯疱疹病毒性脑炎；② B 病毒脑炎；③巨细胞病毒性脑炎；④多发性硬化和弥漫性硬化。

【治疗】

本病尚缺乏特效治疗方法。主要治疗措施包括抗病毒治疗（α- 干扰素、异丙肌苷和三氮唑核苷）和对症支持治疗（控制癫痫、加强营养、预防继发感染等）。

【预后】

预后不良，约 90% 患者在半年至 3 年内死亡。存活者常有严重智力低下，生活不能自理。极少数病例可长期自发缓解。

【参考文献】

［1］GUTIERREZ J, ISSACSON R S, KOPPEL B S. Subacute sclerosing panencephalitis: an update［J］. Dev Med Child Neurol, 2010, 52（10）:901-907.

［2］GARG R K, MAHADEVAN A, MALHOTRA H S, et al. Subacute sclerosing panencephalitis［J］. Rev Med Virol, 2019, 29（5）: 2058.

［3］MEKKI M, ELEY B, HARDIE D, et al. Subacute sclerosing panencephalitis: clinical phenotype, epidemiology, and preventive interventions［J］. Dev Med Child Neurol, 2019, 61（10）: 1139-1144.

（赵文利　陈耀凯　鲁雁秋）

二十三、非典型麻疹综合征

【中文名】

非典型麻疹综合征。

【英文名】

atypical measles syndrome。

【同义名】

无。

【定义、简史】

本病系指曾经接种过麻疹疫苗者，当血液中抗体水平下降再次感染麻疹病毒时，临床上出现非典型麻疹皮疹和较重的临床综合征。

【病因与发病机制】

发病机制一般认为是以往接种的麻疹疫苗使机体获得了持久性细胞免疫，当再感染麻疹病毒时，则致敏的淋巴细胞对病毒的抗原及其改变了的宿主细胞成分发生迟发型变态反应。但亦有人认为本综合征的发生系麻疹病毒抗原与血液循环中抗体所形成的免疫复合物所致。

【临床表现】

多见于10岁以下儿童，青春期少年及青年人亦可发病，冬春季多见。临床表现以突然高热、不适、肌肉疼痛、头痛、恶心和呕吐为主要症状，继之出现鼻炎、喉痛、畏光、干咳和胸痛，一般无柯氏斑；2～4 d后出现皮疹，呈红斑、斑丘疹及荨麻疹，以后出

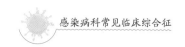

现水疱、瘀点或紫癜样皮疹,偶有痒感,皮疹从四肢远端开始,逐渐扩展四肢近端和躯干,偶及面部,可有手足水肿;75% 有肺泡浸润,呈间质性改变;可有胸水和肺门淋巴结肿大,偶可累及心脏并可出现一过性血尿等。

【实验室检查】

贫血罕见,外周血白细胞计数多正常;血沉增快;血 LDH、ALT 及 AST 可增高;血小板计数可偏低,出血时间延长,少数患者出现 DIC。麻疹病毒补体结合试验 1∶64 阳性或者急性期和恢复期 2 次结果呈 4 倍或 4 倍以上升高。

【诊断与鉴别诊断】

主要依靠临床表现、麻疹疫苗接种史和血清学检验结果,需与发热出血性疾病、脑膜炎球菌败血症、肠道病毒感染、药物皮疹、猩红热、过敏性紫癜、传染性单核细胞增多症、淋球菌皮炎、斑疹伤寒、伤寒等鉴别。

【治疗】

治疗无特殊,以对症、支持治疗为主。

【预后】

本征为自限性,虽症状较重,但预后良好,病程约 2 周。本病发病期间及发病前后均无传染性。

（陈耀凯　鲁雁秋　何小庆）

二十四、甲型脑炎

【中文名】

甲型脑炎。

【英文名】

encephalitis A。

【同义名】

Economo 综合征、Von Economo 综合征、Von Economo 脑炎、维也纳脑炎（Vienna encephalitis）、巴西脑炎（Ilheus encephalitis）、昏睡性脑炎（lethargic encephalitis）、日本甲型脑炎（Japanese encephalitis A）。

【定义、简史】

本病为一种病毒引起的中枢神经系统传染病，1915 年曾在欧洲多次流行；1917 年在澳大利亚流行，称为澳大利亚 X 病；1917 年维也纳医生 Von Economo 首先对其临床表现和病理进行描述，命名为"昏睡性脑炎"。

【临床表现】

多见于冬春两季。潜伏期约为 10 d。病情轻重差异很大，可分急性和慢性两期：急性期起病较急，体温可达 39 ℃以上，但一般情况下多为低热，甚至体温正常；同时伴头痛、头晕、乏力或易激动，进一步发展则出现昏睡；动眼神经易受累，引起复视、会聚和凝视功能障碍，亦可累及前庭神经、出现眼球震颤、眩晕、耳鸣等；体温与昏睡程度可不一致；重症患者可有精神错乱，亦有似舞蹈病和肌阵挛；轻型病例仅有 2~3 d 轻度不适、嗜睡、头痛、复视、阵挛等。急性期后可出现慢性症状，但急性期症状与慢性期症状并无直接关系，后者主要表现有 Parkinson 综合征（震颤麻痹）、眼旋转危象、呼吸失常、头晕、头痛、疲乏等，经数月或数年后自然停止。

【实验室检查】

外周血白细胞增高，多为（15 ~ 30）× 10^9/L，以中性粒细胞为主；脑脊液白细胞数多为（20 ~ 200）× 10^6/L，以淋巴细胞为主，蛋白略增高，糖正常或略高。

【诊断】

除发热等一般感染症状外，有昏睡、复视、眼肌麻痹、精神错乱等典型表现者应考虑本征，但症状不典型或散发病例诊断较难。病毒学检查有助于确立诊断。若恢复期后出现震颤麻痹，则支持本征诊断。

【治疗】

无特殊疗法，仅能对症处理，可试用成人或恢复期血清治疗。

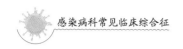

【预后】

一般预后良好。

（陈耀凯）

二十五、森林脑炎

【中文名】

森林脑炎。

【英文名】

forest encephalitis。

【同义名】

东北森林脑炎（Northeast forest encephalitis）、Semliki 森林脑炎、苏联春夏季脑炎（the Soviet Union vernoestival encephalitis）、俄国远东脑炎（Russian Far eastern encephalitis）、蜱媒性脑炎、蜱传脑炎（tickborne encephalitis）。

【定义、简史】

本病是由森林脑炎病毒（tickborne encephalitis virus，TBEV）感染引起的急性中枢神经系统传染病，为森林地区特有的自然疫源性疾病。该病于 1932 年首先在苏联远东森林地区发现，1952 年我国东北各林区发生流行，目前少数林区仍有散发病例。

【病因】

森林脑炎病毒，又名蜱传脑炎病毒，是一种嗜神经性病毒，发病 7 d 内可从患者脑组织中分离出来，肝、脾、血液、脑脊液、尿等亦可能分离获得。病毒抵抗力弱，煮沸后立即死亡，脑组织中可保存 70 d，50% 甘油中可保存 3 个月（4 ℃），低温情况下则保存更久。

【流行病学】

本病仅发生于林区，春夏两季流行。感染者主要为林区工作者，发病年龄以

20～40岁为多。宿主为灰鼠、野鼠等啮齿类动物，病毒存在于血液。传播媒介是蜱，人被带病毒的蜱叮咬而感染。

【发病机制】

人被带病毒的蜱叮咬后，病毒进入人体血液循环，出现短期毒血症状，而后病毒侵入中枢神经系统，主要侵犯部位为脑干及颈髓部位，内脏器官如心、肝、肾可有退行性病变。

【临床表现】

本病的潜伏期一般为10～15 d。轻症者起病缓慢，有发热、头痛、全身酸痛、耳鸣、食欲不佳等，经3～4 d后出现神经症状，体温一般在38 ℃以上，持续5～10 d，以稽留热常见；重症者起病急骤，突然高热（体温可达40 ℃以上），并有头痛、恶心、呕吐、意识不清等，迅速出现脑膜刺激症状。神经系统症状：颈及四肢弛缓性瘫痪多见，尤以颈肌、上肢肌瘫痪最为多见，下肢肌、面肌瘫痪较为少见，发生时间多在病程第2～5 d，2～3周后可逐渐恢复；少数不能恢复，肌肉萎缩而残废，颈肌瘫痪者遗留头下垂；上肢肌瘫痪者遗留手臂摇摆无依状态；约半数以上病例出现脑膜刺激征，部分病例出现锥体外束征如震颤、不自主运动等，偶亦可有言语障碍、咽下困难等延髓麻痹症状。临床经过可分为三期：

1. 初期　短者半天或数小时，长者3 d。

2. 极期　①昏睡脑膜刺激期：患者昏睡甚至昏迷，可出现惊厥、兴奋不安、狂躁及脑膜刺激症状，有些病例可出现无意识躁动等；面部潮红，结合膜充血。部分病例死于此期或不经过瘫痪期而恢复，部分病例由此期进入瘫痪期。②瘫痪期：约4/5病例出现不同部位的瘫痪，大部分患者可恢复，部分病例转为慢性期。

3. 慢性期或恢复期　少部分患者经过极期后转为慢性期，最后残留后遗症；大部分患者度过极期后进入恢复期，1～2周后痊愈。

【实验室检查】

脑脊液压力增高，细胞数增多$(30～50)×10^6$/L，以淋巴细胞为主，糖和氯化物正常，蛋白正常或略增加。外周血白细胞计数增多，为$(10～20)×10^9$/L。约10%病例发病后血清中出现中和抗体及补体结合抗体，并可长期存在。

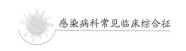

【诊断】

根据发病季节、职业、发病地区等流行病学资料，结合突发高热、典型急性中枢神经系统损伤的临床表现即可诊断；确诊有赖于血清特异性抗体 IgM 或 IgG 阳性。

【治疗】

目前尚无特异性治疗，治疗方法包括：抗病毒治疗（利巴韦林、干扰素）、血清学治疗（丙种球蛋白、恢复期患者血清）、对症支持治疗（加强营养、降温退热、降低颅内压、控制癫痫、必要时机械通气）。瘫痪后遗症可辅以针灸、理疗及体育疗法等综合措施，改善生活质量。

【预后】

因病情轻重而异，重症病例病死率高，存活者可有后遗症。

【参考文献】

［1］陈灏珠.实用内科学［M］.15 版.北京：人民卫生出版社，2017：345-347.

［2］刘拓，许琳，许庆梅，等.森林脑炎的发病机制及诊治研究进展［J］.世界最新医学信息文摘，2017，17（34）：35，37.

［3］陈育，张晓光，韩淑祯.森林脑炎诊治现状［J］.当代医学，2012，18（8）：29-30.

［4］李婷，韩淑祯，张晓光.森林脑炎诊治的研究进展［J］.中国伤残医学，2014，22（8）：300-301.

（陈耀凯　何小庆）

二十六、先天性风疹综合征

【中文名】

先天性风疹综合征。

【英文名】

congenital rubella syndrome。

【同义名】

风疹综合征（rubella syndrome）、风疹后综合征（post rubella syndrome）、胎病性风疹综合征（embryopathic rubella syndrome）、风疹后胎儿症、Gregg 综合征。

【定义、简史】

孕妇在妊娠早期感染风疹病毒后，病毒可通过胎盘感染胎儿而致先天性缺陷，包括先天性心脏畸形、白内障、耳聋、发育障碍等，称为先天性风疹或先天性风疹综合征。澳大利亚眼科医师 Gregg 于 1941 年首次报道 78 例先天性白内障婴儿中，67 例患儿母亲在妊娠早期曾患风疹，其中 44 例婴儿同时还患有先天性心脏病，因而提出母亲风疹病毒感染与胎儿发生畸形之间存在因果关系。后来被多数学者所公认，并称为 Gregg 综合征。1963—1964 年美国发生风疹大流行，同时出现 2 万~3 万名异常新生儿，进一步证实风疹病毒感染可致胎儿畸形。

【流行病学】

风疹呈世界性流行，人是风疹病毒唯一宿主，患者是唯一传染源。美国文献显示，约 20% 城市育龄妇女对风疹病毒易感，1964 年风疹大流行时，约 3.6% 的孕妇感染风疹，但在非流行年份其感染率仅 0.1%~0.2%。孕妇受风疹病毒感染越早，胎儿受感染而致发育异常者越多，妊娠中、晚期胎儿感染率很低。孕妇若在妊娠第 1 个月内感染风疹，胎儿先天性风疹综合征发生率可高达 50%，第 2 个月为 30%，第 3 个月为 20%，第 4 个月仅 5%，但妊娠 4 个月后母体感染风疹对胎儿并非完全没有危险。

【病因】

风疹病毒是一种单股正链 RNA 病毒，属于马氏病毒科（Marsiviridae），只有一个血清型，但有多个基因型，人是其唯一的自然宿主。普通人感染风疹病毒后可发生以发热、全身皮疹、淋巴结肿大为特征的急性呼吸道传染病，临床症状轻微，预后良好且多无严重并发症；但孕妇感染该病毒后可导致胎儿发生先天性风疹综合征。孕妇感染风疹病毒后是否会传染给胎儿，与母体发生感染时间有关。妊娠 12 周内感染风疹病毒危险度最高，可导致胎儿发生严重的眼部疾病或心脏病；妊娠中期，胎儿渐能产生免疫力（如出现浆细胞和合成 IgM），经胎盘风疹病毒感染已不似妊娠早期那样易发展为慢性感染。

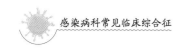

【发病机制】

孕妇感染风疹病毒后，出疹前1周已存在病毒血症。妊娠早期感染风疹病毒后，病毒很容易通过胎盘传染给胚胎，内、中、外3个胚层均可受到影响，特别是中、外胚层。受染胚胎细胞生长缓慢，并影响到子代细胞，细胞分化受到抑制，导致心、眼、耳及其他器官生长发育异常。

【临床表现】

孕妇感染风疹病毒后可发生流产、死产、有畸形的活产，也可娩出完全正常的新生儿。先天性风疹综合征临床表现可分为：①新生儿期一过性表现；②器官畸形和组织永久性损伤；③慢性疾病或晚发疾病。

1. 出生时表现　活产患婴可表现为一些急性病变，如新生儿血小板减少性紫癜，出生时即有紫红色大小不一的散在斑点，且常伴有其他暂时性病变和长骨骺部钙化不良、肝脾肿大、肝炎、溶血性贫血和前囟饱满，或可有脑脊液细胞增多。其他表现还有低体重、先天性心脏病、白内障、耳聋及小头畸形等。

2. 心血管畸形　最常见者为动脉导管未闭，甚至在导管壁组织可分离出风疹病毒。肺动脉或其分支狭窄亦较多见，其他畸形尚可有房间隔缺损、室间隔缺损、主动脉弓异常以及更为复杂的畸形。大多数患婴出生时心血管症状并不严重，但亦有于生后第1个月内即出现心力衰竭者，其预后不良。

3. 耳聋　程度轻重不一，可为一侧或两侧。病变存在于内耳柯替（Corti）耳蜗，但亦有中耳发生病变者。耳聋亦可为本综合征的唯一表现。

4. 眼部缺陷　最为特征性的眼部病变是梨状核性的白内障，大多数为双侧，亦可为单侧，常伴有小眼球。出生时白内障可能很小或看不到，必须以检眼镜仔细观查。除白内障外，亦可发生青光眼，与遗传性婴儿青光眼很难鉴别。本综合征青光眼表现为角膜增大和浑浊，前房增深，眼压增高，必须施行手术治疗。正常新生儿亦可有一过性角膜混浊，能自行消失，与风疹无关，无须特殊处理。视网膜上常见散在黑色素斑块，大小不一，对视力大多无碍。

5. 发育障碍及神经系统畸形　风疹病毒对神经组织毒力很强，宫内感染风疹病毒可影响胎儿中枢神经系统发育。智力、行为和运动神经发育障碍亦为本综合征重要临床特点。脑脊液改变包括细胞数增多、蛋白质含量增高，甚至1岁时仍可从脑脊液中分离出病毒。

【实验室检查】

1.病毒分离　本病患婴出生后可持续带毒数月，成为传染源。患婴的咽分泌物、尿、脑脊液及其他器官可以分离到风疹病毒，病变严重者较易分离，但阳性率随月龄增加而降低，至1岁时往往不易再分离到病毒。后天感染风疹者，排毒时间很少超过2~3周。很少能从患婴血液中分离出病毒。

2.血清学检查　孕妇血清中特异性风疹病毒 IgM 抗体阳性，表明近期曾有风疹病毒感染。婴儿出生时，血清风疹病毒抗体效价与母体相近，此为通过胎盘而获得的 IgG 抗体，出生后2~3个月开始下降。IgM 抗体不能通过胎盘，因此如果从新生婴儿血清中检测出风疹病毒特异性 IgM 抗体，表明发生了宫内感染。

【诊断】

诊断依据：①患儿母亲在妊娠早期有明确的风疹病毒感染史，并有实验室证据；②患儿有先天性心脏病及眼、耳畸形；③患儿分泌物或病变组织检出病毒；④患儿在出生后即从血清或脑脊液标本中检出高滴度特异性 IgM 抗体；⑤3岁以上风疹抗体阴性者，接种风疹疫苗后不出现抗体反应。具备第②项和其余任一项者即可确诊。

【治疗】

本病目前尚无特殊治疗方法，仅以对症处理为主。

【预防】

孕妇在妊娠3个月以内应避免与风疹患者接触。有接触史者可于接触5d内注射丙种球蛋白，对于已经确诊为风疹的早期孕妇应考虑终止妊娠。风疹减毒活疫苗可通过胎盘感染胎儿，故孕妇不宜接种。

【预后】

预后不良，1年内病死率近40%。

【参考文献】

［1］陈雪梅，王泉梅，焦亚芹.先天性风疹综合征的诊断与防治［J］.中国优生与遗传杂志，2003（S1）：6-7.

［2］刘东磊，孙美平.先天性风疹综合征的研究进展［J］.中国疫苗和免疫，2012，18（1）：76-80.

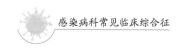

［3］袁晶，王萍，杨爱君．先天性风疹综合征 1 例并文献复习［J］．中国医刊，2015，50（12）：88-91.

（陈耀凯　赵文利）

二十七、类天花

【中文名】

类天花。

【英文名】

alastrim、amaas、cottonpox、cuban、cuban itch、glass pox、glasspox、milkpox、para-smallpox、paravariola、pseudosmallpox、sanagapocken、variola minor、variolaoid、varioloid varicella、white pox。

【同义名】

Ribas-Torres 病、轻型天花、乳白痘、乳白痘病毒、类天花病毒。

【定义、简史】

本病是由一种毒性较低的病毒所致，该病毒不会转变成毒力强大的正型天花病毒。天花和类天花之间有交叉免疫，接种痘苗对天花和类天花均可产生免疫力。本病原流行于南美、非洲、澳洲及英国。

【临床表现】

潜伏期较长，可达 20～21 d。病情轻重差异较大，轻者病程短且症状轻微，重者病程与天花相仿。所有病例痘疹均疏散而表浅，且演变较快，颇易误诊为水痘。痘疹发生后，体温常能保持正常，无中毒症状，病程一般不超过 3 周。患者多能自愈，脱痂后仅留色斑，不久自退。

【诊断】

根据临床表现，无明显中毒症状，痘疹浅而疏散，病程不满 3 周而自愈即可诊断。

【治疗】

无特殊治疗，仅对症处理。

【预后】

良好。

（陈耀凯　何小庆）

二十八、拉姆齐 - 亨特综合征

【中文名】

拉姆齐 - 亨特综合征。

【英文名】

Ramsay-Hunt syndrome（RHS）。

【同义名】

耳带状疱疹综合征、带状疱疹膝状神经节综合征、Hunt 综合征。

【定义、简史】

1907 年，James Ramsay Hunt 首次报道了几例由于膝状神经节或面神经中的水痘带状疱疹病毒的重新激活，引起面瘫、内耳功能障碍、耳廓疼痛和水疱性皮疹相关的综合征，后由此命名。

【病因】

病原体是水痘 - 带状疱疹病毒（herpes varicella-zoster virus，VZV），VZV 是一种双链的 DNA 病毒，疱疹病毒科，只有一种血清型。在外界环境下存活能力很差，既不耐热也不耐酸，能被酒精、乙醚等消毒剂灭活。

【流行病学】

年龄分布在 14 ~ 88 岁，多发生在 50 岁以上，男女比例 2 : 3，以单侧发病多见。发生在儿童期的罕见，美国年发病率为 5/100 000，中国尚无大规模流行病数据。

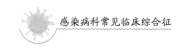

【发病机制】

人类是 VZV 唯一的宿主，病毒由携带者传染给高危人群。病毒存在于患者的呼吸道分泌物、疱液及血液中，传播途径主要是吸入患者呼吸道飞沫或者接触水痘患者的疱液，VZV 的传染性很强。初次感染 VZV 后，引起原发感染水痘，然后病毒沿神经纤维进入感觉神经节，呈潜伏性感染，当免疫功能下降时，如恶性肿瘤，使用免疫抑制药、创伤、艾滋病等，导致潜伏的病毒激活而复制，使受侵犯的面神经感觉支的膝状神经节发生炎症，并累及神经，引起相应节段的皮肤出现疱疹，同时使受累神经分布区域产生疼痛。目前 VZV 再激活的机制尚不完全清楚，多数研究表明再激活主要与低水平的 VZV 特异性细胞介导的免疫（CMI）相关。

【病理改变】

不同时期的病理改变差异较大，疾病早期主要表现为水肿→缺血→水肿的恶性循环，若治疗不及时，疾病后期可以出现严重的并发症，如神经粘连、神经脱髓鞘或神经轴索变性等。

【临床表现】

耳痛、耳周疱疹、周围性面瘫是拉姆齐 - 亨特综合征（Ramsay-Hunt，RHS）的"三主征"，常单侧发病。神经痛表现为特定皮节区的剧烈刀割样、烧灼样、电击样疼痛，并沿神经分布区域放射。疱疹可出现在外耳道、鼓膜、硬腭、舌前 2/3 等部位，一般不超过中线。面神经麻痹主要表现为面部肌肉随意运动障碍，即同侧额纹消失、眼睑闭合不全、鼻唇沟变浅、鼓腮漏气、口角不对称等，部分患者伴有味觉减退及腺体分泌障碍；如果第Ⅷ颅神经牵连影响，则可能出现恶心、呕吐、眩晕、眼球震颤、耳鸣和听力下降等症状。

不典型的临床症状主要为：①其他部位出现的疱疹（如会厌、颊黏膜等）。②咽痛、饮水呛咳、构音不清、声音嘶哑；吞咽困难。③剧烈头痛、意识障碍；共济失调。④其他，如血压升高、心动过缓、心房颤动、顽固性呃逆等。

【实验室检查】

血常规：白细胞偏高或正常。

疱疹刮片：可见多核巨细胞，核内包涵体。

病毒抗体：1 ~ 4 d 出现，2 ~ 6 周达高峰，VZV 特异性抗体 IgG 可用于诊断带状疱疹，但出现较晚。

病毒分离核酸 PCR 检测：为确诊实验，若分离出病毒核酸，则可确诊。

拟诊为 RHS 的患者，可行桥小脑角内听道 CT 或头颅 MRI、镫骨肌反射试验、前庭功能及神经电图、肌电图检查，后组颅神经受累患者行电子喉镜检查，伴有听力下降的患者行纯音测听检查等主客观检查等。

【诊断】

主要基于病史、临床表现和听力检查、耳镜检查、影像学检查及实验室检查等。外耳道液、泪液、脑脊液和血液的单核细胞中通过聚合酶链反应检测病毒抗体被认为是 VZV 诊断的金标准。

【鉴别诊断】

周围性面瘫需与肿瘤（听神经瘤、腮腺瘤等）、中耳炎、耳部外伤等鉴别。后组颅神经受累的不典型 RHS 患者，需与咽喉部炎症、下咽癌、喉癌、梅尼埃病、突发性耳聋、中耳炎、外伤、听神经瘤、腮腺瘤、Bell's 面瘫、莱姆病等鉴别。

【治疗】

抗病毒药物和类固醇皮质激素是目前治疗的主要方式。

1.抗病毒治疗　阿昔洛韦、伐昔洛韦、泛昔洛韦等能抑制病毒的复制，减少急性症状的持续时间和相关的长期神经损伤。膦甲酸钠可有效缩短疼痛、疱疹和结痂的时间，缓解神经疼痛，且有利于调节 T 淋巴细胞亚群水平。

2.类固醇皮质激素治疗　早期予以激素治疗可以减轻炎症，消除面神经水肿，有利于面神经麻痹的恢复。

3.止痛、营养神经、免疫调剂　听力损失对抗病毒及激素的联合治疗反应较差，可予银杏制剂、营养神经等治疗。眼部并发症可使用人工泪、红霉素眼膏等治疗。免疫力低下者，应给予免疫增强剂及抗生素预防感染。

4.其他　治疗时间超过半个月，效果不明显者，可配合针灸、红外线、射频、理疗等中医中药治疗及康复治疗。

【预防】

1.疫苗接种　VEV 减毒活疫苗通过增强人体细胞免疫应答功能，可有效减少带状疱疹及带状疱疹后遗神经痛的发生率。

2.服用抗病毒药物　口服阿昔洛韦是器官移植、艾滋病、长期服用免疫抑制剂等

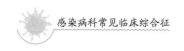
高危人群首选预防途径。

3.适当隔离。

【预后】

RHS预后与治疗时间有关，早期诊断，系统、规范地应用激素联合抗疱疹病毒药物治疗效果良好，就诊时间越晚、未经正规治疗、年老体弱者，其疗效较差。

【参考文献】

［1］WAGNER G, KLINGE H, SACHSE M M. Ramsay Hunt syndrome［J］. J Dtsch Dermatol Ges, 2012, 10（4）: 238-244.

［2］聂静敏，杜翔，张绿浪，等.人类免疫缺陷病毒感染并发拉姆齐·亨特综合征三例［J］.中华传染病杂志，2020，38（6）: 369-371.

（陈耀凯　杨红红）

第二节　细菌感染

一、炭疽病

【中文名】

炭疽病。

【英文名】

anthrax。

【同义名】

Chaberr病、气性炭疽、Chiffonnier病、恶性炭疽（malignant anthrax）、恶性脓疱（malignat pustule）、Ragpicker-Sorters病。

【定义、简史】

本病是炭疽杆菌引起的动物传染病，牛、羊、猪、犬等家畜极易受染，人可通过接触受染动物及畜产品而感染，也可直接吸入或食入而感染。近年来，恐怖主义者将炭疽杆菌作为生化武器进行恐怖袭击，已引起各国高度重视。关于本病的早期记载见于公元 300 年前，Maret 于 1752 年及 Foucnier 于 1769 年对恶性脓疱作了详尽叙述，Chabert 于 1780 年记载并描述动物炭疽病，1849 年 Pollender 在病畜体内找到炭疽杆菌。

【病因】

炭疽杆菌为粗大的革兰染色阳性杆菌，长 5 ~ 10 μm，宽 1 ~ 3 μm，无鞭毛，可形成荚膜，镜下形态呈竹节状。在体外环境下形成芽孢，并可在土壤及畜产品中存活数年。炭疽杆菌在普通培养基 35 ~ 37 ℃有氧条件下可良好生长。对紫外线、加热及常用消毒剂均十分敏感，但形成芽孢后则具有很强的抵抗力，一般消毒方法均不能将其杀死。炭疽杆菌具有毒力很强的外毒素，可引起组织水肿和出血，亦可导致全身毒血症。该菌在体内形成荚膜后，亦可受保护而不被机体吞噬细胞所吞噬。

【发病机制】

炭疽杆菌毒力取决于其产生的外毒素和抗吞噬作用的多聚二谷氨酸荚膜。已发现 3 种炭疽杆菌外毒素，即蛋白抗原、水肿因子、坏死因子。蛋白抗原与水肿因子联合作用可降低中性粒细胞功能，使人体对炭疽杆菌更加敏感，可造成局部受染和发生水肿。蛋白抗原与坏死因子联合，可迅速引起细胞坏死。炭疽杆菌不能侵入完整皮肤，但当炭疽杆菌侵入伤口及破损皮肤后，芽孢即复苏繁殖，产生外毒素并形成荚膜。外毒素直接引起局部组织水肿、出血、坏死，并可同时引起全身毒血症状。荚膜使细菌更易于扩散，引起邻近淋巴结炎，甚至侵入血流发生败血症。侵入肺部及肠道的炭疽杆菌，可引起严重肺炎和急性肠炎。除同时侵犯相应局部淋巴结外，两者均易于侵入血循环引起炭疽败血症。细菌可进而扩散全身，引起各组织器官炎症，如脑膜炎、血源性肺炎、出血性心包炎及胸膜炎等，严重者可并发感染性休克和 DIC。

【病理改变】

病变组织病理特征为出血性浸润、坏死和周围水肿，血性渗出物与坏死组织在局部形成特征性焦痂。肺炭疽病理改变为出血性小叶性肺炎。肠炭疽病变多发生于回盲部，肠壁发生出血性炎症，极度水肿，最终形成溃疡。上述病变部位均可查见炭疽杆菌。

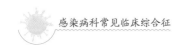

【流行病学】

传染源主要为牛、羊、猪、犬等受染家畜，人 - 人间传播尚未确定。人直接接触病畜和污染的皮、毛、肉等畜产品，可受感染而发生皮肤炭疽。肺炭疽多在接触皮毛或灰尘时吸入炭疽杆菌芽孢所致。恐怖主义者将炭疽杆菌芽孢放入邮件攻击人群，已造成确定的呼吸道及皮肤炭疽感染。进食未充分烹饪的带菌肉食可引起肠炭疽。感染后可获持久免疫力。人类对炭疽杆菌感染的敏感性较低，目前尚未发现本病流行，多为散发病例报道。感染多发生于牧民、农民、兽医、屠宰及皮毛加工工人等特定职业人群，邮件分理员工及一般人群还可因恐怖主义者放入邮件的病菌而获感染。

WHO 估计全球每年 2 万 ~ 10 万新感染的炭疽病例发生。在 2005—2013 年我国大陆共报告 3 115 例人感染炭疽病例，以皮肤炭疽为主，占所有病例的 97.72%（3 044 例）。多数病例（72.2%）发生在夏季和秋季。

【临床表现】

潜伏期 1 ~ 5 d，肺炭疽可短至 12 h，肠炭疽亦可于 24 h 内发病。

1. 皮肤炭疽　约占炭疽病例的 95%，多发生于面、颈、肩、上下肢等暴露皮肤。潜伏期为 1 ~ 5 d，最初表现为皮肤破损处出现小的瘙痒性丘疹，数日后发展为血性液体水疱，内含大量炭疽杆菌，周围组织明显肿胀。水疱破溃后形成无痛性溃疡，在坏死溃疡周围有水疱围绕，血性分泌物在溃疡表面形成数厘米的黑色结痂。周围组织水肿可十分明显，病变广泛时可因大量水分渗入皮下而出现血容量不足。黑痂经 1 ~ 2 周后脱落，留下肉芽组织形成瘢痕。全身症状有发热、不适、肌痛、头痛、局部淋巴结常肿大。重症病例可并发败血症，进而侵犯脑膜引起脑膜炎。

2. 吸入性炭疽　吸入性肺炭疽极为罕见，临床亦较难诊断。潜伏期多为 1 ~ 6 d，亦可短至 12 h。最初表现为低热、干咳、身痛、乏力等流感样症状。此类症状可持续 1 个月以上，亦可突然加重，出现高热、咳嗽加重、痰呈血性，同时伴胸痛、呼吸困难、发绀和大汗。肺部出现啰音及喘鸣。X 线胸片显示纵隔增宽，支气管肺炎和胸腔积液表现。CT 扫描可能会发现淋巴结肿大、纵隔出血和胸腔积液。患者常并发败血症、休克、脑膜炎，在出现呼吸困难后 1 ~ 2 d 内死亡。

3. 消化道炭疽　较少见，不足炭疽病例的 1%。包括口咽部和肠道炭疽。口咽部感染炭疽杆菌者，可出现严重咽喉部疼痛、颈部明显水肿及局部淋巴结肿大。水肿可压迫食管引起吞咽困难，压迫气道可出现呼吸困难。肠道炭疽者起病为剧烈腹痛、腹泻、呕吐，大便为水样，严重病例出现高热及血性便，可见腹膜刺激征及腹水，内镜检查时可见浅表溃疡。本型常并发败血症，因中毒性休克死亡。

4.注射性炭疽　近年，在注射毒品使用者中出现了注射性炭疽，导致的症状与皮肤炭疽相似，表现为注射部位出现小水疱或丘疹，逐渐发展为类似皮肤炭疽的无痛性溃疡。相比皮肤炭疽而言，该型更易发展为全身性疾病，预后较差。

炭疽可侵入血液循环引起败血症。此时除局部症状加重外，患者全身中毒症状加重，并因细菌全身扩散，引起血源性炭疽肺炎、炭疽脑膜炎等严重并发症，病情迅速恶化而死亡。

【实验室检查】

外周血白细胞计数明显增高，一般为（10~20）×10^9/L，可高达（60~80）×10^9/L，分类中性粒细胞增高。确诊炭疽依靠从临床标本中直接涂片查炭疽杆菌或直接培养分离炭疽杆菌。重型炭疽病例常短期内死亡，血清学诊断价值较小。但轻型患者或经抗菌治疗初步获得控制的病例，亦可采用针对炭疽杆菌外膜抗原的酶联免疫吸附试验，或针对外毒素蛋白抗原的蛋白吸印免疫电泳试验协助诊断。

【诊断】

仔细询问接触史对临床诊断炭疽十分重要，重点询问患者职业及新近有无病畜、畜产品接触史。皮肤炭疽的特征性黑色焦痂对临床诊断有特异性，但肺炭疽及肠炭疽罕有生前获得诊断者。如临床发现有纵隔增宽、血性胸腔积液、出血性肺炎，或剧烈腹痛、腹泻血性水样便、血性腹水，应注意追询病史以协助诊断。

【治疗】

1.病原治疗　治疗前，可进行药敏实验。青霉素为传统首选药物，常用剂量为青霉素240万~320万U/d，分3~4次肌内注射。疗程5~7 d。然而，随着人们对炭疽病武器化的日益关注和对青霉素可能产生的抗药性，美国CDC建议予以环丙沙星或多西环素进行更广泛的覆盖。对于无皮肤破损的皮肤炭疽患者可在门诊进行治疗，口服环丙沙星或多西环素7~10 d。余患者均需静脉注射（Ⅳ）环丙沙星400 mg/次，12 h/次，或多西环素100 mg/次，12 h/次，加上至少2种其他抗菌药物（如亚胺培南、克林霉素、利福平或氨基糖苷），直至治疗60 d或完成3剂炭疽疫苗注射。同时，建议在1 d、14 d、28 d时注射疫苗。机械通气等其他干预措施暂未被证明可以提高生存率。

2.对症治疗　严重炭疽病例可用糖皮质激素缓解全身中毒症状，常用氢化可的松100~300 mg静脉滴注。皮肤炭疽局部处理可用1∶2 000高锰酸钾湿敷，涂以1%龙胆紫等。处理时应注意避免感染扩散。

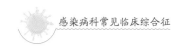

【预防】

预防本病应首先做好动物炭疽的预防，以减少传染源，病畜应及时焚毁后深埋。虽人间传播尚未确定，炭疽患者仍应严格隔离，尤其是肺炭疽等严重病例，隔离应直至临床痊愈。个人卫生防护对职业性接触家畜及畜产品者十分重要。在可能有恐怖主义者进行生物武器袭击的特殊情况下，邮政工作人员分拣邮件时应穿工作服及戴口罩手套。

1. 暴露前预防　暴露前预防通常针对高危人群进行疫苗接种。暴露前免疫计划包括 0 个月、1 个月和 6 个月的 3 次肌内注射，然后是 12 个月和 18 个月进行注射增强针。后建议每 12 个月注射一次。

2. 暴露后预防　高危人群怀疑暴露于炭疽的情况下，建议进行暴露后预防。暴露后抗菌药物的选择包括环丙沙星 500 mg/ 次或多西环素 100 mg/ 次，12 h/ 次，服用 60 d 或完成 3 剂炭疽疫苗的注射。需注意的是，所有吸入性接触者都应接受 60 d 的治疗，无论其疫苗接种情况如何。

【预后】

皮肤炭疽在所有炭疽病中预后较好，病死率低于 20%，若及时适用抗菌药物进行治疗，可降至 2% 以下。吸入性炭疽即使经过充分的治疗，其预后亦极差，通常在症状出现后 72 h 内死亡，病死率为 50%。消化道炭疽罕见，但病死率高，未经治疗达 50%，经适当治疗可下降至 40%。注射性炭疽中亦观察到了高病死率，70 例确诊病例中 26 例死亡。

【参考文献】

[1] 陈婉君 . 我国炭疽的流行动态及其相关影响因素研究 [D]. 北京：中国人民解放军军事医学科学院，2016.

[2] BOWER WA, HENDRICKS K, PILLAI S, et al. Clinical framework and medical countermeasure use during an anthrax mass-casualty incident [J]. MMWR Recomm Rep, 2015, 64（4）：1-22.

[3] MCCOMB R C, MARTCHENKO M. Neutralizing antibody and functional mapping of Bacillus anthracis protective antigen: the first step toward a rationally designed anthrax vaccine [J]. Vaccine, 2016, 34（1）：13-19.

［4］BERGER T, KASSIRER M, ARAN A A. Injectional anthrax-new presentation of an old disease［J］. Euro Surveill, 2014, 19（32）: 20877.

（陈耀凯　曾妍茗　鲁雁秋）

二、鼠咬热

【中文名】

鼠咬热。

【英文名】

rat-bite fever。

【同义名】

哈佛山热（Haverhill fever）、流行性关节红斑（epidemic arthritic erythema, erythema arthriticum epidemicum, erythema arthriticum epidemicuma）。

【定义、简史】

本病为鼠类咬伤所致的急性传染病，由小螺菌所致者有回归型高热、局部硬结性溃疡和淋巴结炎、皮疹等；由念珠状链杆菌所致者临床上以发热、皮疹和关节炎为特征。1926 年于美国库州哈佛山首先被发现，同年 Parker 及 Hudson 从患者血清中分离出念 I 珠状链杆菌，被证实为本病病原菌之一。

【病原】

病原体为小螺菌（*Spirillum minor*）和念珠状链杆菌（*Streptobacillus moniliformis*）。小螺菌形态粗短，两端尖，有 2 ~ 6 个规则的螺旋，长 3 ~ 6 μm，菌体两端有一或多根鞭毛。革兰染色阴性。在暗视野下活动迅速，可循其长轴旋转、弯曲，亦可借助鞭毛多方向快速穿行。人工培养方法不能生长，必须将标本接种于动物（豚鼠或大、小白鼠）腹腔内始能分离此菌。念珠状链杆菌呈短杆状，长 2 ~ 4 μm，宽 0.3 ~ 0.7 μm，常排列成长链状，可达 100 ~ 300 μm，菌体中有念珠状隆起。常呈多形态性。革兰染色阴性、无动力，不耐酸，兼性厌氧，普通培养基中不易生长，须在含有血、血清、腹水的培

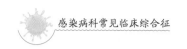

养基及 5% ~ 10% 的 CO_2 环境中才易生长。在固体培养基中生长缓慢，并可变成 L 型。加热至 55 ℃、20 min 即被杀灭。2 种类型病原体可导致 2 种不同类型鼠咬热。

【流行病学】

本病散发于世界各地，但发病率并不高。小螺菌鼠咬热主要在亚洲地区流行，而念珠状链杆菌鼠咬热多见于北美洲。小螺菌鼠咬热主要传染源为家鼠，野生鼠中也有带菌者。念珠状链杆菌鼠咬热主要传染源为野生鼠（带菌率可达 50%），其次为实验用大白鼠和小白鼠，猫、狗等偶也可作为传染源。鼠类感染后，多为隐性感染。人主要通过病鼠咬伤而感染，病原菌从皮肤破损处进入人体。小螺菌一般不存在于病鼠唾液中，而来自牙龈血液、口腔损害或眼分泌物中。念珠状链杆菌则存在于病鼠或带菌鼠唾液及鼻咽分泌物中。另一传播途径为消化道，念珠状链杆菌可经胃肠道黏膜侵入体内，人因进食染菌乳类和乳制品而得病。易感者无性别及年龄差异。实验室工作人员受鼠咬机会较多，故患本病者也较多见。鼠咬热的发生与社会经济情况、居住卫生条件及周围环境鼠密度有关。

【发病机制与病理】

病原菌从伤口进入人体，继沿淋巴系统侵入局部淋巴结，生长繁殖后导致局部淋巴结炎，侵入血液循环引起菌血症和毒血症症状，复发机制尚未阐明。鼠咬热病变系非特异性。在小螺菌所致的局部病灶中可见上皮细胞变性和坏死，真皮和皮下脂肪层有单核细胞浸润和水肿。皮疹内血管扩张，内皮细胞肿胀，并有单核细胞浸润。肝小叶中心充血、出血和坏死，心肌和肾小管上皮细胞有浊肿和退行性变，脾和局部淋巴结肿大，伴增生现象。胃肠黏膜有卡他性炎症性变化，脑膜偶见轻度充血、水肿，神经细胞有变性。由念珠状链杆菌所致的基本病变为各脏器充血、水肿和单核细胞浸润。小螺菌可在局部病灶、局部淋巴结，偶可在血中找到；念珠状链杆菌则常从局部组织和血中检出。

【临床表现】

1. 小螺菌鼠咬热　潜伏期 5 ~ 30 d，一般为 2 ~ 3 周。鼠咬伤口如无继发感染，可于数日内暂时愈合。咬伤部位以手指和腕部最为多见，偶见于眼眶及其他外露部位。经上述潜伏期后，急骤起病。原已愈合的咬伤处发生疼痛、肿胀发紫甚至坏死，其上覆以黑痂，脱痂后成为硬结性下疳样溃疡。局部淋巴结肿大，并有压痛，但不粘连。常伴有淋巴结炎，所以在皮肤表面可出现红线。患者突然寒战、高热，体温迅速上升至 40 ℃以上，热型多为弛张热，发热持续 3 ~ 5 d 而于 1 ~ 2 d 内在大汗中体温急剧下降至正常。高热时常伴头痛、乏力、出汗、肌痛、关节痛等全身中毒症状。严重者有恶心、呕吐、腹泻、便血和中枢神经系统症：谵妄、昏迷、颈强直等。脾常肿大，肝亦可触及。热退后，全身症状随之消失。经 3 ~ 9 d 间歇期后体温又复上升，毒血症症状又重新出现，局部伤口及淋巴结肿大也常增加。此种发热、退热常出现 6 ~ 8 次，持续数周至数月，甚至达 1 年以上，然后逐渐痊愈，但逐次有所减轻。

临床上有发作 1 ~ 2 次的顿挫型或多次发作的迁延型。后者常伴有肾炎、肝炎、心肌炎、脑膜炎和贫血等并发症，皮疹比较典型，复发时开始出现，为紫色斑丘疹，呈椭圆形，边界清楚，基底较硬，亦可呈结节、瘀点或瘀斑，偶呈荨麻疹样，大小不一，数目一般不多，多见于四肢或躯干部，手掌足底及面部偶也有疹。退热后皮疹隐退，上升后重又出现。

2. 念珠状链杆菌鼠咬热　潜伏期较短，大多在 7 d 之内，一般为 2 ~ 4 d，有长达 22 d 者。咬伤处很快愈合，无硬结样溃疡形成，局部淋巴结亦无明显肿大。起病急骤，伴寒战、高热、呕吐、头痛、剧烈背痛、关节酸痛等毒血症症状。热型呈间歇热或不规则热，可于 2 ~ 3 d 后缓解，但迅速上升而呈马鞍形。复发少见。50% 以上病例在病后第 2 周出现多发性关节痛或关节炎。关节红肿疼痛是本病特征，以大关节多见，非游走性，可有纤维蛋白性渗出液，常多个关节同时或相继受累。痊愈后可恢复正常，极少数有运动障碍后遗症。75% 的患者于病程 1 ~ 3 d 出现皮疹，一般为斑丘疹，呈离心性分布，也可表现为瘀点、瘀斑，偶成脓疱。手掌及足底也可有疹。皮疹可持续 1 ~ 3 周，大约 20% 退疹后出现脱屑。急性期可并发支气管肺炎、肺脓肿、睾丸炎、心包炎及脾肾梗死等。最常见而严重的合并症为细菌性心内膜炎，原有心脏瓣膜病变者更易发生，是致死的主要原因。若无并发症发生，病程持续 2 周，可自动消退。少数未经治疗者可持续或反复出现发热和关节炎，偶有迁延数年者，皮疹一般不复发。病死率约为 10%（表 2-7）。

【实验室检查】

1. 周围血常规　白细胞计数（10 ~ 20）× 10^9/L。小螺菌型多次复发后出现贫血，嗜酸性粒细胞偶有增多。

2. 血培养及暗视野检查　将念珠状链杆菌型患者血标本接种于含血清、腹水等的特殊培养基中可获阳性结果。以伤口渗出液或淋巴结穿刺液作暗视野检查，可找到典型小螺菌。

3. 动物接种　取患者血液、伤口渗出液或淋巴结穿刺液接种于小鼠腹腔内，7 ~ 15 d

内取动物血液或腹腔液作培养或暗视野检查，可检出病原菌。动物必先确定为不带菌者。

4. 血清免疫学试验　小螺菌型患者梅毒血清反应大多呈弱阳性，链杆菌型约 1/4 阳性。后者病程 10 d 左右血中出现凝集素，3～4 周达高峰，效价 1∶80 以上或病程后期效价增加 4 倍以上具诊断价值。检出荧光抗体和补体结合抗体也有助于诊断。

5. 分子生物学检查　可将血、关节腔积液、脑脊液等标本进行 PCR 鉴定菌种，该方法灵敏度较高。

【诊断与鉴别诊断】

鼠咬史、毒血症症状、皮疹、硬结性溃疡、关节症状等有重要参考价值，确诊有赖于病原菌的检出或特异性抗体增长 4 倍以上。小螺菌型和念珠状链杆菌型鉴别点有：①前者潜伏期较长，局部有硬结性溃疡；②后者有渗出性关节炎，复发少见。

鼠咬热如无明显鼠咬史或局部病灶，易与回归热、疟疾、立克次体病、钩端螺旋体病、脑膜炎球菌败血症等混淆，主要依靠血涂片检查、血培养、血清免疫学检查、动物接种等予以区别。

【治疗】

一般和对症治疗同其他急性传染病。局部治疗虽不能防止本病发生，但对防止继发性感染甚为重要。鼠咬后应立即用酒精洗净包扎，发炎处可用 0.02% 呋喃西林或 0.1%～0.2% 新霉素等溶液湿敷。青霉素、四环素、红霉素、氯霉素或链霉素对两型均有效，以青霉素为首选（表 2-7）。青霉素成人量为 160 万 U/d，分 2 次肌注，小螺菌型可用较小剂量，40 万～80 万 U/d 分 2 次肌注，以防赫氏反应，疗程 7～14 d。若病原体为 L 型耐药菌，则剂量应加大至成人 600 万 U/d 以上。如果并发细菌性心内膜炎时，青霉素剂量可增至 1 200 万 U/d 以上，疗程 4～6 周，并可考虑与氨基糖苷类抗菌药物合用。儿童患者青霉素静脉用量为 2 万～5 万 U/（kg·d），疗程为 5～7 d，后继续口服同类型抗菌药物 7 d。对青霉素过敏者，可采用四环素如多西环素进行治疗，100 mg/ 次，2 次 /d，静脉、口服均可。

表 2-7　两种鼠咬热比较

	小螺菌	念珠状链杆菌
热型	规则回归热	不规则回归热
皮疹	斑丘疹	麻疹样或紫癜样
关节炎	少见	常见
确诊依据	暗视野检查	病原培养、分子生物技术
治疗	首选青霉素 G	—

【预防】

防鼠、灭鼠为主要关键，在多鼠环境下要特别保护婴儿和久病虚弱者，防止被鼠咬伤。实验室人员在接触鼠类时应注意防护。在野外露宿时要避免被野生啮齿类动物咬伤。若被鼠咬，除消毒伤口外，可考虑预防性注射青霉素。

【预后】

该病预后取决于早期有效抗菌药物治疗。未用抗菌药物前，两型病死率均可达10%左右，及时应用抗菌药物后很少死亡。死亡原因主要为心内膜炎、支气管肺炎、继发细菌败血症等，有严重中枢神经系症状者预后也较差。心内膜炎一般发生于病程后期，虽用有效抗菌药物也常难控制。

【参考文献】

［1］FUKUSHIMA K, YANAGISAWA N, Imaoka K, et al. Rat-bite fever due to *Streptobacillus notomytis* isolated from a human specimen［J］. J Infect Chemother, 2018, 24（4）: 302-304.

［2］MARMOLIN E S, LIS-TØNDER J, DAMKJAER M, et al.Rat bite fever in a three-year-old child［J］. Ugeskrift for Laeger, 2017, 179（33）:V04170335.

（陈耀凯　曾妍茗　鲁雁秋）

三、葡萄球菌性烫伤样皮肤综合征

【中文名】

葡萄球菌性烫伤样皮肤综合征。

【英文名】

staphylococcal scalded skin syn-drome（SSSS）。

【同义名】

Ritter 综合征、新生儿天疱疮（pemphigus neonatorum）、Ritter von Rittershain 病、Lyell 综合征（细菌型）、新生儿角层松解症（keratolysis neonatorum）、新生儿剥

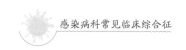

脱样皮炎（dermatitis exfoliativa neonatorum）、金黄色葡萄球菌型中毒性表皮松解症（staphylococcal toxic epidermal necrolysis）、细菌性中毒性表皮坏死松解症（bacterial toxic epidermal necrolysis）、Ritter's 病、新生儿角质分离症。

【定义、简史】

本综合征是以全身泛发性红斑、松弛性大疱及大片表皮剥脱为特征的严重型皮肤感染。1878 年 Ritter von Rittershain 最早描述本综合征，1970 年 Melish 和 Glasgow 将其命名为"葡萄球菌性烫伤样皮肤综合征"。该病多见于婴幼儿，在 1 岁以下儿童中发病率为 25/100 000，患病婴儿的病死率为 3% ~ 4%。有肾功能障碍或免疫功能缺陷的成人也可发病，病死率高达 50%。

【病因】

本病病原体主要是凝固酶阳性第 Ⅱ 噬菌体组金黄色葡萄球菌 71 型（或 55/71 型），后又发现 Ⅰ 组或 Ⅲ 组某些葡萄球菌也可产生表皮松解毒素（epidermolytic toxin，ET）。ET 使皮肤棘细胞层和颗粒层解离，致表皮剥脱而出现烫伤样皮肤综合征。ET 是一种耐热蛋白质，分子量 24 000，由肾脏排出；婴幼儿对该毒素排泄缓慢，故较成人多发；该病亦偶见于成人患肾炎、尿毒症者，可能与肾脏排泄功能降低有关。此外，感染轻重、毒素产量以及机体反应性对发病也具一定影响。

【病理改变】

表皮棘层上部棘细胞松解、裂开，形成表皮内大疱；真皮水肿，可见淋巴细胞、多形核白细胞和组织细胞浸润。

【临床表现】

多发生于婴幼儿，起病急、进展快，多有上呼吸道感染等前驱症状。极少数成年人亦可发生本综合征，主要见于肾功能衰竭或免疫性疾病患者。

1. 皮肤表现　起病急，初起眼周、口周及颏部红点、红斑，表面可附有淡黄色痂性脱屑，继而累及颈、胸、肩、背部皮肤，呈离心性扩散，于数小时至 3 d 内出现广泛性红斑，皮肤呈猩红色，可见松弛性大疱，疱壁薄而易破，轻微擦伤即可引起大片角层剥离，呈烫伤样外观。继而出现广泛糜烂、渗液、结痂。皮肤触痛明显，痛苦面容，患儿常常表现出哭闹不止、拒抱等。在口周及眼周会出现典型的放射状裂纹；一般无口腔黏膜糜烂，部分患者会出现咽部发红、糜烂，甚至可触及肿大的颈部淋巴结，部分患者有垂涎和流涕症状。

2. 全身症状　可伴发热和支气管肺炎，由于大面积皮损使热量和体液丢失，易出现水、电解质紊乱甚至休克。

【实验室检查】

疱液培养有金黄色葡萄球菌生长，血培养常阴性。

【诊断与鉴别诊断】

主要依据皮损情况作出诊断。另还可通过多种实验室检查进一步诊断，如细菌学检查、ET检测和病理检测。

诊断依据包括：婴幼儿、典型"烫伤样"皮肤表现、广泛性表皮剥脱、Nikolsky征阳性、细菌学检查（创面分泌物的直接镜检及创面分泌物的细菌培养与药敏检测）、血细菌培养与药敏检测。另取水疱顶部皮损进行检测，具有准确率高、取材方便、对患儿无损伤等优点，是诊断该病的重要辅助方法。本病应与以下疾病相鉴别：

1. 新生儿脓疱病　水疱饱满，Nikolsky阴性，无脱屑性剥脱，一般情况良好，全身感染症状轻，生后1～2周内发病者少见。

2. 黎纳耳（Leiner）剥脱性红皮症　在弥漫性潮红皮肤上出现秕糠状油腻性鳞屑，常在胸部开始，以后波及全身，头皮有脂溢，眉毛和耳垂处皮疹明显，无水疱，无全身感染症状，但可有胃肠障碍与营养不良，病程慢性，预后较好。

【治疗】

1. 局部治疗和护理　加强皮损护理，保持创面干燥，局部用含抗菌药物乳剂，如新霉素乳剂、金霉素软膏外涂，防止继发感染。

2. 全身治疗　补充水、电解质和能量。及时、足量、全程使用敏感抗菌药物。抗菌药物的及时和合理选用对该病预后十分重要，由于该病患者主要是儿童，考虑药物对患儿的影响，万古霉素类、氨基糖苷类、喹诺酮类、四环素类等药物不建议作为首选。对于抗菌药物的具体选用需综合药敏结果。但在细菌培养中金葡菌的检出率较低，故不能把细菌培养结果中是否有金葡菌生长作为该病诊断依据。

对糖皮质激素的应用意见并不统一。有观点认为对于重症患者应用足量抗菌药物的同时联合应用小剂量糖皮质激素有助于症状改善，缩短病程。然而近年来有观点认为，虽然应用糖皮质激素无明显不良反应，但应用糖皮质激素对预后也无明显改善，故此不建议常规应用糖皮质激素。

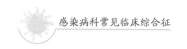

【预后】

婴幼儿预后较好，皮损通常在 2 周内愈合，病死率低于 5%。然而成人患者病死率可高达 60%。

【参考文献】

［1］ROSS A, SHOFF H W. Staphylococcal scalded skin syndrome［M/OL］. Treasure Island（FL）: StatPearls Publishing, 2021.

［2］NHAN T X, LECLERCQ R,CATTOIR V.Prevalence of toxin genes inconsecutive clinical isolates of *Staphylococcus aureus* and clinical impact［J］.Eur J Clin Microbiol Infect Dis,2011,30（6）:719 -725.

［3］KAPOOR V, TRAVADI J, BRAYE S. Staphylococcal scalded skin syndrome in an extremely premature neonate: a case report with a brief review of literature［J］. J Paediatr Child Health, 2008, 44（6）:374-376.

［4］CASTELLANO L R, SILVA-TEIXEIRA D N, ANTONELLI E J,et al.Cytokine and nitric oxide production in an adult patient with staphylococcal scalded skin syndrome ［J］.Invest Clin, 2008, 49（4）: 547-555.

［5］陈湘湘，杜立中 . 葡萄球菌烫伤样皮肤综合征体液免疫状态及治疗［J］. 临床儿科杂志，2007，25（10）：3.

［6］李慧竹，林建军，吴静 . 甲基强的松龙针佐治葡萄球菌烫伤样皮肤综合征疗效观察［J］. 浙江临床医学，2007（10）：1369.

［7］PATEL G K, FINLAY A Y. Staphylococcal scalded skin syndrome: diagnosis and management［J］. Am J Clin Dermatol, 2003, 4: 165-175.

［8］KOUALKOU K, DAINGUY M E, KASSI K. Staphylococcal scalded skin syndrome in neonate［J］. Case Rep Dermatol Med, 2015, 2015: 901968.

（陈耀凯　曾妍茗　欧阳净）

四、伤寒

【中文名】

伤寒。

【英文名】

typhoid fever。

【同义名】

污水坑热（cesspool fever）、肠热病（enteric fever）、肠伤寒（ileotyphus, jejunotyphoid, typhus abdominalis）、四旬热（lent fever）、粪热（nightsoil fever）、腐败热（pythogenic fever）。

【定义、简史】

本病是由伤寒沙门菌感染引起的急性传染病，临床表现为持续发热、相对缓脉、神经系统中毒症状、肝脾肿大、玫瑰疹及白细胞减少等，少数可并发肠出血及肠穿孔。1659 年英国内科医生 Willis 首先描述了伤寒的典型临床表现，1873 年英国内科医生 Budd 阐明了伤寒发病本质，并提出一系列预防措施。

【病原学】

伤寒沙门菌（*Salmonella typhi*）属于沙门菌属 D 群，为革兰阴性短杆菌，长 1~3.5 μm，宽 0.5~0.8 μm，体周满布鞭毛，运动活泼，无芽孢，无荚膜。在普通培养基上能生长，因胆汁中的类脂及色氨酸可作为该菌营养成分，故在含有胆汁的培养基中生长较好，在人体胆囊中易形成慢性带菌。

伤寒沙门菌在自然界中生活能力强，耐低温，在地面水中可存活 1~3 周，在粪便中可生存 1~2 个月，在牛奶、肉类及蛋类中能生存繁殖，在冰冻环境中可持续数月。但对光、热、酸、干燥及消毒剂敏感，60 ℃ 30 min、5% 石炭酸溶液及 70% 酒精 5 min 均可将其杀死，日光直射数小时即死亡，消毒饮用水余氯达 0.2~0.4 mg/L 时迅速杀灭。

伤寒沙门菌含 3 种主要抗原，即菌体抗原（O 抗原）、鞭毛抗原（H 抗原）和表面抗原（Vi 抗原），在体内均能诱生相应抗体（非保护性抗体），其中"O"及"H"抗原性较强，常用于辅助临床诊断，亦可制成伤寒菌苗供预防接种；"Vi"抗原又称毒力抗原，见于新分离（尤其是从患者血液中分离）的菌株，具有抗吞噬和抗溶菌作用，故该类菌株可在巨噬细胞内生存繁殖。"Vi"抗原性不强，所产生的"Vi"抗体效价低，持续时间短，当病原体从人体中清除后，"Vi"抗体随之消失，对诊断作用不大，但90% 带菌者"Vi"抗体阳性，故可用于发现带菌者。

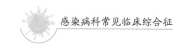

【流行病学】

1. 传染源　伤寒患者及带菌者为传染源，病菌随感染者粪便及尿液排出体外，具有传染性。患者从潜伏期开始即可从粪便排菌，病程第 1 周末开始从尿液排菌，病程第 2 ~ 4 周传染性最强，进入恢复期后排菌量逐渐下降，但约半数患者进入恢复期后 2 周内仍排菌。2% ~ 5% 的感染者可持续排菌 3 个月以上，少数可终身带菌。排菌期限在 1 年以内者称为暂时带菌者，1 年以上称为慢性带菌者。极少数带菌者既往无伤寒病史，称为健康带菌者，可持续或间歇排菌。从流行病学意义上讲，由于轻症伤寒患者和慢性带菌者在临床上不易被发现，造成传染的危险性更大，是伤寒持续散发的主要原因。慢性带菌者以胆囊、胆管带菌居多，多见于 40 岁以上女性或老年人，泌尿道带菌者罕见。原有慢性肝胆管系统疾病(如胆囊炎、胆石症、吸虫病等)或泌尿系统疾患(如肾盂肾炎、膀胱炎等)的伤寒患者易成为慢性带菌者。

2. 传播途径　伤寒沙门菌主要通过粪 - 口途径传播。病菌随患者或带菌者粪便、尿液排出体外，污染水和食物，或经手、苍蝇、蟑螂等间接污染水和食物而传播。水源污染是本病传播的重要途径，可造成水型暴发流行。

3. 人群易感性　人群对伤寒沙门菌普遍易感，发病者以儿童和青壮年居多，1 岁以下儿童发病者较少见。伤寒发病后可获持久免疫力，极少有再次感染发病者。

4. 流行特征　伤寒遍布世界各地，以热带及亚热带地区为多，主要发生于非洲、东南亚、中南美洲等发展中国家。我国伤寒发病率总体呈下降趋势，但散发病例仍有发生，偶有小规模地方流行，近年来还出现了多重耐药性菌株（耐氯霉素、氨苄西林和甲氧苄氨嘧啶等）的地方性流行。本病多流行于夏秋季节，在卫生条件不良的温暖地区终年均有发病。战争或洪涝、地震等自然灾害易致本病流行。2010 年全球仍有 1 350 万伤寒新发病例，由于作为诊断标准的血培养方法灵敏性较低，调整后估计伤寒新发病例数为 2 690 万。从疾病危害来看，女性病患的伤寒病死率为 1.1%，男性相对较低，约为 0.9%。

【发病机制】

伤寒沙门菌经消化道进入人体后是否发病取决于摄入细菌的数量、胃酸强度、肠道黏膜屏障功能及人体免疫力等因素。下列人群感染伤寒后病情较重：①免疫功能缺陷者；②胆道或尿道疾病患者；③血红蛋白病、疟疾、血吸虫病、巴尔通体病、组织胞浆菌病等患者。

伤寒沙门菌随污染的水或食物进入胃内，通过胃酸屏障后，残余细菌进入小肠，侵入肠黏膜，部分病菌被巨噬细胞吞噬并在其胞浆内繁殖，部分经淋巴管进入回肠集合淋巴结、孤立淋巴滤泡及肠系膜淋巴结中繁殖，然后由胸导管进入血流，形成初期菌血症（相当于疾病潜伏期）。此时如果机体免疫力较强，则可将细菌杀灭而不发病。如果机体免疫力不足，伤寒沙门菌则随血流进入肝、脾、骨髓和淋巴结等单核 - 吞噬细胞系统，大量繁殖后再次进入血流引起第二次菌血症，释放出强烈的内毒素引起发病。进入胆系的病原菌在胆囊胆汁内繁殖旺盛，于第 2 ~ 3 病周大量病原菌随胆汁入肠，使肠壁淋巴组织广泛受染，原已致敏的淋巴组织发生剧烈的迟发型变态反应，淋巴结增生、坏死并形成溃疡，临床表现达到极期。若病变累及血管则可引起出血，若溃疡深达浆膜则致肠穿孔。内毒素可导致脑组织酶系统发生紊乱或影响基底胆碱能神经元功能，引起一系列神经系统中毒症状（伤寒脑病）。肾上腺皮质激素应激性大量分泌可引起末梢血嗜酸性粒细胞减少或消失。随着病程进展，人体防御能力逐渐增强，于第 4 ~ 5 病周病菌逐渐清除或长期隐藏体内（胆囊为主），体温逐步下降，症状渐趋缓解，组织逐步修复。约 3% 的患者可成为慢性带菌者，少数可因免疫功能不足等出现复发。

【病理改变】

主要病理特点是单核 - 吞噬细胞系统的增生性反应，以回肠末端集合淋巴结和孤立淋巴结最为显著。镜检最显著特征是以巨噬细胞为主的细胞浸润，巨噬细胞胞质内含有吞噬的淋巴细胞、红细胞、伤寒沙门菌及坏死组织碎屑，称为"伤寒细胞"，为本病特征性病变。若伤寒细胞聚积成团，则称"伤寒小结"。第 1 周淋巴结髓样肿胀，镜下可见淋巴组织内有大量巨噬细胞增生，第 2 周肿胀的淋巴结发生坏死，第 3 周坏死组织脱落成为溃疡，第 4 周后溃疡逐渐愈合，不留瘢痕。肠道病变范围与临床病情严重程度不一定成正比，有些患者中毒症状严重，但肠道病变轻微；而有些患者症状较轻，但可突然发生肠出血或肠穿孔。除肠道病变外，由于单核-吞噬细胞系统明显增生，可见肝脾肿大，尤以脾肿大多见，肝脾组织内均可见灶性坏死和伤寒小结形成。胆囊呈轻度炎症病变。重症患者心肺常发生中毒性病变，少数患者由于内毒素诱发局部施瓦茨曼反应（Schwartzman reaction）引起肾小球微血管损伤和血栓形成，发生急性溶血 - 尿毒综合征。

【临床表现】

潜伏期 3 ~ 60 d，大多 1 ~ 2 周。起病多徐缓，可有乏力、食欲不振、全身不适、头痛以及腰酸背痛等前驱症状。少数病例起病急骤。

1. 典型伤寒 典型病例病程 4 ~ 5 周，临床表现可分为 4 期。

（1）初期 相当于病程第 1 周。多缓慢起病，体温呈阶梯状上升，于 5 ~ 7 d 达

39.5 ℃或以上，伴有全身不适、食欲不振、咳嗽等。部分患者出现便秘或腹泻。

（2）极期　相当于病程第2～3周。主要表现如下：①持续高热，高热持续不退，稽留在40 ℃左右，一般持续约2周，免疫功能低下者可长达1～2个月，无明显寒战。近年来弛张热及不规则热型增多。②相对缓脉和重脉，20%～73%的患者体温高而脉率相对缓慢（相对缓脉），即体温每升高1 ℃，脉搏增加少于15～20次/min，部分患者尚可出现重脉。并发中毒性心肌炎时，相对缓脉不明显。③神经系统中毒症状，患者表情淡漠、反应迟钝（伤寒面容）、耳鸣、听力减退，重者可有谵妄、精神异常或昏迷。合并虚性脑膜炎时，可出现脑膜刺激征。④玫瑰疹，约30%的患者在病程第6～10 d于前胸、腹部及背部分批出现淡红色斑丘疹，压之退色，直径2～4 mm，数量一般少于10枚，多在3～5 d内自行消退。⑤肝脾肿大，60%～80%的患者于第1病周末出现脾脏肿大，质软。部分患者（30%～40%）肝脏亦肿大，且可伴ALT升高，个别患者出现黄疸。⑥消化系统症状，可出现腹胀，多数有便秘，少数重症患者可有腹泻。可伴右下腹压痛。

（3）缓解期　相当于病程第4周。体温开始波动下降，各种症状逐渐减轻，脾脏开始回缩。应注意的是，由于本期小肠病理改变仍处于溃疡期，还有可能出现肠出血、肠穿孔等并发症。

（4）恢复期　相当于病程第4周末开始。体温恢复正常，症状消失，食欲恢复，但体质仍虚弱，一般需1个月左右完全康复。

2. 不典型伤寒

（1）轻型　症状较轻，热程较短，全身毒血症状较轻，稽留高热少见，体温多在38 ℃左右，相对缓脉、重脉、玫瑰疹及肝脾肿大等亦较少见，1～2周即可痊愈。多见于儿童或发病后早期接受抗菌药物治疗，或已接受过伤寒菌苗注射者。近年来我国伤寒病例有轻型化趋势，轻型病例在临床上较多见，症状颇不典型，易漏诊或误诊。

（2）暴发型　起病急，神经系及心血管系中毒症状严重。可出现超高热或体温不升、血压下降、循环衰竭、谵妄、昏迷以及中毒性心肌炎、肠麻痹和全身出血倾向，预后凶险，可在1～2周内死亡。本型多见于感染严重、机体免疫力低下者。

（3）迁延型　起病与典型伤寒相似，但由于人体免疫功能低下，发热持续不退，病程迁延可达数月之久。多见于伴有血吸虫病或其他慢性病及免疫功能低下者。

（4）顿挫型　起病较急，开始症状典型，但病程极短，于1周左右发热等症状迅速消退而痊愈，多见于儿童及有部分免疫力的成人。

（5）逍遥型　起病时毒血症状轻微，不影响工作和生活，可因突发肠出血或肠穿孔而被发现。

3.老年伤寒　体温多不高，临床多不典型，神经系统和心血管系统症状严重，易并发支气管炎和心功能不全，常并发持续的肠功能紊乱和记忆力减退。病程迁延、恢复慢、病死率较高。

4.儿童伤寒　儿童年龄越小，临床表现越不典型。学龄期儿童症状与成人类似，但以轻型或顿挫型较多见。起病一般较急，多呈弛张热或不规则热，相对缓脉及重脉不明显，中毒症状多较轻，玫瑰疹亦少见，而呕吐、腹泻、便秘及肝脾肿大等较多见，且肝大突出而常见。白细胞计数常不减少，少数患儿病程初期白细胞计数可增高。病程一般较短，有时仅 2 ~ 3 周自然痊愈。并发症以支气管炎和支气管肺炎为多，而肠出血及肠穿孔少见。婴幼儿伤寒常不典型，起病急，病情亦较重。有高热、惊厥、腹胀及呕吐等。白细胞计数降低不明显或增多。病死率高。

5.复发与再燃　进入恢复期，症状消失 1 ~ 3 周后，发热等临床表现重又出现，称为复发，但症状较初发为轻，病程较短（1 ~ 3 周）。复发与胆囊或单核 - 巨噬细胞系统中潜伏的伤寒沙门菌大量繁殖、再度侵入血液循环有关。偶有患者可复发 2 ~ 3 次。疗程不足或机体抵抗力低下时易复发。部分患者进入恢复期前，体温尚未降至正常时，又再次升高，称为"再燃"。再燃可能与细菌感染尚未被完全控制有关。

【并发症】

1.肠出血　多见于病程第 2 ~ 3 周，发生率为 5% ~ 15%，成人较小儿多见，病程中有腹泻者并发肠出血的机会较多。出血量多少不等，少量出血可无症状或仅有轻度头晕、脉快，大便隐血阳性；大量出血时可出现大量血便，热度骤降，脉搏细速，体温与脉搏呈现交叉现象，并有头晕、面色苍白、烦躁、出冷汗及血压下降等休克表现。肠出血的常见诱因包括：病程中不注意卧床休息、过量饮食、进食过多粗纤维或不易消化的食物、过度用力排便以及灌肠压力过高等。

2.肠穿孔　为伤寒最严重的并发症，多见于病程第 2 ~ 3 周，发生率为 2% ~ 5%，成人较儿童多见。肠穿孔多发生于回肠末段，表现为突发右下腹剧痛，伴有恶心、呕吐、出冷汗、脉搏细数、体温暂时下降等，但不久体温又迅速上升并出现腹膜炎征象，肝浊音界减小或消失，X 线检查膈下有游离气体（腹膜炎期），白细胞计数升高。肠穿孔可与肠出血同时发生，其诱因与肠出血类似，滥用泻药、肠胀气以及钡餐检查等也易诱发。

3.中毒性心肌炎　多见于重型伤寒患者，心电图可见低电压、心律失常、传导异常、S-T 及 T 波改变等。儿童多表现为心动过速，成人则有心音低钝、脉细弱、单音律等。偶有心脏扩大、心力衰竭。

4.呼吸系统并发症 近年来，伤寒患者呼吸系统并发症呈增多趋势，男性较多见。病程早期多表现为急性支气管炎和急性扁桃体炎，而病程后期（尤其是极期）以肺炎多见。儿童并发肺炎较多，而青年人以并发急性支气管炎为主。肺炎多为继发感染，极少由伤寒沙门菌引起。

5.溶血-尿毒综合征 多发生于病程第1~3周，约半数发生于第1周。以急性溶血性贫血、急性肾功能衰竭和血红蛋白尿为主要临床表现，并有纤维蛋白降解产物增加、血小板减少及红细胞碎裂现象，其发生可能与伤寒沙门菌内毒素诱使肾小球微血管内凝血有关。

6.肾炎 伤寒患者蛋白尿发生率 > 40%，管型尿较少见。肾脏损害主要由于内毒素作用或免疫复合物沉积所致的肾小球肾炎。

7.其他 其他较少见的并发症还包括急性胆囊炎、急性胰腺炎、感染性心内膜炎、心包炎、脑膜炎、脑炎、虚性脑膜炎、感染性精神病、贫血、中耳炎、化脓性骨髓炎、乳腺炎、睾丸炎、肛周脓肿及视神经炎等。

【实验室检查】

1.常规化验 外周血白细胞计数偏低，中性粒细胞可减少。嗜酸性粒细胞减少或消失，有重要辅助诊断价值，其消长情况可作为判断病情与疗效指征之一。但如伴有急性寄生虫感染者，嗜酸细胞计数不仅不减少，反而显著增加，应注意鉴别。极期患者常出现轻度蛋白尿、偶见少量管型。并发肠出血时有血便或隐血试验阳性。病变侵及结肠时，可有黏液便甚至脓血便。

2.细菌学检查 血培养在第1周阳性率可达80%以上，以后阳性率逐渐降低，复发时又呈阳性。对于已用抗菌药物治疗者，可取血凝块培养，并宜用含胆盐培养基。粪便培养在第3~5周时阳性率较高，第1周时阳性率10%~15%，第3周阳性率可达60%~70%，但在判断粪便培养结果时，要注意排除慢性胆道带菌者。尿培养阳性率亦以病程后期较高，第3~4周培养阳性率可达25%左右。骨髓培养在病程各期均可获较高阳性率，第1周可高达90%，且较少受抗菌药物影响，对已使用抗菌药物治疗而血培养阴性者尤为适宜。玫瑰疹刮取物或活组织检查切片培养也可获得阳性结果。

3.免疫学检查 肥达反应是以伤寒及副伤寒沙门菌的5种抗原，即菌体抗原O、伤寒沙门菌鞭毛抗原H及副伤寒沙门菌鞭毛抗原A、B、C，通过凝集反应检测感染者血清中相应抗体的凝集效价。O抗原为伤寒沙门菌和副伤寒沙门菌的共同抗原。血清中检出高效价O抗体并不能区别不同病原菌，但4种鞭毛抗原（H、A、B、C）不同有助于判断感染菌种。我国以O抗原1∶80，鞭毛抗原（H、A、B和C）1∶160以上作为阳性标准。肥达反应必须多次重复检查，一般每周检查 1 次，如凝集效价逐次递增，则诊断意义更大。

总体而言，肥达反应对伤寒的辅助诊断价值局限性较大，尤其是对伤寒的早期诊断并无多大价值。原因包括：①发病早期阳性率太低，病程第 1 周仅少数阳性，第 3~4 周阳性率仅达 70%。②肥达反应为非特异性反应，假阳性率和假阴性率均较高。沙门菌 D 群与沙门菌 A 群有部分共同抗原，后者感染可产生 "O" 及 "H" 抗体。急性血吸虫病、败血症、结核病、风湿病、溃疡性结肠炎等某些疾病可出现假阳性反应。③少数患者（约 14%）抗体出现晚，甚至整个病程抗体效价很低或始终呈阴性（（7.8%~30%）。鉴于此，直接检测伤寒沙门菌抗原或特异性抗体的方法（如 ELISA 法）已逐渐被临床采用。

【诊断】

在有伤寒流行的地区，发热 5 d 以上、白细胞减少且嗜酸性粒细胞减少者，应疑为伤寒。在伤寒流行季节和地区有高热持续 1~2 周以上，并出现特殊中毒面容、相对缓脉、皮肤玫瑰疹、脾肝肿大、外周血白细胞减少、嗜酸性粒细胞消失者，可临床诊断为伤寒。疑诊病例如有以下情况之一者即可确诊：①血、骨髓、尿、粪便或玫瑰疹刮取物中，任一种标本分离到伤寒沙门菌；②肥达反应 O 抗体凝集效价 ≥ 1∶80，H 抗体凝集效价 ≥ 1∶160，恢复期效价增高达 4 倍以上。饮食行业从业人员血清 Vi 抗体效价 ≥ 1∶20即可疑诊，粪、尿或胆汁培养阳性可确诊。

【鉴别诊断】

1. 病毒感染　上呼吸道或肠道病毒感染均可有持续发热及白细胞数计数减少，与伤寒相似。但此类患者起病较急，多伴有鼻塞、流涕、咽痛等症状，一般无相对缓脉、肝脾肿大或玫瑰疹，病情多为自限性，常在 1~2 周内缓解。伤寒病原与血清学检查均为阴性。

2. 斑疹伤寒　流行性斑疹伤寒多见于冬春，地方性斑疹伤寒夏秋多见，以发热、皮疹、脾肝肿大及嗜酸性粒细胞减少或消失为临床特征。但发病急骤，脉搏较速，多有明显头痛，第 5~6 病日出现皮疹，数量多且可有出血性皮疹，皮疹消退后有色素沉着。白细胞计数在正常范围或稍增加，中性粒细胞常增多。外斐试验阳性。治疗后退热比伤寒快，应用特效抗菌药物（氯霉素、四环素等）后 24~48 h 体温即可退至正常。

3. 急性粟粒性肺结核　有时可与伤寒相似，但患者多有结核病史或与结核病患者密切接触史。发热不规则，常伴盗汗、脉搏增快、呼吸急促等，发病 2 周后 X 线胸片检查可见双肺有弥漫性细小粟粒状病灶。肥达反应阴性。

4.钩端螺旋体病 该病的流感伤寒型在夏秋季流行期间较为常见,起病急,伴畏寒、发热。但患者有疫水接触史,临床表现有眼结合膜充血、全身酸痛,尤以腓肠肌疼痛与压痛为著,多有腹股沟淋巴结肿大等。外周血白细胞数增高。病原及血清学检查可确诊。

5.败血症 部分败血症患者外周血白细胞计数不增高,可与伤寒混淆。败血症多有原发病灶,热型多不规则,常呈弛张热或消耗热,多伴畏寒、寒战,无相对缓脉。白细胞总数虽可减少,但中性粒细胞计数及分类常增高,伴核左移。血培养可分离出致病菌。

6.布鲁斯菌病 患者与病畜(牛、羊、猪)有接触史,或有饮用未消毒的乳制品史,多发生于牧区。起病缓慢,发热多为波浪型,退热时伴大汗,并有关节痛或肌痛等症状。病程迁延,易复发。确诊须有血液或骨髓培养出病原体、布鲁氏菌凝集试验阳性。

7.疟疾 恶性疟疾临床表现与伤寒相似,易混淆。但疟疾每日体温波动较大,发热前有明显畏寒、剧烈寒战,退热时大汗,脾大明显且质地较硬,病程后期有明显贫血。外周血及骨髓涂片可查到疟原虫,抗疟药物治疗有效。

8.恶性组织细胞病 可见持续发热、肝脾肿大、白细胞减少等,但病情进展快而凶险,贫血进行性加重,后期有出血倾向。骨髓中可见异形性组织细胞,并有红细胞吞噬现象。

【治疗】

1.一般治疗及护理 对患者采取消化道隔离,临床症状消失、连续2次(间隔5～7 d)粪便培养阴性方可解除隔离。发热期间必须卧床休息,注意皮肤及口腔护理,定期更换体位。宜给予高热量、高营养、少渣或无渣饮食。高热患者以物理降温为主,慎用解热镇痛药,禁用阿司匹林、消炎痛等对胃肠道有明显刺激的退热药。便秘患者宜给予开塞露或生理盐水低压灌肠,禁用高压灌肠及口服导泻药物。腹泻患者忌用复方苯乙哌啶、易蒙停(盐酸洛哌丁胺)等收敛剂,可酌情予以小檗碱(黄连素)0.3 g/次,口服,3次/d。腹胀患者禁用新斯的明类促进肠蠕动药物,少食豆奶、牛奶等易产气食物。

2.病原治疗 疗程一般14 d,或体温正常后继续用药1周,以减少复发或再燃。

(1)氟喹诺酮类 为目前治疗伤寒的首选药物。常用药物包括氧氟沙星、环丙沙星、左氧氟沙星、司帕沙星、加替沙星及帕珠沙星等。鉴于该类药物在动物实验中可引起未成年动物关节及软组织病变,故孕妇忌用,16岁以下儿童及青少年慎用,哺乳期妇女应用本品时应暂停哺乳。左氧氟沙星:0.2～0.4 g/次,口服2～3次/d;氧氟沙星:

0.2 g/次，口服 3 次 /d；对重型或有并发症的患者需静滴，2 次 /d，症状好转后改为口服；环丙沙星：0.5 g/ 次，口服 2 次 /d。

（2）氯霉素　曾作为伤寒治疗的首选药物，但耐氯霉素菌株逐渐增多，且该药不良反应较常见，目前已少用。成人剂量 1 ~ 2 g/d，小儿 25 ~ 50 mg/（kg·d），分 4 次口服，重症患者可增加剂量。待体温降至正常并稳定 2 ~ 3 d 后减为半量，疗程 2 周。间歇疗法可减少复发率及减轻氯霉素毒性反应，开始用法同上，待体温降至正常并稳定 4 d 后停药，停药 8 d 后再用半量 8 d。少数患者在治疗过程中可发生粒细胞减少，严重者可发生再生障碍性贫血，因此治疗过程中应经常检查血常规，如白细胞计数低于 2.0×10^9/L，应更换其他抗菌药物。G6PD 缺陷患者用药后可发生溶血。个别患者可出现中毒性精神病，但停药后可恢复。

（3）氨苄青霉素　适于氯霉素耐药者、不宜应用氯霉素者、妊娠合并伤寒和慢性带菌者。

（4）头孢菌素　第三代头孢菌素疗效较好，有效率 90% 以上。头孢噻肟 / 头孢哌酮钠 / 头孢他啶：静脉滴注，2 g/ 次，2 次 /d；儿童 50 mg/kg 体重，2 次 /d。头孢曲松：静脉滴注，1 ~ 2 g/ 次，2 次 /d；儿童 50 mg/kg 体重，2 次 /d。

（5）其他　耐药菌株引起的伤寒尚可选用阿米卡星、萘替米星、复方新诺明及利福平等药物。慢性带菌者一般选用氟喹诺酮类药物口服，疗程 6 周。

3. 并发症治疗

（1）肠出血　绝对卧床休息，严密观察血压、脉搏、意识变化及便血情况，禁食或进少量流质，注意水、电解质平衡并适当使用止血药。出血量大者应酌量输血，烦躁不安者可给予镇静剂，亦可试用数字减影造影（DSA）下动脉插管 — 明胶海绵栓塞术止血。经积极治疗仍出血不止者，应考虑手术治疗。

（2）肠穿孔　禁食、胃肠减压，加强支持疗法。伴发腹膜炎者应及早手术治疗，同时加用足量有效抗菌药物。

（3）中毒性心肌炎　应严格卧床休息，加用糖皮质激素、大剂量维生素 C、维生素 B_1、FDP（1，6- 二磷酸果糖）等治疗。心功能不全者可给予洋地黄类强心药物。

（4）溶血 — 尿毒综合征　按急性溶血和急性肾功能衰竭治疗。加强抗感染治疗，忌用磺胺药，输血、补液，维持有效循环血容量，给予大剂量糖皮质激素，可给予小剂量肝素或右旋糖酐抗凝治疗，必要时采用血液透析治疗。

【预防】

1. 管理传染源　患者及带菌者应按肠道传染病隔离，隔离期至停药后 1 周，连续 2

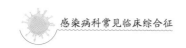

次粪培养阴性。粪便、呕吐物及分泌物等应严格消毒。对幼托机构、餐饮业、自来水厂、牛奶厂等机构工作人员及伤寒恢复期患者应作定期检查("Vi"凝集试验、粪便培养等），如发现带菌者，应调离工作并给予彻底治疗。

2. 切断传播途径　应加强卫生宣传教育工作，做好粪便管理、水源管理、饮食卫生管理。养成良好卫生与饮食习惯，不饮生水、不吃不洁食物等。

3. 提高人群免疫力　对易感人群进行预防接种，目前获批准的伤寒疫苗有3种：伤寒结合疫苗、非结合Vi多糖疫苗和Ty21a减毒活疫苗。自2008年以来，WHO建议对地方性流行和大流行地区控制伤寒适用后2种疫苗。非结合Vi多糖疫苗用于≥2岁人群，皮下或肌内接种1剂0.5 mL，每剂含25 μg Vi抗原。目前Ty21a疫苗仅有肠溶衣胶囊口服疫苗，按3剂接种程序（在加拿大和美国为4剂）隔日接种。以上疫苗仅有部分免疫保护作用，因此已进行免疫预防的个体，仍需注意饮食卫生。

【预后】

在抗菌药物问世以前，伤寒病死率曾为20%左右，大多死于严重毒血症、营养不良、肺炎、肠出血及肠穿孔。自抗菌药物应用以来，病死率明显下降，目前为1%～5%。近年来耐药菌株感染及免疫功能缺陷者感染的病死率有增加趋势。

【参考文献】

［1］王真行，史久华. WHO关于伤寒疫苗的意见书［J］. 国际生物制品学杂志，2020，43（3）：149-154.

［2］ZENK S N，SCHULZ A J，ISRAEL B A，et al. Neighborhood racial composition, neighborhood poverty,and the spatial accessibility of supermarkets in metropolitan detroit［J］.Public Health, 2005（95）：660-667.

［3］MICHALE Y L, PERDUE L A, ORWOLL E S，et al. Physical activity resources and changes in walking in a cohort of older men［J］.Public Health, 2010（100）：654-660.

（陈耀凯　曾妍茗　鲁雁秋）

五、伪膜性肠炎

【中文名】

伪膜性肠炎。

【英文名】

pseudomembranous colitis。

【同义名】

Janbon 综合征（Janbon syndrome）、手术后肠炎、抗生素相关性肠炎、肛门 - 直肠综合征、霍乱样综合征、球菌性肠炎、假膜性肠炎。

【定义、简史】

本病主要发生于结肠，亦可累及小肠。病变部位肠黏膜呈急性坏死性炎症，表面覆盖有伪膜，故而得名，病情严重者可致死。1952 年 Janbon 首先详细描述。

【病因及发病机制】

难辨梭状芽孢杆菌及其毒素为本病致病因素，但并非影响疾病严重程度的唯一因素。难辨梭状芽孢杆菌为革兰阳性厌氧菌，大小为（6 ~ 8）× 0.5 μm，芽孢较大，呈卵圆形，位于菌体顶端，该菌可通过粪口传播。本综合征常见于长时间应用抗菌药物之后。广谱抗菌药物抑制了肠道内正常菌群，使难辨梭状芽孢杆菌得以迅速繁殖并产生毒素而致病。本病也可发生于手术（特别是胃肠道癌肿手术）后患者及其他严重疾病（肠梗阻、恶性肿瘤、尿毒症、糖尿病、心力衰竭、败血症等）患者，此类病例免疫防御功能极度低下或因病情需要而接受抗菌药物治疗，机体内环境发生变化，肠道菌群严重失调，有利于难辨梭状芽孢杆菌繁殖。难辨梭状芽孢杆菌毒素造成局部肠黏膜血管壁通透性增加，致使组织缺血坏死，并刺激黏液分泌，与炎性细胞等形成伪膜。

【病理改变】

病变主要发生于结肠，偶见于小肠。病变肠腔扩张，腔内液体增加。病变肠黏膜可见凝固性坏死，并覆有大小不一、散在的斑点状黄白色伪膜，严重者伪膜可融合成片，并可见伪膜脱落后的裸露区。伪膜由纤维素、中性粒细胞、单核细胞、黏蛋白及坏死细胞碎屑组成。黏膜固有层内有中性粒细胞、浆细胞及淋巴细胞浸润，重者腺体破坏断裂、细胞坏死。黏膜下层因炎性渗出而增厚,伴血管扩张、充血及微血栓形成。坏死一般局限于黏膜层,严重病例可向黏膜下层伸延,偶可累及肠壁全层导致肠穿孔。本病黏膜病变分可为3种:①早期轻度病变为黏膜灶性坏死,固有层中性粒细胞和嗜酸粒细胞浸润以及纤维素渗出。②较重度病变有腺体破坏,周围中性多形核细胞浸润伴有典型火山样隆起性坏死病变,伪膜形成,但病变尚局限于黏膜固有层浅表部位,间有正常黏膜。③最严重病变为黏膜结构完全破坏,固有层广泛被波及,覆有厚而融合成片的伪膜。病变愈合后,伪膜脱落,伪膜下创面发红,在伪膜脱落后10 d左右,内镜检查可完全恢复正常。

【临床表现】

本病多发生于50岁以上人群,女性稍多于男性。起病大多急骤,病情轻者仅有轻度腹泻,重者可呈暴发型,病情进展迅速。

1.腹泻 为本病最主要的症状,多发生于抗菌药物使用后4~10 d内,或抗菌药物停药后1~2周内,或手术后5~20 d。粪便有恶臭味,可为糊状便、稀水便、黏液便、黏液血便、脓血及肉眼血便。腹泻程度和次数不一,轻型病例大便2~3次/d,可在停用抗菌药物后自愈。重者有大量腹泻,大便次数可达30次/d及以上,有时腹泻可持续4~5周,少数病例可排出斑块状伪膜。

2.腹痛 较为多见,有时颇为剧烈,可伴腹胀、恶心、呕吐,可被误诊为急腹症、手术吻合口漏等。

3.毒血症表现 包括心动过速、发热、谵妄及定向障碍等,重者常发生低血压、休克、严重脱水、电解质失平衡以及代谢性酸中毒、少尿,甚至急性肾功能不全。

4.其他表现 多数患者有肠鸣音增强,肠麻痹或中毒性巨结肠时出现腹部膨隆,肠鸣音减弱。

根据病情轻重临床上可分为3型,其症状见表2-8。

表2-8 伪膜性肠炎的临床表现

症状	轻型	中型	重型
腹泻次数	3~5次	5~20次	20次以上
体温	低于38 ℃	38 ℃	超过39 ℃
脱水	不伴脱水	伴脱水	脱水明显
酸中毒	不伴酸中毒	酸中毒明显	酸中毒明显
白细胞	正常	(10~15)×10⁹/L	超过15×10⁹/L

【辅助检查】

1.实验室检查 外周血白细胞计数增多，多为（10～20）×10⁹/L，可达40×10⁹/L或更高，分类以中性粒细胞为主。可有低白蛋白血症、电解质平衡紊乱或酸碱平衡紊乱。目前针对病原学的检测方法有：①聚合酶链式反应（PCR）：该方法利用引物检测毒素B基因，是目前检测梭菌感染高度敏感的方法，能发现隐性感染者，快速高效，且特异性高，但因其仅检测毒素B基因，可能导致过度医疗的发生。②细胞毒素中和试验（CTN）：该方法可检测出低至1 pg的毒素，但对技术要求高，且要48～72 h才能得到检测结果，限制了临床应用。③酶联免疫法（ELISA法）：该方法使用多克隆抗体或单克隆抗体识别难辨梭状芽孢杆菌毒素A、B，从而达到检测的目的。此方法相对便宜，2～6 h可得到检测结果。因其灵敏度低而特异性较高，所以可通过多次检测来提高其敏感性。④乳胶凝集法：该方法是通过检测梭菌产生的谷氨酸脱氢酶（GDH）实现的，灵敏度较高；由于其他微生物也能产生该酶，存在交叉反应可能，所以仅可作为初筛试验。⑤粪便常规检查：常无特异性改变，仅可见白细胞，肉眼血便少见。粪便特殊条件下培养，多数病例可发现难辨梭状芽孢杆菌生长。粪便细胞毒素检测有确诊价值，将患者粪便滤液稀释不同倍数，置于组织培养液中，观察细胞毒作用，1∶100以上有诊断意义。

2.内镜检查 通过内镜检查和镜下刷片，或活检伪膜、组织进行革兰细菌染色，可快速作出诊断，被视为诊断本病的首选方法。本病常累及左半结肠，但直肠可无病变，因此乙状结肠镜检查是重要诊断手段。若病变累及右半结肠，则需进行纤维结肠镜检查。必要时可重复进行。早期或治疗及时者内镜检查可无典型表现，肠黏膜可正常，或仅有轻度充血、水肿；严重者可见黏膜脆性增强及明显溃疡形成，黏膜表面覆有黄白或黄绿色伪膜。

根据内镜表现可分为3型，其特征见表2-9。

表 2-9 伪膜性肠炎的内镜表现

分型	内镜特点
轻型	黏膜充血，水肿，极少黄白色伪膜，或无伪膜
中型	散在分布的黄白色假膜，假膜略隆起于黏膜表面，周边红晕，灶间黏膜充血水肿，血管纹理不清
重型	黏膜充血糜烂，质脆，黄白色假膜密集分布，应用活检钳难以清除。剔除覆盖伪膜后，可见其下方肠黏膜糜烂、渗血及浅凹陷性溃疡

3.X线检查 腹部平片可显示肠麻痹或轻至中度肠扩张。钡剂灌肠检查可见肠壁增厚，显著水肿，结肠袋消失；部分病例尚可见肠壁间有气体，此征象为部分肠壁坏

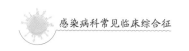

死及结肠细菌侵入所致；也可见溃疡或息肉样病变表现。但上述 X 线表现缺乏特异性，诊断价值不大。

4.肠道超声检查及彩色多普勒血流显像（CDFI） 伪膜性肠炎由于毒素侵犯肠壁可致肠壁水肿、糜烂、功能下降，超声对肠壁水肿致肠壁增厚者有一定诊断价值，可以观察到受累肠管的病变严重程度以及受累范围。

【诊断与鉴别诊断】

老年及危重症患者、恶性肿瘤或外科大手术后患者，在应用抗菌药物过程中或停用抗菌药物短期内，出现非特异性腹泻、腹痛、发热、白细胞升高等现象，应高度怀疑本病。应及时进行粪便细菌培养，难辨梭状芽孢杆菌毒素鉴定及肠镜检查以明确诊断。本病应与溃疡性结肠炎、Crohn 病、缺血性肠炎以及艾滋病结肠炎等相鉴别。

【治疗】

1.一般治疗 立即停用所有抗菌药物。可输入血浆、白蛋白、静脉注射用丙种球蛋白或全血，及时静脉补充足量液体和钾盐等，纠正电解质失平衡及代谢性酸中毒。如有低血压可在补充血容量基础上使用血管活性药物。

2.病因治疗 欧洲临床微生物学和传染病学协会、美国胃肠病学会和美国医疗流行病学协会与美国传染病协会联合制订指南均将甲硝唑和万古霉素作为一线用药。万古霉素 125 mg/ 次，4 次 /d，或 0.5 g/ 次缓慢静脉滴注，2 次 /d。甲硝唑，500 mg/ 次，3 次 /d 适用于轻中度患者，对重度或伴有并发症的患者疗效欠佳。复发风险高者可口服非达霉素 200 mg/ 次，2 次 /d，若伴有并发症如低血压、肠梗阻时可联合应用万古霉素和甲硝唑。

其次可选灭滴灵、杆菌肽或肠道可吸收的磺胺类药物。灭滴灵一般用法是 250 mg/ 次，3 ~ 4 次 /d，口服 7 ~ 10 d，95% 病例治疗反应良好，用药后 2 d 发热和腹泻可获缓解，腹泻多在 1 周内消失，治疗后 72 h 内粪便中即测不到毒素。重症病例频繁呕吐者可静脉给药，但疗效明显低于口服给药法。用药期间应禁酒。杆菌肽用法为 25 000 U/ 次，4 次 /d，口服 7 ~ 10 d。杆菌肽的肾毒和耳毒性发生率高，不宜注射用药，但口服法目前尚未发现明显副作用。

3.其他治疗 消胆胺 2 ~ 4 g，分 3 ~ 4 次 /d 送服，共服 7 ~ 10 d。此药能与毒素结合，减少毒素吸收，促进回肠末端对胆盐的吸收，以改善腹泻症状。恢复正常肠道菌群，轻型病例停用抗菌药物后任其自行恢复。严重病例可口服乳酸杆菌制剂（如乳酶生）、维生素 C 以及乳糖、蜂蜜、麦芽糖等扶植大肠杆菌；口服叶酸、复合维生素 B、谷氨酸及维生素 B_{12} 以扶植肠球菌。如为暴发型病例，内科治疗无效，而病变主要在结肠，或有显著肠梗阻、中毒性巨结肠、肠穿孔时，可考虑行结肠切除或改道性回肠造口术。

【预后】

大多数患者治疗后可获病痊愈。轻症患者甚至可自愈。重症患者尤其是高龄肠手术后患者，死亡率可达 50%～70%，但因诊断及治疗及时，近年来死亡率已降至 30% 以下。

【参考文献】

［1］WANG Y, ATREJA A, WU X, et al. Similar outcomes of IBD inpatients with Clostridium difficile infection detected by ELISA or PCR assay［J］. Dig Dis Sci, 2013, 58（8）: 2308-2313.

［2］SCHROEDER M S. Clostridium difficile-associated diarrhea［J］. Am Fam Physician, 2005, 71（5）: 921-928.

［3］KUFELNICKA A M, KIRN T J. Effective utilization of evolving methods for the laboratory diagnosis of Clostridium difficile infection［J］. Clin Infect Dis, 2011, 52（12）: 1451-1457.

［4］DEBAST S B, BAUER M P, KUIJPER E J. European Society of Clinical Microbiology and Infectious Diseases: update of the treatment guidance document for Clostridium difficile infection［J］. Clin Microbiol Infect, 2014, 20（2）:1-26.

［5］SURAWICZ C M, BRANDT L J, BINION D G, et al. Guidelines for diagnosis, treatment, and prevention of Clostridium difficile infections［J］. Am J Gastroenterol, 2013, 108（4）: 478-498.

［6］CROBACH M J, DEKKERS O M, WILCOX M H, et al. European Society of Clinical Microbiology and Infectious Diseases（ESCMID）: data review and recommendations for diagnosing Clostridium difficile-infection（CDI）［J］. Clin Microbiol Infect, 2009, 15（12）:1053-1066.

［7］COHEN S H, GERDING D N, JOHNSON S. Clinical practice guidelines for Clostridium difficile infection in adults: 2010 update by the society for healthcare epidemiology of America（SHEA） and the infectious diseases society of America（IDSA）［J］. Infect Control Hosp Epidemiol, 2010, 31（5）: 431-455.

（陈耀凯　鲁雁秋　曾妍茗）

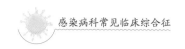

六、结核性风湿症

【中文名】

结核性风湿症。

【英文名】

tuberculous rheumatism。

【同义名】

Poncet 综合征、结核性关节炎（tuberculous arthritis）、结核性过敏性关节炎、结核性变态反应性关节炎（tuberculous allergic reactive arthritis）。

【定义、简史】

本综合征为结核病患者对结核杆菌毒素存在变态反应现象，引起皮肤出现结节性红斑样改变，并有急性多发性关节炎，与风湿性关节炎极为相似，在寒冷、潮湿环境中症状急剧加重，故称为结核性风湿症。

【病因及发病机制】

病原体为结核杆菌，发生机制尚不清楚，可能与结核杆菌毒素引起机体发生变态反应有关。关节腔内找不到结核杆菌，因而并非细菌直接侵入而致关节炎。但采用抗风湿疗法治疗本病无效，而给予抗痨治疗后关节症状可逐渐好转，乃至痊愈。

【病理改变】

本综合征不累及干骺端及骨组织。病变范围仅限于滑膜，有炎症性改变，炎症发展可发生关节腔积液。

【临床表现】

患者多为青壮年，儿童罕见，无性别差异。多数患者有活动性或陈旧性结核病史，以肺结核常见，其次为淋巴结核，少数为肠结核或肾结核。患者常伴发疱疹性结膜炎、结节性红斑、环形红斑、渗出性胸膜炎、心包炎、腹膜炎等结核性疾病。关节症状常先由小关节开始，逐渐累及大关节。最易受累关节为指、腕、膝、踝、肩、腰椎等。病程分急性和慢性。

1. 急性病程　可有不规则发热或弛张热，全身不适、乏力，关节周围或小腿皮肤出现多处结节性红斑，多处关节疼痛、肿胀，有压痛，活动可加重，部分病例有关节积液，膝关节可有阳性浮髌征。

2. 慢性病程　全身症状不明显，仅表现多处关节酸痛，一般不肿胀、不积液，虽有功能障碍，且可反复发作（与天气变化有密切关系），但不遗留关节强直或畸形。

【实验室检查】

血沉增快，结核菌素试验强阳性，抗"O"、C 反应蛋白、类风湿因子等均阴性。

【诊断】

诊断标准为 2 个基本标准、2 个主要标准和 3 个次要标准。基本标准：无关节侵蚀或变形的炎性关节炎，排除其他原因导致的感染性关节炎。主要标准：关节外结核的诊断明确，对抗结核治疗的完全应答。次要标准：结核菌素试验阳性，相关的超敏反应，如结节性红斑、结核疹、疱疹性角膜结膜炎，没有轴向椎体或骶髂受累。满足基本标准和主要标准可明确诊断；满足基本标准 +1 项主要标准 +3 项次要标准为高度可能诊断；满足基本标准 +1 项主要标准 +2 项次要标准或满足基本标准 +3 项次要标准则为可疑诊断。

【鉴别诊断】

本综合征需与风湿性关节炎、类风湿性关节炎、关节结核、血友病性关节炎、Reiter 综合征（尿道炎、关节炎、结膜炎综合征）等相鉴别。鉴别要点除 X 线平片、化验检查外，应注意本综合征有下列特征：①体内有活动性结核病灶；②皮肤有结节性红斑；③血沉增快、结核菌素试验强阳性；④关节不强直、不变形；⑤抗风湿治疗无效，而抗痨治疗有效。

【治疗】

1. 一般治疗　充分休息，加强营养。

2. 抗痨治疗　一经诊断立即给予抗痨治疗，可选用链霉素、异烟肼、对氨基水杨酸盐、利福平、吡嗪酰胺等药物。通常急性病程用药后可明显好转甚至痊愈，但也有复发或变为慢性者，因此抗痨宜彻底，以防止病情慢性化。

3. 肾上腺皮质激素治疗　虽对关节症状有一定的作用，但原有结核病有恶化可能，因此必须慎重。病程久治不愈者，可在同时配伍使用非类固醇抗炎剂的情况下，适当给予肾上腺皮质激素治疗，并严格控制剂量和用药时间。

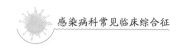

【预后】

多数患者预后良好，少数迁延不愈，十分顽固。

【参考文献】

SHARMA A, PINTO B, DOGRA S, et al.A case series and review of Poncet's disease, and the utility of current diagnostic criteria［J］.Int J Rheum Dis,2016,19（10）:1010-1017.

（陈耀凯　曾妍茗　鲁雁秋）

七、肺结核 - 嗜酸性粒细胞增多综合征

【中文名】

肺结核 - 嗜酸性粒细胞增多综合征。

【英文名】

pulmonary tuberculosis-eosinophilia syndrome。

【同义名】

肺结核伴发 Löeffler 综合征、Löeffler 综合征、Leitner 综合征。

【定义、简史】

本综合征是指肺结核患者并发末梢血嗜酸粒细胞增多和肺部一过性肺炎。1936 年 Leitner 最早报道并命名，我国文献最早在 1954 年有报道。

【病因及发病机制】

结核杆菌感染为主要病因，发病机制不详，可能与变态反应或异常免疫反应有关。

【临床表现】

部分肺结核病患者在病情稳定情况下，突然发热、咳嗽、胸痛、胸闷、气短，甚至呼吸困难；但大部分患者常无明显症状及体征，仅在原发肺结核病复查时发现胸片上除原有结核病灶外，有不规则的云絮状或片状密度淡薄阴影，且可在短期内消失或

呈游走性炎症性改变。末梢血呈嗜酸性粒细胞增多，嗜酸性粒细胞分类 > 0.06，但很少超过 20%，绝对值 > 0.5×10^9/L。

【诊断】

在原有肺结核基础上，突然出现胸片淡薄片状或云絮状阴影，末梢血嗜酸性粒细胞增高等即可诊断。

【治疗】

不需特殊治疗，必要时在强有力抗痨基础上加用肾上腺皮质激素治疗。

【预后】

良好。

（赵文利　陈耀凯　曾妍茗著）

八、原发性肺结核过敏性增高综合征

【中文名】

原发性肺结核过敏性增高综合征。

【英文名】

primary tuberculosis hypersensitive syndrome。

【同义名】

无。

【定义、简史】

本综合征是指患者初次感染结核病后，肺部产生原发病灶，发生所属淋巴管炎和淋巴结结核，同时还出现过敏反应。

【病因及发病机制】

病原体为结核杆菌，发病机制尚不清楚，可能与异常免疫反应有关。

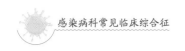

【临床表现】

肺部症状为咳嗽、咳痰等；结核中毒症状为午后潮热、盗汗、纳差、乏力等；过敏反应常表现为皮肤结节性红斑、疱疹性结膜炎、多发性关节炎或不同程度发热等。

【治疗】

积极抗痨、抗过敏治疗，必要时加用激素治疗，但应注意观察患者反应。

【预后】

良好。

（赵文利　陈耀凯）

九、肺结核空洞开放 - 菌阴综合征

【中文名】

肺结核空洞开放 - 菌阴综合征。

【英文名】

open-negative syndrome。

【同义名】

肺结核开放 - 菌阴综合征。

【定义、简史】

本综合征是指空洞性肺结核经抗结核药物治疗和（或）气管滴入药物治疗后，虽痰菌阴转，但表现为空洞仍未闭合、病灶仍未吸收。

【病因及发病机制】

结核杆菌感染为本病病因，发病机制不详，其发生与空洞大小、位置、洞壁厚薄无明显关系。

【临床表现】

肺结核治疗后，中毒症状已经消失，血沉正常，或仅有轻微呼吸道症状。X 线示病灶并未吸收，结核空洞仍然存在。CT 影像见不规则空洞影。

【诊断】

原已确诊为肺结核患者，正规抗痨治疗 1 年以上，或经正规气管内滴药治疗 3 个月以上，每 2 个月用浓缩法查痰结核杆菌 3 次，连续 6 个月呈阴性，但胸片显示结核病灶及空洞仍然存在，即可诊断本综合征。

【治疗】

继续抗痨治疗，以巩固疗效。如仍不闭合，可行病灶切除手术。

【预后】

良好。

（赵文利　陈耀凯）

十、波特病

【中文名】

波特病。

【英文名】

Pott disease。

【同义名】

脊椎骨疽（spinal caries）、Pott 病、脊椎结核病、结核性脊柱炎。

【定义、简史】

本综合征是脊椎骨感染结核杆菌后出现相应部位疼痛、活动受限、局部脓肿形成和畸形的一组病症，是骨和关节结核中最为常见者，多于儿童时期开始发病。英国外科医师 Pott 首先报道，命名为 Pott 病。该病是最常见的脊椎感染性病变，占所有骨关节系统结核的 50%，占所有结核感染的 1%。

【病因及发病机制】

结核杆菌感染为发病原因，该病发生机制是原发病灶结核杆菌经血流、淋巴管转移至脊椎。脊柱任何部位均可发病，以第十胸椎至第一腰椎为多见。①中心型：常见于小儿椎体中心海绵骨；②骨骺型（椎间隙型）：常见于成人椎体上下端，引起椎间盘迅速破坏和椎间隙狭窄；③前缘型（椎体前侧型）：常见于成人椎体前缘与纵韧带之下，累及多个邻近椎体。病变发生于椎弓者并不少见，易引起压迫症状。

【病理改变】

脊椎结核在早期多限于2个邻近椎体，引起早期椎间盘破坏。中心型椎体海绵骨多呈干酪性变，可有死骨存在，同时可见少量新生骨再生。既能看见广泛骨质破坏、死骨形成、干酪坏死，也能看见形成上皮细胞，肉芽肿及典型结核结节特征病变，同时也能够看见以纤维素、血浆、巨噬细胞及淋巴细胞、中性粒细胞渗出的不典型急性炎性反应区，还能够看见以纤维组织、毛细血管增生为主的慢性炎症反应区及钙化。破坏的椎体因上半身体重量压迫而塌陷成楔状：脊柱呈现尖角后凸（俗称"驼背"），尤以胸椎显著。颈椎和腰椎后凸畸形不常见。腰椎结核病变可在椎体一侧引起腰椎侧凸畸形。

寒性脓肿常见，初起多局限于椎体前纵韧带下，待脓液储留至一定量后即向各方向扩展，出现于远离病灶的部位：①颈部脓肿多出现于椎体前，可引起咽后壁隆起，或向颈部两侧发展。最后在胸锁乳突肌后缘出现于皮下。②胸部脓肿多出现于椎体前和两侧，由此可能向胸腔、腰部、胸壁发展，向椎管发展的椎旁脓肿，可引起截瘫（Pott瘫痪），占脊椎结核的 10% ~ 20%。③腰部脓肿多沿腰大肌向下发展而出现于腹股沟部和大腿内侧，但亦可转向侧方出现于髂前上棘处，转向后方经坐骨切迹出现于臀部，或向后蔓延出现于腰三角处。

【临床表现】

早期局部症状不明显，可有疲乏、背痛或腰痛，但不甚剧烈，休息后多自行消失；重者可引起肌肉痉挛、运动障碍及惧怕震荡。不同部位病变可致各种放射性疼痛，如上肢痛、肋间神经痛、腹痛及坐骨神经痛等，从而使症状复杂化。脊椎后凸畸形或外显的脓肿，虽为较晚期病变，但常为主要体征。颈椎结核患者常以手托下颌，腰椎结核患者腰部特别挺直如板状，颈椎结核尚可能出现因脓肿而引起的呼吸困难或吞咽障碍，脊髓受累轻者表现下肢无力，重者可有截瘫，多发生于胸椎结核，并不一定有严重后凸畸形。

【实验室检查】

1. 一般检查 外周血白细胞计数多正常，血红蛋白可降低。急性进展期白细胞可增多，重症感染时发生类白血病样血常规。血沉可增快，但无特异性。

2. 病原体检查

（1）涂片镜检 为诊断该病的一种方法，病灶部位穿刺液查到抗酸杆菌。该方法阳性率较低，即使涂片阴性也不能排除该病，连续检查≥3次可提高检出率。

（2）病原体分离 分离培养法是结核菌检测和药敏试验的金标准，在未治疗的患者中菌落培养的敏感性和特异性均高于涂片检查，且可鉴别非结核分枝杆菌。传统罗氏培养法耗时较长，为4～6周；液体培养系统更为敏感和快速，1～3周即可检测到分枝杆菌的生长。

（3）特异性核酸检测 PCR技术可扩增标本中微量的MTB DNA，但提取过程中标本易被污染而出现假阳性。然而，PCR无法区分活菌和死菌，不能用于疗效评估。

3. 免疫学检测

（1）结核菌素皮肤试验 结核菌素是MTB的代谢产物，从液体培养基培养的MTB中提炼而成，主要成分为MTB的分泌性蛋白。PPD 5IU（0.1 mL）于左前臂内侧上中1/3交界处皮内注射，使局部形成皮丘，72 h后观察注射部位皮肤硬结直径：直径<5 mm为阴性；5～9 mm为弱阳性；10～19 mm为阳性反应；直径≥20 mm或<20 mm但有水疱或坏死提示强阳性。结果呈阳性提示存在对MTB的细胞免疫反应，存在结核感染的可能性大，强阳性反应提示活动性结核病的可能；结果呈阴性，特别是较高浓度试验仍阴性一般可排除结核病。

（2）血清学诊断 现有血清学抗体检测方法的差异性较大，敏感性较低。该方法操作简单易行，可对结核病进行协助诊断。

【影像学检查】

1. X线 因相邻2个椎体骨质被破坏，髓核疝入椎体并破坏致椎间隙变窄或消失。后突畸形为该病常见征象，可伴有侧弯。颈椎结核形成咽喉壁脓肿，表现为咽喉壁软组织影增宽，且呈弧形前凸；胸椎结核形成椎旁脓肿，表现为胸椎两旁梭形软组织肿胀影；腰椎结核可形成腰大肌脓肿，表现为腰大肌轮廓不清或呈弧线突出。

2. CT 表现为骨质破坏，破坏周围形成骨硬化、死骨，椎体塌陷后突成角，椎旁及腰大肌脓肿、钙化，继发椎管狭窄及硬膜囊压迫。融冰样或碎玻璃样骨质破坏、破坏区内沙砾样死骨、冷脓肿形成是Potti病的典型CT表现。椎体前侧方软组织肿胀、椎体轻微骨质破坏不伴死骨及钙化、椎间隙无明显受累时，是Potti病不典型的CT表现。

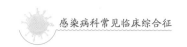

3. MRI 病灶信号表现为 T1WI 低信号，T2WI 等或稍高信号，压脂序列呈高信号，增强扫描亦可见不均匀强化，另可见附件多发斑片状异常信号。部分伴有骨质破坏，为椎管内团块状软组织信号，但一般不突破硬膜囊。

【诊断与鉴别诊断】

体内有结核病灶并出现上述症状者可考虑此病，血沉、结核菌素试验、影像学检查有助于确立诊断。本病在儿童期应与佝偻病、先天性脊椎畸形、骨骺炎相鉴别，在成人期应与布鲁菌性脊柱炎、陈旧性脊椎骨折、椎间盘突出、骨肿瘤、其他原因骨髓炎/脓肿以及脊髓瘤所引起的脊髓压迫症状鉴别。

【治疗】

早期患者除全身抗痨治疗外，应卧床休息以防止严重畸形或截瘫。普通方法是长期卧石膏床，待病情稳定后可在钢背心保护下起床。若有畸形或截瘫发生则须手术治疗，可根据病情采用脊柱后侧融合术、病灶清除术，并用骨芯树脂管桩代替缺损的椎体，可获满意疗效。

【预后】

一般尚可，早期诊断和治疗可阻止病变进展，亦可有效避免脊柱畸形的发生。

【参考文献】

DATEL V V, ANDERSSON G B, GARFIN S R, et al. Utilization of CT scanning associated with complex spine surgery［J］. BMC Musculoskeletal Disorders, 2017, 18（1）: 52.

（曾妍茗　陈耀凯　鲁雁秋）

十一、假结核病

【中文名】

假结核病。

【英文名】

pseudotuberculosis、spurious tuberculosis。

【同义名】

Kansasii 病、Battey 病、分枝杆菌病（mycobacterial diseases）、机遇性分枝杆菌感染、伪结核病。

【定义、简史】

本病为非典型分枝杆菌感染所引起的疾病，类似结核病。1883 年法国学者 Malasser 和 Vignal 首先检出假结核病的病原体，1911 年俄国医生描述了 8 例人类假结核病，此后世界各地都有不少病例报道，我国亦有少数病例报道。

【病因】

病原为非典型分枝杆菌，为结核分枝杆菌、牛型和禽型分枝杆菌以外的分枝杆菌。分为四型：Ⅰ型为光产色素菌（Kansasii 分枝杆菌）；Ⅱ型为暗产色素菌；Ⅲ型为非产色素菌（Battey 杆菌）；Ⅳ型为快速生长菌。此外尚有一种单纯感染皮肤的非典型分枝杆菌，根据其菌落和色素生成的特点分别属于Ⅰ、Ⅲ、Ⅳ型。此类分枝杆菌与结核杆菌虽同属强抗酸杆菌，在形态学上与人型及牛型结核杆菌也很相似，但在生物学上则不相同。结核杆菌只有在 37 ℃时才能生长，而非典型分枝杆菌在 25 ℃和 37 ℃时都能生长。非典型分枝杆菌产生的触媒酶素（catalase）较结核杆菌多，而不产生烟酸及过氧化物酶。非典型分枝杆菌多见于水和土壤中，家鼠、白鼠、猪、牛、羊等动物均可为其宿主。

【临床表现】

潜伏期 3～18 d，平均为 10 d。根据临床表现可分为 9 型：播散型、腹型、黄疸型、关节型、猩红热样型、混合型、卡他型、症状不全型及潜伏型。严重病例起病较急骤，有寒战、全身衰弱、头痛、手足肌肉酸痛等全身症状。本病病程漫长、症状繁多、表现复杂，极易误诊。肺部非典型分枝杆菌感染与肺结核极为相似，常被误诊为肺结核病，但抗结核药物疗效很差，应注意鉴别。

【诊断与鉴别诊断】

本病虽然类似肺结核，但有以下不同点：①对一般抗结核药物不敏感，对链霉素、异烟肼及对氨柳酸钠都有抗药性，所以在肺结核治疗中，若发现有抗药性病例，应考虑本病可能。②X 线特点：肺部病变以上肺野较多，肺尖段及上肺前段为好发部位；常表现为空洞性疾患，多为多发和薄壁空洞，空洞外围很少浸润；病变常为直接蔓延，

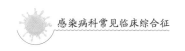

很少经支气管播散或血行播散；胸膜反应尤其是肺基底部胸膜肥厚与粘连甚为少见。③本病很少出现肺外病变。

【治疗】

病原菌对氯霉素高度敏感，链霉素轻度敏感，对青霉素、四环素及红霉素耐药，因此一般多采用氯霉素治疗。其他治疗包括补液、补充维生素、纠正电解质紊乱等支持疗法，重症患者可给予糖皮质激素等。久治不愈的局限性病变，可施行肺切除术。

【预后】

较好。

（陈耀凯）

十二、奴卡菌病

【中文名】

奴卡菌病。

【英文名】

nocardiosis。

【同义名】

Nocard 菌病、诺卡菌病。

【定义、简史】

本病是由奴卡菌属引起的局限性或播散性、亚急性或慢性化脓性疾病，分布于世界各地，动物亦可被感染，我国各地亦有报道，且近年发病率有上升趋势。

【病因与发病机制】

本病可由星形奴卡菌、巴西奴卡菌、豚鼠奴卡菌或皮疽奴卡菌引起，病菌为革兰染色及弱抗酸染色阳性的需氧菌，存在于土壤、带菌灰尘或食物中。病原菌通过呼吸道、皮肤或消化道进入人体，然后局限于某一器官或组织，或经血液循环散播至脑、肾或其他器官。本病发生和传播途径与机体抵抗力有密切关系。从皮肤侵入者常为局限性，可表现为足菌肿型或皮肤脓肿型，很少呈血源性扩散；通过呼吸道入侵者，则首先引起肺部感染，只有在机体抵抗力降低的情况下（特别是继发于长期应用糖皮质激素及免疫抑制剂、恶性肿瘤、艾滋病、器官移植、糖尿病患者），往往引起血源性播散。因此不少学者认为奴卡菌特别是星形奴卡菌是一种条件致病菌。

【病理改变】

各受累器官或组织病理改变基本一致，即化脓性变化，有大量中性粒细胞、淋巴细胞及浆细胞浸润，无巨细胞或干酪样坏死，与结核不同。用革兰染色在脓疡内可见分散的分支细菌丝或由菌丝组成的疏松颗粒，菌鞘不明显。奴卡菌不被苏木素-伊红染色。

【临床分型与表现】

1.肺奴卡菌病 约75%原发于肺，可表现为大叶性肺炎、肺脓疡或肺结核症状；少数病变穿过胸膜波及胸壁，引起瘘管，类似胸放线菌病；偶尔通过血源散播侵入脑、肾、皮肤等部位。患者感觉胸痛、无力、咳嗽，开始无痰，以后咳脓性黏痰或带血，体温升高，但无寒战，肺上、中、下各叶都可发生，症状和体征以及胸片无特异性。

2.播散性奴卡菌病 开始常为肺部感染，由于免疫力低下，可引起血源性播散。除肺部感染外，以脑脓肿最为多见，其次肾脓肿，心包、心肌、肝、脾、淋巴结、肾上腺等均可被波及，但眼、骨骼等很少受累。患者有发热等全身症状及局部受累表现。

3.皮肤奴卡菌病 原发性皮肤奴卡菌病好发于免疫功能正常的人群，多由虫咬或外伤引起，分为浅表型皮肤奴卡菌病、淋巴型皮肤奴卡菌病及足菌肿，其中以足菌肿最为常见。足菌肿好发于手足或小腿，间或见于其他部位，临床表现与真菌性足菌肿类似，很少侵犯骨骼组织。颗粒小，呈黄白色，可有菌鞘。其他还可表现为蜂窝织炎、皮下脓肿，或皮肤淋巴综合征，类似孢子丝菌病。淋巴型皮肤奴卡菌病初期在接种部位出现溃疡性丘疹或结节，进一步形成沿淋巴管走形的多个皮下结节，伴有脓性分泌物，偶见硫黄样颗粒。

【诊断】

肺部感染症状和身体无特异性，因此肺部亚急性或慢性感染经过一般治疗（包括抗痨药物）无效时，应考虑肺部真菌感染的可能性，特别是伴有"脑瘤"症状或多发

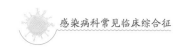

性皮肤脓肿时，更应考虑血源性感染。奴卡菌病诊断主要依据病原学检查，细菌培养有奴卡菌生长即可确诊，其菌落呈干燥的白色或橘黄色雪花状，革兰染色及若抗酸染色阳性，菌体为长丝状，菌丝常与菌体呈十字交叉。有条件应做分子生物学鉴定，可准确鉴定到菌种。本病主要与肺部亚急性或慢性感染及肺、脑、肾多系统感染鉴别，鉴别关键点在于真菌检查。

【防治】

目前认为复方磺胺甲恶唑仍是治疗奴卡菌感染的首选药物，可联合使用阿米卡星、四环素类、β- 内酰胺类抗菌药物：如哌拉西林，对磺胺类药物过敏可考虑使用氨基糖苷类、头孢菌素类、碳青霉烯类、喹诺酮类、利奈唑胺等。推荐剂量：TMP 5 ~ 10 mg/（kg·d），SMZ 25 ~ 50 mg/（kg·d），分 3 ~ 4 次口服或静脉给药。免疫功能正常单纯皮肤感染者疗程为 3 ~ 6 个月，余患者疗程需 6 ~ 12 个月。皮肤奴卡菌病治疗可行局部病灶切除、脓肿切开引流、祛除坏死组织、联合敏感抗菌药物治疗。如果在抗生素治疗皮肤奴卡菌感染效果不佳时，可以考虑口服碘化钾治疗。

【预后】

一般预后尚可，播散型病例病死率较高。

【参考文献】

［1］梁辉苍，黄春兰，马丽梅 . 皮疽诺卡菌引起的皮肤坏疽一例［J］. 中国麻风皮肤病杂志，2019，35（5）：289-290.

［2］王永东，程浩 . 淋巴皮肤诺卡菌病一例并文献复习［J］. 中华临床感染病杂志，2013，6（4）：244-247.

（曾妍茗　陈耀凯）

十三、放线菌病

【中文名】

放线菌病。

【英文名】

actinomycosis。

【同义名】

Rivalta 病。

【定义、简史】

本病系由放线菌属伊氏放线菌等引起的一种慢性化脓性肉芽肿性疾病，有瘘管形成并流出带硫黄色颗粒的脓液。世界各地均有病例报道，但属于一种少见病。首例报道见于 1857 年，1876 年 Bollinger 在病牛中发现病原菌，1891 年 Wolff 与 Isreal 证实人、马、牛的放线菌病为同一病原菌所致。我国关于本病的最早文献记载见于 1909 年，此后各地均有少量病例报道。

【病因】

放射菌是一种介于细菌和真菌之间的丝状微生物，革兰染色阳性兼性厌氧菌，且为非抗酸性，不形成芽孢，亦无活动性，以断裂法或分枝法繁殖，在组织或培养基内可形成白色菌落，在某些组织及脓液内，放线菌可形成所谓的"硫磺颗粒"，其中心为菌丝所组成，周围为排列成放线形的杆菌菌丝末端。放线菌常栖居于稻草或谷物上，可使牛马受染而患病，如果进入人体，也容易繁殖和生长，大多数患者为牧民和农民。

【病理改变】

放线菌好侵犯结缔组织，肌肉和神经很少波及；下颌骨易被感染，其他骨骼则很少感染；腹膜抵抗力最强，故腹部放线菌病很少穿过腹膜形成瘘管，而胸膜则不然。组织病理改变主要为化脓性肉芽肿，在脓疡中可见带菌鞘的放线菌颗粒，革兰染色阳性有诊断价值。颗粒外围为上皮样细胞、巨细胞、嗜酸性粒细胞和浆细胞，最外层为纤维组织。

【临床表现】

1.面颈部型　多继发于龋齿或拔牙。首先在面颈部交界处出现皮下结节，待与皮肤粘连后，颜色由正常变为暗红或带紫色，继而软化、破溃，流出稀薄似米汤样脓液，内含针尖大小淡黄色颗粒。未治疗伤口亦可自愈，但附近又出现一个或多个相同损害，结节、破溃、流脓、愈合，如此循环不已。继发感染和瘘管相继产生，最终形成带紫色的不规则瘢痕。在疾病发展过程中，损害可蔓延至舌、唾液腺、下颌骨（引起骨膜炎、骨髓炎以至死骨形成）、上颌窦、颅骨、脑、眼、中耳以及颈、胸部等。主观感觉轻微，局部可有痛感或张口困难。

2. 胸部型　胸部放线菌病可为原发或继发，前者还可再蔓延或扩散至其他部位，后者可继面颈部、腹部或肝放线菌病后发生。病变常见于肺门区或肺下叶，开始为非特异性炎症，以后形成脓肿，咳出带有颗粒和血丝的脓痰，同时伴发热、胸痛、胸闷和咳嗽。日久损害向胸膜和胸壁蔓延，引起脓胸和瘘管，排出大量带硫黄色颗粒的脓痰，有助于诊断。胸片所见类似肺炎、肺脓疡或肺部肿瘤。

3. 腹部型　多为继发性，可从口腔或胸部蔓延而来。好发于回盲部，临床上类似阑尾炎。病变可由此蔓延至膀胱、输卵管、肝胆、腰肌和脊椎。腹壁瘘管多因误诊为阑尾炎进行手术而造成，一般很少自动穿过腹膜和腹壁。腹部症状视受染器官而异。

4. 其他型　放线菌病有时见于除上述以外的其他部位和器官，如脑、肾、膀胱、子宫、眼、脊椎、皮肤等。损害性质相同，症状却各异。

【诊断】

除面颈部放线菌病临床具有诊断价值外，其他各型临床诊断比较困难，主要依靠真菌检查；病理检查必须发现颗粒才有意义。鉴别诊断疾病较多，确诊主要依靠真菌检查。放线菌为兼性厌氧菌，培养基内切忌加入抗菌药物。在组织内呈颗粒状，因此直接镜检或培养采取标本中必须寻找颗粒，一般为 1 mm 大小，黄白色（无数颗粒集聚而呈硫黄色），外围嗜伊红样物质（菌鞘）表示处于致病状态。但值得注意的是，硫磺样颗粒不是放线菌病特征性表现，有部分放线菌并不产生硫磺样颗粒，如龋齿放线菌。放线菌并非真菌，但类似于细菌，菌种鉴定不能仅靠形态，必须靠生化反应。

【防治】

早期诊断和早期治疗对预后甚为重要。放线菌病的首选治疗方法是青霉素 G（1 800 万 ~ 2 400 万 U/d，静脉治疗 2 ~ 6 周），序贯口服青霉素 V 或阿莫西林 6 ~ 12 个月。替代药物是阿莫西林 - 克拉维酸、亚胺培南和头孢曲松；对青霉素过敏或无反应者，可换用氯霉素、红霉素、多西环素、克林霉素、四环素、利奈唑胺等。甲硝唑、氨基糖苷类、甲氧苄啶 - 磺胺甲唑、头孢氨苄、氟喹诺酮类对放线菌效果差或无效。脓液的引流对放线菌病的治疗是非常重要的，对于复杂病例，为达到根治目的，通常需外科介入治疗。以下情况应考虑外科手术切除感染组织：①存在广泛的坏死组织或瘘管；②不能排除有恶性肿瘤的情况；③脓肿较大但不能通过经皮抽吸引流的情况。需警惕长期使用抗菌药物易导致该菌耐药，且药物不良反应发生率升高。保护牙齿，摘除扁桃体，预防拔牙后感染等是预防本病特别是面颈部型的重要措施。

【预后】

多发性颌脓肿为放线菌病最容易治疗的类型，而胸部、腹部和全身感染等类型预后较差。当脑和脊髓受累时预后最差，感染者 50% 以上有神经损害，病死率超过 25%。

【参考文献】

［1］BOYANOVA L，KOLAROV R，MATEVA L，et al. Actinomycosis :a frequently forgotten disease［J］. Future Microbiol, 2015（10）: 613-628.

［2］BROOK I. Actinomycosis : diagnosis and management［J］. South Med J, 2008, 101（10）: 1019-1023.

（陈耀凯　曾妍茗著）

十四、类丹毒

【中文名】

类丹毒。

【英文名】

erysipeloid、erythema serpens、fish-handler disease。

【同义名】

Rosenbach 病、Rosenbach 类丹毒。

【定义、简史】

类丹毒是流行于动物（尤其是猪）的一种急性传染病，人被传染后可发生类似丹毒的损害。

【病因与发病机制】

病原体是猪红斑丹毒丝菌，或称猪丹毒杆菌，多存在于病畜生肉上（特别是病猪或病鱼），对外界环境抵抗力很强。该菌通过侵入人体皮肤伤口，引起丹毒样皮损。从事肉类或罐头加工的工人以及渔业工作者，如皮肤有外伤，可因接触而受染。

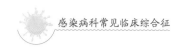

【临床分型与表现】

1. 局限型　最多见，在病原菌侵入部位发生疼痛，随后患处皮肤出现肿胀和红斑，其特征性表现是边缘清晰的多角形紫红色斑，并逐渐向周围扩展，中央部分消退，边缘微隆起而呈环状，有时可有水疱形成。病损范围直径一般不超过 10 cm。多发生于手及腕部，局部有灼热感或瘙痒，如果手指受累，则出现肿痛和局部皮肤紧张，而使其活动受阻；少数患者并发淋巴结炎和淋巴管炎。病损不化脓，消退后也不脱屑，可遗留色素沉着斑。患者一般不发热，多无全身症状，如不治疗，一般 2 ~ 4 周内可自然痊愈。有的病例病损呈游走性。旧皮损附近不断出现新的紫红色斑，红斑此起彼伏，可蔓延至整个手部，使病程拖延数月之久。

2. 弥漫型　临床少见，在远离原发感染部位出现弥漫性或泛发性皮损，形态与局限型相同，但炎症更为明显，也有呈环状、地图状或奇形怪状，常伴有发热和关节炎症状，血培养阴性。

3. 败血症型　罕见，患者一般没有典型皮损，但可发生广泛性红斑和紫癜，全身症状严重，往往伴有关节痛及心、肾多种内脏损害。血培养阳性，病死率高。

【诊断】

根据上述临床表现可以诊断。

【治疗】

本病病原菌对青霉素极度敏感，故首选青霉素。局限型损害可用青霉素口服或注射，连用 5 ~ 7 d。严重感染者应尽量大剂量静脉滴注。青霉素过敏者可选用四环素、红霉素、磺胺类药等，链霉素对本病无效。局部可配合鱼石脂软膏敷包治疗。

【预后】

良好。

（曾妍茗　陈耀凯）

十五、类鼻疽病

【中文名】

类鼻疽病。

【英文名】

malleoidosis、melioidosis。

【同义名】

惠特莫尔病（Whitmore's disease）、斯坦顿病（Stanton's disease）。

【定义、简史】

本病为类鼻疽假单胞杆菌引起的一种人兽共患传染病，疫源地主要分布于北纬20°以南，南纬20°以北的热带和亚热带地区，以东南亚和澳大利亚北部最多见。我国广东、广西、海南、台湾、香港等省区均有病例报道。破损皮肤接触含有类鼻疽假单胞杆菌的水和土壤可造成感染，是主要传播途径。1912年Whitmore发现本病病原菌，因而类鼻疽假单胞杆菌又名Whitmore杆菌。

【临床表现】

1.隐匿性感染　临床症状和体征不明显，但血清中可测出特异性抗体。

2.急性肺部感染　病情轻重不一，轻者为支气管炎，重者发展为病情凶险的坏死性肺炎。起病急骤，可有头痛、食欲不振、全身酸痛、寒战高热、胸痛、咳嗽、咳痰、呼吸急促等症状，胸部体征可能很少，但肺部炎区可闻及湿性啰音。若无全身播散，肝脾常不肿大。

3.败血症　糖尿病、酗酒、吸毒等免疫功能低下者，容易发生本型。起病急，寒战高热、呼吸困难、肌肉酸痛、剧烈头痛，皮肤潮红或紫绀，同时出现肺、肝、脾及淋巴结脓肿，以肺脓肿最多见。病变累及胸膜时有胸痛、咳嗽、咯血性或脓性痰。胸部听诊可闻及干性、湿性啰音及胸膜摩擦音，可有肺实变及胸腔积液体征。还可出现关节炎、脑膜炎、腹痛、腹泻、黄疸、肝脾肿大、皮肤脓肿。

4.急性局源性化脓性感染　细菌从破损皮肤感染人体后，在局部形成一个疖肿，同时并发淋巴管炎和淋巴结炎。患者有发热及全身不适，很快发展为败血症。

5.慢性化脓性感染　急性感染后形成多处化脓性病灶，脓肿破溃可形成瘘管，经

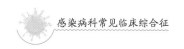

久不愈。患者体温可正常，但消瘦、衰竭。

6.泌尿生殖系统感染　主要表现为发热，伴排尿困难、耻骨部位疼痛。部分患者可出现急性尿潴留。直肠检查时偶见有触痛的雾状前列腺。

7.脑脊髓炎　约4%的病例会出现脑脊髓炎，多数病例初始意识状态正常，后可出现肢体无力、颅神经麻痹或单纯迟缓性截瘫。

【诊断】

凡有疫区旅居史的患者出现发热或化脓性疾病(特别是肺脓肿或者空洞性肺结核)，都应考虑有类鼻疽病的可能。确诊本病必须依靠病原学检查和血清免疫学试验。

【治疗】

一旦确诊为类鼻疽病，应立即隔离治疗，及早应用抗菌药物，疗程要足，常需联合用药。治疗措施包括病原治疗、外科治疗、对症支持治疗及基础疾病治疗等。

病原治疗包括强化期和巩固期，可根据药物敏感试验来进行抗菌药物选择。所有病例需进行至少2周的静脉注射抗菌药物进行强化期治疗，后口服抗菌药物进行巩固。轻症患者推荐予以头孢他啶（2 g/次，4次/d）进行治疗；重症或7 d血培养未转阴患者，可选用美罗培南（1 g/次，3次/d）进行治疗。同时建议非肺部病灶感染者在强化期时同时加用TMP-SMZ。巩固期在强化期结束后立即开始，首选TMP-SMZ。体重40～60 kg者，240 mg/次，2次/d；体重大于60 kg者，320 mg/次，2次/d。TMP-SMZ不能耐受者可予以多西环素（100 mg/次，2次/d或200 mg/次，1次/d）进行替代治疗。

痰培养转阴时间平均6周，若持续6个月为阳性，应考虑行肺叶切除术。有肺外化脓性病灶者应连续治疗6～12个月，同时做外科引流。喹诺酮类、氨曲南等抗菌药物治疗本病无效。若患者出现感染性休克、脑脓肿、心力衰竭等，及时给予相应处理。注意维持水、电解质及酸碱平衡，并给予维生素类、白蛋白、新鲜血、脂肪乳、丙种球蛋白及胸腺肽等。

【预防】

目前尚无理想预防方法，主要应防止破损皮肤接触被类鼻疽假单胞杆菌污染的水和土壤。受伤后要严格清洗伤口。患者排泄物及脓性渗出物要彻底消毒。医护人员接触患者时要注意个人防护，做好皮肤消毒。

【预后】

随着早期诊断，头孢他啶、美罗培南的使用，以及重症化监护，现该病死亡率低于10%。

【参考文献】

［1］DANCE D. Treatment and prophylaxis of melioidosis［J］. Int J Antimicrob Agents, 2014（43）：310.

［2］SULLIVAN R P, MARSHALL C S, ANSTEY N M, et al. 2020 Review and revision of the 2015 Darwin melioidosis treatment guideline; paradigm drift not shift［J］. PLoS Negl Trop Dis, 2020（14）：e0008659.

（陈耀凯　曾妍茗）

第三节　螺旋体感染

一、钩端螺旋体病

【中文名】

钩端螺旋体病。

【英文名】

leptospirosis。

【同义名】

Weil综合征、Lancereaux-Mathieu病、Vasiler综合征、Landonzy综合征、Andamon热、洪水热（flood fever/inundation fever）、泥热、Mathieu病、Larrey-Weil病、Fielder Ⅱ型综合征、Mauriac病、传染性黄疸、黄疸性出血性钩端螺旋体病、打谷黄、钩体病。

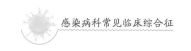

【定义、简史】

本病是由多种致病性钩端螺旋体（leptospira，简称钩体）引起的急性传染病，鼠和猪为其主要传染源，人因接触感染动物的排泄物而受染，属于动物源性传染病，即人畜共患病或自然疫源性疾病。人感染致病性钩体可无症状，严重者可引起黄疸、出血、肾衰竭及死亡。常见临床特点是发热、头痛、全身酸痛、乏力、眼结膜充血、腓肠肌压痛及浅表淋巴结肿大。部分病例可伴有肺、肝、脑膜或肾等脏器损害，恢复期可发生变态反应，青霉素治疗有效。本病呈世界范围流行，以热带及亚热带地区多见。国内以长江流域及其以南、东部沿海及西南各省区市较严重。

1886年德国医师 Weil 首先描述此病，1887年 Goldshmidt 首次提出本病的名称。1915年日本稻田、井户等证明其病原体为钩端螺旋体，并定名为黄疸性出血性钩端螺旋体。此后世界各国均有不同菌种分离并命名，1937年我国杨泽光首先发现本病。

【病原学】

病原为钩端螺旋体，菌体细长，有 12 ~ 18 个螺旋，一般长 4 ~ 20 μm，直径为 0.1 ~ 0.2 μm，以一端或两端弯曲成钩状而得名。革兰染色阴性，但不易着色。钩体为需氧菌，在含兔血清的柯氏（Kortef）培养基、pH 值 7.2 及 28 ~ 30 ℃培养约 1 周可生长，在 pH 值 7.0 ~ 7.5 的水或湿土中可存活 1 ~ 3 个月，在干燥及酸性环境下易死亡。全世界已发现及确定有 23 群和 200 多血清型，其中以黄疸出血群（icterohaemorrhagiae）、波摩那群（pomona）、犬群（canicola）、七日热群（hebdomadis）、秋季热群及澳洲群为主要菌群。我国主要菌群是波摩那群、黄疸出血群、犬群、流感伤寒群和七日热群。

【流行病学】

1.传染源　主要传染源是黑线姬鼠及猪。钩体在动物肾脏内长期存留，随尿排出时间可长达数周至数月。黑线姬鼠为南方稻田型的主要传染源，尿液污染稻田水及土壤使接触者受染。猪为北方钩体病的主要传染源，是雨水型和洪水型钩体病的主要传染源。人体带菌时间短，排菌量少，且尿液为酸性，不适合钩体生存，因而作为传染源可能性小。

2.传播途径　主要是直接接触病原体传播，人与环境中污染的水接触是主要感染方式。多通过皮肤黏膜破损处感染。土壤偏碱、气温 22 ℃以上等因素有利于传染。另还可经消化道、呼吸道、生殖系统黏膜等进行传播。

3.人群易感性　人群对本病普遍易感，病后及感染后仅获得同型免疫力，故可二次感染发病。部分分型间或群间也有一定交叉免疫。

4.流行特征　好发季节为6—9月，农民、牧民、屠宰场工人、捕猎者、兽医、伐木工人、下水道工人、稻农、宠物商人、军事人员和实验室工作人员等高发。流行类型有稻田型、雨水型、洪水型及散发型等。

【发病机制】

钩体进入人体后经微血液管或淋巴管进入血液循环，形成钩体败血症（leptospiremia），钩体在血中大量繁殖，并释放毒素，引起发病初期的发热及毒血症症状。后钩体可侵犯几乎所有组织器官，尤其是肝、肺、肾、脑及脑膜、肌肉，引起轻重不等的病变。多数患者为单纯败血症，内脏损害轻，少部分发生明显脏器损害如肺出血、黄疸肝炎、间质性肾炎或脑膜炎。部分患者恢复期出现后发症，为机体对钩体产生迟发变态反应所致。感染后发病与否及病情严重程度与钩体菌型、毒力和人体免疫力有关。

【病理改变】

基本病理改变是全身毛细血管的中毒性损伤，为非特异性中毒性炎症或出血病变，病变组织器官中可检出钩体，部分患者伴有明显脏器病变。肺为常见病变部位，肺肿胀，呈弥漫性点片状出血，肺微血管广泛出血，白细胞浸润不明显。肝大，肝细胞退行性变及水肿，淋巴细胞、中性粒细胞及少量嗜酸性粒细胞浸润，Kupffer细胞增生，肝窦、肝间质及毛细胆管内可见钩体。脑与脑膜出现血管损伤及炎症细胞浸润，表现为脑膜炎或脑炎。肾脏主要病变是间质性肾炎，间质水肿、单核细胞、淋巴细胞浸润及小出血灶，可有肾小管上皮细胞变性及缺血性坏死。心肌纤维肿胀、灶性坏死、出血及溶解，间质炎症水肿及心包膜病变。骨骼肌尤其是腓肠肌出血、肿胀及横纹消失。

【临床表现】

潜伏期2～26 d（平均10 d），临床表现轻重不一，根据其主要临床表现分以下三期和五型。

1.早期（感染中毒期）　起病后1～3 d，表现为发热及全身毒血症状。急性起病，体温39 ℃左右，常为弛张热，有时为稽留热，少数为间歇热，少数有畏寒、寒战，伴明显乏力及显著头痛。全身肌肉疼痛，尤以腓肠肌最为显著，局部触痛拒按，以致难以站立及行走，程度与发热不平行。眼结膜充血明显，严重者伴有出血，但无畏光、疼痛、流泪及分泌物。浅表淋巴结肿大与压痛，主要为引流上下肢淋巴的腹股沟及腋窝淋巴结肿大，质软有轻触痛，局部无明显红肿及化脓。可有咽痛、咳嗽、食欲不振、恶心、肝脾肿大、压痛与叩击痛、皮疹等。

2. 中期（脏器损害期）　起病第 3 天后，部分病例出现明显脏器损害。

（1）单纯型　又称感染中毒型或流感伤寒型，国内此型最多见，占 90% 以上。此型无明显脏器损害，表现为发热及毒血症症状，为自限性，症状持续 10 ~ 14 d 而恢复。少数重型患者表现为 41 ℃以上高热，可伴烦躁、谵妄、昏迷、抽搐、皮肤黏膜及脏器出血，呼吸及心率加快，迅速进入休克状态，称为暴发型。多见于青霉素治疗后发生赫氏反应（Herxheimer reaction）者，病情危重，病死率高。

（2）黄疸出血型　又称魏尔病（Weil disease）或 Weil 综合征，表现为乏力、食欲不振、恶心、厌油、尿黄等肝炎症状，皮肤巩膜黄染、肝脾大及肝功能异常，重度黄疸者有明显出血现象，肝性脑病及肝肾综合征甚至死亡，与病毒性肝炎暴发型表现及预后相似。初期发热等表现与单纯型相同，于病程 4 ~ 5 d 后出现黄疸、出血倾向与肾损害表现。按病情程度可分为轻、中、重三度：①轻度：轻度黄疸，食欲减退，厌油，上腹不适，无明显出血表现，血清总胆红素在 85 μmol/L 以下，ALT 升高。黄疸出现后 2 ~ 3 d，发热渐退，随后黄疸渐退，1 ~ 2 周后肝功能逐渐恢复，预后良好。②中度：中度黄疸，消化道症状明显，有恶心、呕吐，伴轻至中度出血倾向，如皮肤黏膜瘀点、鼻出血。血清胆红素为 85 ~ 170 μmol /L，ALT 升高。凝血功能检查异常，尿中蛋白阳性，镜检可见红细胞、白细胞与管型。经治疗多可逐渐恢复。③重度：重度黄疸，极度乏力，消化道症状重，可有呃逆，皮肤瘙痒与缓脉，出血倾向较重，皮肤黏膜瘀点瘀斑、鼻出血、咯血或消化道出血，甚至出现计算力与定向力下降、精神及行为异常、烦躁不安、意识模糊或昏迷、扑翼样震颤和（或）踝阵挛阳性等肝性脑病表现，突发少尿或无尿者警惕肝肾综合征可能。血清胆红素在 170 μmol/L 以上，ALT 升高或胆酶分离，凝血功能明显异常，凝血酶原活动度 ≤ 40%，血清肌酐、尿素氮可升高，尿蛋白（++）以上，较多红、白细胞与管型。病情危重，病死率高。

（3）肺出血型　根据病情轻重不同分为一般肺出血型及弥漫性肺大出血型。一般肺出血型有咳嗽、痰中带血，肺部有少量湿性啰音，但无明显呼吸困难，经积极治疗可迅速痊愈。弥漫性肺出血型分先兆期及垂危期，上述发热及全身毒血症状加重，剧烈咳嗽、呼吸困难、紫绀、血痰增多，咯血甚至口鼻大量涌血，伴烦躁、惊恐不安或意识恍惚甚至昏迷，两肺满布湿啰音，心率加快并可出现奔马律，迅速窒息死亡。本型发生诱因为免疫功能低下人群如老人、儿童、孕妇或新入疫区者，或首次青霉素注射后发生赫氏反应者。

（4）脑膜炎型或脑膜脑炎型　起病 2 ~ 3 d，出现剧烈头痛、呕吐、颈抵抗及布氏征阳性等脑膜炎表现，严重者可出现嗜睡、谵妄、昏迷、抽搐及瘫痪等脑实质损害表现。脑脊液压力升高，外观清亮，蛋白升高，白细胞计数（50 ~ 500）× 10⁶/L，以单核细胞升高为主，可从中检出钩体。

（5）肾功能衰竭型 各型钩体患者都可有肾损害表现，如尿中有蛋白质、红细胞、白细胞与管型，伴低钾血症，多可恢复正常。少数发生少尿、氮质血症与尿毒症者称肾功能衰竭型，此型常与黄疸出血型合并出现，单独肾功能衰竭型者少。

3. 恢复期 多数患者病情逐渐恢复，少数患者病情恢复后再次出现发热、眼部或脑症状。

（1）后发热 退热后 3 ~ 4 d 再次发热，38 ℃左右，无其他感染症状，血中嗜酸性粒细胞可增高，无须治疗，2 ~ 3 d 可自行消退。

（2）眼并发症 体温正常后 1 周至 1 个月出现眼部病变，表现为虹膜睫状体炎、脉络膜炎、葡萄膜炎或玻璃体混浊等，主要以葡萄膜炎及虹膜睫状体炎常见。

（3）反应性脑膜炎或脑动脉炎 前者在发热同时或稍后出现脑膜脑炎症状与体征，脑脊液检查正常，预后良好。后者由于波摩那型钩体亚临床感染或轻症患者，病后 2 ~ 3 个月出现反复的瘫痪、失语或脑神经损害，可有癫痫发作或智力低下等表现，脑脊液检查可正常或蛋白及白细胞轻度升高，血清及脑脊液中可检出钩体特异性抗体。

（4）胫前热 极少数患者的两侧胫骨前皮肤于恢复期出现结节样红斑，伴发热，2 周左右消退。可能与免疫反应有关。

【实验室及影像学检查】

1. 常规检查 无特异性，外周血白细胞计数可正常或轻度升高，黄疸出血型患者多升高，约 2/3 的患者出现核左移。患者也可表现为血小板减少，血沉加快，约 70% 的患者尿常规有轻微蛋白尿及少量管型、白细胞或红细胞。

2. 生化检查及其他检查 钩端螺旋体病能直接作用于电解质转运机制，引起低钠血症和低钾血症。黄疸出血型患者有肝功能异常，血清转氨酶及总胆红素均升高，凝血酶原时间延长或肾功能异常。脑膜炎型颅内压增高，脑脊液外观无色透明，白细胞计数为（50 ~ 500）× 10^6/L，单核细胞升高为主，蛋白轻度升高，糖及氯化物正常。

3. 病原学和血清学检查 为确诊依据。病程早期取血作悬滴片镀银染色，在暗视野显微镜下可检出活动的钩体，阳性率约 50%，有助于早期诊断。另脑脊液、尿液中也可以分离出病原体。疾病早期可做血培养，但钩体生长缓慢，1 周左右方能生长，且阳性率不高。检查血清特异性抗体常用显微镜凝集试验（显凝试验），亦称凝集溶解试验或凝溶试验。发病后 1 周开始出现，滴度 1∶400 或发病 2 周后血清抗体效价 4 倍以上升高者，有诊断价值。ELISA 法可检测特异性 IgM 抗体，可作为早期诊断。PCR 法检测钩体 DNA 具有灵敏、特异的优点，病程第 1 周即可检出。

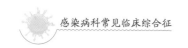

4.X线胸片检查　肺出血型患者可见双肺弥漫性点状、片状或融合片状阴影。

【诊断】

1.流行病学资料　去过或居住过流行地区，夏秋季节发病，有钩体污染疫水接触史。

2.临床表现　早期发热、毒血症的流感样症状，主要有三症状（寒热、身痛、乏力）及三体征（结膜充血、淋巴结肿大、腓肠肌压痛），中期可有肺出血、黄疸出血或脑膜炎，青霉素治疗有效或首剂治疗后出现赫氏反应有助于诊断。

3.实验室检查　确诊需依赖于病原学和（或）血清学证据。

4.肺出血型患者胸部X线检查　双肺可见散在点片状阴影，严重者可大片状融合。

【鉴别诊断】

1.发热　需与流感、伤寒、革兰阴性菌败血症、金葡菌败血症等发热性疾病鉴别。

2.肺出血型　需与大叶性肺炎、肺结核或支气管扩张咯血相鉴别，根据各自不同临床特点、流行病学资料及病原学、血清学检测及影像学检查可资鉴别。

3.黄疸出血型　需与急性黄疸型病毒性肝炎及化脓性胆管炎鉴别。

4.肾衰竭型　需与肾炎进行鉴别。钩体病具有急性传染性热性发病过程，有结膜充血、肌痛明细，血压多正常，无水肿。

5.脑膜炎或脑膜脑炎型　需与流行性乙型脑炎或其他病毒性脑炎、化脓性脑膜炎、结核性脑膜炎、新型隐球菌性脑膜炎等中枢神经系统感染疾病相鉴别。

【治疗】

治疗原则为三早（早发现、早诊断、早治疗）、一就（就地治疗）。

1.一般支持治疗　应及时卧床休息治疗，保证足够液体量及热量供给，做好护理及病情监护工作。

2.病原治疗　尽早应用有效抗菌药物，首选青霉素G，首次剂量虽有争议，但多采用40万U肌内注射，后日120万~160万U/d，分3~4次肌注，体温正常后继续用3 d。重症病例剂量加大至160万~240万U/d，分4次肌注。25%~80%患者第1次注射后可发生赫氏反应，于注射后2~4 h（0.5~6 h）突起发冷、寒战、高热、全身痛及头痛，呼吸心率加快，严重者发生休克，是大量钩体死亡释放大量内毒素引起的严重中毒所致。经治疗好转，但可使病情加重，可诱发肺大出血。故主张青霉素G从小剂量开始应用，亦可与肾上腺皮质激素联合应用，减少或避免赫氏反应的发生。青霉素

G 过敏者，可选用多西环素、四环素或庆大霉素等三代头孢及喹诺酮类也有效。

3. 对症治疗

（1）赫氏反应　应予以肾上腺皮质激素、镇静剂、降温及抗休克治疗。

（2）肺出血型　及早应用肾上腺皮质激素如氢化可的松 200～300 mg 加入 5% 葡萄糖液内静滴。并应用地西泮（安定）或异丙嗪等镇静剂，心率明显增快者可用西地兰 0.4 mg 或毒毛旋花子苷 K 0.125～0.25 mg 加入 5%～10% 葡萄糖液内缓慢静注，必要时 4～6 h 重复一次，并可应用止血药。

（3）黄疸出血型　按急性黄疸性肝炎给予降酶、退黄等保肝治疗，黄疸严重者可按重型肝炎治疗，并予以维生素 K 预防出血。对出现肾功能衰竭及严重水、电解质平衡失调者，应及时透析治疗。

（4）脑膜脑炎或脑膜炎型　酌情予以甘露醇及肾上腺皮质激素治疗。

（5）并发症　轻症者无须治疗，可自行恢复。闭塞性脑动脉炎给予青霉素 G 及血管扩张剂治疗。出现脑动脉炎及严重眼并发症者，可予以肾上腺皮质激素。

【预防】

1. 消灭或管理传染源　灭鼠是重要措施，疫区在流行前 1 个月，应给猪进行疫苗接种。

2. 切断传播途径　做好环境卫生，保护好饮用水源，防止被污染，收割时放水或减少水，疫区积水用漂白粉或其他消毒药进行消毒。做好环境卫生及饮食卫生，防止经消化道传播。

3. 提高人群免疫力　疫区高危人群及新入疫区者，在流行季节前半个月至 1 个月开始注射多效价疫苗，共 2 次，注射间隔半个月，当年保护率可达 95%。如高度怀疑已受感染，可预防性用药，给予多西环素 0.2 g/ 次，1 次 /d 口服，连服 5～7 d，或青霉素 G 80 万～120 万 U/d，分次注射，2～3 d。

【预后】

本病病情轻重不等，大多数患者可痊愈。弥漫性肺出血型、暴发性单纯型、重型黄疸出血型及脑膜脑炎型预后差，尤其是未及时诊断及治疗者。严重并发症如闭塞性脑动脉炎者，可遗留后遗症。

（陈耀凯　覃雪英　鲁雁秋）

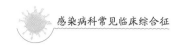

二、胫前疹发热综合征

【中文名】

胫前疹发热综合征。

【英文名】

pretibial-fever syndrome。

【同义名】

Fort-Bragg 综合征、胫骨前热。

【定义、简史】

本病为血清型钩端螺旋体感染所引起的一种疾病，多为散发流行，见于美国北卡罗来纳和佐治亚州。

【病因】

目前已知的病原体包括秋令热钩端螺旋体、Pomona 型钩端螺旋体及黄疸出血型钩端螺旋体。

【临床表现】

常突然起病。主要症状包括全身不适、轻度弥漫性头痛、非持久性轻度畏光、呼吸道症状、寒战及尖锋热（2 次 /d 以上高峰）。症状一般在 4 ~ 8 d 内消退，可有相对缓脉及脾肿大。通常于发病第 4 天在双侧小腿胫前出现红斑样皮疹，持续 2 d 或更长时间，恢复期留下色素沉着。整个病程约为 2 周。

【实验室检查】

外周血白细胞计数早期减少，但后期中度增多，伴淋巴细胞中度增多。钩端螺旋体培养、补体结合试验、凝集试验等均呈阳性。可在暗视野显微镜下直接查到钩端螺旋体。

【诊断】

根据流行季节、地区，发热后于双侧胫前出现对称性红斑样丘疹，可有相对缓脉、脾肿大等，可考虑本综合征。确诊需结合实验室有关特异性检查。

【治疗】

发病初期（4 d 以内）可给予青霉素或四环素族抗生素治疗，连续 5～10 d 可完全恢复。

【预后】

良好。

（覃雪英　陈耀凯）

三、回归热

【中文名】

回归热。

【英文名】

relapsing fever。

【同义名】

febris recidiva、febris recurrens、garapata disease、hunger plague、miana、polyleptic fever、recurrent fever。

【定义、简史】

本病是回归热螺旋体引起的急性传染病，临床特点为急起急退的发热、全身肌肉酸痛、肝脾肿大、易复发等，重症病例有黄疸和出血倾向。本病可分为虱传回归热和蜱传回归热 2 种，我国主要为虱传回归热。

【病原学】

病原为包柔体属螺旋体，虱传回归热病原体称回归热包柔体，蜱传回归热病原体因不同地区而异，多达近 10 种。包柔体革兰染色阴性，厌氧，长 7～30 μm，宽 0.3～0.5 μm，具 3～10 个粗大而不规则的螺旋、两端尖锐。在外周血涂片中极易找到，在暗视野下可见灵活的螺旋状活动，向各方向作快速旋转游动。电镜下菌体两端各有 1

束由 12 ~ 15 条轴丝构成的鞭毛样物。回归热螺旋体在一般培养基上不能生长，含有血液、腹水或组织（如兔肾）碎片的培养基，微需氧环境，37 ℃、2 ~ 3 d 可见繁殖，在鸡胚绒毛尿囊膜上生长良好。回归热螺旋体以横断分裂进行繁殖，对干燥、热和多种化学消毒剂均较敏感，但耐低温，在血凝块中 0 ℃时可存活 3 个月之久。虱传和蜱传回归热病原体间有一定程度交叉免疫反应。

【流行病学】

虱传回归热分布于世界各大洲，流行季节为冬春季，不良卫生条件、居住拥挤等为发生本病的社会条件，国内近年已少有报道。本病常与虱传流行性斑疹伤寒同时流行，甚至 1 人可同时感染两病。蜱传回归热散发于世界各国的局部地区，以热带、亚热带地区为著。发病季节以春夏季为多，国内主要见于南疆、山西等地。患者是虱传回归热的唯一传染源，以人 - 体虱 - 人的方式传播，蜱传回归热的主要传染源是鼠类和患者。体虱是虱传回归热的主要媒介，其他尚有头虱、臭虫等。虱吸吮患者血液后，螺旋体在 5 ~ 6 d 后即自胃肠道进入体液中大量繁殖，但不进入唾液腺、卵巢及卵。螺旋体在虱体内仅存活至虱自然死亡（25 ~ 30 d），不经卵传至后代。人被虱叮咬后因抓痒将虱体压碎，螺旋体自体腔内逸出，随皮肤创面进入人体，也可因污染手指接触眼结膜或鼻黏膜而导致发病。病原体可通过胎盘传给胎儿。患者血液在发作间歇期仍具传染性，输血亦可传播本病。蜱的生命远较虱为长，吸入患者血液后病原体可在蜱体内存活数年以上，且可经卵传至下代。蜱的体腔、唾腺和粪便内均含有病原体。蜱吸血时可直接将病原体从皮肤创口注入人体，其粪便和体腔内（压碎后）的病原体也可经皮肤破损处侵入体内。人群对本病普遍易感，发病率无性别及年龄差别。患病后免疫力短暂，1 年后可再感染。

【发病机制与病理】

病原体自皮肤、黏膜侵入人体后，在血液循环中迅速繁殖生长，产生大量包括内毒素类物质在内的代谢产物，从而导致发热和毒血症症状。当人体对螺旋体产生特异性抗体如溶解素、凝集素、制动素等后，螺旋体即在单核 - 巨噬细胞系统内被吞噬和溶解，并从周围血中消失，高热骤退，转入间歇期，但血中病原体并未完全被杀灭，故仍具传染性。回归热发作与间歇交替的原因是免疫反应的一种特殊现象。螺旋体抗原易产生变异，使初发产生的抗体不能凝集溶解复发的螺旋体，每次复发的螺旋体是抗原性发生改变的新种，复发次数越多则抗原变种亦越多。反复发作多次，至病原体抗原变异不能超越特异性抗体的作用范围时，复发不再出现。

回归热的免疫以体液免疫为主，一般可维持 2 ~ 6 个月。病原体及其代谢产物除引起毒血症症状外，尚可损害毛细血管内皮细胞和破坏红细胞导致溶血性贫血、出血倾向及黄疸等。螺旋体在间歇期隐藏于肝、脾、肾、脑、骨髓等处，尤其是单核 - 巨噬细胞系统，因此病变主要见于脾、肝、肾、心、脑、骨髓等，以脾脏病变最为著。脾脏肿大，质软，有散在的梗死、坏死灶及小脓肿，镜检可见巨噬细胞、浆细胞等浸润和单核 - 巨噬细胞系统增生。肝脏时有肿大，可见散在坏死灶、出血、弥漫性充血和浊肿性退行性变。脾肿大，有滤泡灶性脓肿，偶可产生自发性脾破裂。心脏有时呈弥漫性心肌炎，有网状细胞浸润和间质性病变，肾浊肿、充血。可见肺出血，骨髓显著充血，幼粒细胞高度活跃，在周围血液内可见螺旋体被白细胞吞噬现象。脑充血水肿，有时出血。以上病理变化虽缺乏特殊性，但典型螺旋体在血、骨髓、肝、脾、脑、脑脊液、尿、前列腺液等处的检出，有助于与其他疾病鉴别。

【临床表现】

虱传回归热和蜱传回归热的临床表现基本相同，前者较后者为重。

潜伏期约 1 周（虱传型 2 ~ 14 d，蜱传型 4 ~ 9 d）。绝大多数起病急骤，缓慢起病者较多见于蜱传型，可有前驱期症状，如头痛、乏力、低热等。体温常于 1 ~ 2 d 内迅速达到 39 ℃以上，部分可高达 43 ℃，大多呈持续型，少数为弛张型或间歇型。剧烈头痛及全身肌肉骨骼疼痛为本病突出症状，尤以腓肠肌为著。部分病例可伴有恶心、呕吐、腹泻、腹痛、咽痛、咳嗽等，其严重程度与血液中螺旋体含量相关。早期可出现轻度鼻出血、镜下血尿，后期因肝脏损害可出现持续性鼻出血及广泛性瘀斑。高热期间可有意识不清、谵妄、抽搐、眼球震颤、脑膜刺激征等（虱传型 30%、蜱传型 8% ~ 9%）。偶见胃肠道出血、泌尿道和颅内大出血，也可有子宫出血及孕妇流产。发热期面部及眼结膜充血、呼吸次数增加、肺底闻及啰音、脉率增快，可有奔马律及室性过早搏动，心脏扩大及心力衰竭也非罕见。约 3/4 病例脾脏明显肿大，约 2/3 病例肝脏肿大伴压痛，重症病例可出现黄疸。淋巴结可肿大。皮肤在发热期有时出现一过性点状出血性皮疹。少数病例可发生弥散性血管内凝血。

发病 3 ~ 7 d 后，绝大多数病例高热在 2 ~ 4 h 内骤降至常温或常温以下，伴大量出汗甚至休克。在无热间歇期，多数患者感乏力、精神萎靡，但大部症状消退，肝脾缩小，黄疸亦见减轻。经平均约 9 d 的无热期后多数病例有复发，此时全部症状再度出现。复发症状大多较轻（第 1 次复发症状可较重），病程也较短，间歇期逐次延长。虱传型复发 1 次者约 50%，2 次者约 20%，2 次以上者 1% ~ 2%，无复发者约 25%。虱传型复发较蜱传型为少，后者一般复发 3 ~ 9 次，有多达 14 次者。儿童患者临床表现较轻，

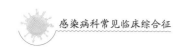

发病率较成人低，治疗中赫氏反应亦少而轻。

蜱传型在发病前可因蜱叮咬而局部产生紫红色皮炎，中央隆起，痒感，稍痛，搔破后易感染化脓，局部淋巴结经常肿大。蜱传型症状较轻，体温为不规则间歇热，上呼吸道症状多，第一次发作时间较短，平均为 3～6 d。无热期较长，平均 7 d。复发周期较虱传型略长（大于 2 周），反复次数较多。脾肿大见于 1/3 以上病例，肝肿大者约 1/5，有黄疸者约 1/10，出现皮疹者约 1/3，1/5 病例有咳嗽等呼吸道症状。侵犯中枢神经系统者约 1/10。很少有持久性后遗症。

妊娠期间回归热约 1/3 会发生流产，且可致新生儿感染，表现为黄疸、肝脾肿大，常伴脓毒血症及出血症候。

【并发症】

病程中易并发支气管肺炎，常为致死原因。孕妇易发生流产或早产。脾出血、脾破裂、阑尾炎样急性腹痛偶有发生。此外，尚可有中耳炎、结膜炎、虹膜炎、虹膜睫状体炎、脉络膜炎、视网膜炎、腮腺炎、多发性关节炎、脑膜脑炎、脑神经炎、心内膜炎等。蜱传回归热并发症以眼部及神经系统症状为突出，局限性偏瘫、失语、脑神经麻痹等有时出现较晚，并可成为后遗症。

【实验室检查】

1. 周围血常规　白细胞总数可升达（15～20）×10^9/L，约 2/3 蜱传型病例和 1/3 虱传型病例白细胞计数在正常范围内。贫血在多次复发后显著，血小板可减少，出血时间、凝血时间均在正常范围，但凝血酶原时间常延长。在发热期取血（或骨髓）作涂片或暗视野检查，可发现典型的疏螺旋体（蜱传型病例血中病原体常较少），可做厚血片或离心浓缩后染色检查。

2. 尿和脑脊液　尿中常有少量蛋白、红白细胞及管型，有时出现"急性出血性肾炎"表现，不少患者尿中和前列腺液中有活的螺旋体。少数病例脑脊液压力可稍增高，蛋白质和淋巴细胞增多，脑脊液中也可发现病原体，涂片检查及动物接种均可采用。

3. 血清免疫学试验　取血清作补体结合试验、凝集、制动和杀螺旋体等试验检测特异性抗体，如增高 4 倍以上有助于诊断，但阳性率不高，很少采用。虱传型病例血清梅毒试验 5%～10% 呈假阳性。

4. 血生化试验　血 ALT 升高，严重者血清胆红素上升，有达 270 μmol/L 者。

【诊断与鉴别诊断】

季节、地区、个人卫生情况、野外作业史、发现体虱及蜱等均有参考价值。临床表现如骤然起病，严重全身肌肉关节酸痛、腓肠肌剧痛拒按、剧烈头痛、鼻出血、肝脾肿大、皮疹或黄疸，均属典型症状，有助于诊断。若发热呈回归型且有多次复发，则诊断可基本成立。血、尿、脑脊液等中或动物接种后发现回归热病原体为确诊依据。本病急性期临床表现易与流行性斑疹伤寒、钩端螺旋体病、流行性出血热、流感、疟疾、伤寒、肺炎、登革热等相混淆，一经复发，诊断较易确定。

【治疗】

1.一般和对症治疗　高热时卧床休息，给以高热量流质饮食，酌情补液，大便保持通畅。发生神经精神症状时，给以镇静药物。热退时注意防治休克及循环衰竭。毒血症严重时可采用肾上腺皮质激素短程口服或静注。

2.抗菌治疗　青霉素、四环素、氯霉素、红霉素或头孢曲松等抗生素均为特效药物，能清除血液内螺旋体，但易产生赫氏反应，甚至导致死亡。此反应于发热自然骤降时也可出现，系螺旋体大量溶解时所出现的休克反应，其严重程度与血内螺旋体数量消失或被清除的速度有关。故初次剂量不宜过大，在最初 2 次用药时，可加用肾上腺皮质激素，以防止加重反应发生。首选四环素，成人 2 g/d，分 4 次口服，热退后减量为 1.5 g/d，疗程 7 ~ 10 d。多西环素第 1 天 0.2 g/d，以后 0.1 g/d，连用 7 d。青霉素 60 万 ~ 80 万 U/d，分 2 次肌注，连续 5 ~ 7 d。强力霉素成人剂量 100 ~ 200 mg/d，为防止反复发作，疗程可延长至 7 ~ 10 d。孕妇及 7 岁以下儿童禁用四环素，可予以红霉素或头孢菌素治疗。

【预防】

切断传播途径是预防本病的关键措施，控制传染源也需同时进行。目前尚无有效的人工免疫方法。患者必须住院隔离至体温正常后 15 d，接触者医学观察 14 d 并彻底灭虱。蜱传型主要传染源是鼠类，必须大力开展防鼠、灭鼠及防蜱、灭蜱工作。注意个人防护，灭虱时要穿防护衣，野外作业时需穿防蜱衣，必要时可口服强力霉素或四环素以防发病。

【预后】

预后取决于治疗时机、患病年龄及有无严重并发症等。儿童预后良好，但年老衰弱、孕妇及 1 岁以下幼儿预后不良。并发严重黄疸、支气管肺炎、心内膜炎、脑膜脑炎等者病情险恶。及时应用四环素治疗，病死率为 2% ~ 6%；未经治疗的虱传型和蜱传型

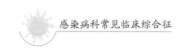

病死率分别为 40% 和 20% 以上，未经特效治疗的蜱传型病例易出现眼和神经系统后遗症。

（陈耀凯　覃雪英）

四、莱姆病

【中文名】

莱姆病。

【英文名】

Lyme disease。

【同义名】

Lyme 病、淋巴细胞脑膜神经根炎（lymphocyic mening oradiculitis）、Garin-Bujadoux-Bannwarth 综合征 Ⅰ 脑膜多神经根炎、Lyme 关节炎、慢性游走性红斑（erythema gestationalum migrans）。

【定义、简史】

本病是一种由伯氏疏螺旋体感染引发，通过蜱叮咬传播给人类的疾病。1975 年美国康涅狄克州莱姆镇（Lyme）发生本病流行命名，1980 年命名为莱姆病，并确定其发病与硬蜱叮咬有关。1982 年从蜱体内分离出螺旋体，1984 年证实该病原体属于伯氏包柔螺旋体。国内于 1986 年由艾承绪首次报道黑龙江海林县发现莱姆病，1987 年由张哲夫等在牡丹江林区分离到病原体。莱姆病在我国 29 个省、自治区、直辖市有分布，在 19 个省、自治区、直辖市存在自然疫源地。

【病原体】

伯氏疏螺旋体革兰染色阴性，吉姆萨染色呈紫红色。形态似弯曲的螺旋，长 11 ~ 39 μm，宽 0.18 ~ 0.25 μm，有 7 ~ 11 根鞭毛。在潮湿、低温环境下抵抗力较强，但对热、干燥和一般消毒剂均较敏感。对四环素、青霉素、红霉素、头孢菌素等较敏感，而对利福平、磺胺等耐药。

【流行病学】

鼠类是本病主要传染源，多达 30 种野生哺乳动物、近 50 种鸟类以及多种家畜可作为宿主动物，伯氏疏螺旋体通过动物 - 蜱 - 动物的循环传播建立莱姆病疫源地，而患者作为传染源意义不大。莱姆病通过节肢动物蜱的叮咬在宿主动物之间或宿主动物与人之间造成传播，病原体亦可经人或动物胎盘传播。人类对本病普遍易感，无年龄及性别差异。人感染后显性感染与隐性感染之比约为 1∶1。本病全年均可发病，我国以 6 月和 10 月为高峰季节，感染者以青壮年为主，林区工作者感染风险较大。

【发病机制与病理】

当人的皮肤被蜱叮咬以后，伯氏疏螺旋体侵入皮肤表面，引起慢性移行性红斑，然后通过淋巴扩散（局部淋巴结肿大），或随血行播散到其他脏器，导致多处病变。在病程早期可从血或皮肤标本中分离获得螺旋体，数月后脑脊液、关节液标本中亦可发现，甚至发病 10 年后在肢端皮炎（acrodermatitis）损害处也能培养出螺旋体。从患者皮肤、滑膜、心肌、视网膜、肌肉、骨、脾、脑、肝等处都曾发现过病原体，提示病原体可入侵和寄居于所有受累组织，并可长期在侵入组织中潜伏或持续地出现症状。螺旋体能否在细胞内存活目前尚不清楚。

在疾病早期，患者单核细胞对病原体抗原反应很弱，远低于有丝分裂原引起的正常反应，抑制细胞活性高于正常。数周后，单核细胞对螺旋体及有丝分裂原的反应逐渐增高，抑制细胞活性低于正常，体液免疫也有所加强。疾病后期，当关节炎、脑膜炎出现后，单核细胞可以渗入关节腔液及脑脊液中。

慢性移行红斑的组织切片仅见上皮增厚，轻度角化伴单核细胞浸润和表皮层水肿，无化脓性或肉芽肿反应。关节炎患者可见滑膜液中含淋巴细胞和浆细胞，少数病例发生膝关节增生性侵蚀性滑膜炎，伴血管增生，骨与软骨的侵蚀。心、淋巴结、肝、脾、胆均可受累。

【临床表现】

潜伏期 3 ~ 32 d，多数为 7 ~ 9 d。大部分病例在潜伏期末或慢性环形红斑生前后出现流感样症状、脑膜刺激征及肌肉关节酸痛，局限性或全身性淋巴结肿大。莱姆病临床可分为三期，互有重合，多数患者并非三期均具备，实际无症状者亦可发生血清转阳。通常将早期表现慢性移行性红斑及相关症状称为第一期（局部皮肤损害期）；数周至数月后出现神经、心脏异常、骨骼肌肉症状或周期性关节损害称为第二期（播散感染期）；数月至数年后表现为慢性的皮肤、神经系统、关节受累称为第三期（持续感染期）。临床表现差异较大，轻者为亚临床感染或仅累及一个系统，重者可同时出现皮肤、神经系统、关节、心脏等多脏器损害，任何系统受累均可呈暂时性、再发和慢性化特点。不同地域临床特征亦可不同，美国患者关节炎更多见一些，而欧洲患者则以神经系统改变更为常见。

1. 皮肤表现　慢性移行性红斑最为常见，发生率约90%，好发于大腿、腋窝、腹股沟等部位。开始时为一个红色斑疹或丘疹，3～33 d（平均7～9 d）后逐渐扩大形成一片大的圆形皮损，外缘有鲜红边界（一般扁平，偶可隆起），中央呈退行性变，似一个红圈或几个红圈组成的靶形。皮损早期中央有时呈致密性红斑、硬变、疱疹、坏死，常有灼热感，偶有疼痛、瘙痒；皮损逐渐增大，直径6～68 cm，一般经2～3周皮损自行消退，偶留有瘢痕与色素沉着。慢性环形红斑发生后数日内，25%～50%的患者出现多发环状继发皮损，少则2个，多者可达100个及以上。继发皮损除掌、跖皮肤及黏膜外，身体多处均可发生。形态类似原发皮损，但移行变化不明显，形状略小，缺乏硬结中心，消退较快。部分病例在原发或继发皮损消退后，可见皮损复现。复发常在1年内。在慢性环形红斑发生数年以后，可出现肢皮炎，开始为紫红色皮损，然后出现硬化和萎缩，硬化的皮损似局限性硬皮病，可持续多年。

2. 神经系统表现　主要指神经系统的实质性损害，发生率为11%～15%。以脑脊髓膜炎、脑炎、脑神经炎、运动和感觉神经炎最为常见，舞蹈病、小脑共济失调、脊髓炎亦可发生，但不包括疾病初期脑膜炎样表现。多数表现为神经系统广泛受累、病变重叠出现，少数为局限性神经系统受损，如面神经瘫痪等。近半数病例神经系统病损只发生1次，历时2周至3个月，其余患者可发作多次，每次发作可持续2～3个月。通常神经系统表现出现在慢性环形红斑后2～6周，亦可由早期脑膜炎症状发展为慢性脑膜炎。无慢性环形红斑者，神经系统症状常先于关节症状。

在欧洲，神经系统表现最常见的是Bannwarth's综合征，又称为蜱源性脑膜多神经炎或慢性淋巴性脑膜炎。表现为神经炎性疼痛、无头痛性的脑脊液淋巴细胞增多，有时可伴脑神经炎。近年来发现，莱姆病可引起慢性神经病变，轻症患者后期可有持续数年的周期性四肢感觉异常，而体检无神经系统异常发现，但受累神经的传导显示异常。螺旋体亦可侵入中枢神经系统，引起慢性进展性脑脊髓炎、痉挛性下肢瘫痪、横贯性脊髓炎、痴呆等。

3. 心脏表现　发生率8%～10%，以成年男性居多。通常在慢性环形红斑后4～83 d出现心脏损害，以房室传导阻滞最为常见，尤以Ⅰ度或Ⅱ度房室传导阻滞为多。少数病例有房颤、心包炎等表现。心瓣膜一般无明显受损。心脏损害一般较轻，持续时间短，预后好。

4. 关节表现　发生率50%～80%。通常在6个月内出现，早期可与慢性环形红斑同时出现，迟者可在其后 14 个月发生。通常从 1 个或少数几个关节（单侧、非对称性）开始，初为游走性，可先后累及多个关节，以膝关节最多，次为肩、肘、踝、髋及颞下颌关节，偶见指、趾关节受累。受累膝关节多表现为肿胀与发热，很少发红，偶有少量积液。其余关节可以运动时疼痛为唯一症状。初发关节症状一般持续 1 周，个别长达 6 个月。多数复发，复发者不一定在原关节，且受累关节较原发时为多。复发关节症状持续时间较短。约 10% 患者单或双侧膝关节持续疼痛，行走困难，并有关节肿胀、滑膜肥大等慢性炎症表现，持续 1 年以上。有时损害可侵蚀软骨和骨，甚至使关节致残。一部分患者在疾病早期，除典型关节症状外，还可有肌腱、腱鞘、肌肉或骨骼游走性疼痛，可持续数小时至数日。

5. 其他　约 10% 的病例早期有肝炎样症状与体征。少数患者有弥漫性腹痛，个别病例有腹泻、脾肿大、眶周水肿及睾丸肿痛等表现。部分患者有眼深部组织受累表现，如虹膜炎，甚至全眼炎并导致视力丧失。

【诊断】

诊断主要依据临床表现与流行病学资料，慢性环形红斑具重要诊断价值。在慢性环形红斑后出现神经系统、心脏及关节损害表现，血清冷沉淀球蛋白阳性，诊断可以成立。如无慢性环形红斑，但有短暂、反复发作的关节炎、冷沉淀球蛋白阳性者，近期内去过流行区并有蜱咬史，亦应疑及本病。

血清学诊断以酶联免疫吸附试验（ELISA）最为灵敏。慢性环形红斑期可见特异性IgM 效价明显增高，而关节炎期则见特异性 IgG 效价增高，并可持续年余或更久，特异性抗体效价大于 1：200 即具诊断价值。血、脑脊液、皮肤活检标本培养阳性，则可确诊，但培养历时较长（一般需要 1～2 个月），阳性率低，难以在临床上广泛应用。

【治疗】

1. 慢性环形红斑期　成年人可选用多西环素 100 mg/ 次，2 次 /d，疗程 21 d，儿童与孕妇禁用。也可采用阿莫西林 500 mg/ 次，3 次 /d［儿童按 50 mg/（kg·d）计算］，持续 21 d。对上述药物有过敏者，可用红霉素 250 mg/ 次，4 次 /d，疗程同前。克拉霉素或阿齐霉素亦可酌情选用。约 15% 的患者在初治 24 h 内发生赫氏反应。利福平、环丙沙星、氨基糖苷类抗生素等均呈耐药。

2. 神经系统、心脏病损以及关节炎期　有神经系统和心脏病损者，宜采用头孢曲松 2 g/d，静脉给药，疗程 2～4 周。大剂量青霉素亦可试用，每日 2 000 万 U，静脉分次给药，疗程亦需 2～4 周。高度房室传导阻滞者除应用头孢曲松或青霉素（两者疗程至少 14 d）外，同时给予监护，在完全性房室传导阻滞或心功能减退者若单用抗生素

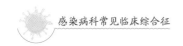

24 h 内未缓解者，可用泼尼松短期治疗，40～60 mg/d，分次口服，病情缓解后减量。关节炎患者仍可采用多西环素和阿莫西林，但疗程宜延长至 30 d 以上。慢性关节炎功能显著受损者可做滑膜切除术。

表 2-10　莱姆病的治疗方案

抗生素治疗
早期莱姆病
多西环素 100 mg/ 次，2 次 /d，持续 21 d
阿莫西林 500 mg/ 次，3 次 /d，持续 21 d
头孢呋辛酯 500 mg/ 次，2 次 /d，持续 21 d
如不能耐受以上药物，可用红霉素 250 mg/ 次，4 次 /d，持续 14～28 d
神经综合征
Bell 样麻痹（无其他神经异常）
多西环素或阿莫西林口服
其他神经综合征
头孢曲松 2 g/d，持续 14～28 d
头孢噻肟 2 g/ 次，1 次 /8 h，持续 14～28 d 　青霉素 G 2 000 万 U/d，持续 14～28 d
如不能耐受以上药物，可用多西环素 100 mg/ 次，2 次 /d，持续 30 d
心炎
头孢曲松 2 g/d，持续 14～28 d
青霉素 G 2 000 万 U/d，持续 14 d
多西环素 100 mg/ 次，2 次 /d，持续 21 d
阿莫西林 500 mg/ 次，3 次 /d，持续 21 d
关节炎
阿莫西林 500 mg/ 次，3 次 /d，持续 30～60 d
多西环素 100 mg/ 次，2 次 /d，持续 30～60 d
头孢曲松 2 g/d，持续 30 d
青霉素 G 2 000 万 U/d，持续 14～28 d
孕妇
禁用多西环素
预防
蜱叮咬后可用多西环素 1 剂（200 mg）

【预防】

注意个人防护，防止蜱叮咬。在莱姆病流行区，蜱叮咬后预防性服用抗生素是有益的，但通常认为抗生素预防不能作为常规方法。

【预后】

多数预后好，少数严重病例预后差。

（陈耀凯）

五、雅司病

【中文名】

雅司病。

【英文名】

yaws。

【同义名】

Charlouis 病、Breda 病、ab-oukine 病（土名）、热带莓疮、amboyna button、anthracia rubula、bouba、Breda's disease、dubi、frambesia、frambesia tropica、framboesia、mycosis framboesioides、parangi、thymiasis、thymiosis。

【定义、简史】

本病为雅司螺旋体感染引起的慢性接触性传染病，以儿童和青少年多见，其皮损酷似梅毒，但不累及心脏和中枢神经等重要内脏器官和组织。荷兰医师 Charlouis 首先描述，其原发损害似草莓状皮疹，因此又被称为热带莓疮。

【病因】

病原为雅司螺旋体，与梅毒螺旋体和品他密螺旋体在形态上不易区分，体长 $10 \sim 13\ \mu m$，螺旋紧密，运动活泼，在体外不能生长，特殊培养基中仅能存活数日。菌体毒力在 $-70\ ℃$ 干冰低温下能保存多年。

【流行病学】

患者为本病传染源，雅司螺旋体通过直接接触传染，由损伤处侵入人体而致病，而不是通过性行为感染，故不属于性病。本病流行于中非、南美、东南亚一些热带地区，偶可见于温带。第二次世界大战末期，我国江苏北部淮阴一带及其邻近地区曾有流行，上海、台湾等地亦有病例报道，至 20 世纪 60 年代中期已基本消灭。

【发病机制与病理】

雅司螺旋体经破损皮肤进入血内，病程经过类似梅毒但较缓和，可引起骨骼、淋巴结及远处皮肤损害，但不会通过胎传感染胎儿。组织病理示第一期表皮棘层肥厚、水肿和乳头状增殖，有大量中性粒细胞移入，形成微脓疡，真皮内主要为浆细胞浸润，血管内皮细胞轻度增殖；第二期病变类似第一期；第三期雅司皮疹真皮内有上皮样细胞以及单核细胞、浆细胞浸润，常见巨细胞，血管壁变化少。在一期、二期表皮细胞间可查见大量螺旋体。

【临床表现】

1. 第一期（母雅司期）　感染后潜伏期为 2～3 周，患者可有头痛、倦怠及发热。螺旋体入侵处出现丘疹，渐增大为结节，上覆有厚薄不一的深褐色痂，常单个如杨梅大，质硬如橡皮，间有扩大或增殖成圆形或环形肉芽肿，或溃破形成边缘微高的浅溃疡，上覆厚痂，直径可达 3～4 cm，有痒或痛感，称母雅司，在其周围可出现一些同样但较小的损害，呈卫星状，上可结痂，除痂后表面似杨梅状。本期损害脓液中有大量螺旋体。母雅司多见于面和四肢暴露部位，尤以下肢为多。病程慢性，数月后愈合遗留萎缩性瘢痕。可发生骨膜炎，特别是儿童。

2. 第二期（雅司疹期）　发生于母雅司出现 1～3 个月后，此时有些病例母雅司尚未愈合，常伴有畏寒、发热、纳差和全身疼痛等。皮疹主要有两型，一种为玉米至黄豆大小结节型，呈圆形或不规则形，表面覆以干燥灰色薄痂，较密但疏散而对称分布全身，以躯干和四肢为多；另一种为杨梅大结节型，上覆黄色或深褐色厚痂，除痂后表面似杨梅状，有少许渗液或出血，质硬如橡皮，有压痛。数目仅 10 余个至数 10 个，主要分布于头部和四肢外侧。两型损害去痂后的浆液脓性分泌物内含大量螺旋体。第二期雅司经数周或数月后损害可消退不留痕迹，或发生色素沉着。二期雅司局部淋巴结肿胀，但不化脓。

二期复发雅司疹，发生于第二期雅司疹愈合后也有两型：一种似上述的大结节型，但常反复出现新疹，使有些病例整个背部散发新结节及不同时期的老结节和瘢痕，数十个混杂排列，病期达 30 年不愈；另一种为不同时期大小不一的片状损害，每片 10 余个黄豆大或更大的脓疱疮样损害，有的密集成群，有的排列成环，有的已愈，有的初发，可同时见到 3～5 片。

3. 第三期（溃疡结节性坏死期） 发生在感染后 5～6 年，损害为结节，数个或 10 余个，排列成片，环形，溃破后形成溃疡，不规则，见于臂、腿部屈侧，覆有少许浆液和厚痂，愈后留下萎缩性或肥厚性瘢痕，其下长骨常同时受累，产生骨膜炎、骨质疏松甚至腔隙形成，上腭穿孔或鼻骨破坏者也偶有所见。病程慢性，可数年不愈。

【诊断】

根据流行地区、接触史、典型皮疹及瘢痕等，诊断一般即可确立，但需与梅毒疹区别。梅毒患者有性交传染史，第一期下疳主要位于外生殖器，较硬无厚痂，无痛痒，第二期损害主要为玫瑰疹和丘疹，且多而密，表面光滑，无痛痒也无痂皮，伴有全身淋巴结肿大，第三期结节溃疡型梅毒疹，一般范围小，不对称，常为一个、一片或一群，近关节结节常只见于肘部，仅有一个，甚硬，可鉴别。

【治疗】

苄星青霉素，240 万 U，分两次臀部肌注，10 岁以下儿童注射 120 万 U。对青霉素过敏者，可用红霉素、氯霉素或四环素，500 mg/ 次，4 次 /d，共 2 周。

【预后】

若不治疗，可致肢体无力或损伤外形。

（陈耀凯）

第四节 真菌感染

一、隐球菌病

【中文名】

隐球菌病。

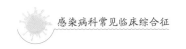

【英文名】

cryptococcosis、torulosis。

【同义名】

Busse-Buschke 病、新型隐球菌病、欧洲酿母菌病（European blastomycosis）、深性酿母菌病。

【定义、简史】

本病是一种由隐球菌感染引起的亚急性或慢性深部真菌病，主要侵犯中枢神经系统和肺，但亦可侵犯骨髓、皮肤、黏膜和其他内脏。最早由德国医生 Busse 和德国皮肤病学家 Buschke 于 1894 年在德国格里夫斯瓦尔德报道 1 例。国内最早在 1946 年辛氏报道 1 例，此后已有不少报道，且近年有增多趋势。

【病因与发病机制】

隐球菌是一种腐生性真菌，广泛存在于自然界，迄今为止已鉴定出 17 个种和 18 个变种，其中对人类致病的主要有两种，即新型隐球菌和格特隐球菌（以往被称为新型隐球菌新生变种和新型隐球菌格特变种）。根据隐球菌荚膜多糖抗原特异性不同，可分为 A、B、C、D 和 AD 5 种血清型。荚膜抗原以可溶性抗原存在于脑脊液、血清及尿液中，可用乳胶凝集试验进行检测。

隐球菌外观呈圆形或椭圆形，直径 2 ~ 20 μm，革兰染色阳性；菌体被宽厚的荚膜所包裹，不形成菌丝和孢子，以出芽方式增殖。在室温或 37 ℃时易在各种培养基上生长，在沙保培养基上数日内即可长出菌落，呈乳白色，日久呈黏液状。

带菌的鸽粪和土壤是隐球菌病的主要传染源。感染途径主要有 4 种：①吸入空气中气溶胶化的隐球菌孢子，孢子入肺后可随血液到达全身，此为最主要途径；②皮肤开放性创面接触；③误食带菌食物，由胃肠道播散引起感染；④器官移植。人类对隐球菌普遍易感，不同类型隐球菌针对的易感人群有所差异。新型隐球菌主要感染免疫缺陷人群，格特隐球菌因能逃避或抑制宿主的保护性免疫反应，主要感染免疫正常人群。

荚膜多糖是隐球菌的主要致病因子，可抑制人体免疫细胞的吞噬，促使和诱导免疫无应答，降低人体对病原菌的抵抗力。此外，黑素和磷脂酶 B_1 也是隐球菌的重要致病因子。隐球菌具有嗜中枢神经系统性，可穿透血脑屏障，引起中枢神经系统感染，隐球菌对儿茶酚胺的消耗可能是其嗜中枢神经系统的原因。

【病理改变】

隐球菌脑膜炎时颅底软脑膜病变较为显著。蛛网膜下腔有广泛的渗出物积聚，内含单核细胞、淋巴细胞及隐球菌等，也可形成局限性肉芽肿。后者由组织细胞、巨细胞、淋巴样细胞及纤维细胞等组成，隐球菌较少发现，大多存在于巨细胞及组织细胞内，肉芽肿是机体反应较强的表现。病原菌还可沿血管周围鞘膜侵入脑实质内，引起脑干血管炎，导致局部脑组织缺血和软化。脑实质内亦可形成肉芽肿。隐球菌也可在血管周围间隙中增殖并在灰质内形成许多肉眼可见的囊肿，囊肿内充满隐球菌。皮肤病变有肉芽肿及胶质性损害两种类型，后者组织反应较少，内含大量隐球菌。

【临床表现】

隐球菌病虽为全身性感染，但以中枢神经系统感染最为多见。肺部感染多见，但常因症状不明显而被忽视，皮肤、骨骼或其他内脏损害则较少见。

1. 隐球菌抗原血症 隐球菌抗原血症是指血液中可检测出隐球菌抗原，而患者缺乏临床症状和体征，脑脊液检测结果也没有异常发现的一种感染状态。常见于免疫功能严重缺陷者。隐球菌抗原血症实际上可能是隐球菌病的早期阶段，若不进行干预，相当比例的抗原血症者可发展为显性隐球菌病（特别是隐球菌脑膜炎）甚至导致死亡。需要注意的是，隐球菌病患者血液中隐球菌抗原检测也可同时呈阳性反应，但由于有明确的感染灶、临床症状、体征、实验室或影像学异常，因此与隐球菌抗原血症的概念不同。

2. 中枢神经系统感染 以隐球菌脑膜炎最为常见，一般起病缓慢，初起时症状不明显，或表现为轻度间歇性头痛，以后转为持久性并逐渐加重，偶有急骤起病者。患者大多有发热，一般在38℃左右，亦可高达40℃。约1/3病例入院时有意识障碍，表现为谵妄、嗜睡、昏睡及昏迷等，抽搐较少。体征有颈项强直、布氏征及克氏征阳性等，1/3病例锥体束征阳性，少数病例有偏瘫。脑神经损害占1/3，以视神经受累最多，可引起视力模糊、视力减退乃至失明，其他尚可见动眼神经、外展神经、面神经及听神经受累。2/3以上病例眼底检查有明显的视乳头水肿，甚至有出血及渗出。治疗不及时者，病情可逐渐加重而在数月内死亡。少数病例进展迅速，或缓解与复发交替，病程迁延多年，亦有自然缓解而痊愈的个例报道。

3. 肺部感染 可单独存在或与其他部位隐球菌病同时发生。约1/3病例无任何症状，常有胸部X线检查中被发现，有时误诊为肺癌。多数患者可有轻度咳嗽、咳少量黏液痰或血痰、胸痛、低热、乏力及体重减轻等。少数病例呈急性肺炎表现，偶有胸痛、肺实变或胸腔积液体征。胸部X线表现：病变以双侧中下肺部为多见，亦可为单侧或局限于一个肺叶；可呈孤立的大球形灶或数个结节状病灶，周围无明显反应，类似肿瘤；也可为弥漫性粟粒状阴影，或呈片状浸润阴影；约 10% 患者有空洞形成。

4.皮肤和黏膜隐球菌病　少见，可为原发性或继发性，后者常与中枢神经系统及肺部病变并存。10% ~ 15% 的全身性隐球菌病患者有皮肤、黏膜损害，其中以黏膜病变较多见，常发生于鼻中隔、牙龈、舌、硬腭、软腭、扁桃体及咽喉等处。皮肤损害好发于面颈部、胸背及四肢，初为软疣样或粉刺状丘疹、结节或脓肿，边界清楚，无红晕，继而中央溃破，溃疡可有隆起的乳头瘤样边缘。流出少量带黏液血性脓液，内含隐球菌。数个溃疡可以融合，很少继发细菌感染。

5.骨和关节隐球菌病　多为全身感染的一部分，很少单独发生。全身骨骼均可累及，但以骨突、颅骨及脊椎为多。关节很少受累，多继发于邻近的骨骼病变。患处肿痛，可有瘘管形成，排出蛋白样脓液。X 线示多发性溶骨性改变，病变进展缓慢。

6.其他部位隐球菌病　肾、肾上腺、肝、脾、淋巴结、肌肉、胰腺、前列腺等的隐球菌病常为全身性感染的一部分，均较罕见。

【实验室检查】

1.脑脊液常规检查　中枢神经系统受累的隐球菌性脑膜炎患者脑脊液压力常明显升高，一般为 200 ~ 400 mmH$_2$O，但慢性病例可在正常范围内。脑脊液多呈非化脓性改变，外观清澈、透明或微浑浊。90% 以上患者脑脊液细胞数轻至中度增多，一般为（4 ~ 400）× 10^6/ L，以单核细胞为主，但在疾病早期也以多核细胞为主。蛋白水平多呈轻至中度升高，葡萄糖和氯化物水平大多下降。

2.病原学检查　分泌物或脑脊液等标本的墨汁染色是检测隐球菌的常用方法。脑脊液离心后再做墨汁染色可适当提高阳性检出率。部分非隐球菌性脑膜炎患者的脑脊液中白细胞和脓细胞存在假荚膜，易与隐球菌荚膜混淆而呈假阳性。隐球菌培养是确诊的金标准，具有较高的敏感性，但耗时相对较长。培养样本通常是脑脊液和血液，也可以是支气管灌洗液、痰或其他体液标本。培养中，隐球菌在室温或 37 ℃下 3 ~ 4 d 开始生长，但经抗真菌治疗者，开始生长时间可晚至 3 周。

3.免疫学试验　隐球菌厚荚膜内含特异抗原性的多糖体，约 90% 隐球菌脑膜炎患者血清或脑脊液中可检出该抗原。脑膜炎患者脑脊液抗原检测阳性率达 92%，血清阳性率为 75%，而非脑膜炎患者阳性率为 20% ~ 50%。患者体内若存在类风湿因子时可出现假阳性，须设立类风湿因子阳性对照。脑脊液含抗原而无抗体者提示病变仍在活动，反之则说明病情在好转中。脑脊液涂片阴性患者抗原检测可为阳性。

【诊断与鉴别诊断】

综合患者临床表现及辅助检查结果可拟诊隐球菌病，确诊有赖于从标本分离或培养出隐球菌。中枢神经系统以外的隐球菌病应注意排除中枢受累的可能。隐球菌性脑膜炎应注意与结核性脑膜炎、脑脓肿、化脓性脑膜炎、颅内肿瘤、病毒性脑炎等相鉴别。肺隐球菌病应与肺结核、肺念珠菌病、肺曲霉菌病等相鉴别。皮肤隐球菌病借损害特征、病理及真菌培养与粉刺、传染性软疣、皮肤结核、孢子丝菌病或恶性肿瘤相鉴别。

【治疗】

抗真菌治疗常用药物包括两性霉素 B、5-氟胞嘧啶、氟康唑、伏立康唑、伊曲康唑等。

1. 两性霉素 B 为多烯类抗真菌抗生素，主要作用于细胞膜的甾醇，使菌体溶解破坏。该药口服极少吸收，肌注局部刺激大，故必须采用静脉缓滴。成人初始剂量为 1 mg/d，加入 10% 葡萄糖液 250 mL 内静脉缓慢滴注（不宜用生理盐水稀释，以免发生沉淀），滴注时间不少于 6~8 h。第 2 天和第 3 天各为 2 mg 和 5 mg，加入 500 mL 葡萄糖液中静滴。若无严重反应，第 4 天可将剂量增至 10 mg，置于 1 000 mL 葡萄糖液中静滴。若仍无严重反应，则以后增加 5 mg/d，一般达 30~40 mg/d（最高剂量 50 mg/d）即可。疗程一般需 3 个月以上，脑膜炎治疗总量为 3~4 g，肺部感染为 1~2 g。该药易氧化，故应新鲜配制（不宜超过 24 h）和避光，孕妇禁用。两性霉素 B 脂质体副作用小、疗效较好。

2. 5-氟胞嘧啶（5-FC） 本药口服吸收良好，脑脊液浓度为血清浓度的 64%~68%，有利于治疗隐球脑膜炎。成人口服或静脉注射剂量为 5~10 g/d，儿童 100~200 mg/（kg·d），分次给予，疗程 3 个月以上。疗程第 1 个月需每周检查血常规及肝肾功能，以后每月复查 1 次。孕妇禁用。

本药不宜单独应用，单用易诱导耐药，临床常与两性霉素 B 联合应用。两性霉素 B 与 5-FC 合用具有协同作用，前者可破坏隐球菌细胞膜，有利于 5-FC 渗入菌体，抑制核酸合成。联合应用时两性霉素 B 成人剂量可减少至 20 mg/d，副作用明显减少。

3. 吡咯类药物 目前该类药物较多，作用机制都是通过与菌体胞膜结合，使胞质外渗，菌体溶解死亡。氟康唑初始剂量为 400 mg/d，以后改为 200 mg/d，分两次给药，初用静脉滴注，病情稳定后改为口服。该药脑脊液浓度相当于血浓度 50%~60%。不良反应发生率为 10% 左右，大多为消化道反应，部分为头痛、头晕、失眠等。用于不耐受两性霉素 B 者。伏立康唑对隐球菌的作用较强，脑脊液浓度较高，首日剂量 800 mg/d，以后改为 400 mg/d，分两次给药。伊曲康唑为亲脂性制剂，在脑脊液中浓度低，但在脑膜与脑组织中浓度可达有效水平，400 mg/d，分两次给药。

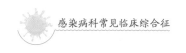

【预后】

隐球菌脑膜炎病死率为 25%～30%，存活者复发率为 20%～30%，可留有后遗症。免疫缺陷合并隐球菌病者疗效差。

【参考文献】

［1］"十三五"国家科技重大专项艾滋病机会性感染课题组．艾滋病合并隐球菌病临床诊疗的专家共识［J］．西南大学学报（自然科学版），2020，42（7）：1-19．

［2］浙江省医学会热带病和寄生虫分会艾滋病学组．艾滋病患者隐球菌感染筛查浙江省专家共识［J］．中华临床感染病杂志，2019（2）：81-86，106．

［3］陈灏珠．实用内科学［M］．15 版．北京：人民卫生出版社，2017．

（陈耀凯　鲁雁秋）

二、肺球孢子菌病

【中文名】

肺球孢子菌病。

【英文名】

pulmonary coccidioidomycosis。

【同义名】

球孢子菌性肉芽肿（coccidioidal granuloma）、溪谷热（valley fever）、圣华河热（San joaquin valley fever）。

【定义、简史】

本病是美国西南部、犹他州大部及墨西哥北部一种常见的真菌病，美国的非流行区、加拿大、欧洲、澳洲及日本等亦发现本病。我国甘沛等 1958 年首次报道 1 例。

【病因】

病原体是粗球孢子菌，为双相型真菌，在组织中繁殖的形态完全不同于其在培养基中的形态，在组织中为孢子型，在室温环境中为真菌型。传播途径是经呼吸道侵入或经外伤皮肤侵入，主要侵犯肺、皮肤及骨骼。干燥季节发病率较高，亦可在啮齿动物中流行。

【病理改变】

损伤呈急性化脓性反应，有大量中性粒细胞浸润。有时有干酪样坏死。脓肿内可找到病原菌的球囊，含有内孢子。随着孢子的不断发育，组织反应也逐渐由急性化脓性变为慢性肉芽肿性，伴淋巴细胞、上皮样细胞、大单核细胞、组织细胞、浆细胞及异物巨细胞浸润。病原菌常见于巨细胞内或其周围肉芽肿组织内。

【临床表现】

1. 原发性肺球孢子菌病　约60%患者无任何症状，另外40%有症状的患者轻者出现上呼吸道感染症状，重者有咳嗽、发热、头痛、胸痛、寒战、气促、肌痛、盗汗等症状。10%～20%患者表现为过敏性皮肤损害，在感染后1～2周后发生，形似结节性红斑或多形性红斑，常伴有多发性关节炎、胸膜炎、心包炎为特征的多发性浆膜炎。X线表现：①肺门腺病占20%，多为双侧；②肺实质浸润的特点是某肺段消失后又在另一肺段出现，可使肺组织凹陷一段时间（数日）形成空洞；③胸膜受累占50%～70%，可有胸痛。

2. 顽固性和慢性进行性球孢子菌性肺炎　在肺球孢子菌病例中发生率不到1%，主要临床和放射学特征为：①好发于某些易感侵入性球孢子菌病的深肤色人种（如菲律宾人）；②少有严重合并症；③病程缓慢；④粗球孢子菌痰培养阳性；⑤低热、咳痰、体重减轻为常见症状；⑥血清固定补体效价的高低与肺外播散程度有关；⑦X线所见病变为异常型和进行性疾病型，双肺尖部纤维结节和多发性凹陷型空洞为最常见的特征。

3. 粟粒样肺孢子菌病　是一种极严重的合并症，死亡率高，球孢子菌经血行播散至全肺野及身体其他部位，好发于接受过免疫抑制剂治疗及糖尿病患者。酷似粟粒样肺结核，诊断通常须做活检，痰培养阳性率不足40%。可发生进行性呼吸衰竭。

4. 肺球孢子菌性结节（肺球孢子菌瘤）　本型大部分病例无临床症状，结节为单发，直径1～4 cm，好发于距肺门5 cm的中肺野，约半数病例有孢子菌病史，球孢子菌素皮试阳性，血清固定补体阳性，肺CT检查有助于本病与肺癌的鉴别诊断。

5. 空洞性肺球孢子菌病　轻微咯血（＜100 mL）是急性空洞形成的唯一临床征象，70%病变位于上肺野，5%为跨裂线性，多数空洞较小（2～4 cm），仅7%有巨大空洞（＞6 cm），典型病变为薄壁无积液的圆柱形空洞，可呈含气液平面，酷似细菌性脓疡，

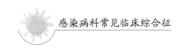

提示病变有细菌性感染或真菌移植。主要合并症为：①继发粗球孢子菌感染，有时可继发致命性咯血；②有脓性气胸时，空洞有破裂的危险。

【实验室检查】

1. 病原学检查　痰标本加 10%KOH 液直接镜检可见圆形厚壁孢子称球囊，20 ~ 80 μm 大小，其内充满直径 2 ~ 4 μm 的内孢子。标本在室温下培养呈真菌相，镜检可见大量关节孢子和关节菌丝；在 37 ℃培养呈酵母相，镜检与组织相相同。粗球孢子菌素皮肤试验适用于普查，阳性表示过去或现在有粗球孢子菌感染。

2. 组织病理学检查　可采用 HE、PAS 及 GMS 染色，组织相可见典型球囊结构及内孢子，球囊破裂后内孢子漏出可仅留囊壁。

【诊断】

结合患者的流行病学接触史、临床表现和影像学检查等可作出拟诊，确诊有赖于痰标本中检出粗球孢子菌的内孢囊，内含内孢子，培养证实为双相真菌。本病早期须与非典型性肺炎（尤其是支原体肺炎或病毒性肺炎）相鉴别，后期主要应与肺结核（包括粟粒性肺结核、肺结核瘤及空洞肺结核）及肺癌相鉴别。

【治疗】

对免疫功能正常的宿主发生急性肺部感染，一般为自限性病程，故无须抗真菌治疗，只需定期随访；而对于慢性肺部感染、播散性感染或免疫低下患者发生感染，则首选唑类药物（氟康唑、伊曲康唑）治疗。两性霉素 B 治疗球孢子菌感染疗效确切，但不良反应较大，一般不作为首选抗真菌药物，仅用于以下情况：唑类药物无法耐受或疗效不佳者、严重骨关节病变者、免疫低下且肺部病灶迅速进展或肺外播散者。此外，因氟康唑有致畸风险，故孕早期患者推荐使用伊曲康唑或两性霉素 B 治疗。空洞性肺孢子菌病外科治疗的适应证：①急速发展且随时有破裂危险的空洞；②支气管胸膜瘘；③症状性足分支菌病；④严重而顽固的咯血；⑤巨大空洞（≥ 6 cm）、继发性空洞（脓性空洞）、高危患者（糖尿病及孕妇）的症状性空洞。

【预后】

免疫缺陷者感染球孢子菌后可播散至全身，预后不佳。

【参考文献】

[1] GALGIANI J N, AMPEL N M, BLAIR J E, et al. 2016 Infectious Diseases Society of America（IDSA）clinical practice guideline for the treatment of coccidioidomycosis. [J]. Clin Infect Dis, 2016, 63（6）:e112-e146.

[2] 陈灏珠. 实用内科学[M].15 版. 北京：人民卫生出版社，2017.

（陈耀凯　何小庆）

三、组织胞浆菌病

【中文名】

组织胞浆菌病。

【英文名】

histoplasmosis。

【同义名】

Darling 病、荚膜组织胞浆菌病、网状内皮系统真菌病。

【定义、简史】

1905 年 Darling 首次对组织胞浆菌病进行描述并发现组织胞浆菌，1912 年组织胞浆菌被证实属于真菌属，并在 1934 年被鉴定为双相型真菌。本病有 2 种类型，以美洲型组织胞浆菌病多见，又称为荚膜组织胞浆菌病、经典组织胞浆菌病或小型组织胞浆菌病。另一种类型为非洲型组织胞浆菌病，又称杜波伊斯组织胞浆菌病或大型组织胞浆菌病。

【病因】

美洲型组织胞浆菌病为荚膜组织胞浆菌感染所致。该菌属双相真菌，在组织内及 37 ℃培养基中呈酵母型（组织相），直径 2 ~ 4 μm，卵圆形；在室温下以霉菌形式（菌丝相）存在，直径 2 ~ 6 μm。该菌可从流行区土壤中分离出来。人通过吸入带菌灰尘

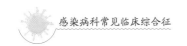

感染，首先引起原发性肺部感染，但常不治自愈；少数患者免疫力降低，在吸入大量孢子后，可引起肺以外脏器的全身性扩散。该菌也可经消化道、皮肤感染。在流行地区动物亦可被感染，其粪便等排泄物亦可带病菌，但动物与动物之间或动物与人之间尚无直接传播的证据。

非洲型组织孢浆菌病流行于赤道非洲，是由杜波伊斯组织胞浆菌感染所致。该菌为美洲型组织胞浆菌的变种，该变种为直径 12 ~ 15 μm 的厚壁孢子，芽生，颈粗，类似皮炎芽生菌。

【 病理改变 】

美洲型组织胞浆菌病病变呈慢性肉芽肿改变，很少化脓，有干酪样坏死，组织细胞、淋巴细胞浸润显著，上皮样细胞、巨细胞、成纤维细胞形成，中性粒细胞很少。孢子呈圆形或卵圆形，有荚膜，寄生于组织细胞或巨噬细胞内，用苏木素 - 伊红、吉姆萨、PAS 或革兰染色都能显示细胞内孢子，但必须与其他酵母和原虫鉴别，特别是马尔尼菲篮状菌。非洲型组织胞浆菌病主要病理变化为化脓性肉芽肿，可见中性粒细胞和巨细胞。

【 临床表现 】

1. 美洲型组织胞浆菌病　临床表现由年龄、免疫抑制程度以及接种量等多种因素共同决定。吸入带菌尘埃后，大多数（约90%）接触者无症状或表现为自限性症状，愈后只留下钙化点。该病有两种典型临床类型：①肺组织胞浆菌病。约10% 暴露者出现急性肺组织胞浆菌病，表现为流感样症状，如发热、干咳、胸痛、呼吸短促等，可发展为急性呼吸窘迫综合征。X 线胸片显示肺部散在浸润，伴纵隔和肺门淋巴结肿大。肺组织胞浆菌病也可由急性转为慢性，并发空洞形成，常发生于有吸烟史和慢性阻塞性肺病史的患者，临床症状类似结核，表现为发热、体重减轻、盗汗、乏力、盗汗和咯血等。②播散型组织胞浆菌病。常发生于晚期艾滋患者或免疫功能严重抑制者，临床表现为发热、乏力、体重减轻、进行性呼吸困难、腹泻、皮肤黏膜病变、肝脾肿大及全身浅表淋巴结肿大等。播散型组织胞浆菌病可侵犯所有器官系统，死亡率高。

2. 非洲型组织胞浆菌病　临床表现有局限型和播散型两种，前者主要侵犯皮肤、淋巴结与骨骼，极少侵犯肺部。播散型感染为本病最严重的表现，临床表现为发热、体重减轻、贫血、肝脾肿大及全身浅表淋巴结肿大，预后不佳。

【实验室检查】

1.直接镜检 涂片瑞氏或吉姆萨染色可见直径 $2 \sim 4 \mu m$ 卵圆形窄出芽酵母样菌体。菌体内一端颜色较深，另一端较浅，边缘一圈被染色具有明亮的空晕，形态类似于荚膜。

2.真菌培养 培养通常需要 $2 \sim 4$ 周，但也可长达 8 周。37 ℃脑心浸汁琼脂培养为酵母型，与涂片染色所见相同；25 ℃葡萄糖蛋白胨琼脂培养为霉菌型，镜检见菌丝和典型齿轮状分生孢子，具有很强传染性。

3.组织病理 组织活检瑞氏或吉姆萨染色找到微小酵母有助于诊断。在组织细胞内应与马尔尼菲青霉、球拟酵母（不产生荧光抗体）、黑热病原虫（真菌染色阴性）及弓形虫（不在组织细胞内、真菌染色阴性）鉴别。

4.血清学检查 ①抗原检测。血液或尿液抗原检测可用于组织胞浆菌病的早期诊断，尿抗原阳性率高于血抗原，抗原检测还可用于肺泡灌洗液、脑脊液等其他体液检测。但组织胞浆菌抗原检测与芽生菌等存在交叉反应。②抗体检测。急性感染后 $4 \sim 8$ 周可呈阳性，并可持续数年，与芽生菌等真菌存在交叉反应。免疫抑制患者的抗体阳性率较低。因抗体检测存在出现时间晚、持续时间长、阳性率低等诸多不足，故其对于播散型组织胞浆菌病的早期诊断意义有限。③组织胞浆菌素皮肤试验。使用 $1 : 100 \sim 1 : 1\ 000$ 稀释液 0.1 mL 皮内注射，48 h 后局部红肿 > 5 mm 者为阳性，主要用于流行病学的调查而不用于诊断。

【诊断】

有流行区接触史，尤其是近期内有密切接触鸟粪、鸡粪者，出现发热、咳嗽、贫血、肝脾肿大和全身浅表淋巴结肿大者要高度怀疑组织胞浆菌病。确诊主要依靠病原学检查或病理学确认的细胞内孢子。本病需与马尔尼菲篮状菌、内脏利什曼病（黑热病）、淋巴瘤、传染性单核细胞增多症、布鲁菌病等相鉴别。

【治疗】

急性肺组织胞浆菌病为自限性疾病，对于免疫功能正常的患者通常无须治疗。两性霉素 B 为重度肺型或播散型组织胞浆菌病的首选治疗药物，伊曲康唑为轻中度组织胞浆菌病的首选治疗药物，氟康唑可作为替代药物。

【预后】

暴发型或播散型病例预后不良。

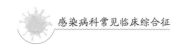

【参考文献】

［1］陈灏珠.实用内科学［M］.15 版.北京：人民卫生出版社，2017.

［2］王牛牛，郑建铭，刘丽光.播散型组织胞浆菌病研究进展［J］.微生物与感染，2020，15（6）：429-434.

（陈耀凯　何小庆　鲁雁秋）

四、鼻孢子菌病

【中文名】

鼻孢子菌病。

【英文名】

rhinosporidiosis。

【同义名】

Seeberi 病。

【定义、简史】

本病是由鼻孢子菌（*Rhinosporidium seeberi*）引起的一种慢性、乳头瘤样或息肉样肉芽肿性疾病，主要见于鼻黏膜和眼结膜。1900 年 Seeberi 首先发现并描述，在印度、斯里兰卡等南亚地区有地区性流行。1979 年我国李新章首次报道本病，以后陆续有少数报道。

【病因】

鼻孢子菌至今未能人工培养，动物接种亦未成功，可能通过污染水源和带菌尘埃传播，通过直接蔓延和自我接种不断向病灶周围扩散，少数病例可通过淋巴管和血液循环而播散。鼻黏膜或眼结膜破损或发炎以及不卫生习惯易诱发本病。本病好发于热带及亚热带，80% 以上病例发生于印度和斯里兰卡，其次是南美的巴西和阿根廷。本病多见于男性青年，渔民、农民及潜水员易染本病。在流行地区，牛、马等家畜亦可受染，但动物传染给人或人与人直接传染尚无报道。

【病理改变】

组织病理显示乳头瘤样或息肉样增生，同时可见不同发育阶段的孢子囊和内孢子。成熟孢子囊直径为 300～500 μm，圆形，厚壁，内含 16 000 个内孢子。孢壁破裂，放出内孢子（直径 7～9 μm），有时为巨噬细胞吞噬，外围中性粒细胞、组织细胞和浆细胞。

【临床表现】

1. 鼻型　70% 病例起病时在近鼻孔处的鼻中隔黏膜出现丘疹，逐渐扩大形成乳头瘤样或息肉样损害，日久带蒂突出鼻孔外，色暗红，表面可有很多小"脓点"，刮破后易出血。患者除局部痒感和鼻腔阻塞通气不畅外，无全身症状。有时初起损害在鼻腔后端，损害向咽喉蔓延，可有异物和梗塞感。

2. 眼型　15% 病例侵犯眼结膜，特别是睑结膜，其次是球结膜，有时泪囊被阻塞。一般为单侧，损害特点与鼻型类似。患者有眼内异物感，若损害增大，可引起眼睑外翻、流泪、怕光。天气干燥、尘土飞扬地区易染本病。

3. 其他　除鼻、眼型外，皮肤、外生殖器、肛门、耳道等处偶有发生，损害特点基本相同。

【诊断】

在流行地区诊断本病并无困难，但在非流行区可能误为乳头瘤、息肉、血管瘤等。损害表面有无小"脓点"，"脓点"氢氧化钾直接涂片有无孢子囊或内孢子以及组织病理检查，均可协助诊断和鉴别诊断。有时组织切片未见孢子囊或只见内孢子，可误为球孢子菌病，黏蛋白卡红染色能使鼻孢子菌孢壁染成红色，而球孢子菌则否。

【治疗】

初起损害较小较少，电烙、激光或割除即可根治。如损害较大，可边割除边予以抗真菌治疗，特别是损害范围较广的病例，应选择服用氟康唑、酮康唑、5- 氟胞嘧啶或碘化钾等。

【预后】

良好。

（陈耀凯　鲁雁秋　何小庆）

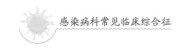

五、孢子丝菌病

【中文名】

孢子丝菌病。

【英文名】

sporotrichosis。

【同义名】

Schenck 病、Posad-wernlcke 病、Bearmann 病。

【定义、简史】

孢子丝菌病是由申克孢子丝菌复合体感染引起的一种慢性炎症性肉芽肿性真菌病，可导致皮肤、皮下组织及附近淋巴系统的亚急性和慢性感染，偶可累及骨骼和内脏，大多预后良好。本病在世界范围内散发，在我国主要分布于广西、江苏、吉林、上海等地。发病者多数为青壮年，男性多于女性，常见于农民、园艺师和一些接触木材、竹、苇草的工人等。1898 年 Schenck 在美洲首次发现本病并分离出病原体。我国 1916 年在厦门发现首例孢子丝菌病。

【病因与发病机制】

病原菌为申克孢子丝菌复合体，为土壤、植物、木材等的腐生菌。广泛分布于自然界，尤其是热带和亚热带地区。人常因外伤后接触被污染的土壤、花草、树木、蔬菜、污水等，病原菌直接进入皮肤而引起感染。孢子丝菌也可感染马、驴、猫、狗、兔、鼠等动物，蝇、蜂、蚁等昆虫也可检获该菌，部分患者发病前可有昆虫叮咬或鼠咬伤史。吞食带菌蔬果可引起口腔、咽喉及肠黏膜的感染。原发性肺孢子丝菌病多因吸入孢子丝菌的孢子所致。孢子丝菌通过损伤的皮肤进入人体，免疫力强者感染常局限于入侵部位，表现为"固定型"孢子丝菌病。病原菌可沿淋巴管蔓延，损害呈带状分布，称"淋巴管型"孢子丝菌病。极少数情况，病原菌可经血液循环播散全身，引起"播散型"孢子丝菌病。

【病理改变】

病理变化主要为化脓性肉芽肿性炎症反应，同时伴有淋巴细胞及浆细胞等炎症细胞浸润。可见表皮棘细胞层增厚及水肿，病损中央有多核白细胞、嗜伊红细胞及巨噬细胞集团，在中央与边缘之间为大量上皮样细胞及少数 Langhans 巨细胞，边缘区由浆细胞、淋巴细胞及结缔组织细胞所构成。

在脓肿部分，除有大量中性多核白细胞外，还有少数淋巴细胞及巨噬细胞，在巨噬细胞内外可以找到革兰染色阳性、大小不等的颗粒状孢子丝菌。如孢子丝菌侵入肺部等内脏器官，往往引起粟粒性坏死，周围浸润着多核白细胞、淋巴细胞、巨噬细胞及少数巨细胞，也可找到分散或成群的圆形或卵圆形孢子丝菌。

【临床表现】

1. 皮肤型孢子丝菌病 多见。常有外伤史，好发于面部和四肢等身体暴露部位，单侧多见，特别是右上肢，儿童、妇女以面部多见。①固定型：损害局限于菌侵入处，不沿淋巴管蔓延。皮损形态多种多样，典型者为皮下结节，后呈下疳样。②淋巴管型：最为多见。损害常位于四肢远端，多为单侧。初疮为球形、无痛能活动的暗红色结节，逐渐扩大并与皮肤粘连，中央坏死形成溃疡，表面有稀薄的脓液，可结痂。同时沿淋巴管走向出现新的条状分布的结节，一般不超过腋下或腹股沟，通常不累及淋巴结。损害数目多少不一，发展阶段有前有后，但性质完全相同。如损害在面部则排列呈放射状，在鼻和眼睑周围常为环形或半环形。③黏膜型：可原发于吞食被污染的蔬果、水源，也可继发于播散性孢子丝菌病。在口腔、喉的黏膜或结膜出现红斑、溃疡和乳头瘤样增生。

2. 播散型 少见。多发生免疫功能低下或糖尿病、结节病、长期应用抗生素、皮质激素、化疗、放疗的患者。起病急或隐匿，可继发于皮肤型，但多数未发现原发病灶。可累及口腔、咽喉、气管、肺、骨和关节等，伴有或不伴有皮肤损害。全身多处皮肤可产生同样的皮下结节，结节可破溃或形成脓肿。患者全身症状严重，若不及时治疗，常于几周或几个月内死于恶病质。累及骨骼可引起残毁性关节炎。肺孢子丝菌病症状类似肺结核，好发于肺上叶。此外，还可引起肾、睾丸、附睾、乳腺等感染，偶可感染肝、脾、心、甲状腺和中枢神经系统等。

【实验室检查】

1. 直接镜检 因为临床标本中的孢子数目少，且不易与其他成分区别，故直接镜检不作常规检查。

2. 培养 将脓、痰、分泌物等标本接种于沙氏琼脂，室温培养，根据菌落形态和镜下特征可鉴定菌种。菌落生长快，呈棕黑色，室温培养为霉菌相，组织内 37 ℃培养为酵母相。镜下见圆形、卵圆形或雪茄形孢子，分支、分隔细长菌丝。

3.病理　无特异性。主要病理变化为混合性化脓性肉芽肿性炎症反应，常伴纤维化。主要病变在真皮，以"三区"病变为特征，中央以中性粒细胞为主（化脓层），偶见坏死。中间以上皮样细胞为主，间有组织细胞和多核巨细胞（结核样层）。外围以浆细胞为主，伴有淋巴细胞（梅毒样层）。病原体为星状体、孢子、血茄样体和菌丝。采用姬母萨染色时，易分辨孢子，呈圆形、卵圆形或雪茄型，单个或出芽。HE 染色有时可见星状体，有提示意义。

4.免疫学检查　皮肤试验简便、快速、可靠，适合不宜做活检者，在感染 5 ~ 15 d 即可出现阳性反应。皮内注射 0.1 mL 1：1 000 孢子丝菌素，24 ~ 48 h 有结节产生者有诊断意义。对皮损分泌物涂片进行直接荧光抗体染色，特异性 100%，敏感性 95%。用 ABC 法检测病理组织中病原体，具灵敏度高，特异性强，简便、快速。孢子被染成棕褐色，呈圆形、梨形，可见发芽孢子及星状体、巨噬细胞内及白细胞内被吞噬的孢子。

【诊断】

根据病史、临床表现特别是沿淋巴管呈带状分布的结节即可作出初步诊断，真菌培养有孢子丝菌生长可确诊孢子丝菌病，必要时可做组织病理学和免疫学检查。本病应与结核、梅毒、足菌肿、皮肤癣菌深部感染、球孢子菌病、芽生菌病、皮肤肿瘤、脓皮病等相鉴别。

【治疗】

碘化钾为既往首选药物，通过作用于中性粒细胞而杀伤孢子丝菌，一般用 10% 碘化钾溶液，3 g/d，分 3 次口服。碘化钾可引起恶心、呕吐、腹痛、腹泻等，少数患者可发生碘过敏。持续使用至皮损完全消退后至少 1 个月。伊曲康唑为目前首选药物，100 ~ 200 mg/d，通常连服 3 ~ 9 个月。该药不良反应低，对碘过敏、活动性肺结核患者是一个安全有效的方法，可与碘化钾联合应用。两性霉素 B 是播散性孢子丝菌病的首选药物，1 000 ~ 2 000 mg/d，2 ~ 3 个月为一疗程。副作用包括发热、寒战、头痛、肾功能损害及贫血等。氟康唑 400 mg/d 顿服，疗程视临床反应而定。特比奈芬一般剂量 250 mg/ 次，2 次 /d，连服 3 ~ 8 个月。

局部皮损一般不需处理，若有溃疡可外用抗生素药物以预防和治疗细菌感染。局部温热疗法：加热可使孢子丝菌细胞内部结构发生明显变化，从而抑制其生长繁殖，适用皮损数目少、对碘过敏或无效及活动性肺结核者。可采用各种热源如热湿布、热水袋敷皮损处，2 ~ 3 次 /d，30 min/ 次。局限、巨大型皮损可用手术治疗。

【预后】

良好。

【参考文献】

［1］陈灏珠 . 实用内科学［M］.15 版 . 北京：人民卫生出版社，2017.

［2］翁梦微，郭亚南，刘慧瑜 . 孢子丝菌病诊断及治疗进展［J］. 中国现代医学杂志，2021，31（21）：47-52.

（陈耀凯）

六、芽生菌病

【中文名】

芽生菌病。

【英文名】

blastomycosis。

【同义名】

北美芽生菌病（North American blastomycosis），Gilchrist 病、Almeida 病、Lutz-Splendor-Almeida 病（南美芽生菌病）、Chicago 病（美洲芽生菌病）、着色霉菌病。

【定义、简史】

芽生菌病是由皮炎芽生菌感染所引起的一种慢性化脓性肉芽肿性疾病。原发感染部位常为肺部，可播散至其他组织和器官，尤其是皮肤和骨髓等。1894 年 Gilchrist 首先在巴西发现本病，1911 年 Pedroso 首先报道北美及世界各地均有病例。我国 1952 年尤家骏在山东发现 1 例，此后许多地区均有病例报道。

【病因】

病原菌为皮炎芽生菌，是一种土壤腐生菌，但不易从土壤中分离出来。

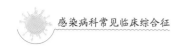

【临床表现】

肺部芽生菌病起病较急，常表现为咳嗽、胸痛、低热等，多累及双侧肺部，影像学表现类似结核，但很少发生空洞。

皮肤芽生菌病为最常见的芽生菌肺外感染，常表现为疣状和溃疡两种类型的皮损。疣状皮损最为常见，为灰色至紫色、色泽边界清楚的、类似鳞状细胞癌样的皮损，皮损边缘可有脓肿形成，脓液易查到菌丝。溃疡表现为边界清楚、边缘高起的溃疡，易出血，可形成窦道。病变可自行形成瘢痕，也可经久不愈。下肢可因长期慢性炎症导致结缔组织增生，阻碍血液及淋巴回流，引起橡皮样变。局部除轻度痒痛外，多无全身症状，一般不累及淋巴结。

芽生菌性骨髓炎可累及所有骨骼，但常见于脊柱、骨盆、颅骨、肋骨等，影像学显示溶骨样改变，活检可见肉芽肿形成、化脓性病变及坏死等。

中枢神经系统感染发病率低，常无明确诱因，可能由血行感染。主要表现脑脓肿和脑膜炎，症状为发热、头痛、呕吐、昏睡、视力障碍、精神障碍、局灶性癫痫等。

【诊断】

根据临床表现、影像学和组织病理学检查即可诊断，确诊依赖于病原学依据。

【治疗】

早期局部病灶可彻底切除，脓肿应切开引流。两性霉素 B 为首选药物，伏立康唑、伊曲康唑及氟康唑也可作为替代治疗药物。

【预后】

良好。

【参考文献】

［1］SCHWARTZ I S, KAUFFMAN C A. Blastomycosis［J］. Semin Respir Crit Care Med, 2020, 41（1）：31-41.

［2］陈灏珠. 实用内科学［M］.15 版. 北京：人民卫生出版社，2017.

（陈耀凯　何小庆）

七、足菌肿

【中文名】

足菌肿。

【英文名】

maduromycosis、mycetoma pedis。

【同义名】

Ballingall's 病、足分支菌病（mycetoma）、微菌肿、Madura 脚。

【定义、简史】

本病系皮肤和皮下组织的一种慢性化脓性肉芽肿性疾病，伴瘘管形成和带有颗粒的脓液流出，由多种致病菌引起，好发于热带、潮湿和多雨地区和季节，印度、苏丹及墨西哥最为多见，我国亦有报道。足菌肿最早由 Gill 于 1842 年在印度 Madura 作了描述而命名。1906 年 Jouveau-Dubreui 在我国中部曾发现足菌肿病原 Indiella Mansons 菌株，1962 年程远乾在西安、1964 年罗汗超在四川各报道 1 例由星状奴卡菌所致的足菌病，此后尚有不同菌株的报道。

【病因和分类】

根据病原菌不同，足菌肿分为两大类。一是真菌性足菌肿，由条件致病性真菌引起，目前已知有 16 种之多，如马杜拉足肿菌、波氏足肿菌等。近年发现皮肤癣菌如奥杜盎、羊毛样、铁锈色小孢子菌及石膏样、断发、疣状与紫色毛疣菌也可引起足菌肿病变。二是放线菌性足菌肿，由放线菌属的巴西奴卡菌和马杜拉放线菌等 8 种引起。病原菌不同还表现在颗粒大小、硬度和颜色的不同，如马杜拉足肿菌颗粒一般为 0.5 mm 大小，无菌鞘、质硬、黑色；而波氏足肿菌颗粒 1 mm 大，有菌鞘，质软，黄白色；马杜拉放线菌颗粒一般大于 0.5 mm，质软，有菌鞘，黄白色；而巴西奴卡氏菌颗粒 0.5 mm 大小，可有菌鞘、质软、色白；只有白利梯足肿菌颗粒为红色。上述致病菌除伊氏放线菌外都存在于土壤，也是植物致病菌。人接触这些致病菌，通过破损的皮肤而引起感染。与其他同类真菌病一样，传染途径通过皮肤者，损害常为局限性。

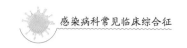

【病理改变】

皮肤和皮下组织显示为具有瘘管的化脓性肉芽肿，可见典型颗粒。少数病例还可表现退行性肌炎、淋巴管炎、骨膜炎、骨质溶解和骨纤维变性等变化。

【临床表现】

发病者男多于女，中年最多，经常赤足者最易感染。随病原菌菌种、发病部位、病期及机体情况而异，但基本特点一致。病原菌通过破损处侵入皮肤，引起丘疹、脓疱或结节，不断扩大，随后结节软化、破溃，流出带有不同颜色的颗粒。常见损害一边愈合结疤，一边向外围扩散，重复结节、化脓和纤维化的过程。日久则可有瘘管形成、淋巴管阻塞、骨质破坏、筋腱收缩及纤维增生，以致病足缩短增厚。从结节到瘘管形成，一般需 1 年左右，病足缩短增生则需 5 年甚至 10 年不等。有继发感染者，附近淋巴结可肿大，但不痛。足菌肿好发于足部，通常为单侧。小腿、手、臀部、臂、颈、腹壁、膝、股、胸壁等处也可发生。除痛或局部不适外，无全身性症状。

【实验室检查】

诊断足菌肿的关键是真菌检查，首先是找寻颗粒。但由于脓液少、颗粒小，因此常不易被发现，特别是在存在继发感染时。若找不到颗粒，则检查常为阴性。一般初起损害，特别是尚未破溃、又无继发感染时，容易找到。将颗粒置于玻片上，加 1 滴 10% 氢氧化钾液或生理盐水，覆上盖玻片，既不加压也不加热，在低倍镜下观察，可见排列成肾形或其他形状的真菌，通常外围有菌鞘。有时颗粒与脓细胞难以区别，但真正颗粒用接种棒压之不碎，加氢氧化钾不溶。如损害已破溃，有继发感染且脓液少，找寻颗粒比较困难时，可用无菌纱布条塞入瘘管，隔日取出，用生理盐水冲洗纱布条，随后颗粒沉入瓶底。

【诊断】

足菌肿的临床表现具有特征性，有诊断价值，但必须配合真菌检查，以确定疾病性质并提供治疗依据。

【防治】

真菌性足菌肿应采用抗真菌药物治疗，如氟康唑、特比萘芬、伊曲康唑等，而放线菌性足菌肿则用抗细菌药。除药物外，手术切除、X 线照射可作为辅助治疗。防止皮肤外伤、避免感染、早期诊断、早期治疗是预防和保证治愈的重要措施。

【预后】

放线菌性足肿病疗效好，预后佳，但真菌性足肿病则疗效差。

（陈耀凯）

八、肺孢子菌病

【中文名】

肺孢子菌病。

【英文名】

pneumocystis、pneumocystis carinii pneumonia、pneumocystis jiroveci pneumonia。

【同义名】

Carinii 肺孢子菌病、Carinii 肺囊虫肺炎、新生婴儿间质性肺炎、卡氏肺囊虫病（pneumocystis carinii disease）。

【定义、简史】

本病为肺孢子菌引起的呼吸系统机会性感染，临床特征为发热、干咳、呼吸急促、呼吸困难及紫绀等。1942 年 Van der Meer 等首次正式报道 3 例人类病例。近年来，由于 HIV 感染者不断增多及免疫抑制剂、抗肿瘤药物的大量应用，本病发病率明显增加。

【病因与发病机制】

肺孢子菌长期被认为属原虫，但根据种系发生学目前将其归为真菌。肺孢子菌广泛分布于自然界，除人类外，在鼠、狗、猫、兔、羊体内均有发现。感染人类的病原菌为耶式肺孢子菌，而卡式肺孢子菌仅能感染啮齿类动物。肺孢子菌可表现为滋养体和包囊两种病原体形态。肺孢子菌在健康宿主体内并不引起症状，而在营养不良、体质虚弱的早产儿及免疫缺陷者体内则可引起肺孢子菌肺炎。一般呈散发，但亦可在托儿所或医院内流行。通过飞沫传染，但亦可有宫内感染发生。该菌主要侵犯肺部，呈间质性肺炎表现，病理切片用 Gomori 银染色，在肺泡腔内可见肺孢子菌包囊。病肺体积增大、变重，呈粉红色，质坚，轻者仅表现为肺泡间隔内淋巴细胞（偶有浆细胞）

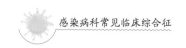

浸润，肺泡上皮细胞增生。肺泡腔内液体可见少量肺孢子菌，重者有广泛间质性和肺泡性水肿，伴淋巴细胞和浆细胞浸润，肺泡壁坏死，肺泡内充满特征性泡沫样渗出物，内含有成团的肺孢子菌包囊。

【临床表现】

免疫功能正常人感染肺孢子菌后多无明显临床表现或仅有轻微的临床症状。新生儿在出生后数月内可感染肺孢子菌，但几乎不会引起新生儿严重感染及死亡。

艾滋病患者感染肺孢子菌后典型症状包括：亚急性起病的进行性呼吸困难、干咳、发热，体征与疾病严重程度往往不成比例。在无其他病原体感染或肿瘤的情况下，常不伴胸腔积液；如出现胸腔积液，往往提示合并细菌性肺炎、肺结核或卡波氏肉瘤等其他肺部疾病的可能。肺外疾病较为罕见，但可发生于任何器官。

非艾滋病患者感染肺孢子菌见于长期应用糖皮质激素等免疫抑制药物的患者，感染后病情较重且进展迅速，预后较差。

【辅助检查】

外周血白细胞计数可正常或升高，分类正常或核左移，嗜酸性粒细胞轻度增加；血气分析 pH 值可正常或升高，有明显低氧血症，$PaCO_2$ 正常或降低。X 线检查：早期仅表现为肺纹理增粗及肺透光度减低，随着病程进展可出现双肺弥漫性渗出影，肺门附近明显，逐渐累及全部肺野，呈"类肺水肿征"。双肺弥漫性渗出影是其典型表现。胸部 CT：敏感性高于 X 线胸片，主要表现为双肺弥漫性磨玻璃影，可合并马赛克征、支气管气相和肺实变等。

【诊断】

根据患者免疫缺陷情况、临床表现、影像学表现及低氧血症等实验室结果可初步诊断，确诊主要依靠标本检出病原体。痰和气管吸出物检查病原体阳性率低，支气管肺泡灌洗液沉渣检查、纤维支气管镜及肺穿刺活检阳性率高，达 90% 以上。标本可用六胺银染色，可见孢子虫囊内有 8 个呈冠状形态的物质。本病需与粟粒性肺结核、真菌病、巨细胞病毒感染及细菌性支气管炎等相鉴别。

【治疗】

1.对症及支持治疗　卧床休息，给予吸氧、改善通气，注意水和电解质平衡。因其他原因使用的免疫抑制剂应尽可能减量或停用。若动脉血氧分压过低，应考虑人工辅助呼吸。重症呼吸衰竭者应给予监护。

2. 病原治疗

（1）复方磺胺甲噁唑（SMZ/TMP）　主要通过干扰叶酸代谢杀菌，有效率达 70%～80%。推荐剂量为 TMP 15～20 mg/（kg·d）、SMZ 75～100 mg/（kg·d），分 3～4 次给药，疗程 21 d。SMZ-TMP 常见不良反应包括发热、皮疹、肝功能损伤、胃肠道反应、骨髓抑制等。

（2）SMZ/TMP 联合卡泊芬净　SMZ/TMP（TMP 15～20 mg/kg、SMZ 75～100 mg/kg，口服，分 3～4 次给药）+卡泊芬净（首日负荷计量 70 mg，以后 50 mg/d，静脉滴注）。

（3）克林霉素联合伯氨喹　克林霉素（450 mg/次，口服或静注，每 6 小时 1 次；或者 600 mg/次，口服或静注，每 8 小时 1 次）+伯氨喹（30 mg/d，口服）。主要副作用为皮疹，严重者可有发热、中性粒细胞减少、高铁血红蛋白血症等。

（4）克林霉素联合喷他脒　克林霉素（450 mg/次，口服或静注，每 6 小时 1 次；或者 600 mg/次，口服或静注，每 8 小时 1 次）+喷他脒［4 mg/（kg·d），静脉滴注］（输注时间大于 1 h）。喷他脒气溶疗法可提高肺组织药物浓度并减少全身吸收，剂量为 300 mg/次，每月 1 次，主要副作用为咳嗽和支气管痉挛，见于 30%～40% 病例。本品与 SMZ/TMP 联合用药不能增强疗效，且可增加不良反应。

（5）TMP 联合氨苯砜　TMP（15 mg/kg，口服，分 3 次给药）+氨苯砜（100 mg/d，口服）。疗效与 TMP/SMZ 相仿，毒性则较低。氨苯砜主要副作用为高铁血红蛋白血症、皮疹、发热、恶心、呕吐。有葡萄糖-6-磷酸脱氢酶（G6PD）缺乏症者可出现溶血。

3. 皮质糖皮质激素治疗　在特异性抗肺孢子菌病治疗开始后 72 h 内应用类固醇激素皮质可显著改善预后，降低病死率。对确诊或疑似肺孢子菌病患者，动脉氧分压 $PO_2 < 70$ mmHg 或肺泡-动脉氧分压差 ≥ 35 mmHg 时，应在抗病原菌治疗 72 h 内加用糖皮质激素。激素治疗方案为：泼尼松 40 mg/次，2 次/d，共 5 d；其后减量为 40 mg/d，共 5 d；再改为 20 mg/d，共 10 d。若使用甲泼尼龙，则剂量为泼尼松的 75%。

【预防】

患者应采取呼吸道隔离，避免与免疫缺陷或正在接受免疫抑制药物治疗者接触。对易感者可预防应用：①口服 SMZ/TMP（每片含 SMZ 400 mg，TMP 80 mg），每天 1 片或者 2 片；②氨苯砜 100 mg/d。

【预后】

轻重症患者预后良好，重症患者预后不良。国外报道病死率为 10%～50%，平均 40%。及时诊断和积极治疗可提高治愈率。

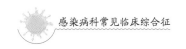
【参考文献】

［1］中华医学会感染病学分会艾滋病丙型肝炎学组中国疾病预防控制中心．中国
艾滋病诊疗指南（2018 版）［J］．中国艾滋病性病，2018，24（12）：1266-
1282.

［2］"十三五"国家科技重大专项艾滋病机会性感染课题组．艾滋病合并肺孢子
菌肺炎临床诊疗的专家共识［J］．西南大学学报（自然科学版），2020，42
（7）：49-60.

（陈耀凯　何小庆）

第五节　其他病原体

一、朊粒病

【中文名】

朊粒病。

【英文名】

prion diseases。

【同义名】

疯牛病（mad cow disease）、牛海绵状脑病（bovine spongiform encephalopathy，
BSE）、传播性海绵状脑病（transmissible spongiform encephalopathy，TSE）、克鲁
兹弗得 - 雅柯病（Creutzfeldt-Jakob disease，CJD）、杰茨曼 - 斯脱司勒 - 史茵克综
合征（Gerstmann-Straussler-Scheinker syndrome，GSS）、致死性家族性失眠症（fatal
familial insomnia，FFI）、传播性神经退行性变性疾病（transmissible neurodegenerative
diseases）、库鲁（Kuru）。

【定义、简史】

朊粒是一种不同于细菌、病毒、真菌、寄生虫等病原体的特殊传染性蛋白质粒子，由其感染所致的疾病称为朊粒病。1954 年 Sigurdsson 提出绵羊瘙痒症是一种感染因子所致的慢性感染。1956 年 Hadlow 等提出库鲁病（Kuru disease）与瘙痒症有明显相似性，都有神经元退行性变、星状神经胶质细胞增多但缺乏炎症反应。Alper 等提出动物瘙痒症传染因子可能缺乏核酸，1967 年 Griffith 等再次强调这种致病因子的复制可能不需要核酸模板。1982 年 Prusiner 等正式提出此类疾患的病原体可能是一种传染性蛋白质粒子（proteinaceous infectious particle），并组建朊粒（prion portein，prp）一词代表这种因子。

目前认为，传染性和家族性人类中枢神经系统以慢性海绵状退行性变为特征的疾患，如克鲁兹弗得 - 雅柯病、杰茨曼 - 斯脱司勒 - 史茵克综合征、致死性家族性失眠症及库鲁病等，其病原体为朊粒，并将此类疾病统称为传播性神经退行变性疾病或朊粒病。

【病原学】

朊粒缺乏核酸，能使核酸失活的物理方法（如煮沸、紫外线照射、电离辐射等）和化学方法（如核酸酶、核酸修饰剂、锌离子）对其均无影响。朊粒感染后组织提纯物亦检测不到核酸，但蛋白酶 K 处理可降低其感染性，胰蛋白酶能使其失活，氨基酸化学修饰剂对其传染性有抑制作用，蛋白质变性剂（如尿酸、胍胺、苯酚等）可使其感染性不可逆失活。朊粒具有典型的蛋白质紫外吸收光谱。

朊粒分子量为 33～35 kD，由 253 个氨基酸组成，含量最多的为甘氨酸、天门冬氨酸 / 天门冬酰胺和谷氨酸 / 谷氨酰胺。prp 有两种异构体：Prpc 和 Prpsc，前者存在于正常组织，功能尚不清楚，对蛋白酶敏感，无致病性；后者分子量为 27～30 kD，对蛋白酶有抗性，具有致病性。Prpsc 是 Prpc 被蛋白酶切去 67 个氨基酸的产物，正常脑组织中只有 Prpc 未见 Prpsc，而患病脑组织中既有 Prpc 又有 Prpsc。两种 Prp 氨基酸序列相同，但立体构象不同，Prpc 螺旋高达 42%，片层（-sheet）仅 3%，而 Prpsc 却相反，螺旋仅占 3%，片层则高达 43%。此种构象差异导致了化学性质和生物学作用的明显不同。朊粒的不同株型可导致不同疾病，如羊瘙痒症、牛海绵状脑病、库鲁病、克雅病等。

动物和人类朊粒均由宿主染色体上一个单拷贝基因编码，人朊粒基因（human prion protein gene，PRNP）位于 20 号染色体短臂上，小鼠朊粒基因则位于 2 号染色体上。人和大鼠、小鼠的朊粒基因同源性高达 90%。朊粒的复制机制目前尚不清楚。人朊粒基因突变常发生于第 32、48、56、72 位密码子处，多为重复片段的插入或点突变，突变结果是使 Prpc 转变成 Prpsc。Prpc 及 Prpsc 的特征及区别见表 2-11。

表 2-11 两种朊粒的特征

特 性	蛋 白 质	
	Prp^c（正常构型）	Prp^{sc}（瘙痒症构型）
蛋白酶 K 消化	敏感	有抗性
去污剂提取	可溶性	形成柱状，纤丝
次级结构	α- 螺旋（42%） β- 片层（3%）	α- 螺旋（30%） β- 片层（43%）
主要的细胞定位	细胞表面	小空泡（酸性小室）
正常大脑中	存在	缺乏
在感染瘙痒症的大脑中	+	+++
合成速率（$T^{\frac{1}{2}}$）	迅速（< 0.1 h）	慢（1 ~ 3 h）
降解速率（$T^{\frac{1}{2}}$）	迅速（5 h）	慢（> 24 h）
在正常田鼠大脑中的浓度	−1 ~ 5 μg/g	−1 ~ 10 μg/g
受感染瘙痒症田鼠大脑中的浓度	1 ~ 5 μg/g	−1 ~ 10 μg/g
从膜释放 PIPLC	+	−

注：PIPLC（phosphotidy inositol-specific phospholipase C，磷脂酰肌醇特异性磷脂酶）；$T^{\frac{1}{2}}$ = 半寿期（h）

【流行病学】

1. 传染源 感染朊粒的动物和人可成为传染源。

2. 传播途径

（1）消化道传播 进食受感染动物的组织（尤其是脑组织）或其加工物可导致传播，普通加工过程不能灭活具有高抵抗力的朊粒。疯牛病的发生是因为健康牛吃了含朊粒的病畜内脏加工物而感染发病。人类新变异型克雅病可能是因为患者食用了疯牛病牛肉所致。

（2）医源性传播 部分克雅病患者是通过医源性途径而感染朊粒的，如器官移植、应用垂体来源激素及接触污染的手术器械等。输血和血制品是否为传播途径目前尚无定论。

（3）其他传播方式 朊粒不仅具有传染性，也具有遗传性。朊粒病可经遗传方式获得，呈家族性，主要是因为 Prp 基因发生突变所致。

3. 人群易感性 普遍易感。感染朊粒后，尚未发现保护性免疫的产生。

【发病机制】

本病发病机制目前尚不明确。目前认为，Prpc 转化为 Prpsc 是朊粒病发生的基本条件，Prpsc 的蓄积是朊粒病发生的始动环节。在神经病变发生之前，Prpsc 已蓄积于神经细胞内，且只有 Prpsc 蓄积的区域发生神经病变，Prpsc 蓄积量较高的区域，相应的空泡形成数量亦较多。Prpsc 或 Prpsc 的一些片段可能导致神经细胞损伤，如引起神经细胞凋亡。

【病理改变】

所有朊粒病均具有类似的神经病理变化，包括弥漫性神经细胞丢失、反应性胶质细胞增生、淀粉样斑块形成和神经细胞空泡形成等，这些病理变化使病理切片上观察到的脑组织呈海绵状改变，故也称为"传染性海绵状脑病"。大体形态改变呈非特异性，主要为脑皮质和小脑萎缩，死于克雅病的患者脑质量只有 850 g 左右，明显轻于正常质量（1 200 ~ 1 500 g）。克雅病患者脑组织海绵状变性区域十分广泛，可发生于中枢皮层、豆状核、尾状核、丘脑、海马、脑干和脊髓。海绵状变性在病理上表现为神经纤维上出现小空泡，直径从 20 ~ 200 μm 不等，病变时间长者空泡可互相融合，空泡也可发生于神经细胞胞质内。某些病程较长的病例，神经细胞丢失和海绵状变性会导致皮质细胞骨架的完全丧失。脑组织无炎症反应和免疫学应答的形态学变化，病变区域既无淋巴细胞亦无炎症细胞浸润，表明朊粒感染不激发宿主的体液和细胞免疫应答。胶质细胞大量萎缩与明显增生并存。患者一般在出现临床症状时就已有海绵样变性发生，而星形胶质细胞增生和神经细胞坏死时，病情迅速发展、加重，甚至导致死亡。

【临床表现】

本病可为散发性、遗传性或传染性，其临床特点为：①潜伏期长，可达数年至数十年；②主要临床表现为中枢神经系统异常；③病情进展迅速，可很快导致死亡。

1. 克雅病　是最常见的人类朊粒病，年发病率约为百万分之一，男女性别比约为 1：1.2，常累及 50 ~ 75 岁人群，平均发病年龄为 65 岁左右，潜伏期 15 个月 ~ 10 年，最长可达 40 年。典型临床表现为进展迅速的痴呆、肌阵挛、皮质盲、小脑共济失调及锥体系和锥体外系征。病程可分为 3 个阶段：

（1）前驱期　约为数周，主要为细微的性格改变和非特异性主诉，如头昏、失眠、偏执行为、意识模糊、食欲和体重下降、抑郁等，少数患者可有视觉或听觉异常。

（2）进展期　主要为进行性神经系统病情恶化，以小脑、锥体系和锥体外系症状和体征为主，可表现为肢体僵直和震颤、感觉异常、共济失调、眼球震颤、语言障碍

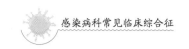

和失语等，并迅速进展为明显的精神衰退、进行性肌萎缩、半瘫、运动性失语，随之发生惊厥与昏迷。

（3）终末期　多数患者最终死于肺炎或自主神经功能衰竭。平均存活时间为 6 个月，约 90% 患者于发病后 1 年内死亡。

1996 年英国发现 10 例临床与神经病理改变不同于经典克雅病的新变异型克雅病病例。新变异型病例与经典克雅病病例的主要差异是：①新变异型病例年龄较轻，平均年龄 29 岁（14 ~ 48 岁）；②临床表现以行为改变、运动失调和周围感觉障碍常见，进展性痴呆仅在后期出现；③平均存活时间长，为 14 个月（7.5 ~ 22.5 个月）；④无克雅病特征性脑电图波形；⑤神经病理改变表现为广泛斑块形成，周边由海绵状病变区围绕。

2. 库鲁病　是一种亚急性、进行性小脑和脑干退行性疾病。20 世纪 50 年代，在巴布亚 - 新几内亚高原偏僻部落的土著人中流行本病，其感染方式与当地土著民族有食用已故亲人内脏和脑组织以示对死者尊敬的宗教习惯有关。潜伏期为 4 ~ 30 年或更长，通常较少累及大脑皮质，早期临床表现为小脑运动失调，一般为进行性，伴随有细微的躯干、肢端和头部震颤。病程第 2 ~ 3 个月，震颤明显且程度加剧，并出现进行性共济失调和运动障碍。早期智力常正常，后期则出现痴呆，常于 6 ~ 9 个月内死亡。由于已故亲人的脑组织多由妇女和儿童食用，故库鲁病多发于妇女和儿童。该国后来通过法律手段禁止食用人脑，随着这一习俗的废除，目前库鲁病已基本消失。本病临床过程亦可分为 3 个阶段：

（1）可行动期　表现为躯体颤抖、蹒跚或共济失调步态，开始出现构语障碍，继续进展可出现言语减退、眼球运动失调、内斜视，但无眼球震颤。为维持站立时身体平衡，患者脚趾紧贴地面，不能以单脚站立数秒，此症状常为早期诊断线索。此阶段早期，多数患者能继续从事日常活动和工作，后期则行走时需要拐杖。

（2）静坐期　患者如无支撑则不能行走，震颤及共济失调更加严重，肢体僵硬伴广泛阵挛，手足呈舞蹈样运动，情感不稳定，常发出病理样狂笑，大部分患者有欣快感，亦有表现为抑郁者，思维迟缓突出。此期无严重痴呆，感觉正常。

（3）终末期　患者不能坐起，常有严重痴呆、颤抖和构语障碍，有些患者出现特征性锥体外系姿态和运动缺失，最后出现大小便失禁、吞咽困难、听障、对刺激无反应、褥疮和坠积性肺炎。患者死亡时常有严重营养不良。

3. 杰茨曼 - 斯脱司勒 - 史茵克综合征　是一种罕见的常染色体显性遗传性朊粒病，发病率仅千万分之一。患者存活时间相差较大，从 2 个月 ~ 12 年不等。本综合征主要表现为明显的运动失调，而克雅病主要表现为痴呆，伴肌阵挛。杰茨曼 - 斯脱司勒 - 史茵克综合征常于 50 岁以前发病，临床表现以小脑病变症状为主，可伴有帕金森氏征、锥体系征和锥体外系征、耳聋、失明及凝视麻痹，仅于晚期出现痴呆。由于吞咽障碍，患者常死于吸入性肺炎所致的继发感染。

4. 致死性家族性失眠症　是 1986 年新发现的一种遗传性朊粒病，极为罕见，呈亚急性经过，通常见于成人，平均发病年龄 48 岁（25～61 岁）。临床表现为难治性失眠，可长达数周至数月，随后出现进行性脑神经功能紊乱和运动障碍。从发病到死亡通常为 1～2 年。

5. 羊瘙痒症　第一个被认识的传染性海绵状脑病是发生于绵羊和山羊的羊瘙痒症，该病已存在两个多世纪，早在 18 世纪时就已被人们所认识，发生于许多国家。患病羊习惯于在围栏上摩擦身体以减轻瘙痒，同时出现体重下降及步态不稳。脑组织出现典型的朊粒病病理改变，如细胞空泡、神经细胞丧失、胶质细胞增生等。目前尚无证据表明羊瘙痒症可传染给人。

6. 牛海绵状脑病　潜伏期为 4～5 年。病牛表现为步态不稳、体重下降及神经质甚至狂乱，俗称"疯牛病"。病牛脑组织呈典型的朊粒病病理改变，且脑髓质部总有神经纤维空泡形成。Prpsc 已在患病牛脑组织内被发现，病牛脑组织提取物通过颅内接种可传染给小鼠、牛、绵羊、猪及灵长类动物。

【实验室检查】

1. 脑脊液　常规和生化检查基本正常，脑脊液蛋白浓度可有轻微升高。一种名为14-3-3 蛋白质的检出可能有较高诊断价值，敏感性和特异性均达 90% 以上。该蛋白表达于许多组织，其出现于脑脊液中反映了广泛的脑组织损伤。

2. 影像学　对晚期病例进行 CT 和 MRI 检查，可发现大脑皮质萎缩，且可排除中风、颅内血肿和出血、原发性和转移性脑肿瘤，以及某些炎症性和代谢性疾病。

3. 脑电图　可出现特征性周期性尖锐复合波，具有辅助诊断价值。

4. 病理学检查　脑组织呈海绵状改变，如空泡形成、淀粉样斑块、胶质细胞增生、神经细胞丢失等，有较大临床诊断价值。

5. 免疫组织化学　通过免疫组织化学染色检查 Prpsc 是确诊朊粒病的金标准，阑尾和扁桃体活检标本中检出 Prpsc 可早期诊断新变异型克雅病。

6. 分子生物学技术　蛋白印迹（western blot）技术和荧光标记的特异性探针已被用于检测 Prpsc，可用于克雅病和其他朊粒病的诊断。此外，从患者外周血白细胞提取DNA 来对 Prp 进行分子遗传学分析，可诊断家族性朊粒病。

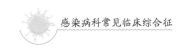

【诊断与鉴别诊断】

朊粒病生前诊断较为困难，绝大部分病例死后经病理检查才获确诊。

1. 流行病学资料　接受过植入性电极脑电图或神经外科手术史、使用过垂体来源激素、供者被发现有朊粒疾病的器官移植受者或有朊粒病家族史者等。以上资料对朊粒病诊断有较大帮助。

2. 临床表现　朊粒病本质上均为中枢神经系统退行性疾病，具有相似的独特临床表现，如共济失调、肌阵挛、痴呆、阳性锥体系和锥体外系征等。

3. 实验室检查　特征性脑电图改变和病理学检查均有重要辅助诊断价值。如果脑组织有海绵状改变，结合临床表现可作出临床诊断；通过免疫组织化学或分子生物学技术证实患者脑组织存在朊粒蛋白者，可确诊为朊粒病。

朊粒病应与其他神经系统疾病相鉴别，如阿尔茨海默病（alzheimer disease）、多发性硬化等，鉴别关键在于脑组织是否存在海绵状改变和朊粒蛋白。

【治疗】

本病缺乏特效治疗，主要措施为对症支持治疗。抗病毒药物阿糖胞苷、阿糖腺苷和干扰素等几无疗效。

【预防】

1. 管理传染源　医源性克雅病大多通过器官移植或使用生物制品所致，因此严格器官捐献标准有助于预防朊粒病。本病患者或任何神经系统退行性疾病患者、曾接受垂体来源激素治疗者、有朊粒病家族史者不能作为器官、组织或体液供体，不能作为献血人员。对遗传性朊粒病家族应进行监测并给予遗传咨询和产前筛查。

2. 切断传播途径　常规处理患者血液和体液的预防措施均应遵循。物理方法有蒸气高压消毒（132 ℃，1 h），化学制剂氢氧化钠、次氯酸盐、浓甲酸均可显著地降低污染物的传染性，常用 1 mol/L 氢氧化钠（NaOH）浸泡污染物 1 h 可完全灭活感染因子。被朊粒患者或疑似感染朊粒患者组织污染的环境表面应采取 10 000 mg/L 的含氯消毒剂消毒，至少作用 15 min。

医务工作者，尤其是护理、治疗朊粒病患者或疑似患者的医务人员以及外科医生、病理科医生应保持皮肤无破损，并严格遵守安全程序，手术和病理器械应严格消毒。

严格掌握输血指征，采用成分输血或去白细胞血。可能感染朊粒的血液、组织或器官不得用于生物制品的生产。从有疯牛病流行的地区进口活牛或牛产品，必须经严格和特殊检疫。禁止用牛、羊等反刍动物的内脏、脑、脊髓、骨、肉等作为饲料喂养牛等动物。

3.保护易感染人群 目前尚无任何有效措施可供选择。

【预后】

人类朊粒病预后极差，毫无例外均为致死性。

【参考文献】

李兰娟，任红.传染病学［M］.9版.北京：人民卫生出版社，2018.

（陈耀凯 鲁雁秋 何小庆）

二、支原体肺炎

【中文名】

支原体肺炎。

【英文名】

mycoplasmal pneumonia（MP）。

【同义名】

Eaton 因子肺炎（Eaton's pneumonia）、Eaton 类胸膜肺炎微生物肺炎、肺炎支原体肺炎（mycoplasma pneumoniae pneumonia）、肺炎原浆菌肺炎、微子肺炎、非典型性肺炎（atypical pneumonia）。

【定义、简史】

本病是由肺炎支原体引起的一种间质性肺炎。1938 年 Raimann 首先报道人类"病毒性肺炎"，1940 年 Eaton 等从非典型肺炎中分离出感染因子，当时认为是病毒。1955 年发现本病用四环素可以治愈，乃认为此因子并非病毒，称为"Eaton"因子。1960 年 Marmion 等指出该因子即类胸膜肺炎菌（pleuropneumonia like organisins，

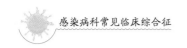

PPLO），1962 年 Chanock 正式确定将 Eaton 因子命名为肺炎支原体。

【病因】

支原体系介于细菌和病毒之间的微生物，广泛存在于鸟类、哺乳动物及人类耳咽部泌尿生殖道，但对人类不致病，仅有肺炎支原体能引起人类呼吸道疾病。各种肺炎中有 5% ~ 10% 是由肺炎支原体引起的。支原体可通过细菌滤器，且缺乏细胞壁，此点与病毒相似；支原体内含有 RNA 及 DNA，在无细胞培养基时可生长，又能被四环素等抗生素所抑制，此点与细菌相似。支原体生长在气管纤毛上皮之间，不侵入肺实质，产生过氧化物而损坏细胞，其致病性可能与患者对病原体或其代谢产物的过敏反应有关。感染后引起体液免疫。成年人血清中多已有抗体，所以很少发病。

【临床表现】

潜伏期 2 ~ 4 周。起病可急可缓，以发热和咳嗽为主要表现。中重度发热多见，部分患者伴畏寒、头痛、胸痛、胸闷等症状。病初以阵发性干咳为特点，少数有黏痰，偶有血性痰，咳嗽逐渐加剧。肺部体征不明显，与肺部病变程度不相符，部分可闻及干湿啰音，肺实变体征较少。重症病例可合并胸腔积液、肺不张、气胸和坏死性肺炎等。

X 线表现：无特征性变化，为斑点状、片状或均匀模糊阴影，近肺门较深，下肺野较多，约半数病例呈单叶分布，约经 2 周消散，亦可长达 4 ~ 6 周才消散。外周血白细胞计数正常或稍增高，以中性粒细胞为主，血沉可加快。

【诊断】

根据流行病学资料、临床表现、影像学及实验室检查结果可作出诊断，确诊有赖于呼吸道分泌物分离出支原体。本病需与病毒性肺炎、肺结核、衣原体肺炎、军团菌肺炎等相鉴别。

【治疗】

大环内酯类抗生素(红霉素、阿奇霉素、克拉霉素等)为首选，喹诺酮类(左氧氟沙星、莫西沙星等)及四环素类（多西环素、米诺环素、替加环素等）亦有效，儿童应慎用喹诺酮类及四环素类抗菌药物。疗程一般为 2 ~ 3 周。咳嗽剧烈者可予以镇咳对症处理。

【预后】

良好。

【参考文献】

［1］刘瀚旻，马融 . 儿童肺炎支原体肺炎中西医结合诊治专家共识（2017 年制定）
［J］. 中国实用儿科杂志，2017，32（12）：881-885.

［2］陈志敏，尚云晓，赵顺英，等 . 儿童肺炎支原体肺炎诊治专家共识（2015 年版）
［J］. 中华实用儿科临床杂志，2015，30（17）：1304-1308.

［3］刘又宁 . 成人肺炎支原体肺炎诊治专家共识［J］. 中华结核和呼吸杂志，2010
（9）：643-645.

（陈耀凯　何小庆）

三、鹦鹉热

【中文名】

鹦鹉热。

【英文名】

psittacosis。

【同义名】

无。

【定义、简史】

鹦鹉热是人体感染鹦鹉热衣原体（chlamydia psittaci，CPs）后引起的一组临床综合征。

【流行病学】

人类感染 CPs 大多为偶然吸入鸟类排泄物或接触携带病原体鸟类所致，但流行病学调查显示仍有约20%的患者查不出与鸟类接触的历史。人 - 人呼吸道传播少见，但"人"株毒力极强，此种方式极为罕见。

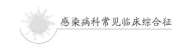

【病原学】

CPs 具有较独特的病原学特点，是一种寄生和繁殖于宿主细胞内小型原核微生物，呈圆形或椭圆形，直径约 300 nm，具有滤过性特点，能形成包涵体；细胞内同时含有 DNA 和 RNA，有成分为肽聚糖的细胞壁，有不完整的酶系统，尤其缺乏产能代谢系统，是已知的细胞型微生物中生活能力最简单的，没有产 ATP 的能量系统，故有"能量寄生物"之称，是严格的细胞内寄生；生活周期分为细胞外期和细胞内期，前者称为原生体（elementary body），致密均匀类核结构，直径约 350 nm，代谢不活跃，但具有感染性，后者称为网状体（reticulate body），网络状结构，直径约为 800 nm，代谢旺盛，以二分裂法增殖产生新的原体。众多原体组成包涵体（inclusion body），其包膜涨破后，原体溢出再侵入其他细胞，每 1 周期约 48 h。直接感染宿主细胞，可在鸡胚卵黄囊膜、小白鼠腹腔、海伦细胞株中培养，不能在无生命的培养基上生长。其内不含糖原，碘染色阴性，包涵体形状不规则，散在于细胞质中，不压迫细胞核，对磺胺药有抵抗，主要感染禽类和低等哺乳动物。

【发病机制】

病原体主要由呼吸道进入机体，被病鸟啄伤、抓伤，屠宰拔毛等亦可感染。病原体经血液扩散，随后逐渐定位于肺泡、脾及肝的网状内皮细胞内。肺泡病变最为突出，其间质和表面及血管周围发生淋巴细胞炎性反应，多形核白细胞甚少。肺泡壁和肺间质组织增厚、水肿、坏死，甚至出血。肺泡腔内充满浆液性渗出、淋巴细胞和红细胞。巨噬细胞内可见包涵体。支气管和细支气管上皮通常无明显损伤。肝、脾均以增殖性病变为主，吞噬细胞中亦可见病原体。

【临床表现】

一般潜伏期为 7 ~ 14 d，以 38 ~ 40 ℃的发热伴寒战起病，同时出现头痛、胸背部痛、腰痛、食欲不振、明显全身倦怠，还可伴有纳差、恶心、呕吐等消化道症状。如同时有相对缓脉，有助于诊断。典型患者出现流感样症状，伴有干咳，如不予有效抗生素，发热可持续 10 ~ 14 d。随病情发展，常在起病 1 周末出现干咳，大多咳少量痰，有时痰中带血，重者可出现呼吸困难，胸部体征很少，与肺部病变部位一致，可闻及少许水疱音，有时也可完全听不到啰音。重症病例可出现紫绀、心动过速，如伴有谵妄、昏迷等中枢神经系统症状，并发心肌炎、脑膜炎提示预后严重。主要体征有咽充血和脾脏肿大，当脾大与肺炎同时存在时，应注意本病的可能。临床上可分为症状不明显的亚临床感染，似流感样全身综合征的轻型和症状较重的肺炎等。临床上可分为感冒型、伤寒型、肺炎型，其中感冒型易误诊，也有亚临床感染。

【辅助检查】

多见血沉增快，CRP升高，而白细胞增多不常见，有时伴 ALT、AST、LDH 值上升。X 线检查可发现肺部有局限性浸润阴影，易变化，从肺门至周边呈楔状广泛较淡的微细斑点状或玻璃状阴影，以肺野下部为多。即使使用合适的抗生素治疗，阴影完全吸收也需 3 周以上。

【诊断】

本病确诊主要依靠分离出衣原体、单克隆抗体检出抗原或者血清抗体升高。用急性期患者的痰、血液、胸腔积液等分离病原。补体结合试验提示双份血清抗体上升 4 倍以上或 1 次血清上升 32 倍以上可确诊。

【治疗】

本病可选择四环素类（四环素、多西环素）、大环内酯类（红霉素、阿奇霉素等）以及喹诺酮类（莫西沙星）药物作为抗菌药物治疗。其中四环素类药物为首选方案，大环内酯类药物为儿童首选方案。四环素，总剂量 2 g/d，分 4 次口服；多西环素总剂量 200 mg/d，分 2 次口服或静脉滴注。一般服药后 48 ~ 72 h 内即可控制症状。10 ~ 21 d 为 1 疗程。

【预后】

死亡率在有效抗生素出现前为 20% ~ 30%，现大多预后良好，病死率低于 1%。

【参考文献】

［1］骆煜，金文婷，马玉燕，等 .5 例鹦鹉热衣原体肺炎的诊断及临床特点［J］. 中华医院感染学杂志，2020，30（22）：3394-3398.

［2］史兰萍，李阳 . 鹦鹉热衣原体重症肺炎 1 例［J］. 中国感染与化疗杂志，2019，19（3）：309-311.

（陈耀凯　赵文利　何小庆）

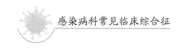

四、莱特尔综合征

【中文名】

莱特尔综合征。

【英文名】

Reiter syndrome。

【同义名】

结膜 - 尿道 - 滑膜综合征（conjunctivo-urethro-synovial syndrome）、反应性关节炎（reactive arthritis）。

【定义、简史】

本病是以关节炎、尿道炎和结膜炎"三联征"为临床特征的一种特殊类型反应性关节炎，常表现为突发性急性关节炎并且伴有独特的关节外皮肤黏膜症状，由 Reiter 于 1916 年最早描述。

【病因】

本病有两种类型：一种发生于沙眼衣原体感染等性传播疾病之后，多见于 20 ~ 40 岁年轻男性，称为性传播型，女性、儿童和老年人较少见；另一种类型常发生于肠道感染之后，称为痢疾型，主要肠道感染病原菌为志贺菌属、沙门菌属、耶尔森菌属及弯曲杆菌属。63% ~ 96% 的莱特尔综合征患者，组织抗原 HLA-B27 出现频率非常高，而健康人仅为 6% ~ 15%，支持本病有遗传倾向。具有 HLA-B27 遗传标记的个体在性接触或被某些肠道细菌感染后，发生本病的可能性增加。

【临床表现】

1. 全身症状　常较突出，如感染后数周出现低热（个别患者可有高热）、体重下降和严重的倦怠无力。

2. 关节症状　典型关节炎多在前驱尿道炎或腹泻后 1 ~ 6 周内出现。关节僵硬、肌痛和腰痛是早期突出症状。受累关节一般不对称，可为多发性，通常发生于下肢大关节和趾关节。关节炎表现轻重不一，重症患者可出现背部不适、背痛，常放射到臀部和大腿，卧床休息和不活动时加重。小关节非对称受累为典型发病方式，膝、踝、足和腕关节是最常受累的关节。多数关节仅有轻微肿胀而无压痛、僵硬和活动受限。病变早期膝关节可明显肿胀并伴明显关节腔积液，甚至导致腘窝囊肿破裂。局部肌腱病变是本病独特的关节病变，如跖筋膜炎、指骨膜炎及跟腱炎等。炎症通常发生于肌腱附着部位（附着点炎），可伴有或不伴滑膜炎。手指、足趾表现为整个指/趾肿胀，称为腊肠指/趾。

3. 泌尿生殖道表现 典型病例在性接触或痢疾后 7 ~ 14 d 发生无菌性尿道炎。男性患者表现为尿频和尿道烧灼感，阴茎检查可见尿道口红肿并有清亮的黏液样分泌物，也可出现自发缓解的出血性膀胱炎或前列腺炎。女性患者泌尿生殖道症状一般较轻微甚至无症状，少量阴道分泌物或排尿不适感可以是女性患者泌尿生殖系统受累的唯一表现。阴茎和皮肤是本病具有诊断意义的两个特征性病变部位，阴茎龟头和尿道口浅小无痛性溃疡称为旋涡状龟头炎。

4. 皮肤黏膜表现 溢脓性皮肤角化症为病变皮肤的过度角化，病变开始为红斑基底上清亮的小水疱，然后发展成斑点，丘疹并形成角化小结节，病变常发生在足的一端，也可累及掌、跖甲和指甲周围、阴囊、阴茎、躯干和头皮。疾病早期可出现一过性口腔浅表溃疡，开始表现为水疱，逐渐发展成浅而小有时融合的溃疡，多为无痛性，常被忽视。此表现也可见于舌及阴茎龟头。

5. 眼部表现 40% 患者有明显的单侧非感染性结膜炎，最常发生于疾病早期，常为一过性。更明显的眼部病变是眼色素膜炎，常为急性，单侧受累。炎症累及前色素膜，而脉络膜和视网膜不受累。前房积脓、角膜炎、角膜溃疡、视神经炎和眼内出血等并发症罕见。

6. 其他表现 还可出现心脏受累（包括瓣膜病变和传导异常），并可有肾脏病变、颅神经和周围神经病、血栓性静脉炎等少见并发症。

初次发病者通常于起病 3 ~ 4 个月内症状消退，约半数病例关节炎和（或）其他症状可反复发作达数年之久。在慢性或复发过程中，可发生关节畸形、强直及骶髂关节炎和（或）脊椎炎。

【实验室检查】

1. 病原体培养 可行尿道拭子培养，有条件时可取宫颈刷洗细胞行直接荧光抗体和酶联免疫试验。当肠道症状不明显或较轻微时，大便培养对确定诱发疾病的微生物感染有帮助，能为可疑的反应性关节炎提供诊断依据。但大部分患者就诊时感染发生

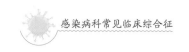

在数周前，病原体培养往往呈阴性。

2.炎症指标　急性期可有外周血白细胞总数增高，血沉增快、CRP升高常见。慢性患者可出现轻度正细胞性贫血。抗核抗体和类风湿因子多呈阴性。补体C3、C4可增高。

3.滑液与滑膜检查　有轻重不等的炎性改变，可出现巨噬细胞，内含核尘和整个白细胞空泡，称为赖特细胞，但对本病无特异性。滑膜活检显示为非特异性炎症改变，但通常比类风湿关节炎有更多的嗜中性粒细胞浸润。采用免疫组化、聚合酶链反应（PCR）或分子杂交技术可检出滑膜及滑液感染因子。

4.HLA-B27检测　越来越多的证据提示HLA-B27抗原与中轴关节病、心肌炎和眼色素膜炎相关，该抗原阳性有助于本病诊断。

5.放射学检查　约10%患者在疾病早期出现骶髂关节炎，约70%慢性患者出现单侧（早期）或双侧（晚期）骶髂关节异常。非对称性椎旁"逗号样"骨化是本病和银屑病关节炎独特的影像学表现，多累及下3个胸椎和上3个腰椎。椎体方形变不常见。受累关节软组织肿胀明显，但骨密度多正常。关节间隙狭窄常见于足小关节，伴独特的边缘和绒毛状周围骨炎。线形骨周围炎沿掌指、跖趾和指趾体部出现，沿肌腱附部位（如跟骨、坐骨结节和股骨大转子等处）可见边界不清的骨刺。

【诊断】

以关节、生殖道、尿道、皮肤和眼部症状为主要临床表现者，应考虑本病。具备典型急性关节炎、非淋球菌性尿道炎和结膜炎三联征者确诊不难，但临床表现常在不同时间出现，因此确诊常需数月或更长时间。不具备典型三联征者多采用以下诊断标准：①典型外周关节炎：下肢为主的非对称性关节炎；②前驱感染证据：如果4周前有临床典型的腹泻或尿道炎，实验室证据可有可无，如果缺乏典型临床证据，则必须有实验室证据；③排除引起关节炎的其他原因，如脊柱关节病、感染性关节炎、莱姆病及链球菌反应性关节炎等；④HLA-B27阳性、关节外表现（结膜炎、虹膜炎、皮肤、心脏与神经系统病变等）及典型脊柱关节病临床表现（炎性下腰痛、交替性臀区疼痛、肌腱端炎或虹膜炎等）不是确诊的必须具备条件。

【鉴别诊断】

本病需要与多种具有关节症状的疾病相鉴别，如细菌性关节炎、急性风湿热、痛风性关节炎、银屑病关节炎、强直性脊柱炎、肠病性关节炎、白塞病等。

1.细菌性关节炎　多为单关节炎，急性发病，常伴有高热、乏力等感染中毒症状；

关节局部多有比较明显红、肿、热、痛等炎症表现；滑液有重度炎性改变，白细胞总数和中性粒细胞计数明显增高，滑液培养可以发现致病菌。

2. 急性风湿热　属于广义反应性关节炎的范畴，患者多为医疗条件较差地区的青少年，发病急，起病前 2～3 周多有链球菌感染史，临床上常有咽痛、发热和四肢大关节为主的游走性关节炎，关节肿痛消退后不遗留骨侵蚀和关节畸形，还常同时伴发心肌炎，检查外周血白细胞增高，抗链"O"升高。

3. 痛风性关节炎　多发生于中老年男性，最初表现为反复发作的急性关节炎，最常累及足第一跖趾关节和跗骨关节，表现为关节红、肿和剧烈疼痛，血尿酸升高，滑液中有尿酸结晶。

4. 银屑病关节炎　好发于中年人，起病多缓慢。赖特综合征主要与其他 5 种临床类型中非对称性少关节炎型相鉴别。此型常累及近端指（趾）间关节、掌指关节、跖趾关节及膝腕关节等四肢大小关节，少数可遗留关节残毁。银屑病关节炎患者常有银屑病皮肤和指（趾）甲病变。

5. 强直性脊柱炎　好发于青年男性，主要侵犯脊柱，但也可以累及外周关节，在病程的某一阶段甚至可以出现类似赖特综合征的急性非对称性少关节炎，但患者常同时有典型的炎性下腰痛和 X 线相证实的骶髂关节炎。

6. 肠病性关节炎　可具有类似赖特综合征的急性非对称性少关节炎，同时多伴有明显的胃肠道症状，如反复腹痛、脓血便、里急后重等，纤维结肠镜检查可明确克罗恩病或溃疡性结肠炎的诊断。

7. 白塞病　基本病变为血管炎，全身大小动静脉均可受累。有反复口腔黏膜、生殖器溃疡并伴眼炎。虽可有关节炎性病变但通常较轻。本病有较为特异的皮肤损害，如针刺反应、结节红斑等。可有动脉栓塞和静脉血栓形成。

8. 其他　播散性淋球菌感染均可出现腱鞘炎、尿道炎、结膜炎和皮炎，细菌培养可资鉴别；克罗恩病或溃疡性结肠炎可表现为腹泻后关节炎征象，结肠镜检查有助于鉴别。

【治疗】

尚无根治方法，及时诊断及合理治疗可控制症状并改善预后。

1. 一般治疗　口腔与生殖器黏膜溃疡多能自发缓解，无须治疗。严重关节症状缓解后，应尽早开始关节功能锻炼。理疗可促进恢复期关节症状的康复。

2. 非甾体类抗炎药　本类药物品种多，但疗效相当。可减轻关节肿痛、增加关节活动范围，为关节症状治疗的首选药物。不良反应多为胃肠不适，少数可引起溃疡；少见不良反应包括肝、肾损伤，血细胞减少，水钠潴留，高血压及过敏反应等。联合用药不能增加疗效，反而可能增加不良反应。如果一种药物治疗 2 ~ 4 周疗效不明显，可试用其他非甾体类抗炎药。本类药物疗程通常为 3 个月左右，待症状完全控制后减少剂量，以最小有效量巩固一段时间后再考虑停药。过快停药易引起症状反复。

3. 柳氮磺胺吡啶　当非甾体类抗炎药不能控制关节炎时，需加用柳氮磺胺吡啶。一般以 0.25 g/ 次，3 次 /d 开始，以后每周递增 0.25 g/ 次，直至 1.0 g，2 次 /d，维持 1 ~ 3 年。本品起效较慢，通常为用药后 4 ~ 6 周。不良反应包括消化系症状、皮疹、血细胞减少、头痛、头晕及男性精子减少及形态异常，停药后可恢复。磺胺过敏者禁用。

4. 免疫抑制剂　对非甾体类抗炎药无效的个别病例可短期使用糖皮质激素。外用皮质激素和角质溶解剂对溢脓性皮肤角化症有用。关节内注射皮质激素可暂时缓解关节肿胀。对足底筋膜或跟腱滑囊引起的疼痛和压痛可局部注射皮质激素治疗，尽早使踝关节恢复活动以免跟腱变短和纤维强直。应注意避免直接跟腱内注射，避免引起跟腱断裂。结膜炎和皮肤黏膜损害多不需治疗，而虹膜炎则需局部使用糖皮质类固醇制剂。重症且反复发作的病例可试用甲氨蝶呤和硫唑嘌呤等免疫抑制剂。

5. 抗生素治疗　长期应用抗生素尚有争议。性接触引起者常因沙眼衣原体感染所致，可给予患者及其性伴侣四环素或强力霉素口服，疗程 3 个月，可缩短关节症状持续时间。

【预后】

仅少数病例因慢性或多次复发而致残。

（陈耀凯　鲁雁秋）

五、猫抓病

【中文名】

猫抓病。

【英文名】

cat scratch disease。

【同义名】

Foshay-Mollaret 综合征、Debre 综合征、Petzetakis 综合征、猫抓热（cat scratch fever）、非细菌性局部性淋巴结炎综合征、良性接种性淋巴网状细胞增多症（benign inoculation lymphoreticulosis）。

【定义、简史】

由汉赛巴尔通体（*Bartonella henselae*）经猫抓咬途径侵入人体而引起的感染性疾病，临床表现多变，但以局部皮损及引流区域淋巴结肿大为主要特征，病程呈自限性。本征呈世界性流行，1932 年首先由 Foshay 描述并命名为猫抓病，国内近年常有报道。

【病因】

病原体为巴通体科（Bartonellaceue）内的汉赛巴尔通体，曾用名为汉赛罗沙利马体（*Rochlimaea henselae*），在旧的分类中归于立克次氏体科的罗沙利马体属。病原体革兰染色阴性，为细小微弯曲杆菌状，对糖不发酵，生化反应如氧化酶、触酶、七叶苷、马尿酸盐水解、硝酸盐还原等均呈阴性。在普通培养基上不易生长，但现已发现适于其生长的一种液体培养基。

【流行病学】

主要为散发。本病分布于全球，温带地区秋、冬季发病者较多，热带地区则无季节性变化。传染源主要为猫，尤其是幼猫和新领养的猫，其他尚有狗、猴等，尚无人传染人的报道。带病原体的猫并不发病。90% 以上病例有与猫或狗接触史，75% 患者有被猫或狗抓伤或咬伤病史。本病多发生于学龄前儿童及青少年，占 90%，男性略多于女性。

【发病机制】

病原体自抓伤处侵入人体，3 ~ 10 d 后局部皮肤出现丘疹或脓疱（50% ~ 90%），继而引流区淋巴结肿大。淋巴结和表皮病灶活检可见坏死性、肉芽肿性病变，初期为局限性网状细胞增生，继而有巨噬细胞、浆细胞和中性粒细胞浸润，形成 1 个或数个呈放射状排列小脓肿，周围绕以上皮样细胞层，边缘处偶可见巨细胞；最后小脓肿融合成较大脓肿，并可穿破或形成瘘管；数周至数月后有纤维细胞增生，形成瘢痕。在病程最初 3 ~ 4 周内，从淋巴结或皮损活检涂片（用 Warthin-Starry 饱和银染色）中可发现成簇或呈丝状排列的汉赛巴尔通体，易在血管壁、微小脓肿等处找到。

【临床表现】

1. 原发皮损　在被猫抓伤或咬伤后 3 ~ 10 d，局部出现 1 至数个红斑性丘疹，疼痛不明显；少数丘疹转变为水疱或脓疱，偶可穿破形成小溃疡。经 1 ~ 3 周留下短暂色素沉着或结痂而愈合。皮损多见于手、前臂、足、小腿、颜面、眼部等处，可因症状轻微而被忽视。

2. 局部淋巴结肿大　抓伤感染后 1 ~ 2 周，90% 以上病例引流区淋巴结呈现肿大，以头颈部、腋窝、腹股沟等处常见，全身淋巴结也可肿大。肿大淋巴结初期质地较坚硬，有轻触痛，直径 1 ~ 8 cm 不等，25% 患者淋巴结化脓，偶可穿破形成窦道或瘘管。淋巴结肿大一般在 2 ~ 4 个月内自形消退，少数持续 6 ~ 24 个月。

3. 全身症状　大多轻微，可有发热（> 38.3 ℃）、疲乏、厌食、恶心、呕吐、腹痛等胃肠道症状伴体重减轻，也可有头痛、脾肿大、咽喉痛和结膜炎等，结膜炎伴耳前淋巴结肿大（Parinaud 综合征）系猫抓病重要特征之一，有助于诊断。

4. 不常见临床表现及并发症　少见临床表现及并发症包括脑病、慢性严重的脏器损害（肝肉芽肿、骨髓炎等）、关节病（关节痛、关节炎等）、结节性红斑等。其他尚有短暂性斑丘疹、多形红斑、血小板减少性紫癜、腮腺肿大、多发性血管瘤和内脏紫癜（多见于 HIV 感染者）等，均属偶见。脑病在临床上常表现为脑炎或脑膜脑炎，发生于淋巴结肿大后 1 ~ 6 周，病情一般较轻，很快恢复。脑脊液中淋巴细胞及蛋白质正常或轻度增加。重症病例症状常持续数周，可伴昏迷及抽搐，但多数于 1 ~ 6 月完全恢复，偶或致残或致死。

【实验室检查】

1. 血常规　白细胞总数及中性粒细胞增多，10% ~ 20% 病例嗜酸性粒细胞比例增高。病初数周血沉增速。

2. 特异抗原皮内试验　皮试液系从患者淋巴结脓液中经适当处理而制成。以 0.1 mL 注入皮内，48 ~ 72 h 后出现 ≥ 5 mm 硬结者为阳性，阳性率达 95%。受染后阳性反应可持续 10 年以上，故皮试阳性并不能反映为现症感染。病初 3 ~ 4 周皮试可呈阴性，宜重复测试，两次阴性一般可排除猫抓病。国内尚无标准化、安全的皮试液供应。

3. 血清免疫学检查　采用 IFA 法或 EIA 法均可检测血清特异性 IgG，灵敏度均较高。但由于缺乏纯化抗原制成的药盒，一般实验室尚难开展。

4. 病原体分离　需用特殊液体培养基，普通实验室很少制备和采用。

5. 组织病理学检查　在病程最初 3 ~ 4 周内，可从淋巴结或皮损的活检涂片中发现病原体。

6.病原体抗原或 DNA 检测 已开展各种新方法（包括 PCR）以检测活检切片中的汉赛巴尔通体抗原或活检标本和脓液中的特异性 DNA，但作为诊断依据时仍需结合临床加以考虑。

【诊断与鉴别诊断】

被猫抓伤或咬伤后 2～3 周出现局部淋巴结肿大，特别伴有原发皮损可拟诊该病。若无法进行血清特异性 IgG 测定、病原体抗原或 DNA 检测、病原体分离等，则确诊有赖于下列 4 个条件：①与猫（或犬）频繁接触和被抓伤，或有原发损害（皮肤或眼部）；②特异性抗原皮试呈阳性；③从病变淋巴结中抽出脓液，并经培养和实验室检查，排除了其他病因引起的可能性；④淋巴结活检示特征性病变，饱和银染色找到多形革兰阴性小杆菌。一般确诊满足 4 个条件中 3 个即可。

猫抓病主要需与各种病因如 EB 病毒感染、分枝杆菌属感染、葡萄球菌属感染、β溶血链球菌感染、性病（梅毒、软下疳、性病性淋巴肉芽肿）、弓形体病、炭疽、兔热病、鼠咬热、恙虫病、孢子丝菌病、结节病、布鲁菌病、恶性或良性淋巴瘤、川崎病等所致的淋巴结肿大或（和）化脓相鉴别，有眼部损害伴耳前淋巴结肿大常提示猫抓病。

【治疗】

该病多为自限性，一般 2～4 月内自愈。一般无特效疗法，治疗以对症处理为主。但应注意液化的淋巴结不能切开，仅能抽吸脓液，穿刺吸脓可减轻症状，必要时 2～3 d 后重复进行。淋巴结肿大 1 年以上未见缩小者可考虑进行手术摘除。汉赛巴尔通体在体外对多种抗菌药物敏感，但一般病例尚无应用抗菌药物应用指征。对重症病例如高热者、伴发脑炎者及免疫缺陷（HIV 感染等）者宜及时采用多西环素、阿奇霉素、红霉素、环丙沙星、利福平或庆大霉素抗菌治疗，疗程 7 d 或更长，最好以药敏试验为参考。

【预防】

与猫、犬接触时避免被抓伤或咬伤，不慎被抓、咬后立即用碘酊或莫匹罗星（mupirocin）软膏涂搽局部，并对抓伤处附近淋巴结勤加观察。患者无须隔离。尚缺乏主动或被动免疫方法。

【预后】

预后良好，病死率 < 1%，并发严重脑病者可能致死。淋巴结肿大 > 5 cm 时，可持续 1～2 年。

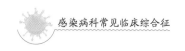
【参考文献】

［1］KLOTZ S A, IANAS V, ELLIOTT S P. Cat-scratch Disease［J］. Am Fam Physician, 2011, 83（2）:152-155.

［2］BIANCARDI A L, CURI A L. Cat-scratch disease［J］. Ocul Immunol Inflamm, 2014, 22（2）:148-154.

［3］陈灏珠. 实用内科学［M］.15 版. 北京：人民卫生出版社，2017.

（陈耀凯　何小庆）

六、斑疹伤寒

【中文名】

斑疹伤寒。

【英文名】

typhus。

【同义名】

野营热（camp fever）、医院热（hospital fever）、监狱热（jail fever）、战时热（war fever）、Hildenbrand 综合征、Brill 病、Maxcy 病、 Brill-Zinsser 病。

【定义、简史】

16 世纪人们即认识本病，1805 年由奥地利医师 Hildenbrand 首先描述，此后美国医师 Brill 和美国细菌学家 Maxcy 等相继报道，1926 年 Maxcy 发现本病乃由鼠蚤传染给人。本病发生于世界各地，多发生于监狱、船舶、军队等条件较差的环境，易于流行。国内多为散发流行，西南各省较多。随着生活和卫生条件改善，发病人数逐年逐年减少。

【病因】

斑疹伤寒可分为流行性斑疹伤寒（虱传斑疹伤寒）和地方性斑疹伤寒（鼠型斑疹伤寒）。流行性斑疹伤寒病原为普氏立克次体（*Rickettsia prowazekii*），地方性斑疹伤寒病原为莫氏立克次体（*Rickettsia maxcy*）。两者均为专性细胞内寄生的微小球杆菌，革兰染色阴性，但不易着色，故常用 Giemsa 染色；耐低温及干燥，但对热、紫外线及一般消毒剂均敏感。

【流行病学】

流行病斑疹伤寒：患者是本病唯一传染源，潜伏期即具传染性，发病后第 1 周传染性最强，一般不超过 3 周。本病通过人虱作为媒介传播。人发病后可获得较持久免疫力。本病多发生于寒冷地区，冬春季发病较多。

地方性斑疹伤寒：本病主要传染源为家鼠，如褐家鼠、黄胸鼠等；通过鼠蚤作为媒介传播，人感染本病后可获得较持久免疫力。

【临床表现】

主要表现为发热、皮疹、头痛三联征。流行性斑疹伤寒潜伏期一般为 5～21 d，地方性斑疹伤寒潜伏期 8～14 d。少数患者有 1～2 d 的前驱症状，如疲乏、纳差、头痛等；大多数起病较急，伴寒战、乏力、肌肉酸痛、头痛及结膜充血等。

1. 发热　流行性斑疹伤寒体温多在 2～4 d 达最高峰，热程 14～18 d；地方性斑疹伤寒体温多在 1 周内达最高峰，热程 9～14 d。体温最高达 39 ℃以上，呈稽留热或弛张热，退热多为渐退。

2. 皮疹　流行性斑疹伤寒皮疹常于病程 4～6 d 出现，初见于胸、背、腋窝、上臂等处，于 24 h 内遍及全身，面部通常无疹，皮疹 2～4 mm，呈圆形、卵圆形或不规则形，初为红色丘疹，压之褪色，继成暗红色斑丘疹，皮疹一般于出现后 5～7 d 消失，瘀点样疹可持续 1～2 周，皮疹退后遗有棕黄色斑及小片脱屑。地方性斑疹伤寒皮疹常于病程 4～7 d 出现，初见于胸腹，于 24 h 内遍及全身，但脸、颈、足底、手掌通常无疹，皮疹 1～4 mm，初为粉红色斑疹，压之褪色，继成暗红色斑丘疹，压之不褪色，皮疹于数日内消退。

3. 神经系统症状　主要为持续剧烈头痛，出现早、持续时间长。地方性斑疹伤寒中枢神经系统症状轻于流行性斑疹伤寒。

【实验室检查】

外周血白细胞计数大多正常；外斐试验多在第 1 周出现阳性，第 2～3 周达高峰，持续数周至 3 个月，但外斐试验无法区分流行性斑疹伤寒和地方性斑疹伤寒。

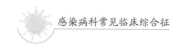

【诊断】

结合疫区接触史、虱蚤叮咬史及发病季节等流行病学资料，热型、皮疹出现时间及性质、中枢神经系统症状等临床表现可临床诊断。外斐试验高效价或滴度逐渐上升即可确诊。本病应与伤寒、回归热、钩端螺旋体病、流行性脑脊髓膜炎及其他出疹性急性传染病相鉴别。

【治疗】

卧床休息、多饮水，给高热量半流食，必要时静脉输液补充，高热、头痛等给予对症处理。病原治疗选用四环素、多西环素或氯霉素，对本病均具特效。毒血症状严重时可应用糖皮质激素。

【预防】

流行性斑疹伤寒：灭虱是控制流行的关键措施，对疫区居民和新入防疫人员注射疫苗，常用鸡胚或鼠肺灭活疫苗或减毒 E 株活疫苗。

地方性斑疹伤寒：灭鼠灭蚤，早期发现、早期隔离、及时治疗患者，对防疫人员可注射灭活疫苗。

【预后】

良好。

【参考文献】

陈灏珠 . 实用内科学［M］.15 版 . 北京：人民卫生出版社，2017.

七、原发性阿米巴脑膜脑炎

【中文名】

原发性阿米巴脑膜脑炎。

【英文名】

primary amebic meningo-encephalitis。

【同义名】

无。

【定义、简史】

本病是由福氏耐格里原虫（*Naegleria fowleri*）通过鼻黏膜侵入人体，穿过鼻黏膜上皮组织、结缔组织并移行到嗅神经分支，再通过海绵状筛板由颅底入脑，引起脑组织大面积出血、炎症、坏死所致。1962年，美国佛罗里达州报道了第1例"食脑虫"病。1965年，澳大利亚阿德莱德儿童医院的Malcom Fowler将该原虫命名为"福氏耐格里原虫"，1968年R. F. Carter将此病命名为原发性阿米巴脑膜脑炎（primary amebic meningo-encephalitis，PAM）。目前全球约报道440例病例，病例主要来自美国、欧洲、澳大利亚以及部分亚洲国家。

【临床表现】

患病者多为健康儿童或青年人，发病前1周多有疫区水源接触史，如淡水游泳史、鼻腔接触污染水源史。急性起病，发病到死亡的平均时间为5 d，有前额部剧痛、高热、意识模糊、复视、瞳孔变化等早期症状，可出现兴奋状态、定向力丧失和颈强直。脑脊液改变与细菌性脑膜炎相似，但红细胞较多。

【诊断】

根据游泳史或鼻腔接触污染水、流行地区及中枢神经系统症状即可诊断，确诊有赖于脑脊液检测发现变形虫。该病需与细菌性脑膜炎相鉴别。

【治疗】

此病罕见且存活率低，故药物疗效信息主要来源于病例报告或体外研究。目前主要使用两性霉素B、氟康唑、阿奇霉素、利福平和米替福新联合治疗。

【预后】

预后凶险，致死率高达95%。

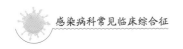

【参考文献】

[1] 张娜，周艺彪. 福氏耐格里原虫传播特征及防控措施研究进展［J］. 上海预防医学，2022，34（2）：187-197.

[2] 李婷婷，刘水，贾雅婷，等. 福氏耐格里阿米巴原虫脑膜炎药物治疗的进展［J］. 吉林医药学院学报，2022，43（1）：53-56.

（陈耀凯）

第三章
免疫性疾病

一、成人斯蒂尔病

【中文名】

成人斯蒂尔病。

【英文名】

adult Still's disease、adult onset Still's disease。

【同义名】

成人 Still 病、Willer-Fanconi 综合征、Wissler 综合征、变应性亚败血症（subsepsis allergica）、成人起病 Still 病（adult onset Still's disease）。

【定义、简史】

本病是一种以长期间歇性发热、一过性多形性皮疹、关节炎或关节痛、咽痛及多器官受累为主要临床表现，并伴有周围血白细胞总数及粒细胞计数增高和肝功能受损等系统受累的临床综合征。巨噬细胞活化综合征是该病最常见、最严重的并发症。1897 年英国的 Geoge Still 报道了少年型类风湿性关节炎全身型的临床表现，1971 年 Bywater 认为成人患者也可有类似表现，对其临床特点进行了系统描述，并命名为成人 Still 病。由 Wissler（1943）首先报道，Fanconi（1946）相继描述，因其临床表现酷似败血症或感染后变态反应，国内曾称其为"变应性亚败血症"。该两命名早已相继为国际及国内所废用，统一称为成人 Still 病，或更确切地称为成人起病 Still 病。

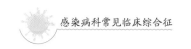

【病因与发病机制】

原因尚不明确，临床表现具有较大异质性，轻者可治愈，重者可能危及生命，部分患者出现重要脏器受累，还可发展为结缔组织病或血液系统肿瘤。许多患者齿槽中可培养出溶血性链球菌，某些患者发病与预防接种及花粉、尘埃、食物过敏有关，但多数病例找不到明确原因或诱因。本病多侵犯关节和浆膜组织，呈急性炎症过程，具有全身受累的表现及免疫异常，抗生素治疗无效而肾上腺皮质激素有效，故目前认为是一种感染性变态反应。感染在急性期起一定作用，而变态反应可能在整个病程中起作用。

近年发病机制相关研究发现：成人 Still 病与人类白细胞抗原（HLA）-Bw35、-Cw4、-B14、-B17、-B18、-B35、-DR2、-DR4、-DR7、-Dw6、-DQα1 和 -DRβ1 等基因多态性存在关联。其中，HLA-DQα1_34 和 HLA-DQβ1_37 是中国人成人 Still 病患病的独立危险因素；研究还发现，固有免疫系统激活和促炎细胞因子增加是成人 Still 病发病的关键因素。另外，IL-18 也被认为是该病发病密切相关的一种炎症前细胞因子，它在疾病的急性期升高并被认为是一系列炎症级联反应的开始。

【病理改变】

皮肤真皮胶原纤维水肿，毛细血管周围有中性粒细胞、淋巴细胞和浆细胞浸润。关节滑膜肥厚水肿、细胞增殖、血管增生，内皮细胞肿胀、淋巴细胞和浆细胞浸润，纤维蛋白沉积。浅表淋巴结呈非特异慢性炎症。肝细胞水肿、变性及点状坏死，汇管区炎症细胞浸润。肾脏及心肌可有淀粉样变。

【临床表现】

发病率为（0.2～0.4）/10万，女性多见。成人发病率高于儿童，成人中20～40岁青壮年多见。起病多急骤。

1. 发热　以弛张热或稽留热型为主，体温多在39℃以上，无明显感染毒血症症状。发热持续1～2周后可自行消退，热退后犹如常人，间歇1周至数周后复发，绵延可达数月，甚至有达数年至10余年者。

2. 皮疹　多数病例在病程中会出现皮疹，常随发热出现，存在时间短或呈一过性，随热退而消散，但易反复发作，皮疹显现常为发热前兆。皮疹具有多形性及多变性的特点，以散在点状和小片状红斑、斑丘疹多见，亦可呈猩红热样、麻疹样、荨麻疹样、多形红斑、环状红斑、结节红斑等多种表现。消退后常不留痕迹或偶有轻微色素沉着。

3. 关节症状　多隐匿出现且发展缓慢，常累及膝、肘、腕、踝、髋等大关节，也可侵犯指、趾、颈椎等关节，表现为关节疼痛、红肿、压痛及活动受限，发热时发作或加剧，持续数日到数周后可自行缓解。一般无明显骨质损害，多数可恢复正常，个别可遗留关节变形。

4. 淋巴结肿大　半数以上病例全身淋巴结可见肿大，儿童病例更为常见。肿大淋巴结多见于颈部、腋下和腹股沟处，边界清楚、无粘连、无压痛。纵隔及肠系膜淋巴结亦可受累。肠系膜淋巴结受累可表现为急性腹痛，易误诊为急腹症。肿大淋巴结在热退时可随之缩小。

5. 其他表现　咽部充血及肿痛较为常见。心脏病变中以心包炎常见，且多伴胸膜炎（多浆膜腔炎），可合并心肌炎、肺动脉高压。约半数病例有肝脾肿大，质软无压痛，热退后可缩小。少数患者因肾脏受累而出现蛋白尿和水肿，严重者出现肾病综合征甚至尿毒症。呼吸系统受累表现为单侧或双侧胸腔积液和胸膜增厚、支气管肺炎，严重者出现肺间质病变。消化系统受累表现为腹痛、腹胀、腹泻、恶心、呕吐及腹水。神经系统受累可见于 7% 左右的患者，其中无菌性脑膜炎最常见，可出现脑膜刺激症状及脑病表现，如头痛、呕吐、抽搐、颅内压增高及脑电图改变等。

【实验室检查】

急性发作或发热时，外周血白细胞总数均增高，一般为（10～20）×10⁹/L，甚至达 50×10^9/L。分类以中性粒细胞增多为主，可伴有核左移。反复发病者可出现轻至中度贫血，常为低色素性。骨髓检查多有粒细胞增生，细胞质有中毒颗粒及空泡，提示感染性骨髓象。高热时可有蛋白尿，热退后消失，持续不消失者应考虑肾脏受累及的可能。

血沉明显增快。血培养阴性。各项血清及免疫学检查均无特异性。类风湿因子（RF）多为阴性，少数可为弱阳性。病变活动期者血清 IgG 定量可增高，血清 C 反应蛋白（CRP）及黏蛋白增高常作为活动指标。肝功能及心肌酶谱检查多有不同程度异常。血清铁蛋白升高伴血清糖化铁蛋白下降是本病特有的表现。

【诊断】

高热持续 1～2 周以上，以弛张热为主，反复发作一过性皮疹和关节症状，白细胞计数增高伴核左移，血沉增快，血培养阴性，抗生素治疗无效而肾上腺皮质激素可使症状缓解等应考虑本病可能。诊断可参照日本"成人 Still 病研究委员会"1992 年提出的标准：

1. 主要指标　①发热 > 39 ℃并持续 1 周以上；②关节痛持续 2 周以上；③典型皮疹；④外周血白细胞增高且 > 10×10⁹/L，中性粒细胞分类 > 80%。

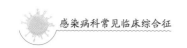

2.次要指标 ①咽痛；②淋巴结和（或）脾大；③肝功能异常；④ RF（－）和 ANA（－）。

Fautrel 等最近提出了一种新的诊断标准：①主要标准：峰热 ≥ 39 ℃，关节痛，一过性红斑，咽痛，多核白细胞比例 ≥ 80%，血清糖基化铁蛋白 ≤ 20%；②次要标准：斑丘疹，白细胞计数 ≥ 10×10^9/L。4 条或以上主要标准，或者 3 条主要标准加 2 条次要标准即可诊断，无须排除诊断。国内学者曾对该标准进行验证，提示敏感度高。近年来还发现，血红素加氧酶 1、钙网蛋白、炎症细胞因子、糖基化终末产物等新型标志物可对成人 Still 病的活动程度和严重程度进行全面评估。

3.需排除疾病 ①感染性疾病（尤其是败血症和传染性单核细胞增多症）；②恶性肿瘤（尤其是恶性淋巴瘤、白血病）；③其他风湿性疾病（尤其是多发性动脉瘤以及有关节外征象的风湿性血管炎）。

本病诊断为排除性诊断，在排除所列疾病的基础上，诊断指标中符合 5 项或以上（其中主要指标需 2 项或以上）者即可诊断为成人 Still 病。

【鉴别诊断】

1.败血症 发热前常有寒战，中毒症状重；皮疹多为出血性，呈瘀点和瘀斑，病程持续而非一过性和间歇性；血常规检查可见白细胞总数和中性粒细胞增高，伴嗜酸粒细胞减少或消失；血培养阳性，合理抗生素治疗有效。

2.风湿热 有发热和关节症状。皮疹主要为环状红斑或皮下结节，罕见反复发作性和一过性皮疹。心肌炎和舞蹈症为其主要特点，常伴心内膜炎并遗留心瓣膜病变。

3.类风湿性关节炎 以侵犯四肢小关节、顽固性关节肿痛与遗留畸形为特点，少有高热等全身症状；血清 RF 阳性，关节摄片可见侵蚀性改变及骨质疏松。发生于幼年的急性全身性类风湿性关节炎与本病主要表现更为相似，但前者多为低热，脾肿大较明显，关节症状多持续 6 周以上，具备红、肿、痛及僵直。

4.系统性红斑狼疮 有长期发热、皮疹及关节症状等特点，但皮疹以面部蝶形水肿性红斑为主，血常规白细胞总数减少，血清抗核抗体阳性且滴度高，多伴有明显的内脏损害，如狼疮性肾炎等。

5.淋巴瘤 表现为长期发热、淋巴结肿大及多种皮疹，但淋巴结肿大常为进行性，皮疹多为浸润性斑丘疹、结节、斑块和溃疡。淋巴结和皮肤组织病理检查有助于明确诊断。

【治疗】

1.类固醇皮质激素 治疗本病疗效显著，有效率可达 76% ~ 95%。泼尼松 30 ~

40 mg/d 多可控制病情，但为避免和减少复发，应待症状完全缓解，血沉、黏蛋白和 CRP 等恢复正常后才开始递减剂量，以最小维持量使用 3 ~ 6 个月。也可先以氢化可的松静脉滴注，待病情控制后改为泼尼松口服。如果皮质激素初始剂量不足导致病情复发，再次治疗时剂量应明显大于初始剂量。

2. 非激素类抗炎药物　可使用吲哚美辛或肠溶阿司匹林等，对退热和减轻关节症状等能取得较好疗效，病情顽固者可与肾上腺皮质激素联合应用。

3. 其他免疫抑制剂　应用皮质激素治疗效果不佳或虽有效但减量后即复发者，可加用甲氨蝶呤（MTX）。剂量为每 1 ~ 2 周口服 1 天（2.5 mg/ 次，3 次 /d），待病情控制后，逐渐将激素减量，单用 MTX 维持，每 2 周口服 1 天，渐停。MTX 治疗本病见效快、可减少复发，且服用方便、副作用小。

4. 生物制剂治疗　研究证明，以促炎细胞因子为靶点可有效控制病情。靶向治疗的应用不仅能帮助减停激素，还能帮助患者更早达到临床缓解。在不同研究中，不同种类生物制剂甚至同种生物制剂在不同人群中的有效率都存在差异。其中，IL-1 拮抗剂（阿那白滞素、卡纳单抗和雷那西普）治疗成人 Still 病的有效率为 50% ~ 100%；IL-6 拮抗剂（托珠单抗和萨瑞鲁单抗）临床有效率为 64% ~ 100%。重组型 IL-18 结合蛋白目前正在进行临床试验，其疗效在疾病早期得到肯定，有望成为未来成人 Still 病的新型治疗药物。

5. 其他治疗　我国一项关于小分子靶向药物 JAK 抑制剂托法替布（5 mg/ 次，1 次 /d 或 5 mg/ 次，2 次 /d）治疗难治性成人 Still 病的研究结果表明，其完全缓解率达 50%，部分缓解率为 43%，仅 7% 的患者在激素减量过程中出现病情复发。另有研究显示，常规西药治疗联合四妙散加减治疗成人 Still 病疗效更佳，尤其在退热、改善皮疹、咽痛等方面更有优势，副作用小。

【预后】

至少有 1/5 的患者在治疗过程中会出现病情复发。多数预后良好，一般无关节强直、畸形等后遗症，但部分患者易复发。

【参考文献】

［1］易晓晴，罗帅寒天，张桂英，等 . 成人 Still 病诊疗进展［J］. 中华皮肤科杂志，2021，54（2）：165-169.

［2］FAUTREL B, ZING E, GOLMARD J L, et al. Proposal for a new set of classification criteria for adult-onset Still disease［J］. Medicine（Baltimore），2002, 81（3）：

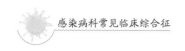
194-200.

［3］李玲，曾小峰，唐福林.48 例成人 Still 病临床分析及 Bruno 诊断标准的验证［J］.
医学临床研究，2004（2）：104-107.

［4］王臻.成人 Still 病不同指标及诊断标准的诊断效率评价与预后因素分析［D］.
上海：复旦大学，2010.

［5］陈平.成人 Still 病 56 例临床分析及文献复习［D］.杭州：浙江大学，2010.

［6］FEIST E, MITROVIC S, FAUTREL B. Mechanisms, biomarkers and targets for adult-
onset Still's disease［J］. Nat Rev Rheumatol, 2018, 14（10）：603-618.

［7］HU Q, WANG M, JIA J, et al. Tofacitinib in refractory adult-onset Still's disease: 14
cases from a single centre in China［J］. Ann Rheum Dis, 2020, 79（6）：842-844.

［8］林桂英，曾海财.加减四妙散治疗成人 Still 病疗效观察［J］.山西中医，
2021，37（5）：24-26.

［9］沈敏，曾小峰.成人 Still 病：风湿免疫科医生的新视角［J］.中华医学杂志，
2021，101（25）：1949-1952.

［10］唐慧婷，蒋卫红.成人 Still 病继发噬血细胞综合征 1 例［J］.疑难病杂志，
2021，20（9）：941-942.

（陈耀凯　李　瑶）

二、幼年型斯蒂尔综合征

【中文名】

幼年型斯蒂尔综合征。

【英文名】

juvenile Still syndrome。

【同义名】

幼年型类风湿关节炎（juvenile rheumatoid arthritis）、儿童类风湿病（juvenile
rheumatoid disease，JRD）、幼年型慢性关节炎（juvenile onset Still's disease，JOSD）、
幼年特发性关节炎。

【定义、简史】

本病是一种全身性结缔组织病，主要表现为较长时期不规则发热、关节肿痛，尤其指趾小关节明显，日久可致关节畸形。常伴全身淋巴结肿大、肝脾肿大、贫血和白细胞增高等。1864 年 Cormil 最早记载小儿关节风湿病，1897 年 Still 详细描述了本征临床表现有发热、肝脾肿大、淋巴结肿大及肌张力减低，关节畸形出现较晚。1970 年 Brewer 提出本综合征可分 3 种临床类型：全身型（急性发热型）、多发关节型、单发关节型。

【病因与发病机制】

病因与发病机制未明，一般认为与病原体（病毒、支原体等）持续感染、自身免疫、遗传因素、寒冷、潮湿、疲劳、精神因素等有关。①感染：多数患者发病前有呼吸道感染病史，发病时有咽炎、牙龈炎，部分患者咽拭子培养有链球菌生长；②遗传：本病与人类白细胞抗原中Ⅰ类抗原和Ⅱ类抗原有关，提示本病与遗传有关；③免疫异常：患者存在细胞和体液免疫有关。

【病理改变】

病变可累及全身各部位结缔组织，但以慢性非化脓性关节炎症最为明显。

【临床表现】

多发生在 3 岁以后儿童，3～4 岁和 8～10 岁发病率最高，男女比例为 1∶2。年龄越小，越以全身症状为主，年龄大者多局限于关节症状。

1.急性发热型　又称全身型儿童类风湿病，或称狭义 Still 病。多见于学龄前儿童。有发热、皮疹、关节炎和其他脏器受累症状。热型呈弛张热，体温可达 40 ℃，每日波动 3～4 ℃，可伴寒战，热退后一般情况改善。发热可持续数周至数月。发热时可伴多形性皮疹，多为散在大小不等斑丘疹，偶见结节红斑或中心淡的暗红色环形红斑，可有瘙痒感。皮疹与高热同时出现，常一过性，热退后消失，易复现。皮疹以躯干部多见，亦可见于四肢等处。关节症状一般较轻，常多关节受累，不游走，较固定。多有程度不同的肝、脾、淋巴结肿大，少数病例可有胸膜炎、心包炎或心肌炎。

2.多发关节型　此型类似成人类风湿性关节炎。病程开始仅 1～2 个关节受累，早期可呈游走性，逐渐变为固定性对称性多关节炎，主要侵犯小关节，多见于指、趾关节，大关节亦可受累。本型起病多缓，少数急骤。少数病例关节肿而无痛或痛而不肿。关节变形见于发病 6 个月～1 年后。全身症状轻，仅有低热、乏力、食欲降低、轻度贫

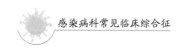

血、肝脾淋巴结轻度肿大，少数病例关节附近有皮下结节。

3. 单发关节型　此型常一个关节或少数几个关节受累，主要见于膝、踝、肘等大关节，呈慢性过程、反复发作，但极少引起关节活动严重受限。本型少数患者在关节受累同时或以后可伴有虹膜睫状体炎，有时可为本型首发症状。全身症状轻微。

【实验室检查】

有轻至中度贫血，血沉增快；外周血白细胞计数多数升高；血清蛋白免疫电泳检查显示 IgG、IgA、IgM 增多，C 反应蛋白常阳性；约半数病例血清抗"O"水平升高，60%～70% 多关节炎型患者类风湿因子呈阳性，抗核抗体阳性率约 20%，血清补体多正常。淋巴结病理显示淋巴结炎或反应性增生；骨关节 X 线检查：早期关节附近软组织肿胀，关节间隙变窄，骨关节面毛糙不齐，关节面下可有囊状透光区（多发生于晚期）、严重者关节出现骨融合。病变关节附近骨质普遍稀疏，亦可见骨膜反应。

【诊断】

根据长期不规则发热、以小关节为主的对称性多关节炎、后期关节畸形，诊断不难。但全身型或无典型症状者，诊断较困难。

诊断标准：参考成人和幼年特发性关节炎全身型的诊断标准，中度以上发热，持续 > 2 周，伴有关节炎，同时伴随以下一项或更多症状：①短暂的、非固定的红斑样皮疹；②全身淋巴结肿大；③肝脾肿大；④浆膜炎；⑤骨髓穿刺呈炎症反应骨髓象；⑥发病 3 周内、反复血、骨髓细菌培养呈阴性。

同时，诊断本病时要注意排除：①败血症和传染性单核细胞增多症；②恶性淋巴瘤、白血病；③风湿性疾病，如多发性动脉炎，有关节外征象的风湿性血管炎。

【鉴别诊断】

对发热、肝脾淋巴结肿大、皮疹、外周血白细胞增加患儿，应除外败血症或全身性病毒感染；对贫血、血小板减少、发热、肝脾淋巴结肿大病例，应除外白血病、肿瘤及其他恶性疾病；以关节红肿热痛为突出表现者应除外化脓性、结核性关节炎；以皮肤、黏膜、内脏器官损害为突出表现的病例需排除其他风湿性疾病，如皮肌炎、系统性红斑狼疮、混合结缔组织病等。

【治疗】

1. 一般处理　急性期卧床休息，但应适当进行关节活动和肌肉锻炼，常规应用抗菌素。关节畸形者采用体育疗法及夹板固定等。

2.抗炎治疗

（1）肾上腺皮质激素 全身症状严重或并发心肌炎、心包炎、虹膜睫状体炎患儿应早期应用。强的松 1~2 mg/（kg·d），分 3~4 次口服，1~2 周病情好转、血沉正常后，在同时服用水杨酸制剂情况下逐渐减量至最少维持量，3~6 个月病情稳定后停用。亦可局部给药，如滴眼、关节内注射等。

（2）非甾体类消炎药 合用可减少肾上腺皮质激素剂量。首选阿司匹林，开始 80~100 mg/（kg·d），3~6 次/d 口服，1~2 周后渐减量，并以最小有效量维持至少 6 个月。其次可选吲哚美辛（消炎痛），一般 0.5~1 mg/（kg·d），2~3 次/d 口服。其他药物如萘普生、布洛芬、吡罗昔康（炎痛喜康）亦可试用。

对于病情顽固者，有研究采用环磷酰胺冲击治疗，10 例患者中显效者 4 例，有效者 5 例，无效者 1 例。用法为：环磷酰胺每次 700~750 mg/m²，每 2~4 周 1 次静脉滴注，疗程 3~6 个月，总剂量 150 mg/kg。对某些难治型患者，还可考虑使用针对某些细胞因子的生物制剂，如 anakinra、abatacept、etanercept 和 infliximab 等。

【预后】

预后尚好，只要急性期治疗得当，75% 病例可康复。部分慢性病例可留有关节畸形。

【参考文献】

［1］陈小灯，朱婷.儿童斯蒂尔病 1 例临床报告［J］.中国伤残医学，2013，21（9）：482.

［2］夏敏，曹兰芳，马敏，等.环磷酰胺冲击治疗儿童难治性斯蒂尔病的疗效［J］.上海第二医科大学学报，2005（3）：295-296，308.

［3］石颜军，范蓉.幼年与成年斯蒂尔病的临床比较［J］.医师进修杂志，2004（11）：29-30.

［4］赵善瑞，周清，陈灵.儿童斯蒂尔病 18 例随访研究［J］.中华风湿病学杂志，2002（6）：455-456.

［5］陈星.儿童 Still 病的诊断与治疗［J］.山东医药，2008（20）：112-113.

［6］WELLER F, HUPPERTZ H I. The treatment of juvenile rheumatism: pharmacotherapy［J］. Z Rheumatol, 2005, 64（5）：308-316.

（陈耀凯 李 瑶）

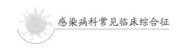

三、自身免疫性肝炎

【中文名】

自身免疫性肝炎。

【英文名】

autoimmune hepatitis（AIH）。

【同义名】

狼疮样肝炎（lupoid hepatitis）、Bearn-Kunkel-Slater 综合征、浆细胞性肝炎、高 γ - 球蛋白肝炎、类狼疮肝炎、慢性活动性狼疮性肝炎（gestational active lupoid hepatitis）、特发性慢性活动性肝炎、隐源性慢性活动肝炎。

【定义、简史】

本病是一种原因不明、与自身免疫反应密切相关，以肝实质细胞损害为病理因素，以血浆总球蛋白、γ - 球蛋白或 IgG 升高，血清自身抗体阳性，肝组织学存在界面性肝炎为特点，常伴有其他自身免疫性疾病（尤其是甲状腺疾病）的肝脏炎症性疾病。肝活检可见汇管区以淋巴细胞和浆细胞浸润为主的中、重度慢性活动性肝炎，无胆管损伤，免疫抑制治疗有效。对自身免疫性慢性活动肝炎（autoimmune gestational active hepatitis，A-CAH）的认识已有 50 多年历史，因患者常伴有抗核抗体（ANA）及平滑肌抗体（SMA）阳性，以往曾称为"狼疮样肝炎"（lupoid hepatitis）。为区别于慢性病毒性活动肝炎，本病还有特发性或隐源性慢性活动肝炎之称。鉴于自身免疫（autoimmunity）已经含有慢性之意，且本病可经治疗或自行缓解而静止，1993 年国际自身免疫性肝炎学术组将本病改名为自身免疫性肝炎（autoimmune hepatitis，AIH）。

【流行病学】

全球范围内均有本病病例发生，但有明显种族倾向和遗传背景。全世界范围内 AIH 发病率为（13 ~ 20）/10 万，英国、爱尔兰及犹太等白种人发病率较高，而亚洲黄种人发病率相对较低。本病以女性多见，女男比例为（4 ~ 8）∶1，但近年研究表明，AIH 发病率的性别比例发生了明显变化，男性患者数量增加。本病主要见于青少年期，绝大多数为 10 ~ 30 岁，以 10 ~ 20 岁为发病高峰期，绝经期为另一发病高峰期。

【病因与发病机制】

确切病因及发病机制尚不清楚，但作为一种自身免疫性疾病，其发病必然与自身抗原产生和淋巴细胞异常突变有关。上述改变引起机体对自身组织失去免疫耐受而产生自身抗体和（或）自身致敏淋巴细胞，从而攻击自身靶抗原细胞和组织，进而造成病理性损伤和功能障碍。主要相关因素包括自身抗原产生、免疫功能异常、遗传易感性和后天环境因素等。

1. 自身抗原　通常情况下，机体对自身成分自我耐受。但多种因素可引起自身组织成分发生改变，进而产生受自身免疫组织攻击的自身抗原，导致自身免疫疾病。本病患者自身抗原产生的原因大致有：

（1）隐蔽抗原释放　隐蔽抗原是指体内某些与免疫系统在解剖位置上隔绝的抗原成分。在手术、外伤或感染等情况下，隐蔽抗原释放入血液或淋巴液与免疫系统接触，从而引发自身免疫反应。

（2）自身抗原改变　生物、物理和化学因子均可使自身抗原成分发生改变，以致引起自身免疫反应。本病引起自身抗原改变的主要因素包括生物性（如 HCV）和化学性（如药物）因素。某些 AIH 患者可同时出现 HCV 感染标志，而部分 HCV 感染者血清中也可检出多种非特异性自身抗体。据推测，HCV 感染刺激了 HLA 在肝细胞膜表面的表达，从而改变了细胞膜蛋白质成分。

（3）交叉抗原　某些微生物抗原与人体自身抗原成分具有相同或相似抗原决定簇。因此，宿主对病原体的免疫应答可能与宿主自身含有类似决定簇的蛋白质发生交叉反应，导致自身免疫性疾病。人体 GOR 是一种核抗原，其编码基因为 GOR47-1，由 166 个氨基酸组成。而 HCV 核膜蛋白的一个区段与 GOR 抗原决定簇有 47% 的氨基酸具有同源性。因此，HCV 感染可导致 GOR 抗体产生，从而引起 AIH。

2. 免疫功能异常　在某些情况下，由于机体抗原特异性淋巴细胞发生异常，从而对正常组织产生免疫应答反应，引起自身免疫性疾病。其中，调节性 T 淋巴细胞（Treg）/辅助性 T 淋巴细胞（Th）17 的免疫平衡被打破，Th1/Th2 失衡被认为是肝脏自身免疫紊乱和 AIH 发生的重要原因。

（1）体液免疫假说　其基础是 ADCC 作用。由于 T 细胞抑制功能低下，导致 B 细胞产生抗正常肝细胞膜蛋白的抗体，肝细胞表面形成的抗原抗体复合物通过 Fc 受体与自然杀伤细胞结合，从而破坏肝细胞。B 细胞通过其表面抗原受体摄入抗原，经加工后呈递给 T 辅助细胞。T 辅助细胞在细胞因子参与下，激活 B 细胞，使其转化为浆细胞，分泌自身抗体。NK 细胞通过其表面 IgG Fc 受体识别和肝细胞表面膜蛋白结合的自身抗体 Fc 段，破坏肝细胞。

（2）细胞免疫假说　当病毒、遗传物质、药物等启动因子作用于肝细胞，使肝细胞膜表达变异的 MHC Ⅱ 类抗原。T 辅助细胞识别肝细胞膜上的变异抗原而激活，分泌白细胞介素使未成熟的杀伤性 T 细胞转化为成熟杀伤性 T 细胞，导致肝细胞死亡。

（3）自身抗体介导的免疫损害　自身免疫性肝病总伴随出现特征性自身抗体，其机制尚未完全明确，但对诊断帮助很大。①抗核抗体（ANA），是 AIH 最常见的自身抗体。Ⅰ 型 AIH 约有 74% 的患者抗体滴度在 1 : 40 以上，而且 9% ~ 14% 的患者 ANA 是血清中唯一可检测到的标志抗体。ANA 常与抗平滑肌抗体（SMA）同时出现，其阳性率为 86% ~ 91%。HLA-DR4 抗原阳性患者血清 ANA 抗体效价较高，一般在 1 : 80 以上，表明 ANA 效价在 1 : 80 以上时更有意义。通常 ANA 为均质型（占 34%）或斑点型（占 38%），而中央型、核周型及混合型则非常少见。ANA 呈斑点型的 AIH 患者发病年龄小、血清转氨酶水平高，提示 ANA 斑点型阳性患者病情更重。②抗平滑肌抗体（SMA），是 Ⅰ 型 AIH 的基本标志，通常与 ANA 同时存在，约 26% 的病例仅以 SMA 为唯一血清学标志。在病毒性肝炎患者中很少同时出现 SMA 和 ANA，因此两者同时出现对于本病诊断更有意义。肌动蛋白特异性 SMA（SMA-AA）对诊断 AIH 有较高的特异性。③抗肝肾微粒体抗体（抗 LKM），其抗原是 P450。根据 P450 家族、亚族、同工酶的差异，抗 LKM 可分为 3 型：抗 LKM 1 型主要出现于 Ⅱ 型 AIH 及丙型肝炎患者血清中，其抗原为 P450 2D6；抗 LKM 2 出现于约 10%AIH 患者血清中，其相应抗原为 P450 2C9；抗 LKM 3 存在于约 10% Ⅱ 型 AIH 患者血清中，其抗原为肝细胞微粒体内 UDP- 葡萄糖醛酸转移酶。④抗可溶性肝抗原抗体（抗 SLA），是 Ⅲ 型 AIH 的血清学标志，仅见于 AIH 患者。⑤抗无唾液酸糖蛋白受体抗体（anti-asialoglycoprotein receptor，抗 ASGPR），是存在于 AIH 患者血清中唯一的器官特异性自身抗体。ASGPR 是仅存在于肝细胞肝窦面细胞膜上的一类跨膜糖蛋白，在 AIH 免疫发病过程中具有重要意义。抗人 ASGPR（抗 hASGPR）抗体见于各型 AIH，总阳性率约 50%；ANA 和（或）SMA 阳性 AIH 患者中，hASGPR 抗体阳性率为 82%；在 LKM 1 抗体阳性及 SLA 阳性患者中，hASGPR 抗体阳性率均为 67%。⑥抗中性粒细胞胞质抗体（anti-neutrophil cytoplasmatic antibodies，ANCA），见于 AIH 患者，也见于肾小球肾炎、Wegener 肉芽肿和 PSC 患者等。⑦抗肝胰抗体（anti-Liver-pancreas antibody，抗 LP），见于 17% 的 Ⅰ 型 AIH 患者、8% 的 Ⅱ 型 AIH 患者、3% 的慢性乙型和丙型肝炎患者。⑧抗线粒体抗体（AMA），一般认为 AMA 是 PBC 的标志性抗体，然而约 20% 的 AIH 患者血清中也可检测到 AMA，但抗体效价较低（约 88% 患者低于 1 : 160）。⑨肝细胞质膜抗体（抗 LSP 和抗 LMA），LSP 是一种膜上聚脂蛋白复合物，含多种抗原，有种属特异性及器官特异性。LMA 为非种属特异性肝细胞膜抗原（LMAg）抗体。LMAg 和 LSP 是两种不同的肝细胞膜抗原。

抗 LSP 可能参与自身免疫性肝损伤过程，抗 LMA 主要在 Ⅲ 型 AIH 中呈阳性，可作为 AIH 的诊断指标。⑩其他抗体，如抗钙调蛋白抗体、肝细胞质膜糖鞘脂或脑硫脂抗体、核壳板层抗体等，其意义尚未完全明了。

3. **遗传易感性**　本病发生与遗传因素有一定关系。人白细胞抗原（HLA）是人类主要组织相容性复合体（MHC）的产物，位于 6 号染色体短臂，决定了 AIH 的遗传易感性，是目前已知确定的遗传高危因子之一。本病患者 HLA 分型以 HLA-B54、DR4、DR53 和 DQ4 较多见，其中 HLA-DR4 最常见。不同地区 AIH 患者 HLA 分布也不相同。日本 AIH 患者中很少 HLA-DR3 阳性，而白种人 HLA-DR3 和 B8 阳性率则较高，表明日本人和白种人对于 AIH 的易感性不同且与种族有关。

4. **后天环境因素**　后天环境是 AIH 的诱发因素，亦是病情发展的重要因素。有研究表明，肠道菌群、病毒、药物、酒精、烟草、妊娠、肝移植、饮食习惯等，均可不同程度诱导 AIH 的发生。

【病理改变】

病理学表现具有慢性活动性肝炎的一般改变，即汇管区和小叶间隔周围肝细胞呈碎片样坏死，伴炎性细胞浸润，以淋巴细胞和浆细胞为主，抑或有汇管区 - 小叶中央 - 汇管区的架桥样坏死。这些表现并非特异，也可见于其他病因所致的急、慢性肝损害。AIH 急性发作期可出现小叶性肝炎，病变范围广、大量浆细胞浸润、肝细胞玫瑰花瓣样改变对本病有提示作用。肝活检组织中常可见肝小叶界面性肝炎（interface hepatitis），表现为相邻肝小叶间肝细胞呈碎片样坏死及炎症细胞浸润，浸润细胞中浆细胞和淋巴细胞数量上相近。

肝细胞持续坏死刺激胶原等结缔组织增生及肝细胞再生结节的形成，肝脏可表现为进展性纤维化，最终发展成肝硬化，出现各种并发症。在肝脏损害的各个阶段，肝内胆管及毛细胆管损伤、扭曲及受挤压等都可造成胆汁排泄障碍，继而出现胆汁淤积的病理学特征。但以上形态学表现都非自身免疫性肝炎所特有，慢性病毒性肝炎、药物性肝炎都可出现。当肝病患者出现胆汁淤积、胆管上皮细胞损伤及增生时，病理学不易与 PBC、PSC 相鉴别。对肝活检标本出现的慢性炎症性改变，应根据慢性肝病病理分期分级标准，采用半定量法对病变严重性进行评估，有助于精确掌握病情、推测预后、比较和评价治疗效果。

【临床表现】

起病通常呈隐匿性，患者可长期完全无症状，但也可呈现急性、亚急性甚至暴发性发作。急性发病者与隐匿发病者在 HLA 血清及基因型分布、临床转归、血清自身抗体水平、血生化检查、肝活组织检查及治疗方法或疗效方面并无显著差别，急性发病者大多先前已有慢性肝损害过程，是疾病进展或恶化的结果。

常见症状为嗜睡或极度疲乏，并伴有不适或（和）恶心、纳差等。其他症状依次为厌食、体重减轻、右上腹不适或疼痛、皮肤瘙痒、关节肌肉疼痛、皮疹、发热等。部分患者可出现以全身乏力或肌肉酸痛为主症，或兼见劳累、低热等非特异性症状。完全无任何症状者常因肝功能检查、健康体检或因其他疾患就诊而被发现。特别是以单一症状如严重关节疼痛、皮疹而就诊者，易误诊为风湿病或皮肤科疾病。

最常见的体征是黄疸，皮肤巩膜黄染、尿色深黄、白陶土色大便均可出现，但约25% 的患者表现为隐性黄疸。其他体征包括肝肿大、蜘蛛痣、脾肿大、腹水、周围水肿、呕血及黑便。约 8% 的患者以呕血和（或）黑粪就诊，30% 左右的患者就诊时已有肝硬化。

AIH 常伴有其他临床综合征，常见肺部损害有肺弥散功能缺陷、胸膜炎和纤维素性肺泡炎，有些患者可有反复呼吸道感染，心包炎和心肌炎等心血管系统疾病，慢性肾小球肾炎、肾病综合征、肾小管性酸中毒以及冷球蛋白血症，内分泌系统疾病如慢性淋巴细胞性甲状腺炎（桥本病）、糖尿病等。其他如关节痛、关节炎、荨麻疹、过敏性毛细血管炎、溃疡性结肠炎、溶血性贫血、重症肌无力等均有报道。

根据免疫血清学标志不同，可将 AIH 分为 4 型：①Ⅰ型 AIH，又称为经典型或狼疮样型。在美国，该型最常见，占成人患者的 80%。其特征为：ANA 和（或）SMA 阳性、高 γ- 球蛋白血症、HLA 呈 DR3 或 DR4 阳性、对类固醇皮质治疗有效。若发现存在抗肌动蛋白抗体，尤其是抗 F 肌动蛋白抗体，则可进一步确诊。该型多发生在女性（71%），且年龄一般在 40 岁左右（48%），常见伴发症有甲状腺炎（41%）、溃疡性结肠炎（24%）、类风湿性关节炎（12%）等。②Ⅱ型 AIH，不常见，其特点是血中存在 LKM 1 抗体，而 ANA 和 SMA 通常为阴性。该类患者主要为儿童，美国成人 AIH 患者中仅占 4%。该型肝外免疫异常综合征较Ⅰ型更常见，主要有白癜风、AIH 甲状腺炎、1 型糖尿病、AIH 溶血性贫血等。Ⅱ型 AIH 患者高丙种球蛋白血症较Ⅰ型少，血清 IgA 水平可能低下，而器官特异性抗体较常见。此外，Ⅱ型较Ⅰ型进展为肝纤维化的速度更快（82% VS. 43%）。根据 HCV 存在与否，将Ⅱ型 AIH 又分为 2 个亚型：Ⅱa 型 AIH 以年轻患者为主，多见于女性，无 HCV 感染证据；Ⅱb 型 AIH 以年老患者为主，多见于男性，伴有 HCV 感染证据。③Ⅲ型 AIH，少见，其特征是血中抗可溶性肝细胞膜（SLA）抗体阳性，但缺乏 ANA、LKM 1 抗体和甲状腺抗体。抗 SLA 抗体仅在 AIH 中出现，是 AIH 特异性标志。Ⅲ型与Ⅰ型有相似之处：大多数患者为女性（91%），平均年龄为37 岁。④Ⅳ型 AIH，又称不明原因型肝炎，约 13% 患者测不到自身抗体，但有 AIH 表现及 HLA 抗原表达特征，对激素治疗有效。

【实验室检查】

1.一般检查 外周血中常见白细胞和血小板减少，即使在发生门静脉高压及巨脾以前亦可如此，同时可有血沉增快及凝血酶原时间延长。血清 HBsAg 多呈阴性，部分病例抗 HBs 阳性。

2.肝功能检查 血清胆红素和（或）转氨酶水平增高，血清白蛋白轻度降低，但 γ-球蛋白极度上升，因此白/球比例下降甚至倒置。血清碱性磷酸酶轻度增加，γ-谷氨酰转肽酶（GGT）亦增加。

肝组织病理学作为 AIH 诊断的"金标准"，对 AIH 的诊断、分级、治疗有重要作用，对于临床症状不明显、自身抗体阴性、免疫球蛋白正常的疑似 AIH 患者尤为必要。典型的肝组织活检可见特征性的界面性肝炎、淋巴-浆-单核细胞浸润、肝细胞玫瑰花环样改变、淋巴细胞穿入现象和小叶中央坏死等，但缺乏特异性。界面性肝炎为 AIH 的重要组织学特征之一，也可出现在各种肝炎中；浆细胞浸润为另一特征性改变；淋巴细胞穿入多提示病情处于活动期；小叶中央坏死可单独或伴随出现，为急性发作的表现之一。

3.免疫学检查 多种自身抗体检查可呈阳性。根据自身抗体的不同，AIH 分为3型：抗核抗体（ANA）、抗平滑肌抗体（SMA）阳性为Ⅰ型，多见于成人和女性；Ⅱ型比较少见，以抗肝肾微粒体抗体（LKM-1）或抗肝细胞胞质Ⅰ型抗体（LC-1）阳性为特征；抗可溶性肝抗原/肝胰抗原抗体（SLA/LP）阳性为Ⅲ型。ANA 阳性见于60%～80% 的患者，滴度一般低于1∶160，可与系统性红斑狼疮相鉴别。抗单链 DNA 抗体也可阳性，但抗双链 DNA 抗体的 Sm 抗体通常呈阴性。SMA 阳性见于60%～80% 的病例，滴度多较高，一般在1∶80 以上。抗线粒体抗体阳性率为8%～28%，滴度多在1∶80 到1∶160，原发性胆汁性肝硬化患者阳性率可达83%。抗肝细胞膜抗体（LSP 抗体和 LMA）对诊断本病具有相对特异性。抗无唾液酸糖蛋白受体在 AIH 患者中的阳性率约为50%。肝肾微粒体抗体、抗肝细胞溶质抗原Ⅰ型、可溶性肝抗原、肝-胰抗体等抗体也可作为诊断、分型、发病机制、判断预后以及选择药物的分析因素。

4.肝组织活检 可见典型慢性活动性肝炎表现，但不同部位病变程度并不一致，因此检测结果需具体分析。

【诊断】

1.临床诊断标准 ①血清 HBsAg 阴性，血中低滴度的抗 HBc 抗体，或两者共存；②高水平血清 IgG（> 25 g/L）；③存在自身抗体：ANA 阳性，抗 SMA 阳性，或抗

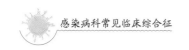

LKM 抗体阳性，或抗可溶性肝抗原抗体阳性；④血清转氨酶水平增高，ALT 常大于 5 倍以上；⑤排除遗传性肝病（如 Wilson）、酗酒、脂肪肝及药源性肝损害史。

2. 评分诊断标准　国际 AIH 小组制订了一个统一的评分标准，把所有 AIH 临床表现和实验室检查按记分系统予以记录，作为诊断 AIH 的参考（表 3-1）。

表 3-1　诊断 AIH 的积分系统

类别	指标	记分
性别	女	+2
	男	0
血清生化	血清 ALP/ALT 的比值 ≥ 3.0	−2
	血清 ALP/ALT 的比值 < 3.0	+2
	γ- 球蛋白或 IgG 高于正常上限的倍数 > 2.0	+3
	γ- 球蛋白或 IgG 高于正常上限的倍数 > 1.5 ~ 2.0	+2
	γ- 球蛋白或 IgG 高于正常上限的倍数 > 1.0 ~ 1.5	+1
	γ- 球蛋白或 IgG 高于正常上限的倍数 < 1.0	0
自身抗体阳性滴度（免疫荧光法或鼠类组织切片法）	抗 ANA、SMA 或 LKM1 > 1：80	+3
	抗 ANA、SMA 或 LKM1 = 1：80	+2
	抗 ANA、SMA 或 LKM1 = 1：40	+1
	抗 ANA、SMA 或 LKM1 < 1：40	0
	抗线粒体抗体 (AMA) 阳性	−2
	抗线粒体抗体 (AMA) 阴性	0
病毒标记	抗 HAV-IgM、HBsAg、抗 HBc-IgM 阳性	−3
	HCV RNA 阳性 (治疗后)	−3
	提示任何其他病毒活动感染的阳性结果	−3
	HCV-IgM 阳性 (可能诊断)	−2
	以上指标的阴性血清学结果	+3
HLA	DR3 或 DR4	+1
酗酒 (平均消耗量)	男性 < 30 g/d，女性 < 25 g/d	+2
	> 60 g/d	−2
免疫性疾病	其他自身免疫性疾病或直系亲属中有类似病例	+1
组织学特征	界面性、肝小叶带状坏死及架桥连接	+3
	界面性肝炎	+2
	玫瑰花瓣结形成	+1
	浆细胞浸润	+1
	轻度胆管病变	−1
	重度胆管病变	−3
	其他征象	−3

续表

类别	指标	记分
接触血制品 / 肝毒性药物	肯定	−2
	否定	+1
治疗反应	完全反应	+2
	部分反应	0
	无反应	−2
	治疗结束后复发	+3
	治疗失败	0
治疗前：积分 > 15，确诊；积分 10 ~ 15，疑诊		
治疗后：积分 > 17，确诊；积分 12 ~ 17，疑诊		

【鉴别诊断】

1.病毒性肝炎　急性起病者应与急性病毒性肝炎相鉴别。主要区别在于：① AIH以青年女性居多，绝大多数患者起病隐袭；而急性病毒性肝炎男女比例相仿，起病较急剧，特别是甲型肝炎尤为显著。② AIH患者慢性活动性肝炎症状较明显，出现蜘蛛痣、肝掌较为常见，1/2 左右脾肿大；而急性病毒性肝炎上述症状体征较少见。③ AIH 可伴有明显内分泌功能紊乱如闭经等现象，以及多系统症状；而急性病毒性肝炎上述表现较少。④ AIH 可出现血小板减少、高 γ- 球蛋白血症、自身抗体阳性、凝血酶原时间延长；而急性病毒性肝炎则较罕见。⑤急性病毒性肝炎患者血清中常可检出病毒感染标志物，而本病则常阴性。

2.慢性活动性肝炎　慢性活动性肝炎患者以男性居多，30 ~ 50 岁较多见；而 AIH多为女性患者，年龄一般为 11 ~ 30 岁。慢性活动性肝炎除明显消化道症状外，较少全身反应；AIH 则多见肝外症状。慢性活动性肝炎一般血清中没有自身抗体而 HBV 标志物多呈阳性，但在 AIH 患者中自身抗体多为阳性，而 HBV 标志物为阴性。

3.全身性红斑狼疮　经典的全身性红斑狼疮很少有肝脏病变。第一，有肝脏病变者一般先有全身症状，以后才有肝脏损害。而 AIH 从一开始即有明显肝损害。第二，全身性红斑狼疮患者血液中并无 SMA 和 AMA，AIH 患者可为阳性。第三，全身性红斑狼疮的器官损害较 AIH 更为明显，90% 以上的全身性红斑狼疮患者有关节症状，84% 的患者有皮肤表现，75% 的患者有肾脏损害。第四，全身性红斑狼疮患者的狼疮细胞阳性率可高达 80% ~ 90%，且持续阳性难以逆转，而 AIH 患者狼疮细胞阳性率仅为 15%。

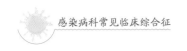

【治疗】

免疫抑制剂可诱导 AIH 缓解，使症状改善，促进肝功能恢复，并减轻肝组织学损害，延缓或阻止病情进展至肝硬化，预防严重肝病并发症（腹水、上消化道出血、肝性脑病）的发生，最终降低病死率。

1. 治疗方案　免疫抑制剂是 AIH 患者的首选治疗，其中泼尼松（龙）单一治疗或加用硫唑嘌呤联合治疗为 AIH 的标准治疗方案（表 3-2）。

表 3-2　AIH 治疗方案

疗程	单一治疗	联合治疗	
	泼尼松 /（mg·d⁻¹）	泼尼松 /（mg·d⁻¹）+ 硫唑嘌呤 /（mg·d⁻¹）	
第 1 周	60	30	50
第 2 周	40	20	50
第 3 周	30	15	50
第 4 周	30	15	50
每日维持量（至治疗终点）	20	10	50

（1）泼尼松（龙）单一治疗　泼尼松是泼尼松龙的前体药物，在肝内转化为泼尼松龙发挥药理效应。肝硬化时，此种转化不受影响，故两药可以通用。泼尼松单一用药，适用于下列情况：儿童、年轻女性已妊娠或意欲妊娠者、恶性肿瘤患者、白细胞明显减少者、对硫唑嘌呤不耐受者（如硫唑嘌呤甲基转移酶缺乏）。荷兰的一项研究发现，低剂量泼尼松（龙）会增加骨折发生率，高剂量则会增加白内障和糖尿病发生率。

（2）泼尼松（龙）+ 硫唑嘌呤联合治疗　联合治疗方案中，仍以泼尼松为主，加用硫唑嘌呤旨在减少泼尼松用量，降低大剂量皮质激素的不良反应。联合治疗适用于下列情况：成年 AIH、无应用硫唑嘌呤禁忌证者（如白细胞减少、药物性淤胆等）、停经后妇女、肥胖、情绪不稳定者、糖尿病、不稳定性高血压、骨质疏松症、痤疮等。

无论单一或联合治疗，免疫抑制剂均能诱导 AIH 病情缓解。通常约 65% 的患者能获得临床、生化及组织学完全缓解，达到完全缓解时间平均为 22 个月（6 个月～4 年），20 年生存率超过 80%，与配对（性别、年龄）的对照人群比较，两者预期寿命相似。约 13% 的患者部分缓解，另 13% 的患者因严重药物不良反应而被迫停用；约 9% 的患者对药物治疗失败。达完全缓解者可停药；对临床症状已基本消失，ALT/AST 复常，但肝组织学仍有残留炎症活动病变者，宜再持续用药 6 个月，用药过程中，如确定为治疗无效、治疗失败或发生药物不良反应，亦应终止治疗。

停药后复发者，仍可恢复维持量治疗方案，一般仍可再次诱导完全缓解。硫唑嘌呤单一用药不能诱导缓解，但可维持缓解。AIH 患者对免疫抑制剂治疗的反应与基因背景有关，HLA-DR3 阳性患者完全缓解者少，复发者多；阴性者相反。

（3）其他治疗方案　约 10% 的 AIH 患者对免疫抑制剂治疗无效或失败，对大剂量泼尼松治疗不出现组织学缓解，且出现药物相关性不良反应。此类患者可考虑应用其他疗法治疗。①布地奈德（Budesonide）是第二代糖皮质激素，对糖皮质激素受体有高亲和力，为泼尼松的 15 倍，经过肝脏首过 90% 被清除，故适用于泼尼松龙不耐受、不良反应大的非肝硬化患者。吗替麦考酚酯（MMF）是二线治疗应用最广的药物，可通过抑制淋巴细胞增殖作用于 AIH，尤其适用于难治性 AIH；环孢菌素（CyA）和他克莫司（TAC）是可以抑制淋巴细胞活化的钙调磷酸酶抑制剂，应用于儿童效果更佳。此外还有 6- 巯基嘌呤（6-MP）等药物。②抗 CD4 单克隆抗体，采用抗 CD4 抗体治疗自身免疫性肝炎可取得良好疗效，患者自身抗体水平下降、转氨酶明显恢复、肝组织 CD4$^+$T 细胞浸润明显减少、血液循环 CD4$^+$T 细胞也明显减少。③对标准治疗不能诱导缓解者，可考虑试用环孢素、环磷酰胺、FK 506、Mycofenolate/Mofetil 等，但其临床应用价值尚待进一步评价。近年来，有学者基于免疫、细胞因子、肠 - 肝轴等机制发现了诸如英夫利昔单抗、嵌合抗原受体、Toll 样受体 4 等潜在的治疗方案，为 AIH 的治疗提供了新思路。

（4）复发治疗方案　49% 的患者在治疗停止 6 个月以内复发，3 个月复发率达 74%，1 年内复发率高达 87%。对复发者的治疗比初治者相对困难，采用硫唑嘌呤维持 2 mg/（kg·d），加低剂量泼尼松（20 ~ 40 mg/d）调节至能控制临床症状和肝生化检查异常。对硫唑嘌呤不能耐受者也可以改用硫嘌呤。MMF 也抑制嘌呤核苷酸合成，阻止 T 淋巴细胞增生，作用与硫唑嘌呤相似，但对淋巴细胞具有更高的选择性，且对骨髓抑制作用比硫唑嘌呤低。

（5）肝移植　对标准治疗失败、病情易反复且进展至终末期肝硬化者，宜进行原位肝移植。晚期 AIH 是肝移植最好指征，5 年存活达 90% 以上。

（6）辅助治疗　①维生素 D+ 钙制剂：在 AIH 标准治疗期间，除常规支持疗法外，宜加用维生素 D 50 000 U/ 周，钙 1 000 mg/d 口服，以防骨质疏松性骨病的发生。如有症状性骨病者，可用阿仑膦酸钠 10 mg/d 或依地酸钠 400 mg/d，每 3 个月服用 2 周。降钙素亦可定期应用。②熊去氧胆酸（UDCA）：可降低血中毒性疏水胆汁酸水平，减轻后者对肝细胞膜的损害；可减少 HLA- I 类分子在肝细胞膜上的表达；抑制免疫球蛋白生成；抑制细胞因子如 IL-2、IL-4、IFN-γ 生成；改善淋巴细胞功能；调节线粒体膜电位及氧自由基生成，以抑制肝细胞凋亡。

2. 疗效判断标准

（1）完全缓解　①症状显著改善或基本消失。②肝功能改善：首月治疗过程中，肝功能（ALP/ALT、血清总胆红素、球蛋白 IgG）50% 改善（上述指标治疗前起始值加该指标正常上限值的中间值，如 ALT 起始值为 500 U/L，正常上限值为 50 U/L，则 50% 改善为 275 U/L。以此类推）；或在药物减量至维持量治疗的 6 个月内，降至正常上限 2 倍以内；或在治疗 12 个月内肝功能完全恢复正常。③肝活组织学恢复正常，或显示病变活动度最低。

（2）部分缓解　治疗前 2 个月内，症状改善伴肝功能 50% 改善，以后继续好转，但在治疗至 12 个月时，肝功能不能恢复至正常；或者肝功能虽恢复正常，但肝组织学仍显示炎症持续存在。

（3）无效　不论症状有无改善，有下列情况之一者为无效：①肝功能：治疗 1～2 个月肝功能无改善；或虽有 50% 改善，但治疗至 6 个月时无进一步改善。②肝活组织学治疗前后无显著改善。

（4）治疗失败　即使提示疾病活动性的指标有所改善，但症状加重，病情恶化。

（5）复发　经治疗完全缓解后，ALT/AST 又回升至正常上限 2 倍以上，肝活组织学显示病变再度活动。

【预后】

AIH 是一种严重的进行性疾病，病程及预后变异极大。有研究显示，较低的血清 IgG 水平、诊断是肝组织纤维化较少、对免疫抑制治疗快速应答是生物化学和组织学环节的可靠预测因素，且维生素 D 也是一种 AIH 预后的标志物，严重维生素 D 缺乏与治疗无应答、进展为肝硬化、肝脏相关的死亡和肝移植有关。本病特征是反复发作，且为隐匿性。多数患者病情可趋于稳定，但仍会发展为肝硬化和门静脉高压。在发病前 5 年，尤其是最初 2 年中，病死率随着病情活动而增高。通常起病突然，严重发作，并伴有持续性胆汁淤积、结肠炎、肝性脑病、腹水和广泛小叶坏死者病死率较高。而起病隐匿且无黄疸或在发病初期即较平稳者预后较好。主要死亡原因为肝脏衰竭、食管静脉破裂出血和感染。未经治疗者生存时间为 3.3 年，而经过治疗者为 12.2 年。

【参考文献】

［1］岳瑞珍，李素领.自身免疫性肝炎中西医诊疗进展［J］.中西医结合肝病杂志，2021，31（12）：1146-1149.

［2］陈杰，黄春洋，单晶，等.自身免疫生态学因素在自身免疫性肝炎发病机制

中的作用［J］.临床肝胆病杂志，2019，35（10）：2339-2341.

［3］张克慧，李勇.自身免疫性肝炎病因病理机制研究进展［J］.辽宁中医药大学学报，2020，22（10）：180-185.

［4］高晓琴，赵永勋，任茜，等.药物诱导的自身免疫性肝炎的研究进展［J］.临床肝胆病杂志，2017，33（11）：2222-2225.

［5］中华医学会肝病学分会，中华医学会消化病学分会，中华医学会感染病学分会.自身免疫性肝炎诊断和治疗共识（2015）［J］.临床肝胆病杂志，2016，32（1）：9-22.

［6］钱乐，应力.成人自身免疫性肝炎二线药物治疗选择的Meta分析［J］.临床肝胆病杂志，2020，36（9）：2015-2020.

［7］王绮夏，马雄.自身免疫性肝炎的研究现状与展望［J］.临床肝胆病杂志，2020，36（4）：721-723.

［8］EBADI M, BHANJI R A, MAZURAK V C, et al. Severe vitamin D deficiency is a prognostic biomarker in autoimmune hepatitis［J］. Aliment Pharmacol Ther, 2019, 49（2）：173-182.

［9］偶绎颜，王绮夏，马雄.自身免疫性肝炎的研究进展［J］.中西医结合肝病杂志，2021，31（4）：295-298.

（陈耀凯　鲁雁秋）

四、自身免疫性肝病重叠综合征

【中文名】

自身免疫性肝病重叠综合征。

【英文名】

overlap syndromes of autoimmune liver disease。

【同义名】

无。

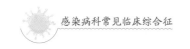

【定义、简史】

自身免疫性肝病（autoimmune liver disease）是指由于机体自身免疫反应攻击肝组织而非病毒感染所致的肝病，根据患者的生化学、免疫学、影像学和组织病理学特点，可分为自身免疫性肝炎（autoimmune hepatitis，AIH）、原发性胆汁性胆管炎（primary biliary cholangitis，PBC）及原发性硬化性胆管炎（primary sclerosing cholangitis，PSC），前者主要表现为肝细胞炎症坏死，后两者主要表现为肝内胆汁淤积。AIH、PBC、PSC 临床表现有时相互重叠，给临床诊断和治疗带来困难，称为自身免疫性肝病重叠综合征，兼有 2 种或 2 种以上疾病的临床特点。

【病因与发病机制】

确切的发病机制尚不明确，但多数研究认为可能与其他单独发生的自身免疫性肝病类似，也包括遗传、环境的触发、自身免疫耐受的打破等因素，最终发生了进行性肝细胞和胆管上皮的免疫反应过程，导致纤维化及肝衰竭。

1. 自身免疫性肝炎（AIH）　针对肝脏的细胞免疫反应可能是发病原因。患者血液中能发现各种自身抗体。其他自身免疫病（包括甲状腺炎、糖尿病、溃疡性结肠炎、Coombs 试验阳性的溶血性贫血、增生性肾小球肾炎和干燥综合征）在该病患者或亲属中发病率较高，主要为女性患者（约占 AIH 病例的 75%），儿童很少患此病。

2. 原发性胆汁性胆管炎（PBC）　感染因子可能有支原体、细菌及病毒 3 类。PBC 患者 2 个主要的线粒体抗原 PDH-E2 及 BCKDH-E2 可与抗支原体抗体发生反应。关于 PBC 的细菌学病因，尚未得出明确结论。

3. 原发性硬化性胆管炎（PSC）　确切病因和发病机制尚不清楚。PSC 系胆管的非特异性炎症，肝内外胆管变窄并存在瘢痕。多见于中年男性（25～35 岁），可有轻中度黄疸、腹痛和体重下降等非特异性症状和特征。PSC 病因和发病机制可能是多元性的，即在有遗传易感性个体，环境因素诱发了免疫应答异常，最终导致胆管上皮或同时累及结肠上皮的慢性炎症。胆道系统一旦受到损害而造成胆汁淤积，则细胞毒性较强的疏水性胆酸会进一步加重胆管和肝细胞损害，其进展过程和 PBC 相似。与 PBC 稍有不同的是，PSC 所引起的肝外或肝内大胆管明显狭窄在疾病进程中亦起重要作用。PSC 常伴有溃疡性结肠炎（约 75%），因此有学者认为 PSC 病因为肠源性。遗传因子可能也起关键作用。

【诊断与鉴别诊断】

1. 自身免疫性肝炎　①临床表现：症状、体征；②生化检查：ALT、TBIL、γ-球蛋白等；③自身抗体：ANA、SMA、抗 LKM1 及其他自身抗体；④物理检查：B 超；⑤肝活检病理：界面性肝炎，汇管区浆细胞浸润；⑥排除其他肝病；⑦ AIH 治疗：强的松单独或联合硫唑嘌呤治疗有效。自身免疫性肝炎的分类见表 3-3。

AIH 诊断标准见表 3-4。AIH 诊断积分系统于 1999 年经国际自身免疫性肝炎小组（IAIHG）公布修订见表 3-5 和表 3-6。修订后的 AIH 评分系统敏感度可达 89.8%。IAIGH 又在 2008 年提出了诊断 AIH 的简化评分系统。

老年人自身免疫性肝炎：① AIH 有向老年性发展趋势；②诊断应除外病毒性及药物性肝炎；③ γ - 球蛋白和 IgG 增高应高度怀疑本病，阴性亦不能除外 ANA 或 SMA（＋）即应考虑 AIH（出现迟于 γ - 球蛋白及 IgG 数月）。

表 3-3　自身免疫性肝炎的分类

特征	Ⅰ 型	Ⅱ 型	Ⅲ 型
自身抗体	ANA、SMA	抗 LKM1	抗 SLA/LP
相关自身	pANCA、抗 ASGPR	抗 LC1、抗 ASGPR	ANA、SMA
抗体	—	—	抗 ASGPR
发病年龄	任何年龄	2 ~ 14 岁	任何年龄
共存免疫性疾病	自身免疫性甲状腺炎	白斑、1 型糖尿病	与 Ⅰ 型一致溃疡性结肠炎、滑膜炎自身免疫性甲状腺炎
遗传因素	DB1*0301、*0401	HLA-B14、HLA-DR3	不确定
自身抗原	不定	P-450　IID6（CYP2D6） P-450　IA2（APS1） P-450　IA6（APS1）	tRNP（Ser）see
治疗	糖皮质激素	糖皮质激素	糖皮质激素

注：抗 ASGPR：抗唾液酸糖蛋白受体抗体；抗 LC1：抗肝细胞 Ⅰ 型胞液抗原抗体；抗 SLA/LP：抗可溶性肝 / 胰抗原抗体；APS1：Ⅰ 型自身免疫多腺性综合征；pANCA：抗中性粒细胞胞浆成分抗体；tRNP（Ser）see：转运核糖核蛋白复合体。

表 3-4　AIH 诊断标准（必要条件）

排除疾病	判断指标
排除遗传性疾病	α_1- 抗胰蛋白酶、血浆铜蓝蛋白、铁蛋白及血清铁
排除病毒性肝炎	病毒性肝炎 A ~ E、CMV、EBV 等
排除酒精性肝病	酒精摄入 < 25 g/d
排除药物性肝病	无肝脏毒性药物应用
肝脏损害表现	ALT 升高
免疫紊乱表现	γ - 球蛋白或 IgG 升高大于正常 1.5 倍

续表

排除疾病	判断指标
自身抗体	ANA、SMA 或抗 LKM1 成人 ≥ 1 : 80，儿童 ≥ 1 : 20
组织学改变	AMA 阴性表现为中~重度界面性肝炎、无胆道损害、无结节等

表 3-5　AIH 诊断的积分系统

因素		积分	因素	积分
性别	女性	+2	酒精摄入量 < 25 g/d	+2
ALP/AST	> 3	−2	> 60 g/d	−2
	< 1.5		共存自身免疫性疾病	+2
γ - 球蛋白或 IgG	> 2	+3	其他肝脏相关自身抗体	+2
	1.5 ~ 2	+2	界面性肝炎	+3
	1 ~ 1.4	+1	浆细胞浸润	+1
ANA、SMA 或抗 LKM1	> 1 : 80	+3	玫瑰花型肝细胞	+1
	1 : 80	+2	非特征性表现	−5
	1 : 40	+1	胆道病变	−3
	< 1 : 40	0	其他表现（脂肪变，结节）	−3
病毒指标	阳性	−3	HLA-DR3 或 HLA-DR4	+1
	阴性	+3	治疗反应完全	+2
肝毒性药物应用	阳性	−4	复发	+3
	阴性	+1		
治疗前：积分 > 15 分，确诊；积分 10 ~ 15，疑诊。				
治疗后：积分 > 17 分，确诊；积分 12 ~ 17，疑诊。				

2. 原发性胆汁性肝硬化　主要诊断依据：①临床表现：皮肤瘙痒、黄疸、黄色瘤及肝脾肿大；②生化检查：GGT、ALP 增高为主，ALT、TBIL，γ - 球蛋白和 IgM 增高；③自身抗体：AMA、M2；④物理检查：B 超或 CT 显示沿肝内胆管走行回声增强，肝内胆管闭塞；⑤肝组织病理：胆管炎、肉芽肿、局灶性汇管区淋巴细胞聚集、胆管型纤维化、汇管区周围胆汁淤积，肝小叶完整，可见碎屑样坏死；⑥熊去氧胆酸治疗有效。

表 3-6　修改后的自身免疫性肝炎诊断得分

类别	参数 / 特征	得分
女性		+2
ALP : AST（或 ALT）比值	< 1.5	+2
	1.5 ~ 3.0	0

类别	参数/特征		得分
ALP：AST（或 ALT）比值	> 3.0		−2
血清球蛋白或 IgG 高于正常值倍数	> 2.0		+3
	1.5 ~ 2.0		+2
	1.0 ~ 1.5		+1
	< 1.0		0
ANA、ASMA 或 LKM-1	> 1∶80		+3
	1∶80		+2
	1∶40		+1
	< 1∶40		0
AMA	阳性		−4
肝炎病毒标志物	阳性		−3
	阴性		—
用药史	有		−4
	无		+1
平均酒精摄入量	< 25 g/d		+2
	> 60 g/d		−2
肝脏组织学	门静脉周围性肝炎		+3
	淋巴 - 浆细胞显著浸润		+1
	肝细胞玫瑰花结形成		+1
	无上述表现		−5
	胆管的变化		−3
	其他改变		−3
	其他自身免疫性疾病		+2
附加参数	其他自身抗体		+2
	HLA DR3 或 DR4		+1
治疗效果	完全有效		+2
	复发		+3
积分评价	治疗前	确定为 AIH	> 15
		可能为 AIH	10 ~ 15
	治疗后	确定为 AIH	> 17
		可能为 AIH	12 ~ 17

3. 原发性硬化性胆管炎　主要诊断依据：①临床症状和体征病史（乏力、瘙痒、黄疸、肝脾肿大及炎性肠病表现）；②血清生化改变（碱性磷酸酶升高）；③胆管造影见硬化性胆管炎的典型改变（肝内外胆管狭窄与扩张相间而呈串珠状改变）；④除外其他引起硬化性胆管炎的病因（其他胆系肿瘤、结石、创伤、手术、先天性胆管发育异常）。自身抗体检查，特别是 pANCA 阳性支持本病的诊断，但不具特异性。肝组织病理学检查有助于除外其他病因和进行分期，但因病变局灶性分布及肝活检取材过小等因素，仅 30% 病例可见典型 PSC 改变，5%～10% 的病例肝活检组织学正常。

4. 重叠综合征　AIH 和 PBC 重叠综合征临床上最为常见，以下 AIH 和 PBC 诊断条件中各有两项符合即可诊断为本综合征。AIH：①血清 ALT 大于正常值上限 5 倍；②血清 IgG 增高 2 倍或抗 SMA 阳性；③肝活检显示中至重度汇管区和（或）界面淋巴细胞性碎屑样坏死。PBC：①血清 ALP 大于正常值上限 2 倍或 GGT 大于正常值上限 5 倍；②血清 AMA 阳性；③肝活检显示明显的胆管损害。

【治疗】

1. 自身免疫性肝炎　肝组织有中度以上炎症坏死、血清 AST 高于 10 倍正常上限或 5 倍正常上限和 γ- 球蛋白 2 倍正常上限者，应使用肾上腺皮质激素治疗。①单用泼尼松疗法：第 1 周泼尼松 60 mg/d，第 2 周 40 mg/d，第 3～4 周 30 mg/d，第 5 周以后 20 mg/d 维持治疗；②泼尼松和硫唑嘌呤联合疗法：将上述泼尼松剂量减半，同时服硫唑嘌呤 50 mg/d。一般开始治疗后数日至数周后，血液生化指标即开始明显改善，但肝脏组织学改善要晚 3～6 个月。即使经过 2 年激素治疗达到缓解（包括组织学恢复正常），在停药后仍有较多患者复发，因此不宜过早停药。治疗过程中应采取相应措施防止消化性溃疡、高血压、糖尿病及骨质疏松等副作用。

2. 原发性胆汁性胆管炎

（1）一般和对症治疗　补充脂溶性维生素（如维生素 A、维生素 K、维生素 E、维生素 D）并补充钙剂。

（2）保肝抗纤维化治疗　大剂量维生素 C 和维生素 E 具有较强的抗氧化作用，可保护肝细胞膜，并可抑制星状细胞活化，减少纤维组织增生。

（3）熊去氧胆酸治疗　治疗 PBC 效果确切，尤其对黄疸尚未出现的早期患者，是公认的延缓 PBC 患者疾病进展和肝移植指征的治疗方式。作用机制为：①中和疏水性胆汁酸，防止其对肝细胞膜的破坏；②促进有害胆汁酸的分泌和排泄，促进胆汁酸代谢；③抗氧化抗自由基作用；④降低胆管 HLA- Ⅰ类抗原表达，抑制细胞毒 T 淋巴细胞对胆管的破坏。熊去氧胆酸一般用量为 13～15 mg/（kg·d），饭后服用。

（4）免疫抑制剂治疗 对于活跃的 AIH，若 ALT 或 AST > 10×ULN，或转氨酶 > 5×ULN 同时具备 IgG > 2×ULN，或肝活检提示桥接坏死或多小叶坏死炎症时，即可使用糖皮质激素单用或连用硫唑嘌呤，可显著改善 AIH 患者的预后。肾上腺皮质激素及其他免疫抑制剂如硫唑嘌呤等对 PBC 疗效尚无定论。一般可试用小剂量强的松治疗有黄疸的患者，剂量为 0.5 ~ 1 mg/（kg·d），硫唑嘌呤 2 mg/（kg·d）。

（5）并发症治疗 包括骨质疏松及肝硬化失代偿的各种并发症。

（6）肝移植 PBC 肝移植后 1 年和 5 年生存率分别为 85% ~ 90% 和 60% ~ 70%。

3. 原发性硬化性胆管炎 药物治疗和 PBC 基本相同。单独应用各种免疫抑制剂疗效多不肯定。长期服用大剂量熊去氧胆酸对本病有肯定疗效。熊去氧胆酸 13 ~ 15 mg/（kg·d）能够改善 PSC 患者血生化改变，可明显降低血清 ALP、GGT、转氨酶及胆红素水平，部分患者乏力、瘙痒症状及 ERCP 影像亦得以改善。一日剂量单次服用或分次服用对疗效无影响。更大剂量的熊去氧胆酸 20 ~ 30 mg/（kg·d）对 PSC 疗效更好，甚至可在肝组织学上改善小胆管损害。单用熊去氧胆酸临床疗效不佳者，可考虑加用肾上腺皮质激素或其他免疫抑制剂，但联合疗法的确切疗效尚未最后确定。肝移植是治疗 PSC 的有效疗法。

4. 重叠综合征 3 种自身免疫性肝病在治疗方面亦显示一定程度的重叠有效性。熊去氧胆酸不仅是 PBC 及 PSC 的绝对适应证，对 I 型 AIH 也有明确疗效，表现为 ALT/AST、免疫球蛋白及 γ-球蛋白显著降低，ANA 滴度降低及 SMA 转阴。采用该药治疗慢性丙型肝炎相关自身免疫者，可显著降低 AST、ALT 及 GGT，亦见 ANA 滴度降低及 SMA 转阴，部分患者肝组织学改善。用于 AIH 的经典药物肾上腺皮质激素亦可用于难治性 PBS 及 PSC。

【预后】

对于 AIH、PBC 及 PSC 晚期患者，原位肝移植是唯一有效的治疗方法，术后 1 年生存率可达 90%，5 年生存率可达 83% ~ 92%，10 年生存率可达 75%。但有炎性肠病的 PSC 患者在肝移植术后，发生结、直肠癌的危险性并未降低。PBC-AHI 患者预后主要取决于 AIH 的炎症活跃情况，多数研究认为 PBC-AIH 患者预后比单纯 PBC 患者差。

【参考文献】

[1] CHAZOUILLÈRES O. Overlap syndromes [J]. Dig Dis, 2015, 33 Suppl 2: 181-187.

[2] BOBERG K M, CHAPMAN R W, HIRSCHFIELD G M, et al. Overlap syndromes: the International Autoimmune Hepatitis Group (IAIHG) position statement on a controversial issue [J]. J Hepatol, 2011, 54 (2): 374-385.

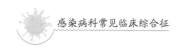
［3］ALVAREZ F, BERG P A, BIANCHI F B, et al. International Autoimmune Hepatitis Group report: review of criteria for diagnosis of autoimmune hepatitis［J］. J Hepatol, 1999, 31（5）: 929-938.

［4］MANNS M P, CZAJA A J, GORHAM J D, et al. Diagnosis and management of autoimmune hepatitis［J］. Hepatology, 2010, 51（6）: 2193-2213.

［5］HENNES E M, ZENIYA M, CZAJA A J, et al. Simplified criteria for the diagnosis of autoimmune hepatitis［J］. Hepatology, 2008, 48（1）: 169-176.

［6］LINDOR K D, GERSHWIN M E, POUPON R, et al. Primary biliary cirrhosis［J］. Hepatology, 2009, 50（1）: 291-308.

［7］倪萍, 凡小丽, 杨丽. 自身免疫性肝病重叠综合征的研究现状［J］. 临床肝胆病杂志, 2020, 36（4）: 743-748.

［8］王绮夏, 马雄. 自身免疫性肝病重叠综合征诊治进展［J］. 胃肠病学, 2018, 23（5）: 283-286.

（陈耀凯　李　瑶）

五、结缔组织疾病重叠综合征

【中文名】

结缔组织疾病重叠综合征。

【英文名】

combined connective tissue diseases syndrome。

【同义名】

重叠综合征（overlap syndrome）、重叠结缔组织病（overlapping connective tissue disease）。

【定义、简史】

本综合征是指患者同时或先后患有 2 种或 2 种以上自身免疫反应性结缔组织病。

较为常见的是硬皮病、多发性肌炎、系统性红斑狼疮、类风湿关节炎、干燥综合征中的 2 种或 2 种以上的疾病重叠。

【临床表现】

包括系统性红斑狼疮（systemic lupus erythematosus，SLE）+ 进行性系统性硬皮病（progressive systemic scleroderma，PSS）、PSS + 皮肌炎（dermatomyositis，DM）或多发性肌炎（polymyositis，PM）、SLE+PSS+PM，类风湿性关节炎（rheumatoid arthritis，RA）+SLE+PSS、RA+PSS+PM 等。本综合征有 2 种可能：①随病程进展出现一种疾病向另一种疾病过渡；②2 种或 2 种以上结缔组织疾病同时并存。本综合征并不意味着 2 种或 2 种以上疾病所有表现都要在一个患者身上出现，也不说明患了重叠综合征比患单一结缔组织病更严重或更危险。

【诊断与鉴别诊断】

根据典型症状、体征和实验室资料，2 种或 2 种以上结缔组织病以各种形式同时或先后出现于同一患者时，即可诊断为本综合征。本病主要与混合性结缔组织疾病鉴别。混合性结缔组织疾病指同一患者同一时期具有 2 种或 2 种以上结缔组织疾病的不典型症状混合存在，但难以用任何一种结缔组织疾病解释。患者同时兼有系统性红斑狼疮、硬皮病、皮肌炎以及类风湿性关节炎的混合表现，如手指遇冷变白变紫的雷诺现象、手部肿胀硬化、手指皮肤紧绷类似腊肠样、关节疼痛、肌肉疼痛无力、咽食物时有哽噎感，还可出现肺、心、肾及神经系统病变表现，但不能明确诊断为其中任何一种疾病，同时患者血中可检查出高滴度抗核糖核蛋白抗体。一部分混合性结缔组织病患者，始终作为一种独立的疾病存在，不发生演变。也有一部分患者可逐渐演变为典型的系统性硬皮病或系统性红斑狼疮，混合性结缔组织病只是硬皮病或狼疮的前期表现，是病情发展变化的一个阶段。

【治疗】

本综合征免疫反应异常强烈，且常合并坏死性血管炎，因此必须使用大剂量肾上腺皮质激素治疗，或与其他免疫抑制剂联合应用。

【预后】

预后不良。充分、大剂量、较长期的激素和免疫抑制剂联合治疗，有望改善预后。类风湿关节炎和系统性红斑狼疮重叠综合征患者的预后与是否有重要脏器受累有关，早期诊断、早期治疗则预后相对较好。

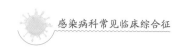

【参考文献】

［1］殷振杰，任英，张岩．重叠综合征一例报告并文献复习［J］．临床误诊误治，2016，29（9）：38-40.

［2］刘赟．结缔组织病重叠综合征22例临床探讨［J］．中国医药指南，2015，13（15）：81-82.

［3］杨洪，许敏，屈园园，等．类风湿性关节炎与系统性红斑狼疮重叠综合征一例报告及文献复习［J］．现代生物医学进展，2012，12（18）：3519-3521.

（陈耀凯　李　瑶）

六、肝 - 甲状腺综合征

【中文名】

肝 - 甲状腺综合征。

【英文名】

hepato-thyroid syndrome（HTS）。

【同义名】

无。

【定义、简史】

本综合征是指同时患有慢性肝炎和慢性甲状腺炎，而且在病因上有一定联系的综合征，不包括因患甲状腺疾病引起的肝内循环障碍或代谢异常及对各种病因刺激反应增强所引起的肝脏损害，也不包括由慢性肝病引起全身营养障碍所致的甲状腺功能受损。1960年McConkey等首先报道。我国尚未见病例报道。

【病因与发病机制】

病因与发病机制尚不明确，可能与免疫功能异常有关，同时产生自身抗体（抗甲状腺抗体和抗肝抗体），与自身组织发生免疫反应，从而引起两脏器同时发生自身免疫性疾病。

【病理改变】

肝组织有程度不等的纤维化及淋巴细胞浸润，甲状腺呈弥漫性或局灶性甲状腺炎性改变。

【临床表现】

多见于40岁以上女性，尤以更年期妇女多见。甲状腺和肝脏疾病可先后或同时发生。甲状腺呈弥漫性肿大，有小结节，多无压痛；肝病表现为肝大、脾大、蜘蛛痣，甚至出现腹水，这种类似门静脉高压症的表现仅见于晚期，但脾脏肿大并非由于门静脉高压所致，而与自身免疫有关。约50%的患者有发烧、多发性关节炎、胸膜炎、轻度皮疹、水肿、雷诺现象及淋巴结肿大等自身免疫表现。有时可出现一过性红斑狼疮样或硬皮病样表现及溃疡性结肠炎等。

【实验室检查】

血清 γ - 球蛋白明显增高（多在 25 g/L 以上），肝功能试验显示胆红素轻度升高、AST 和 ALT 增高、ALP 轻度升高、胆固醇减少、甲状腺功能基本正常、尿蛋白阳性、肾功能轻度受损，末梢血白细胞减少。

【诊断】

40岁以上女性有肝脏疾病和甲状腺肿大，且甲状腺功能正常者可诊断为本综合征，但应除外慢性肝炎和门静脉性肝硬化。

【治疗】

保肝疗法为主要措施。若有肝硬化或肝功能失代偿，按肝硬化治疗原则处理；肾上腺皮质激素和 6- 巯基嘌呤（6-MP）治疗有利于阻断自身免疫反应；若甲状腺功能偏低时可给甲状腺素治疗。

【预后】

良好。

（陈耀凯　欧阳净　李　瑶）

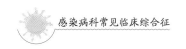

七、格林 - 巴利综合征

【中文名】

格林 - 巴利综合征。

【英文名】

Guillain-Barré syndrome（GBS）。

【同义名】

Guillain-Barre-Strohl 三氏综合征、Landry-Guillain-Barre 三氏综合征、Landry 氏麻痹、Landry 综合征、Glanzmarr-Salaud 综合征、Kussmaul-Landry 综合征、急性感染性多发性神经根炎、急性上升性麻痹、急性感染性脱髓鞘性多发性神经根神经病（acute inflammatory demyelinating polynertology，AIDP）。

【定义、简史】

本病是一种主要侵犯脊神经根、脊神经及颅神经的急性炎症性脱髓鞘性多神经病，临床特征为四肢对称性、进行性、迟缓性瘫痪、腱反射减弱或消失，或伴有周围性感觉障碍。1916 年由 Guillain-Barre-Strohl 首先报道本病，1937 年正式命名为 Guillain-Barre 综合征。

【病因】

病因尚未完全阐明。目前认为是在宿主遗传易感基础上由感染因素等诱发的一种自身免疫性疾病。感染因素中，约 50% 的病例发病前有各种前驱感染。目前已证实空肠弯曲杆菌（*Campylobacter jejuni*，CJ）可导致神经轴索变性，该病变也可见于支原体感染、病毒性疾病（带状疱疹、水痘、腮腺炎、传染性单核细胞增多症、传染性肝炎、肠道病毒感染）。患者脑脊液偶可分离到埃可、COX 病毒。疫苗接种、药物等与本病亦可能有一定关联。

【流行病学】

任何年龄和性别均可患病，但以青壮年男性多见。四季均可发病，以 6—10 月为高峰季节。农村患者远多于城市。本病传播途径不明，尚缺乏人 - 人传播的确切证据。

西方国家报道，该病发病率为每年（0.89～1.89）/10万人，发病率随年龄增加而升高（儿童为每年0.6/10万人，成人为每年2.7/10万人）。该病存在地区差异性，某些地区发病率较高与某种微生物暴露率过高有关，如曾经出现的空肠弯曲菌相关的GBS的集中暴发，以及近年来拉丁美洲加勒比海地区塞卡（Zika）病毒感染引起的GBS的暴发。

【发病机制】

尚未完全阐明，现认为属于细胞和体液免疫介导的自身免疫性疾病。

1. 体液免疫　外源性感染因子上存在与髓鞘和轴索多糖结构相同或相似的共同抗原表位，抗感染免疫在去除感染因子的同时对神经组织造成免疫损伤。感染因子蛋白可作为载体诱导辅助性T细胞参与发病，或通过超抗原机制直接激活B细胞产生IgG和IgM；抗体介导的细胞毒性作用（ADCC）和补体激活导致钠离子通道开放，使轴膜内、外离子渗漏，造成动作电位下降引起轴索损害。

2. 细胞免疫　细胞介导的迟发超敏反应可能也起重要作用。急性期患者细胞免疫功能增强，脑脊液（CSF）中活化的T细胞，特别是细胞毒性T细胞（CTL）明显升高。

也有研究认为，格林-巴利综合征很有可能是在病患感染相关病毒后才出现的，因为病毒所具备的蛋白结构相似于周围神经的施万细胞抗原的蛋白结构，施万细胞被这类含脂类病毒破坏，导致释放细胞内的抗原物质，最后直接造成这部分细胞抗原出现非常明显的自身免疫反应。

【病理改变】

主要病变在脊神经根和脊神经，可累及颅神经，早期病变为脊神经根和脊神经附近小血管周围淋巴细胞和巨噬细胞浸润，后期出现髓鞘脱失或轴突变性。脑和脊髓也存在亚临床病理改变。

【临床表现】

起病前1～4周多有上呼吸道或消化道感染病史，或有疫苗预防接种史。过度疲劳、受凉、淋雨、涉水等可为发病诱因。多数病例为急性或亚急性起病，病初常出现肢体无力或肢体发麻、疼痛，无明显发热，病情在1～2周内发展至高峰。

1. 运动障碍　四肢和躯干肌瘫痪是最主要症状。一般从下肢开始，逐渐波及躯干肌、双上肢和颅神经，可从一侧到另一侧，一般近端较远端重，肌张力低下。如呼吸、吞咽和发音受累时，可引起自主呼吸麻痹、吞咽和发音困难而危及生命。

2.感觉障碍　一般较轻，多以四肢末端麻木、针刺感开始，也可有袜套样感觉减退、消失或过敏，可有自发性疼痛或压痛，压痛以腓肠肌和前臂肌肉明显。偶尔可见节段性或传导束性感觉障碍。

3.反射障碍　四肢腱反射多呈对称性减弱或消失，腹壁、提睾反射正常。少数患者可因锥体束受累而出现病理反射征。

4.颅神经障碍　半数患者有颅神经损害。颅神经受累可为单个亦可为多个颅神经同时受累，以第ⅩⅠ、Ⅸ、Ⅹ、Ⅶ颅神经受累最常见。第ⅩⅠ、Ⅸ、Ⅹ颅神经受累表现为头向后垂、不能抬起、说话声音弱、吞咽困难或进食呛咳。第Ⅶ脑神经受累则表现为患侧口角向健侧歪斜、鼻唇沟变浅或消失、眼裂增大等，两侧同时受累则面无表情。偶见视神经乳头水肿，可能为视神经本身炎症改变或脑水肿所致，也可能由于脑脊液蛋白含量显著增高，阻塞蛛网膜绒毛，影响脑脊液吸收所致。

5.自主神经功能障碍　表现为多汗、面色潮红、心动过速、心律失常、血压不稳定及一过性尿潴留等。

【实验室检查】

1.脑脊液检查　外观清亮，蛋白含量升高，细胞数不高或轻度升高，呈"蛋白 - 细胞分离"现象，但亦可完全正常。脑脊液蛋白定量多为 0.8 ~ 8 g/L（80 ~ 800 mg/dL），病后 2 周开始增高，3 周达高峰，4 周以后逐渐降低。蛋白质增高程度与病情严重程度无关。脑脊液 IgG、IgA 均有升高，90% 以上患者 IgG > 56 mg/L。

2.肌电图检查　对运动神经（包括正中神经、尺神经、腓总神经、胫神经）远端潜伏期（DML）、传导速度（MCV）、远端及近端复合肌肉动作电位波幅（CAMP）以及近端复合肌肉动作电位波幅 / 远端复合肌肉动作电位波幅（pCMAP/dCMAP）进行测定。结果分以下几型：

（1）正常　① DML ≤ 100% 正常值上限（ULN）；② MCV ≥ 100% 正常值下限（LLN）；③ dCAMP ≥ 100% LLN；④ pCMAP/dCMAP ≥ 0.5。

（2）原发性脱髓鞘型　2 条或 2 条以上神经具备下列条件之一即可诊断，若仅有 1 条神经能诱发出电位，须符合下列 2 项条件且 dCAMP ≥ 10% LLN：① MCV < 90% LLN（如果 dCAMP < 50% LLN，则 MCV < 85% LLN）；② DML > 110% ULN（如果 dCAMP < 100% LLN，则 DML > 120% ULN）；③ pCMAP/dCMAP < 0.5，且 dCAMP ≥ 20% LLN。

（3）原发性轴索型　①无上述脱髓鞘表现，或仅 1 条神经具有 1 项脱髓鞘特点且 dCAMP < 10% LLN；②2 条或 2 条以上神经 dCAMP < 80% LLN。

（4）神经失电位型 所有神经 dCAMP 缺失，或仅 1 条神经存在且 dCAMP < 10% LLN。

（5）不明确型 不符合上述任何一组条件。

【诊断】

该病首发症状是肢体麻木无力、感觉异常、疼痛等。典型的临床特点是进行性双侧或相对对称性肢体无力，多为远端起病，逐渐累及近段，但也有近段起病者，需要与脊髓病相鉴别。

临床诊断标准：①有呼吸道或消化道非特异性感染病史，间隔一段时间发病；②急性发病，呈对称性、上行性、进行性下运动神经元瘫痪，意识始终清楚，严重患者可伴有呼吸肌麻痹与颅神经损害；③感觉障碍较轻且短暂；④脑脊液中蛋白含量增高，但细胞数增多不明显，这种蛋白与细胞分离现象是诊断本综合征主要依据。一般白蛋白增多明显，部分病例 IgG、IgA 与 IgM 均增高，但当神经发生退行性变时，脑脊液蛋白含量则逐渐降低。如果炎性病变侵犯脑脊髓膜则脑脊液蛋白升高同时细胞数也相应升高。特异病原学诊断目前尚缺乏。

【鉴别诊断】

本病应注意与以下疾病相鉴别：脊髓灰质炎、急性脊髓炎（非细菌性急性横贯性脊髓炎）、肌病、电解质紊乱、肉毒毒素中毒、低钾血症、脚气病、卟啉病、毒性神经病、莱姆病、白喉病、脊髓肿瘤、脊髓横断综合征、周期性麻痹、重症肌无力。

【治疗】

1. 呼吸管理 呼吸肌麻痹患者要行气管插管或气管切开，辅以机械呼吸机维持，并给予抗菌药物预防感染；保持呼吸道通畅，定时翻身、拍背和吸痰；必要时雾化吸入，痰液黏稠有干痂时，可向气管内注入少量生理盐水，使痰液稀释，然后吸出。若符合以下至少 1 个主要标准或 2 个次要标准时，均需要进行机械通气：主要标准是高二氧化碳血症（动脉血二氧化碳分压 > 48 mmHg），缺氧（不吸氧情况下动脉氧分压 < 56 mmHg），肺活量小于 15 mL/kg，次要标准为非有效咳嗽、吞咽功能障碍、肺膨胀不全。

2. 支持疗法 加强营养，有球麻痹者应鼻饲高蛋白、高热量饮食，还要对患者肢体进行运动及步态训练，并配以针灸、按摩。

3. 免疫球蛋白（IVIG）冲击疗法 早期静脉输注 IVIG 1 g/（kg·d）连续 2 d 可提高恢复速度。对重症（无帮助则行走距离无法达到 5 m）者可延长疗程至 5 d 以上。

4. 肾上腺皮质激素 一般急性期无肺部并发症者可短期应用, 强的松 1~2 mg/(kg·d) 口服, 疗程 7~14 d。重症者可用氢化可的松或地塞米松静脉滴注, 病情好转后可改为强的松口服。肾上腺皮质激素治疗病情仍继续恶化者则停用。

5. 血浆置换疗法 能够迅速抑制病情恶化, 缓解临床症状。

6. 改善微循环 706 代血浆 500 mL, 1 次/d, 连续 7~10 d; 阿托品每次 0.05 mg/kg 肌内注射, 间隔时间 6~12 h。

7. 营养神经药物治疗 胞二磷胆碱 250 mg/(次·d) 肌注, 三磷酸胞苷二钠 20 mg/(次·d) 肌注, 神经生长因子 1 000 万 U/(次·d) 肌注, 大剂量 B 族维生素口服。

8. 恢复期治疗 中药、针灸、理疗和关节、肌肉功能恢复锻炼(静态关节屈伸肌训练、运动疗法、走路、力量训练及器械训练等), 可减少后遗症发生。

【预后】

本综合征为自限性疾病。不伴颅神经损害及呼吸肌瘫痪者, 大多于发病 3 周后开始好转, 半年至 1 年可痊愈; 有些患者虽有严重呼吸肌瘫痪, 甚至无自主呼吸, 但若抢救及时存活者常可完全恢复。约 1/3 的患者遗留后遗症, 10% 的患者出现严重肢体功能障碍, 是导致瘫痪的重要原因之一。少数患者可因肺部感染、自主神经紊乱所引起的心搏骤停或突然发生急性血压改变而死亡。

目前有 2 项临床评分系统帮助判断患者预后: Erasmus GBS 结局评分 (EGOS) 是基于年龄、前驱感染史、无力程度预测患者在发病后 6 个月是否可以独立行走; 另一项 Erasmus GBS 呼吸衰竭量表 (EGRIS) 用来预测患者呼吸功能不全的情况。

【参考文献】

［1］SEJVAR J J, BAUGHMAN A L, WISE M, et al. Population incidence of Guillain-Barré syndrome: a systematic review and meta-analysis ［J］. Neuroepidemiology, 2011, 36 (2): 123-133.

［2］HUANG W C, LU C L, CHEN S C. A 15-year nationwide epidemiological analysis of Guillain-Barré syndrome in Taiwan ［J］. Neuroepidemiology, 2015, 44 (4): 249-254.

［3］WALGAARD C, LINGSMA H F, RUTS L, et al. Early recognition of poor prognosis in Guillain-Barre syndrome ［J］. Neurology, 2011, 76 (11): 968-975.

［4］WALGAARD C, LINGSMA H F, RUTS L, et al. Prediction of respiratory insufficiency in Guillain-Barré syndrome ［J］. Ann Neurol, 2010, 67 (6): 781-787.

［5］BURAKGAZI A Z, HÖKE A. Respiratory muscle weakness in peripheral neuropathies ［J］. J Peripher Nerv Syst, 2010, 15（4）: 307-313.

［6］王悦.急性格林巴利综合征的诊疗进展［J］.实用临床医药杂志, 2020, 24（3）: 124-128.

［7］李梅双.格林巴利综合征的发病机理及治疗效果分析［J］.系统医学, 2017, 2（18）: 160-162.

（陈耀凯　李　瑶　欧阳净）

八、皮肤黏膜淋巴结综合征

【中文名】

皮肤黏膜淋巴结综合征。

【英文名】

mucocutaneos lymphnode syndrome（MCLS）。

【同义名】

川崎病（Kawasaki disease）、Kawasaki 综合征（Kawasaki syndrome）。

【定义、简史】

本病为良性疾病，好发于婴幼儿。临床特征为持续发热、结膜炎、手足硬性红肿、皮肤多形性皮疹及颈部淋巴结急性非化脓性肿大等。近年来有危重病例增多的趋势，常因严重心血管系统并发症而突然死亡。本病 1967 年首次被日本学者川崎（Kawasaki）描述，因而又名川崎病。

【病因与发病机制】

病因仍不清楚，可能与一种或多种感染因子有关。曾提出类立克次体、痤疮丙酸杆菌、尘螨及微小病毒 B19 等病原体感染与本病有关，但均未得到确证。另外，遗传因素在川崎病中起着重要作用，全基因组关联分析通过大样本的基因检测实验，认为 CD40、BLK（基因位点 rs2736340）和 FCGR2A（基因位点 rs1801274）、HLA（基因位

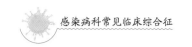

点 rs2736338）中的基因多态性与川崎病有显著关联。

由于病因不明，本病发病机制迄今尚未完全阐明。曾有学者提出，本病是由某种致病因子诱发的 D 型变态反应所致，根据是急性期患者血清总补体及补体 C3 水平明显降低，免疫复合物阳性，并随着病情好转而恢复正常。较多资料表明，川崎病患者体内存在大量外源性超抗原激发的免疫异常，表现为 B 细胞多克隆活化，产生抗内皮细胞抗体和抗中性粒细胞抗体，并存在 T 细胞异常活化与多种细胞因子分泌异常，导致淋巴细胞凋亡延迟及促进细胞凋亡的 p53 基因表达减少，因而发生免疫活化过度导致血管损伤。

【流行病学】

无明显地区性，日本、美国、加拿大、墨西哥、瑞士、俄罗斯、德国、英国、荷兰、印度、科威特、菲律宾、澳大利亚、西班牙、牙买加、意大利、希腊、瑞典、土耳其、比利时及我国均有病例报道，日本和美国夏威夷地区发病率较高。城乡发病率相近，地势、地形以及是否邻近水域或交通要道与本病发生无关。发病无明显季节性，多呈散发，偶尔可引起小范围流行。好发于婴幼儿，1 岁以下儿童发病率最高，8 岁以后发病率明显降低，80% 的病例发病年龄在 5 岁以下。青年人也可发病，但罕见。

本病传播途径不明，尚缺乏人 - 人传播的确切证据，但本病患儿家庭内出现续发病例的危险性明显高于普通家庭，半数以上续发病例发生在首例发病后 10 d 以内。发病与是否有昆虫叮咬、接触动物、服用药物、预防接种、暴露化学因素、环境变化及接触日本或夏威夷来客等无关。

【病理改变】

基本病理改变是全身小血管周围炎，冠状动脉最易受累。血管损害由内皮细胞肿胀和增生开始，进而发展为整个细胞壁受累，最后呈瘢痕愈合。整个过程分为 3 期：第一期即早期阶段，主要病变包括内皮细胞核增大、脱落和纤维蛋白血栓附壁；第二期上述病理改变加重，血管水肿和炎症增加，内弹力层破裂，肌细胞明显坏死；第三期为损害极期，发展成全身性动脉炎，呈密集细胞浸润，以淋巴细胞和中性粒细胞浸润为主，可见少许嗜酸性粒细胞浸润，血管内外弹力层受损、破碎和变性，内皮及内侧膜细胞坏死，炎症扩大到外膜周围结缔组织，偶尔波及邻近静脉引起血栓性静脉炎。此外，还可见到间质性心肌炎、心包炎。淋巴结呈急性非化脓性炎症改变。

【临床表现】

典型病例临床经过可分为 3 期，即急性期、亚急性期和恢复期。典型临床表现包括持续发热（超过 5 d）、双侧球结膜充血、多形性皮疹、非化脓性结膜充血、口咽部黏膜充血、肢体肿胀、手指或脚趾附近脱屑、非或脓性颈部淋巴结肿大和冠状动脉病变（coronary artery lesion，CAL）。本病主要临床表现通常不会同时出现，也没有固定的出现顺序。

1.急性期 本期病程 8 ~ 12 d，平均 10 d。

（1）发热 发热是最突出的症状，以弛张热为主，体温常多为 38.5 ~ 40.5 ℃，偶可呈稽留热。发热持续 8 ~ 18 d，平均 11.5 d，开始退热后 2 ~ 3 d，体温即可降至正常。

（2）眼结合膜改变 发热后不久即可出现双眼结膜充血，但无脓性分泌物溢出，无畏光、流泪等表现。少数病例可发生滤泡性睑结膜炎，角膜、晶体及视网膜常无明显改变。

（3）口唇及口腔黏膜变化 口唇先变红，然后裂口、渗血。口腔黏膜形成弥漫性红斑，舌呈"杨梅舌"或"草莓舌"样改变。

（4）四肢变化 肢体末端变化是川崎病特征性变化，具有重要意义。发热后 4 ~ 7 d，患者手掌、足心出现大片红斑，呈深红色，局部明显水肿，皮肤变硬，类似急性硬化性皮炎改变。指（趾）呈梭形肿胀，患者常因肢体关节剧烈疼痛不能站立或完成精细动作。

（5）皮肤改变 发热期间皮肤出现多形性皮疹，先从手臂、腿部外侧皮肤开始，逐渐向躯干蔓延，最后遍及全身，通常为会阴部发红和肛周皮肤脱屑，躯干和肢体皮肤出现斑疹样、麻疹样或靶样皮疹。多形性红斑最为常见，其次为麻疹样皮疹，少数为猩红热样皮疹。皮疹常呈单一性，无疱疹或痂疹形成。皮疹多在 1 周内消退，个别病例可持续至亚急性期。

（6）颈部淋巴结肿大 单侧颈部淋巴结肿大较为常见，肿大淋巴结直径通常大于1.5 cm，质地较硬，红、肿、热明显，略有疼痛，无波动感，呈急性非化脓性肿大。肿大淋巴结常随体温下降而消退。

（7）心血管受累 川崎病引起的血管炎可累及腋动脉、髂动脉、肾动脉和腘动脉等全身中等大小动脉，累及冠状动脉形成儿童川崎病冠状动脉病变，累及心脏，可发生心肌炎、心包炎、心包积液、心内膜炎和心功能减退等症状。

（8）其他 约 75 % 的患者有尿道炎，尿道口有浅表性溃疡形成；约 40% 的患者有游走性关节疼痛；约 10% 的患者发生黄疸伴轻度肝功能损害；个别患者在急性期发生中耳炎、肺炎及无菌性脑膜炎等；偶见呼吸系统受累表现为咳嗽等；消化系统受累

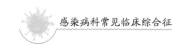

表现为食欲减退、呕吐、腹泻或腹痛等；神经系统受累表现为易激惹嗜睡等。

2. 亚急性期 本期历时约 1 个月。急性期症状随体温下降相继消失，出现脱皮、血小板增多、关节炎及心脏受累表现。

（1）脱皮 热退后 1 周患者单侧或双侧手掌、足心开始大片脱皮，躯干部常呈糠屑样脱皮。少数患者因再现急性期皮疹而出现第二次脱皮。

（2）关节炎 多数始于急性期，有不同程度多部位关节疼痛，常呈游走性，可有关节红、肿、热、痛及关节腔积液表现。受累关节主要为大关节或负重关节，如膝、跟、腕和髋关节，对称性不明显。关节炎呈自限性经过，一般 2 ~ 3 个月症状即可消失，不遗留关节畸形及功能障碍。

（3）心脏受累 心脏受累是川崎病的另一重要表现，主要发生在亚急性期（偶尔发生在急性期），发生率虽只有 20% 左右，但可危及生命，是本病引起死亡的主要原因。心脏受累常发生在较年长患儿，但也有发生于 2 月龄新生儿者。主要改变为冠状动脉炎、冠状动脉扩张、动脉瘤形成及间质性心肌炎、心包炎和传导阻滞等。心脏受累多见于男性病例，男女比例为 11 : 1。

（4）恢复期 约从病程第 6 周起开始进入恢复期，持续 2 ~ 3 个月。所有症状逐渐消失，血常规、血沉恢复正常，但血管内皮细胞的功能紊乱可能引发心血管急性事件。恢复后期部分患者指甲出现横切沟状改变。

【实验室检查】

实验室检查多无特征性变化。病程第 1 周外周血白细胞总数增加，以中性粒细胞增多为主，伴有核左移现象；血红蛋白降低，少数患者血常规呈一过性类白血病反应，多数患者存在轻度或中度可逆性正色素性贫血。血沉增快，血小板在病程第 1 周正常，第 2 周开始增加，第 3 周达高峰，平均达 800×10^9/L，个别可达 $1\,200 \times 10^9$/L，可持续数月。血生化检查可出现白蛋白减少、血钠降低、谷丙转氨酶和谷草转氨酶升高；血脂代谢异常；凝血功能异常，可出现纤维蛋白原、D- 二聚体升高，提示血液处于高凝状态。总血清 IgM 和 IgA 正常，IgG 正常或轻度升高，IgE 在急性期或亚急性期正常或中度升高。发热期间血清 C 反应蛋白和 α_1- 抗胰蛋白酶（α_1-AT）阳性。急性期可有蛋白尿或白细胞增多，尿沉渣中可发现包涵体。约 10% 的患儿于急性期出现轻度黄疸，血清 ALT 轻度至中度升高。

【诊断与鉴别诊断】

临床诊断标准为：①不明原因发热持续 5 d 以上；②双结合膜充血；③嘴唇干裂、

红斑、结痂，口腔黏膜呈弥漫性红斑及"杨梅舌"或"草莓舌"样改变；④急性期手掌、足心发红，硬性水肿，指（趾）尖于发热 2 周后开始脱皮，2 ~ 3 个月时指甲处出现横切沟；⑤躯干四肢出现多形性皮疹，但无疱疹或痂疹发生；⑥颈部淋巴结呈急性非化脓性肿大，肿大淋巴结直径大于 1.5 cm。凡符合上述 6 条中 5 条并能除外其他疾病者可确诊为川崎病。目前尚缺乏特异的病原学诊断。2017 年美国心脏协会指南，满足患儿发热 5 d 以上，合并 ≥ 4 项主要临床表现可确诊川崎病；对于 > 4 项主要临床表现，出现了手足潮红硬肿时，热程 4 d 也可诊断。当患儿发热 ≥ 5 d，只满足 2 或 3 项主要临床表现时，或婴儿其他原因不可解释的发热 ≥ 7 d，结合实验室检查和超声心动图检查，可诊断为不完全川崎病。

应与下列疾病鉴别：儿童期感染性皮疹、猩红热、系统性红斑狼疮、严重的链球菌和葡萄球菌感染、风疹、玫瑰疹、斯蒂文斯 - 约翰逊综合征（Stevens-Johnson syndrome，多形糜烂性红斑）、肠道病毒感染、幼年型类风湿性关节炎、钩端螺旋体病、药物疹、红皮水肿性多发性神经痛（acrodynia）及莱特尔综合征（Reiter syndrome，非淋巴性关节炎、结膜炎和尿道炎）。

【治疗】

目前尚缺乏特异方法，治疗原则旨在减轻急性期炎症反应和预防亚急性期冠状动脉损伤及血管内血栓形成。

1. 急性期治疗　主要采用阿司匹林与免疫球蛋白联合疗法。阿司匹林 10 ~ 100 mg/（kg·d），分 4 次口服，持续 2 周；人体免疫球蛋白，单剂，2 g/kg，持续静脉点滴 12 h。该疗法可减轻心肌和冠状动脉壁炎症，抑制血小板凝集，防止血管内血栓形成；阿司匹林与人体免疫球蛋白联合应用疗效优于单用阿司匹林，能显著缩短热程和减少冠状动脉瘤的发生。急性期是否使用肾上腺糖皮质激素治疗仍存在争议。

2. 恢复期治疗　无心血管系统并发症者应继续使用阿司匹林治疗以巩固疗效。阿司匹林 3 ~ 5 mg/（kg·d），顿服，持续 6 ~ 8 周；对于超声心动图证实有冠状动脉异常者，则应在使用上述剂量阿司匹林的同时口服潘生丁片，以提高抗血小板凝集疗效。对合并有冠状动脉瘤或血栓形成者，应加用小剂量华法林（warfarin）或肝素等抗凝药物治疗。因血栓形成造成单支或多支冠状动脉闭锁者治疗极为困难，可试用链激酶、尿激酶及纤维蛋白溶酶原活化剂等溶栓药物。

【预后】

本病为自限性疾病，多数病例预后良好，少数患者可因心血管系统严重受累死于亚急性期。病死率为 0.5% ~ 2.8%，多数死亡病例年龄在 1 岁以上，80% 为男性。

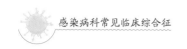

【参考文献】

［1］BURNS J C, HERZOG L, FABRI O, et al. Seasonality of Kawasaki disease: a global perspective［J］. PLoS One, 2013, 8（9）: e74529.

［2］叶卉初，杨楠，侯安存.川崎病的诊断治疗进展［J］.临床和实验医学杂志，2021，20（2）：222-225.

［3］刘亮，田执梁.川崎病相关易感基因研究进展［J］.中国生育健康杂志，2021，32（1）：98-101.

［4］隋坤鹏，孙一丹，王海燕，等.川崎病治疗研究的新进展［J］.医学综述，2021，27（1）：110-115.

［5］MCCRINDLE B W, ROWLEY A H, NEWBURGER J W, et al. Diagnosis, treatment, and long-term management of Kawasaki disease: a scientific statement for health professionals from the American Heart Association［J］. Circulation, 2017, 135（17）: e927-e999.

［6］王永，彭茜，川崎病的研究概况及诊断治疗进展［J］.现代临床医学，2021，47（6）：468-471.

（陈耀凯　李　瑶）

九、干燥综合征

【中文名】

干燥综合征。

【英文名】

Sjögren's syndrome（SS）。

【同义名】

Sjögren 综合征、自身免疫性外分泌腺体上皮细胞炎、自身免疫性外分泌病、口眼干燥和关节炎综合征、泪腺涎腺萎缩症（dacryosi aloadenopathy atrophicans）、Sicca syndrome、Gougerot-Houwe syndrome、Gougerot-Mikulicz-Sjögren syndrome、燥痹。

【定义、简史】

本综合征是一种主要累及外分泌腺体的慢性炎症性自身免疫病，常侵犯唾液腺和泪腺而表现为口、眼干燥，腺体外其他器官受累可出现多系统损害症状。因其免疫性炎症反应主要发生于外分泌腺体上皮细胞，亦称自身免疫性外分泌腺体上皮细胞炎或自身免疫性外分泌病。本病分为原发性和继发性2种，前者指不伴有其他结缔组织病的干燥综合征，后者指继发于类风湿性关节炎、系统性红斑狼疮（SLE）等其他结缔组织病的干燥综合征。伴有唾液腺和泪腺肿大的干燥综合征称为 Mikulicz 综合征。本病由 Hadden 于 1888 年首先报道，1933 年瑞典眼科医生 Hendrik Sjögren 首次进行系统描述。

【流行病学】

该病发病率仅次于类风湿关节炎，男女比为 1∶9，多见于中年女性。干燥综合征临床上分为原发性干燥综合征和继发性干燥综合征2种，后者主要继发于其他自身免疫性疾病（如类风湿关节炎、系统性红斑狼疮、硬皮病等）。原发性干燥综合征在全球十分普遍，平均每 10 万人年发病率为 6.92，每 10 万人患病率为 60.82，发病率中女性比例约为 10.7∶1。

【病因与发病机制】

病因与发病机制复杂，目前尚未阐明，遗传因素、免疫因素及病毒感染等均可能参与本病的发生发展。

1. 遗传基础　本病有遗传倾向。人类白细胞抗原（HLA）可能与本病发生有关，其相关性因种族不同而异，如西欧人与 HLA-B8、DR3、DW52 相关，日本人与 HLA-DR53 相关，国内原发性病例多与 HLA-DR3 相关，而继发性病例则与 HLA-DR4 密切相关。多种自身抗原和外来抗原及性激素等可能起触发作用。干燥综合征的易感基因包括：*MSH5*、*RELN*、*UGT2B28*、*TRBV5-6*、*PRAMEF13*、*TARBP1* 和 *NAPB*。

2. 免疫因素　本病患者唾液腺和泪腺腺体被大量淋巴细胞浸润，主要是 CD4$^+$T 淋巴细胞，以 Th1 亚群为主，并带有 CD45RO 表型。浸润淋巴细胞与表达 HLA-DR 抗原的腺泡、腺管上皮细胞相互作用，产生多种细胞因子，进一步导致 T、B 淋巴细胞克隆增殖和组织器官的免疫损伤。类似病变亦可发生于体表和内脏的外分泌腺，包括皮肤、黏膜及其外分泌腺腺上皮、胰腺、肺泡上皮、肾小管内皮、胆管内皮及血管内皮等。B 细胞分化及自身抗体分泌显著增加，抗核抗体、类风湿因子、抗 SS-A 和抗 SS-B 抗体阳性率增高，且常与疾病活动度密切相关。B 淋巴细胞克隆增殖可产生假性淋巴瘤甚至可转化为恶性淋巴瘤。

3. **病毒感染**　目前认为 EB 病毒、巨细胞病毒、疱疹性口炎病毒、人类免疫缺陷病毒（HIV）及丙型肝炎病毒（HCV）等感染与干燥综合征发生有关。EB 病毒能刺激 B 细胞增生及产生免疫球蛋白，原发性干燥综合征患者唾液腺、泪腺、肾脏标本可检出 EB 病毒抗原或 DNA。慢性丙型肝炎患者体内的异常免疫反应可引起包括类风湿性关节炎、干燥综合征、扁平苔藓、肾小球肾炎、混合型冷球蛋白血症、B 细胞淋巴瘤及迟发性皮肤卟啉病等肝外表现。

目前已有研究表明，自噬在干燥综合征的发生和发展中可能发挥着重要作用。

【临床表现】

起病多隐匿或呈慢性进行性，涉及全身各系统。临床表现复杂多变，症状轻重不一。口、眼干燥可以是首发的唯一症状而持续多年，也可为系统病变的一个表现。

1. **口干燥症**　唾液腺病变使唾液黏蛋白减少，而引起下述常见症状：①口干：70%～80% 的患者诉口干，但不一定是首发症状。轻者仅为唾液黏稠感，易被忽视。较重者唾液减少、口干，吃一片咸饼干时，若不同时喝水，便觉咀嚼和咽下困难，此即所谓"饼干试验"阳性。舌系带底部无唾液积聚，舌红、唇与口角干燥皲裂、口腔疼痛并影响味觉和嗅觉。严重者口腔黏膜、牙齿和舌发黏以致讲话时需频频饮水，进固体食物时必须伴水或流食送下，有时夜间需起床饮水等。②猖獗性龋齿：由于缺乏唾液冲洗，牙龈炎和龋齿发生率高。约 50% 的患者出现多个难以控制发展的龋齿，表现为牙齿逐渐变黑，牙齿呈粉末状或小块破碎脱落并进行性发展，最终只留残根，称为"猖獗龋"，为本病特征之一。③成人腮腺炎：约 50% 的患者表现有间歇性交替性腮腺肿痛，可累及单侧或双侧。大部分在 10 d 左右可以自行消退，但有时呈持续性。反复发生两侧唾液腺肿大可形成松鼠样脸型。少数有颌下腺肿大，可伴有发热，但舌下腺肿大较少。对部分腮腺持续性肿大者应警惕恶性淋巴瘤的可能。④舌部表现：常见舌痛、舌面干裂、舌乳头萎缩而光滑。⑤口腔黏膜溃疡或继发感染：常并发口腔念珠菌感染。

2. **眼部症状**　因泪腺分泌的黏蛋白减少而出现眼部症状，包括眼干、泪少、痒痛、灼热或异物（砂粒）摩擦感，傍晚时更加明显，严重者哭而无泪。因泪液减少而致视物模糊、畏光、眼红、结膜充血、角膜混浊、糜烂或溃疡，称干燥性角结膜炎。易并发细菌和真菌感染。

3. **呼吸系统表现**　呼吸道黏膜受累引起鼻腔干燥、结痂、鼻出血、鼻中隔炎和萎缩性鼻炎；咽喉干燥、声音嘶哑、干咳、痰液黏稠和呼吸困难，可并发支气管炎及气管炎；20%～30% 的患者可见肺部异常，主要病理为间质性病变，X 线胸片示肺间质纤维化或肺部浸润阴影，偶见胸膜炎和肺血管炎，肺功能可有弥散功能障碍、限制性或阻塞性通气功能障碍。少部分患者出现肺动脉高压。出现肺纤维化及重度肺动脉高压者预后不佳。

4. 泌尿系统表现　肾脏常累及远端肾小管，尿氢离子浓度减少导致尿 pH 值升高（≥6），而血氢离子积蓄使血 pH 值下降，表现为 I 型远端肾小管性酸中毒及低血钾性肌肉麻痹，患者常有多饮、多尿及反复软瘫发作。严重者出现肾钙化、肾结石及软骨病。近端肾小管损害较少见。小部分患者出现较明显的肾小球损害，临床表现为大量蛋白尿、低白蛋白血症甚至肾功能不全，肾小球肾炎提示可能伴有 SLE 或冷球蛋白血症。肾间质有大量淋巴细胞浸润，肾小管出现萎缩甚至纤维化。

5. 消化系统表现　消化道黏膜累及可引起吞咽困难、食管功能障碍、胃食管反流、胃酸分泌减少和萎缩性胃炎等。胰腺外分泌累及可致胰液分泌减少和肠道吸收障碍，常表现为亚临床型胰腺炎。肝脾肿大约见于 1/5 病例，可有氨基转移酶升高及黄疸，可伴有胆汁性肝硬化和 HCV 感染等。肝活检显示慢性活动性肝炎。

6. 神经系统表现　可累及中枢神经和周围神经，出现淋巴细胞浸润、缺血或出血改变，可为局灶性或弥漫性损害。临床表现多样，包括认知障碍、偏盲、失语、偏头痛、抽搐、偏瘫、截瘫、共济失调、类似多发性硬化症、进行性痴呆的症状等。

7. 皮肤黏膜　皮肤干燥者约 50%，部分发生脱屑，可如鱼鳞病样表现。阴道黏膜、肛门和直肠黏膜干燥和萎缩可导致局部瘙痒性炎症和功能障碍。皮肤局部血管炎有以下表现：①过敏性紫癜样皮疹多见于下肢，为米粒大小、边界清楚的红丘疹，压之不褪色；分批出现，每批持续时间约为 10 d，可自行消退而遗有褐色色素沉着。②结节红斑较为少见。③雷诺现象多不严重，不引起指端溃疡或相应组织萎缩。

8. 关节与肌肉表现　原发性患者中 80% 有轻度关节症状伴滑膜炎，表现为关节痛和非畸形性关节炎。若有对称性炎症性多关节炎伴畸形及 X 线片骨质改变，则提示为伴类风湿性关节炎的继发性干燥综合征。肌痛、肌无力见于少数患者，为伴有淋巴细胞浸润的间质性肌炎改变，一般症状轻。可伴有典型多发性肌炎和皮肌炎。

9. 甲状腺表现　甲状腺可呈轻至中度弥漫性肿大或出现结节，腺体有不同程度淋巴细胞浸润，类似于桥本甲状腺炎，可致甲状腺功能低下。

10. 淋巴结表现　局部或全身淋巴结可肿大，一般质地正常，可反复发作，多为良性病变。若淋巴结中度肿大、质地增加，尤其是非对称性肿大，可为假性淋巴瘤。若高度肿大、质地中坚，表面不规则结节状，提示恶性淋巴瘤可能。

11. 血液系统表现　可出现白细胞减少或（和）血小板减少，血小板低下严重者可有出血现象。淋巴瘤发生率明显高于正常人，其他尚可出现血管免疫母淋巴结病（伴巨球蛋白血症）、非霍奇金淋巴瘤及多发性骨髓瘤等。

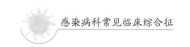

【实验室检查】

1. 血液检查　轻度贫血者约占 25%，多为正细胞正色素性贫血，部分患者白细胞减少、嗜酸粒细胞增多及血小板减少。大部分患者血沉增快。患者常有多种自身抗体，类风湿因子阳性者见于 75% 以上患者，继发性患者即使无关节症状也可阳性。抗核抗体（ANA）阳性者占 50% ~ 80%，常为均质型和核斑点型，偶见核仁型。

与其他自身免疫性疾病一样，SS 患者体内可检测出多种自身抗体，临床应用最多的为抗 Ro/SSA 抗体和抗 La/SSB 抗体，其诊断 SS 的特异性分别为 83.8% 和 97.7%，但其敏感性不高，仅为 45.5% 和 30.9%，并且两者在诊断该病中的阳性检出率不高，分别为 50.0% 和 33.3%。近年研究发现，α-fodrin 抗体可作为诊断原发性干燥综合征的生物学标志物，与抗 SSA 抗体、抗 SSB 抗体联合检测诊断原发性干燥综合征的准确率更高；抗唾液蛋白 1（SP-1）对诊断早期 SS 的特异性和敏感性较高；趋化因子 CCL22 有助于原发性干燥综合征的诊断且在此病的治疗中起重要作用；抗 M3R 抗体可作为诊断、评估原发性干燥综合征患者病情进展及治疗靶点的生物学标志物之一；AQP3 和 AQP5 在涎腺顶端细胞膜的分布可能是鉴别原发性干燥综合征和口干症的关键因素。原发性者不出现抗 Sm 抗体和抗 RNP 抗体。其他免疫异常包括：IgG 和 IgM 呈高滴度，多克隆性高 γ - 球蛋白血症，巨球蛋白和冷球蛋白可异常增高，前者常伴高黏滞综合征。抗甲状腺球蛋白抗体阳性率约 30%，抗胃壁细胞抗体阳性率约 30%，抗人球蛋白试验（Coombs 试验）阳性率约 10%。多数患者血清循环免疫复合物增高，若无血管炎存在，补体多不减低。当本病淋巴细胞良性增生转变为恶性淋巴瘤时，高球蛋白血症则转为正常或减低，多克隆性则转为单克隆，自身抗体滴度下降或转阴。

2. 泪腺功能检测　①Schirmer 试验：用滤纸测定泪流量，以 5 ~ 35 mm 滤纸在 5 mm 处折弯成直角，放入结膜囊内观察泪液湿润滤纸长度，$\leq$ 5 mm/5 min 为阳性；②泪膜破碎时间（BUT 试验）：< 10 s 为不正常；③角膜染色指数：用 2% 荧光素或 1% 孟加拉红作角膜活体染色，可使无泪膜形成的角膜区着色，在裂隙灯下检查染色斑点强度及形态，若 $\geq$ 4 为阳性。

3. 唾液腺功能检测　①唾液流率测定：用中空导管相连的小吸盘以负压吸附于单侧腮腺导管开口处，收集唾液分泌量，正常人 > 0.5 mL/min，若 $\leq$ 1.5 mL/15 min 为阳性；②腮腺造影：观察碘油分布和停留时间，明确腮腺及其导管形态；③唾液腺同位素扫描：观察 ^{99m} 锝化合物的摄取、浓缩和排泄能力；④下唇黏膜活检：明确淋巴细胞浸润和组织破坏程度，并对腺泡组织中聚集的淋巴细胞进行计分，以不少于 50 个细胞聚集在一起称为一个病灶，计数 4 mm² 组织中的病灶数，若 $\geq$ 1 为阳性。该检测对于本病是一种敏感而又特异的方法。

【诊断】

1.诊断要点

（1）症状及体征　口腔症状：①持续 3 个月以上每日感到口干，需频繁饮水，半夜起床饮水等；②成人期后有腮腺反复或持续性肿大；③吞咽干性食物有困难，必须用水辅助；④有猖獗性龋齿，舌干裂，口腔往往继发有霉菌感染。眼部症状：①持续 3 个月以上每日不能忍受的眼干；②反复感到"沙子"吹进眼内的感觉或磨砂感；③每日需用人工泪液 3 次或 3 次以上；④阴道干涩、皮肤干痒、临床或亚临床型肾小管酸中毒或其他系统症状。

（2）辅助检查　眼部：① Schirmer（滤纸）试验（+），即≤ 5 mm/5 min（正常人为 > 5 mm/5 min）；②角膜染色（+），双眼各自的染点 > 10 个；③泪膜破碎时间（+），即≤ 10 s（正常人 > 10 s）。口腔：①唾液流率（+），即 15 min 内只收集到自然流出唾液≤ 1.5 mL（正常人 > 1.5 mL）；②腮腺造影（+），即可见末端腺体造影剂外溢呈点状、球状阴影；③唾液腺核素检查（+），即唾腺吸收、浓聚、排出核素功能差；④唇腺活检组织学检查（+），即在 4 mm^2 组织内有 50 个淋巴细胞聚集则称为一个灶，淋巴细胞灶≥ 1 者为（+）；⑤尿 pH 值多次 > 6 则有必要进一步检查肾小管酸中毒；⑥周围血检测可发现血小板低下，或偶有溶血性贫血。血清免疫学检查：①抗 SSA 抗体是本病最常见的自身抗体，见于 70% 患者；②抗 SSB 抗体见于 45% 患者；③高免疫球蛋白血症均为多克隆性，见于 90% 患者；④肺影像学及肝肾功能测定可发现相应系统损害。

2.诊断标准　2002 年干燥综合征国际分类（诊断）标准如下：

（1）干燥综合征分类标准的项目见表 3-7。

表 3-7　干燥综合征分类标准的项目

Ⅰ.口腔症状	以下 3 项中有 1 项或 1 项以上： ①每日感口干持续 3 个月以上； ②成年后腮腺反复或持续肿大； ③吞咽干性食物时需用水帮助
Ⅱ.眼部症状	以下 3 项中有 1 项或 1 项以上： ①每日感到不能忍受的眼干，持续 3 个月以上； ②有反复的沙子进眼或砂磨感觉； ③每日需用人工泪液 3 次或 3 次以上
Ⅲ.眼部体征	下述检查任 1 项或 1 项以上阳性： ① Schirmer Ⅰ试验（+）（≤ 5 mm/5 min）； ②角膜染色（+）（≥ 4 van Bijsterveld 计分法）

续表

Ⅳ.组织学检查	下唇腺病理示淋巴细胞灶 ≥ 1（指 4 mm² 组织内至少有 50 个淋巴细胞聚集于唇腺间质者为一灶）
Ⅴ.唾液腺受损	下述检查任 1 项或 1 项以上阳性： ①唾液流率（＋）（≤ 1.5 mL/15 min）； ②腮腺造影（＋）； ③唾液腺同位素检查（＋）
Ⅵ.自身抗体	抗 SSA 或抗 SSB（＋）（双扩散法）

（2）干燥综合征分类标准项目的具体分类见表 3-8。

表 3-8 干燥综合征分类标准项目的具体分类

原发性干燥综合征	无任何潜在疾病的情况下，有下述 2 条则可诊断： ①符合表 3-7 中 4 条或 4 条以上，但必须含有条目Ⅳ（组织学检查）和（或）条目Ⅵ（自身抗体）； ②条目Ⅲ、Ⅳ、Ⅴ、Ⅵ 4 条中任 3 条阳性
继发性干燥综合征	患者有潜在的疾病（如任何结缔组织病），且符合表 3-7 中Ⅰ和Ⅱ任何 1 条，同时符合条目Ⅲ、Ⅳ、Ⅴ中任何 2 条
必须除外的情况	头颈面部放疗史、丙肝病毒感染、AIDS、淋巴瘤、结节病、移植物抗宿主病（GVHD）、抗乙酰胆碱药的应用（如阿托品、莨菪碱、溴丙胺太林、颠茄等）

【鉴别诊断】

1.系统性红斑狼疮　干燥综合征多出现于中老年妇女，发热尤其是高热不多见，无蝶形颊疹，口眼干明显，肾小管酸中毒为其常见而主要的肾损害表现，高球蛋白血症明显，低补体血症少见，预后良好。

2.类风湿关节炎　干燥综合征关节炎症状远不如类风湿关节炎明显和严重，极少有关节骨破坏、畸形和功能受限。类风湿关节炎者很少出现抗 SS-A 和抗 SS-B 抗体。

3.症状性口干　非自身免疫病可出现口干症状，如糖尿病性或药物性老年性腺体功能下降，有赖于病史及疾病自身特点以资鉴别。

【治疗】

目前尚无根治方法。治疗原则主要是采取措施改善症状，控制和延缓免疫反应所致组织器官损害的进展及继发性感染。①减轻口干较为困难，应停止吸烟、饮酒及避免服用引起口干的药物如阿托品等。保持口腔清洁，勤漱口，减少龋齿和口腔继发感染的可能。服用副交感乙酰胆碱刺激剂如匹罗卡品片及其同类产品，可刺激唾液腺尚未破坏的腺体分泌，改善口干症状，有一定疗效，但存在出汗及尿频等不良反应。②干燥性角结膜炎可给予人工泪液滴眼以减轻眼干症状并预防角膜损伤，有些眼膏也可用于保护角膜。溴己新（必漱平）口服可增加泪腺分泌，改善眼、口、皮肤和阴道的干燥，增加气管和支气管黏膜的分泌，减少其黏稠度。气雾吸入或空气潮湿器可改善呼吸道干燥。③肌肉、关节痛者可用非甾体抗炎药，如对乙酰氨基酚。④纠正低钾血症的麻痹发作可采用静脉补钾（氯化钾），待病情平稳后改口服钾盐，一些患者需终身服用，以防低血钾再次发生。多数患者低血钾纠正后可维持正常生活和工作。⑤系统损害者应根据受损器官及严重程度进行治疗。神经性疼痛多采用普瑞巴林、度洛西汀及加巴喷丁。目前没有有效药物改善原发性干燥综合征的疲乏症状。合并神经系统、肾小球肾炎、肺间质性病变、肝脏损害、血细胞低下（尤其是血小板低下）及肌炎者要给予肾上腺皮质激素治疗，剂量与其他结缔组织病用法相同。病情进展迅速者可合用免疫抑制剂如环磷酰胺、硫唑嘌呤等。出现恶性淋巴瘤者宜积极、及时地进行联合化疗。严重器官损害主要按照 SLE 及其自身免疫性疾病的治疗指南推荐使用，主要有羟氯喹、甲氨蝶呤、硫唑嘌呤、环孢素及环磷酰胺等。

治疗原发性干燥综合征的靶向治疗药物包括：①针对细胞表面受体的抗体如利妥昔单抗、阿巴希普、Iscalimab、伊帕珠单抗等；②针对细胞因子的抗体如贝利木单抗、Ianalumab、托珠单抗等；③针对胞内转导途径的抑制剂如 Leniolisib、Parsaclisib 等；④其他如 RSLV-132。

【预后】

本病病程呈慢性经过，口、眼干燥症状一般为非进展性。预后取决于病变累及范围及严重程度，肺纤维化、肾小管酸中毒、淋巴结及腮腺重度肿大者，提示预后不良。原发性患者易发展为淋巴增殖性疾患和非霍奇金淋巴瘤，相对危险率 > 40%。继发性患者取决于伴发的结缔组织病。

【参考文献】

［1］何菁，方万，栗占国.四种自身抗体在原发性干燥综合征诊断中的合理应用［J］.中华内科杂志，2008（5）：366-368.

［2］高雅静，庞春艳，王永福.干燥综合征相关自身抗体检测的研究进展［J］.东南大学学报（医学版），2021，40（5）：704-707.

［3］QIN B, WANG J, YANG Z, et al. Epidemiology of primary Sjögren's syndrome: a

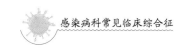
systematic review and meta-analysis［J］. Ann Rheum Dis, 2015, 74（11）: 1983-1989.

［4］吴嘉龙，吴子昂，钮晓音 . 原发性干燥综合征的靶向治疗药物研究进展［J］. 生命科学，2021，33（10）：1239-1245.

［5］RAMOS-CASALS M, BRITO-ZERÓN P, SISÓ-ALMIRALL A, et al. Primary Sjögren syndrome［J］. BMJ, 2012（344）: e3821.

［6］MAVRAGANI C P, MOUTSOPOULOS H M. Sjögren's syndrome ［J］. Annu Rev Pathol, 2014（9）: 273-285.

［7］王晶，李成荫，王莎莎，等 .EB病毒与干燥综合征发病机制的关系研究进展［J］. 重庆医学，2021，50（16）：2835-2838.

［8］月尔力卡·艾买尔，照日格图，李红璞，等 . 干燥综合征临床研究进展［J］. 新疆中医药，2020，38（6）：97-100.

［9］沈正东，徐江喜，张赛，等 . 自噬在干燥综合征发病机制中的作用初探［J］. 中华风湿病学杂志，2021，25（6）：411-414.

［10］段晓玲，吴娟，谢璠，等 . 原发性干燥综合征的生物学标志物研究进展［J］. 山东医药，2020，60（12）：111-114.

［11］黄侠，田瑞，龚书识，等 . 原发性干燥综合征的研究进展［J］. 湖北民族学院学报（医学版），2019，36（4）：56-59.

（陈耀凯　李　瑶）

十、白塞病

【中文名】

白塞病。

【英文名】

Behcet disease（BD）。

【同义名】

眼、口、生殖器三联征，贝赫切特综合征。

【定义、简史】

本病是一种原因不明、以细小血管炎为病理基础、多脏器受累的临床综合征。典型表现为复发性口腔溃疡、阴部溃疡和眼色素膜炎组成眼、口、生殖器三联征，皮肤、黏膜、眼、胃肠、关节、心血管、泌尿、神经、肺、肾、附睾等全身各系统均可受累。1937 年土耳其医生 Behçet 首先报道本病，迄今世界各地均有病例报道，日本、朝鲜、中国、中东 (土耳其、伊朗) 及地中海沿岸国家患病率明显高于欧美国家。

【病因与发病机制】

病因和发生机制复杂，与感染、免疫异常及遗传因素等均可能有关，但具体机制仍未阐明。

1. 感染 ①病毒感染：有研究显示，慢病毒感染引起的自身免疫异常与本病发生可能有关；还有报道发现单纯疱疹病毒 1 型 (HSV-1) 与本病发生有关，如患者血清抗 HSV-1 抗体滴度升高，HSV-1 影响 $CD4^+T$ 淋巴细胞可引起免疫异常。②链球菌感染：研究发现患者血清中抗链球菌抗体滴度升高，以溶血性链球菌菌体成分进行皮内试验及巨噬细胞游走抑制试验均可得到阳性结果，链球菌热休克蛋白 (65kD) 试验能引起皮肤超敏反应和系统性症状。③分枝杆菌感染：本病初发损害之前，部分病例可发现肺结核、淋巴结核等多种结核病灶，且以未经治疗的淋巴结病灶居多，结核菌素试验多为强阳性，抗结核治疗不仅对原发病灶有效，对本病有关损害亦有明显治疗作用，因而有研究者认为本病与结核菌感染引起的一种过敏性反应有关。另有研究证明，病毒、链球菌、结核杆菌及麻风杆菌有共同抗原即 65kD 热休克蛋白，且这种蛋白抗体亦存在于人体内，上述病原体感染可引起体液及细胞免疫异常，导致免疫病理损害的发生。

2. 遗传因素 本病有家族性发病倾向。患病者某些 HLA 基因频率显著升高，如 I 类基因中的 B5 基因阳性率可达 67% ~ 88%，DR11 和 DQ-B1 在 B5 阳性患者中检出频率更高。因而有学者认为，研究 HLA 抗原对诊断、临床分型及预后判断有一定价值。

3. 免疫异常 患者血清中可检出抗口腔黏膜抗体及抗动脉壁抗体等，且病情活动期抗体滴度往往升高；血清中免疫复合物阳性率可达 60%，且与病情活动相关；血清中免疫球蛋白 IgA、IgG、IgM 及 IgE 可有不同程度升高；直接免疫荧光检查发现血管壁特别是细静脉壁存在 IgM、IgG、C3 和免疫复合物；体外培养显示患者淋巴细胞对口腔黏膜上皮细胞有细胞毒作用。其他免疫异常包括：T 淋巴细胞和 T 辅助细胞计数降低；IL-2 和 NK 细胞活性明显低于正常人；结节性红斑样损害中浸润细胞主要是 T 细胞 (特别是 T 辅助细胞) 和 NK 细胞；组织内 NK 细胞和 T 细胞活化与患者血清 γ - 干扰素水平有关，病情活动期 NK 细胞活性降低可能是血清中 γ - 干扰素水平降低所致。

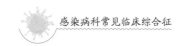

4.其他 有研究发现，患者血管内皮细胞、巨噬细胞、腓肠神经、房水、血清及中性粒细胞内多种微量元素增高，如有机氯、有机磷和铜离子等，可能与环境或职业因素有关。此外，患者体内性激素及前列腺素亦存在异常。另有研究发现，吸烟、肠道菌群以及心理精神因素都与白塞病的发病有关。

近年来研究发现，HLA-B*51、TNF、IL-27、IL-23R/IL-12RB2、MMP-9、NFKB1/NFKBIA、MDR1 和 PON1-L55M 等易感基因与白塞病相关联，尤其是 HLA-B*51 与白塞病明显关联。

【病理改变】

基本病变是全身小血管炎性改变，主要累及毛细血管、细小静脉及少数细动脉。血管各层病变程度不一，一般为内皮细胞肿胀、增生及管壁水肿，少许嗜伊红物质沉积，肌层分离，管壁增厚，管腔狭窄，而血栓形成者少；细动脉内膜下纤维增生、内膜层增厚。滋养血管亦呈上述病变。管壁及其周围组织以淋巴细胞浸润为主，伴红细胞外溢及嗜中性粒细胞渗出，嗜中性粒细胞在皮肤组织中聚集成脓疡样表现，但无核破碎现象。毛囊炎损害以毛囊周围炎伴脓疡形成为特征。

【临床表现】

多发于 16～40 岁青壮年，女性似稍为多见，男女之比约为 3：4，但男性患者血管、神经系统及眼受累较女性多且病情重。起病分急性和慢性 2 种方式：前者较少，5 d 至 3 个月内多部位同时或先后发病，局部损害及全身症状较显著；多数为慢性发病，病程持续半年以上，甚至多达 21 年，先于一个部位发病，经不等时间反复发作与缓解后，再分别于其他部位发病。一般是口腔病变先出现，其次为皮肤病变，眼部表现多最后出现，以局部损害为主，全身性症状较轻，但在病程中可急性加重。急性型或慢性病程急性加重者，全身症状主要是发热、头痛、乏力、食欲不振和关节疼痛等。热型不定，约 6% 的病例夏天发生低热，少有持续高热。过度劳累、睡眠不佳、月经前后、气候突变或季节改变等可引起口腔等损害加重。

1.口腔损害 半数以上病例以口腔为初发病部位，主要表现为溃疡，散在分布于舌尖及其边缘、齿龈、上下唇内侧缘、颊黏膜、软腭、咽及扁桃体等处。溃疡可为单发或多发，一般为 3～5 个，初为小结节，很快发展成溃疡。米粒至黄豆大，呈圆形或不规则形，边缘清楚但不整齐，深浅不一，底部或有淡黄色覆盖物，周围可见红晕，多于 2 周左右愈合，但可见反复发作而无长期缓解的病例。疾病早期多为每月发作一次，病期久者发作间隔缩短，或连续反复发作。重时累及咽喉部，损害数目少而面积较大，症状重，愈合慢。

2.各型皮肤损害 总发生率占97.4%，皮肤损害呈多形性，包括结节性红斑、疱疹、丘疹、痤疮样皮疹，多形红斑、环形红斑、坏死性结核疹样损害、大疱性坏死性血管炎、Sweet病样皮损、脓皮病等。约1/4的病例作为初发症状出现。常见而有一定特征性的皮肤损害有：①结节性红斑样损害：为最多见的一种类型，多数病例该症状出现最早且持续于整个病程。初发和复发过程中，主要见于下肢，特别是小腿，偶可在躯干和头面部，极少发生于前臂。皮损一般约蚕豆大小，中等硬度，呈皮色、淡红色、鲜红色或紫红色。通常为几个至10余个不等，无规律地散在分布。单个损害约1个月消退，留轻度色素沉着斑，无皮肤凹陷现象。新发皮损多在其他部位发生，同一患者常见不同大小、深浅、颜色和病期的损害。部分病例新发皮下结节周围有宽1～1.5 cm的鲜红色晕围绕，称为红晕现象，具有较高诊断价值。发病无明显季节性，夏天皮肤损害一般较重。②毛囊炎样损害：发生率约41.2%，有2种表现形式：一为米粒至绿豆大暗红色丘疹，数目较少，顶端可见小脓头，一般不破溃，主要分布于头面部和胸背上部，多于1周后吸收消失，留轻度色素沉着斑。另一为脓疱性结节损害，数目较多，分布于大腿、小腿、背部、面部、头皮、胸、前臂、臀、外阴和肛周等处；初为红色丘疹，而后顶端出现米粒大脓疱，但无毛发穿过，基底部则为浸润性硬结，周围有较宽的红晕，轻度疼痛感，多不破溃，约1周后红晕消失，脓疱吸收而浸润性硬结消退较慢，亦有较高诊断价值。皮损呈反复发作与缓解的慢性病程，夏天一般较重。③针刺反应：发生率约64.4%，为外因引起的一种特殊反应。通常出现于口腔损害之后，每于肌肉、皮下和静脉注射或针灸等刺伤皮肤真皮层后，次日在该刺伤处出现粟粒大小的红色丘疹或脓疱，反应重时周围尚可见红晕及底部小结节。但结核菌素皮肤试验和球结膜注射则不一定产生这种反应。静脉壁损伤尚可产生局限性静脉炎。针刺反应多于3～7 d内消失，病情活动时反应阳性率高且程度重，缓解时反应程度弱而阳性率低，病情稳定后可转为阴性。针刺反应是本病特殊表现，具有很高诊断价值。

少见而典型的皮肤损害包括：①Sweet病样损害：发生率约2.4%，分布于头面、颈项、前臂和手背、小腿和足背等处，表现为水肿性红斑、红色水肿性丘疹和斑块、高出皮面的结节以及孤立性水疱和脓疱等。红色斑块和结节表面光滑发亮似假水疱，个别表面呈橘皮样外观。均有不同程度疼痛感，少数为痒感。损害多于夏天发作或加重，冬天一般不发作。②浅表性游走性血栓性静脉炎：可单独发生，也可与深静脉损害同时发病。主要累及一或两侧大隐静脉，少数累及肘静脉、腋静脉和足背静脉。表现为长短不一的淡红色疼痛性皮下硬索，少数为枣核状结节。有远端向近端发展及此起彼伏的倾向，61.9%的病例可并发不同类型眼底病变。

其他少见皮肤损害有：①多形红斑样损害：多发生于指趾，常见于冬天；②环状红斑样损害：多发生于躯干，常见于夏天；③类色素性紫癜性苔藓样皮炎损害：主要见于小腿，易伴有皮下结节；④丘疹坏死性结核菌疹样损害：在形态上类似于各有关独立疾病，表现较不典型，持续时间 3 ~ 5 年。

3. 生殖器损害　发生率 73.6%，主要是溃疡，多见于龟头、阴道、阴唇和尿道口等处，阴囊、阴茎、宫颈、肛周和会阴部皮肤亦可发生。一般比口腔溃疡深而大，数目少、疼痛剧烈，愈合慢，反复发作次数少，2 次发作间隔时间长，有时隔几年发作一次。少数病例可见阴囊壁静脉坏死破裂出血、阴道内溃疡大出血及尿道 - 阴道瘘等表现。

4. 眼损害　发生率约 43%，眼球各组织均可受累。眼部病变可在起病后数月甚至几年后出现，其表现为视物模糊、视力减退、眼球充血、眼球痛、畏光流泪、异物感、飞蚊症和头痛等。男性合并眼炎明显高于女性，尤其是年轻男性发病率更高，预后更差。早期可为一侧，病程久者两侧受累可达 60%。早期病变多比较单一，如角膜溃疡、疱疹性结膜炎、巩膜炎、视网膜炎、玻璃体混浊、葡萄膜炎、球后视神经炎、乳头水肿或眼底出血及动静脉炎等，反复发作后形成复合组织病变、眼底出血、玻璃体混浊、葡萄膜与视网膜病变，终至失明。完全失明和典型虹膜睫状体炎伴前房积脓者并不多见。眼损害一般发生较晚，但危害性较大。

5. 关节损害　关节症状发生率约 60%，表现为相对轻微的局限性、非对称性关节炎，四肢大小关节及腰骶关节均可累及，可单发或多发，对称或不对称。通常累及四肢大关节，尤以两膝关节为多，占 83.0%。主要表现为疼痛或酸痛，红肿者极少。多能自行缓解，骨及关节 X 线片一般无明显异常，即便有破坏亦较轻微。滑膜活检仅浅层有轻度病变。少数病例指、肘和膝关节单发或多发性显著肿胀、疼痛、活动受限，但不发红，可为单侧或双侧。病情可持续较久。个别病例有跟骨和跗趾关节破坏，趾骨囊性改变。

6. 心脏和大血管损害　发生率约 6%，常因心肌炎、心内膜炎及心肌纤维化而表现为心律失常、心音改变及心脏扩大等。全身各部中等以至大的动、静脉均可受累，且静脉多于动脉，有时动、静脉同时发病。静脉损害发生率一般为 10% ~ 46%，基本病变是血栓性静脉炎和静脉血栓形成，深浅静脉可同时或分别发病。动脉损害发生率一般为 1.5% ~ 2.2%，青壮年男性更为常见，通常发生于病情未被控制者，出现较晚；基本病变是动脉炎，引起血栓形成、管腔狭窄、动脉扩张和动脉瘤，临床可出现头晕、头痛、晕厥、无脉。特别值得重视的是滋养血管病变后破坏动脉中膜所形成的假性动脉瘤，呈单发或是几个聚集在一起，发展较快，易破裂出血而致死亡。

7. 消化道损害　发生率为 8.4% ~ 27.5%，表现为上腹部饱胀不适、嗳气、吞咽困难、中下腹胀满、隐痛、阵发性绞痛、腹泻、黑便、便秘等。器质性病变主要是溃疡，可见于食管下段至直肠的任何部位，但回盲部和升结肠最常发生。纤维胃镜和直肠镜检查能发现食管下段、胃部和直肠部的浅表性溃疡。回肠溃疡可能穿孔引起腹膜炎，回盲部溃疡能引起类似慢性阑尾炎的表现。儿童胃肠道损害发病率比成人高。

8. 神经系统损害　发生率为8.2%～26.6%，可有头痛、头晕、霍纳（Horner）综合征、甲型球麻痹、呼吸障碍、癫痫、共济失调、无菌性脑膜炎，视乳头水肿，偏瘫、失语、不同程度截瘫、尿失禁、双下肢无力，感觉障碍、意识障碍、精神异常等症状，可累及中枢及脊髓，其中脑干、脊髓、中脑和大脑为好发部位，周围神经受累较少。男性中更为常见，男女比例为2.6：1。病变可限于一处，亦可几个部位同时或相继受累，脑干受累最为严重。原发性病变为细静脉炎、毛细血管炎或细动脉炎。最常见的继发性病变多为脱髓鞘性病变，其次是脑软化和血管周围炎性细胞浸润。因发病部位和病理基础不同而呈不同临床表现。脑神经中外展神经及面神经受累多见。少数病例呈颅内压增高、假瘤样表现和精神障碍症状。

9. 肺损害　发生率约5%，多发生于30～40岁男性，男女之比为9：1。肺受累时患者有咳嗽、咯血、胸痛、呼吸困难等。基本病变是节段性血管炎、血栓形成、血栓栓塞或梗塞、结节形成、动脉瘤及弥漫性间质性纤维化等，可累及肺毛细血管、细血管、不同管径静脉和动脉，临床随病变血管、病变类型及病期不同而呈多样表现，常见为单侧或双侧肺部弥漫性炎症或片状阴影、间质性肺炎、支气管炎或支气管周围纤维化以及胸膜炎或胸腔积液等；肌型动脉病变后常表现为肺动脉炎、肺动脉血栓形成、单发或多发性动脉瘤。后者表现为大小不一的圆形或不规则形结节状阴影，破裂时引起肺内、外大出血而迅速死亡，或因肺动脉高压引起左心肥大等。

10. 其他　肾损害较少见，主要病变为肾小球肾炎或局灶性增生性肾小球肾炎，表现为间歇性蛋白尿或显微镜血尿，偶可发展为淀粉样物质沉积及肾病综合征。单侧或双侧附睾累及者占4.5%～6.0%，一般为急性发病，附睾肿胀和疼痛，1～2周后缓解，但易再发。病程中发生扁桃体炎和咽炎者较为常见，偶有发生感应性耳聋者。

【实验室检查】

实验室检查缺乏特异性。病情活动期血沉增快，黏蛋白、唾液酸、α_2-球蛋白值多增高，部分病例血浆铜蓝蛋白和冷球蛋白阳性，白细胞趋化性增强，血小板凝集功能增强。舌尖微循环观察，可见蕈状乳头萎缩，有辅助诊断价值。HLA-B$_5$阳性，针刺反应多阳性。对相关脏器可作相应检查，如心电图、脑电图、MRI、CT、X线片、纤维胃镜和肠镜、多普勒超声波检查、血管造影和脑脊液检查等。

近年的研究提示，多种生物标志物对肠白塞病诊断、鉴别诊断、评估活动度及判

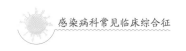

断预后有重要意义。

血液生物标志物包括：

1.自身抗体 包括抗 -α- 烯醇化酶抗体、抗酿酒酵母抗体、抗酶原颗粒膜糖蛋白 2 抗体。

2.炎症相关生物标志物 可溶性髓系细胞触发受体 -1、热休克蛋白 70 家族成员 6、血清淀粉样蛋白 A、高迁移率族蛋白 B_1、ESR 和 CRP。

3.粪便生物标志物 钙卫蛋白。

【诊断】

本病无特异性血清学及病理学特点，诊断本病主要依据发病部位及损害特点，如口腔、皮肤、生殖器及眼部出现的某些特征性病变，损害呈反复发作与缓解的慢性病程等。急性型病例各部位损害往往同时或相继出现，表现比较完全，似容易确诊，但易与损害部位的其他疾病相混淆。慢性型病例各部位损害往往相继发生或因症状不明显，容易发生误诊和漏诊，应结合病史、各部位损害特点及长期反复发作病程进行综合分析。

2014 年 BD 国际标准修订小组提出以下量表：眼部病变、口腔溃疡和生殖器溃疡各 2 分，皮肤病变、CNS 受累、血管受累各 1 分，针刺试验阳性 1 分，≥ 4 分提示为该病（表 3-9）。

表 3-9 国际白塞病评分诊断标准

症状和（或）体征	分值
眼部损害	2
生殖器溃疡	2
口腔溃疡	2
皮肤病变	1
神经系统受累	1
血管病变	1
针刺试验阳性	1

【治疗】

因临床表现复杂多样，因此治疗方法宜个体化、多样化。①生活规律，劳逸结合，症状显著时多休息。②眼、大血管、中枢神经系统、关节肿胀、肺和消化道等炎症病变显著及高热等，应及早应用糖皮质激素，如泼尼松 30 ~ 40 mg/d，分次服用。③血栓性静脉炎或静脉血栓形成者可口服肠溶阿司匹林 50 mg/d 合并潘生丁 25 mg/ 次，3 次 /d，或吲哚美辛 25 mg/ 次，3 次 /d。④闭塞性动脉病变可口服丹参片或复方丹参片，3 片 / 次，3 次 /d。对动脉瘤病例应及早手术治疗。⑤眼底病变及出血者可应用糖皮质激素、环孢菌素或口服维生素 E。⑥口腔、皮肤及眼等损害长期反复发作且症状显著病例可用秋水仙碱 0.5 mg/ 次，2 次 /d，并用泼尼松 10 mg/ 次，2 次 /d。口腔溃疡反复发作者可口服沙利度胺，200 ~ 300 mg/d，分次服用。⑦下肢结节性红斑样损害可用活血化瘀、清热解毒中药。Sweet 病样损害口服羚羊角粉或浓缩水牛角粉，或口服 10% 碘化钾溶液。⑧有结核菌感染证据者给予抗痨治疗。⑨关节肿痛者可用雷公藤制剂。⑩口腔、皮肤、生殖器和眼损害，局部可用糖皮质激素软膏或溶液等。

【预后】

大部分患者预后良好。发生眼损害者可致视力严重下降甚至失明。胃肠道受累后引起溃疡出血、穿孔、肠瘘、吸收不良、感染等并发症，死亡率高。有中枢神经系统病变者病死率亦高，存活者可留有严重后遗症。大、中动脉受累后亦可因动脉瘤破裂、心肌梗死等而致猝死。皮肤、关节及黏膜损害将影响患儿的生存质量，一般不造成永久性损伤。

【参考文献】

［1］中华医学会风湿病学分会 . 白塞病诊治指南（草案）［J］. 中华风湿病学杂志，2003（12）：762-764.

［2］杨洋，余叶，林进 . 肠白塞病生物标志物研究进展［J］. 中华风湿病学杂志，2021，25（6）：426-430.

［3］杨佳蕾，尹世敏 . 神经白塞病的诊治进展［J］. 中华神经医学杂志，2021，20（4）：401-405.

［4］International Team for the Revision of the International Criteria for Behçet's Disease (ITR-ICBD). The International Criteria for Behçet's Disease (ICBD): a collaborative study of 27 countries on the sensitivity and specificity of the new criteria［J］. J Eur Acad Dermatol Venereol, 2014, 28（3）: 338-347.

［5］陈瑜佳，管剑龙 . 白塞病相关致病因素研究进展［J］. 中国临床医学，2020，27（2）：327-330.

［6］何庭艳，杨军 . 白塞病诊治进展［J］. 中国实用儿科杂志，2020，35（4）：284-288.

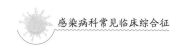

［7］刘盛秀 . 白塞病发病机制研究进展［J］. 皮肤性病诊疗学杂志，2018，25（5）：310-313.

［8］柴改琴，陈茜茜，卫丽君，等 . 白塞病相关性眼病的研究进展［J］. 中国现代医生，2018，56（18）：152-155.

（陈耀凯　李　瑶　欧阳净）

十一、斯蒂文斯 - 约翰逊综合征

【中文名】

斯蒂文斯 - 约翰逊综合征。

【英文名】

Stevens-Johnson syndrome（SJS）。

【同义名】

斯 - 约综合征、斯 - 琼氏综合征、多形红斑（erythema multiforme，EM）、重症多形红斑、多形渗出性红斑（dermatostomatitis，ectodermosis pluriorificialis）、多形糜烂性红斑 I 型、渗出性多形红斑（erythema multiforme exudativum）、Fissinger-Rendu 综合征（Fissinger-Rendu syndrome）、Neumann 综合征（Neumann's syndrome）II 型、恶性大疱性多形红斑、Fuchs 综合征。

【定义、简史】

本病系免疫复合物所引起的一种过敏性疾病，主要表现为严重的多形性红斑，可累及全身皮肤与黏膜，除全身症状较重外，同时伴有多器官损害。1922 年 Stevens 与 Johnson 首先报道了口腔黏膜损害并伴有眼病的多形渗出性红斑，属多形红斑的严重型。SJS 是一种严重的系统性疾病，病死率为 3% ~ 15%。

【病因与发病机制】

病因与发病机制均未阐明，可能与病毒感染、恶性肿瘤和药物有关，其中药物是主要的致病因素。已报道的感染性疾病有疱疹单纯病毒、流行性感冒、腮腺炎、猫抓病、支原体感染、性病性淋巴肉芽肿、组织胞浆菌病及霍乱等，儿童病例体内可检测到 EB 病毒和肠道病毒感染；可能与本病有关的药物包括磺胺类药剂、苯妥英钠、盘尼西林、卡马西平和巴比妥类药物等；另外也已发现淋巴瘤等多种肿瘤与本病可能存在相关性。目前认为，成人或中年以上人群发病与药物或肿瘤关系密切，儿童病例与感染相关性更明显。

近年来关于基因易感性研究显示，多个等位基因与药物过敏密切相关，如 HLA-B*1502 与卡马西平引起的 SJS 密切相关，而 HLA-B*5801 与别嘌呤醇引起的 SJS 密切相关。

【流行病学】

好发于春冬季，世界多数地区均有病例报道。白种人多见，男女比例约 2∶1。可见于任何年龄段，在女性、HIV 感染者、老年人中更常见。

【临床表现】

典型病例在发病初期可有非特异性的上呼吸道感染症状，如畏寒、发热、头痛、咽痛、全身不适、呕吐及腹泻等，持续时间多不超过 2 周。皮肤黏膜损害多突然发生，病程 2~4 周最为严重。典型皮疹初为斑疹，后发展为丘疹、小囊疱、大水疱、风疹块或融合性红斑，中央可有小疱、紫癜、坏死。风疹样皮疹多无瘙痒感，大水泡样皮疹可发生破溃或继发感染。皮疹可发生于任何部位，但手掌、手背、足底和四肢伸侧最常受累。受累黏膜包括口、鼻、眼、阴道、尿道、胃肠道和下呼吸道黏膜等，可出现红斑、水肿、腐肉形成、水疱、溃疡和坏死等。口腔黏膜受累常较为严重，影响进食；泌尿生殖系统黏膜受累者常出现排尿困难或膀胱不能排空感；呼吸道黏膜受累者可出现咳嗽、脓痰等症状。此外，还可出现头痛、关节痛、全身不适及发热等，严重者可出现癫痫发作甚至昏迷。不伴有发热者若体温升高或局部症状恶化多提示继发感染。致病因素未去除者可反复发作。

【并发症】

继发感染是瘢痕形成和预后不良的重要原因。黏膜受损严重者可引起局部瘢痕形成及受累器官功能障碍。食管广泛受累者可发生食管狭窄；呼吸道黏膜脱落可诱发呼吸衰竭；眼睛并发症有角膜溃疡、前葡萄膜炎、角膜炎等，中重度角膜炎或全眼球炎可导致失明，发生率 3%~10%。阴道狭窄及阴茎瘢痕形成亦有报道。肾脏并发症罕见。

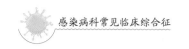

【实验室检查】

目前尚无特异性实验室检查。外周血白细胞总数多为正常或轻度增多，显著的白细胞总数和中性粒细胞计数增高提示继发感染。部分患者尿红细胞检查可有异常发现。怀疑继发感染时应进行血、尿、创口分泌物培养。皮肤活检可发现表皮细胞坏死及血管周围淋巴细胞浸润。胸部 X 线检查对肺部炎症表现有诊断价值。

【治疗】

无特效疗法，主要为支持治疗与系统治疗。口腔受累者应给予漱口液，局部麻醉剂有助于减轻疼痛、促进进食。皮损面积较大时，需湿敷。一旦确诊，应立即停用可疑致敏药物。早期时根据情况给予肾上腺皮质激素短期治疗。发生继发感染者，选择适当抗菌药物治疗，但不主张预防性使用抗菌药物。

1. 支持治疗　支持治疗需关注呼吸道的护理、肝肾功能、水电解质平衡、营养支持、皮肤黏膜护理、止痛、防止继发感染。对于创面的护理，目前仍存在争议，部分治疗中心对患者予以外科清创及漩浴疗法，而其他治疗中心保留患者破溃的表皮，作为生物膜起保护作用，而这 2 种伤口处理方式对患者疗效及预后并没有明显的差异。

2. 系统治疗　系统治疗包括糖皮质激素、静脉注射免疫球蛋白及环孢素。近期，抗肿瘤坏死因子抑制剂被认为是 SJS 可能的系统治疗药物，但治疗成功例数较少。

【预后】

典型病例一般于 1 ~ 2 周内康复，多数无后遗症。继发严重感染者预后较差，病死率约 15%，多死于严重并发症。

【参考文献】

［1］陈伟，单葵 . 重症多形红斑及中毒性表皮坏死松解症研究进展［J］. 皮肤性病诊疗学杂志，2019，26（2）：125-128.

［2］LERCH M, MAINETTI C, TERZIROLI BERETTA-PICCOLI B, et al. Current perspectives on Stevens-Johnson syndrome and toxic epidermal necrolysis［J］. Clin Rev Allergy Immunol, 2018, 54（1）：147-176.

［3］CHUNG W H, HUNG S I, HONG H S, et al. Medical genetics: a marker for Stevens-Johnson syndrome［J］. Nature, 2004, 428（6982）：486.

［4］HUNG S I, CHUNG W H, LIOU L B, et al. HLA-B*5801 allele as a genetic marker for severe cutaneous adverse reactions caused by allopurinol［J］. Proc Natl Acad

Sci USA, 2005, 102（11）: 4134-4139.

［5］FERNANDO S L. The management of toxic epidermal necrolysis ［J］. Australas J Dermatol, 2012, 53（3）: 165-171.

（陈耀凯　李　瑶）

十二、反复感染综合征

【中文名】

反复感染综合征。

【英文名】

repeated infection syndrome（RIS）。

【同义名】

免疫缺陷综合征（immunodeficiency syndrome）、免疫功能低下。

【定义、简史】

本综合征是指由于特异性免疫及非特异性免疫功能原发性、继发性或一过性缺陷，不能有效抵御病原微生物甚至非病原微生物入侵，从而反复发生感染的临床综合征。本综合征又称"免疫缺陷综合征"，分为特异性（狭义）免疫缺陷综合征（细胞免疫及体液免疫缺陷）与非特异性免疫缺陷综合征（吞噬细胞功能不全与补体异常）。

【临床表现】

1.一般表现　患者多为婴儿或儿童，表现为生活能力低下及不同程度的慢性消耗症状，如发育迟缓、消瘦、广泛湿疹、红皮病、食欲不振、精神萎靡、易激惹、面色苍白、贫血等。

2.反复感染　患者反复发生各种感染，特别是重症感染或机会性感染，多脏器可同时受累，对抗生素敏感性差，病情易长期迁延。常见局部感染有鹅口疮、口唇炎、中耳炎、副鼻窦炎、呼吸道感染、化脓性淋巴结炎、多发疖肿、关节炎等。原发性免疫缺陷病伴发恶性淋巴瘤、白血病及淋巴组织增生性疾病的概率高，且有高度伴发自

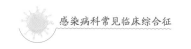

身免疫性疾病倾向。

3.特殊表现 有手足搐搦（DiGeorge 综合征）、血小板减少性紫癜、湿疹（Wiskott-Aldrich 综合征）、共济失调毛细血管扩张症（Louis-Bar 综合征）、红发、白化病（Job 综合征）、白细胞特殊颗粒异常（Chediak-Higashi 综合征）、黏膜念珠菌感染伴发内分泌障碍（慢性皮肤黏膜念珠菌病）及短肢侏儒免疫缺陷症（Gatti-Lux 综合征）等。

【诊断与鉴别诊断】

婴儿或儿童反复发生感染，特别是多脏器感染，对抗生素治疗不敏感者应考虑本综合征，但必须区别原发性或继发性免疫缺陷。血清免疫球蛋白浓度测定、血 B 细胞及 T 细胞定量测定、淋巴母细胞转化试验、白细胞功能测定及补体测定等免疫学检测有助于病因诊断。

【治疗】

目前尚无根治方法。应加强营养，摄取多族维生素，加强体格锻炼，必要时进行隔离；一旦发生感染，可选用 2～3 种敏感抗生素联用或广谱抗生素治疗；不全性免疫缺陷者，可给予灭活疫苗或纯化特异性抗原进行预防接种；根据不同病因可酌情选用丙种球蛋白或免疫球蛋白制品、血浆或全血、转移因子、免疫 RNA 及左旋咪唑等；利用胸腺或骨髓移植进行免疫功能重建亦在尝试中。

【预后】

预后取决于病情，患者若能度过儿童期，成年后症状有缓解趋势。

【参考文献】

白汉玉，韩秀兰.反复感染综合征［J］.中国临床医生，2009，37（1）：8-10.

（陈耀凯）

第四章
危重症

一、败血症

【中文名】

败血症。

【英文名】

septicemia。

【同义名】

脓毒症（sepsis）。

【定义、简史】

败血症是指病原菌侵入血液循环并在其中生长、繁殖、释放毒素和代谢产物所引起的一种临床综合征，是一种严重的全身性感染。一般以急性起病、寒战、高热及白细胞显著增加等严重毒血症症状为主要临床表现，重者可致感染性休克、弥漫性血管内凝血（DIC）和多器官功能衰竭（MOF）。病原菌通常为细菌，但也可为真菌及分枝杆菌等。

败血症实质上归属于脓毒症范畴，脓毒症的最新定义为宿主对感染的反应失调引起的危及生命的器官功能障碍。脓毒症能够更加规范地概括该疾病的病因和发病机制，近年来脓毒症已广泛取代败血症的称谓，所以文献中很少见到败血症一词。

菌血症（bacteremia）在国外文献中常与败血症相通用，而国内文献中菌血症与败血症则有差异，菌血症未引起毒血症症状，进入血液循环中的病原菌迅速被人体免疫系统所清除。某些感染性疾病如流行性脑脊髓膜炎、布鲁司杆菌病、沙门菌感染及鼠疫等，血中亦可培养出细菌或有败血症经过，但已成为独立性疾病，不属于本综合征范畴。

【病原学】

1. 革兰阳性菌 ①葡萄球菌：包括金黄色葡萄球菌（简称金葡菌）、表皮葡萄球菌及腐生葡萄球菌等，其中金葡菌为败血症的最常见致病菌，腐生葡萄球菌仅偶尔引起膀胱炎，表皮葡萄球菌可引起免疫缺陷者院内感染。②肺炎链球菌：致病力主要与荚膜中所含多糖类抗原有关。该抗原具有特异性，能溶于水，可增强肺炎链球菌抵抗力，使其免受人体白细胞吞噬，从而促进细菌在人体内繁殖和致病。肺炎链球菌败血症多继发于该菌所致的局部感染，主要为肺炎。③其他：炭疽杆菌、单核细胞增多性李斯特菌、红斑丹毒丝菌及梭状产气荚膜杆菌等也可引起败血症。

2. 革兰阴性菌 ①大肠埃希菌：为革兰阴性杆菌败血症中最常见致病菌。大肠埃希菌是人类肠道常住菌之一，具有菌体（O）、鞭毛（H）及荚膜（K）抗原。荚膜抗原可防止机体抗体同细菌O抗原发生凝集。荚膜抗原丰富的菌株可阻止吞噬细胞对其吞噬，并保护细菌免遭抗体和补体的损伤。大肠埃希菌一般不致病，但在人体正常屏障受损、抵抗力下降等情况下，可致败血症等严重感染。②铜绿假单胞菌：为院内感染中革兰阴性杆菌败血症的常见致病菌，但很少引起院外感染败血症。铜绿假单胞菌在自然界中广泛分布，人体皮肤如腋下、肛周及生殖器周围皮肤、粪便、痰液和表浅伤口中均可找到。在医院内，铜绿假单胞菌可在潮湿场所如洗手池、脸盆、肥皂盒、抹布、食具及某些医疗器械中发现甚至灭菌效果较差的消毒液也有它的身影。住院患者铜绿假单胞菌肠道带菌率较正常人显著增加，最高达54%。铜绿假单胞菌败血症多见于全身抵抗力下降或有局部损伤患者，如白细胞减少症患者、肿瘤化疗后患者及大面积烧伤患者。③变形杆菌属：主要是奇异变形杆菌，普通变形杆菌、摩根变形杆菌、雷极变形杆菌和无恒变形杆菌则很少引起败血症。④克雷伯菌属：以肺炎杆菌最为重要，广泛存在于自然界，也存在于人类和动物肠道内，常引起呼吸、泌尿系统感染和败血症。⑤拟杆菌属：为正常人结肠内厌氧菌，属于条件致病菌，引起的败血症亦常见。⑥肠杆菌属：引起全身感染的为产气杆菌，广泛存在于水、土及垃圾中，人类及动物肠道内亦存在。⑦嗜麦芽窄食单胞菌：广泛分布于自然界及医疗器械，在重症监护病房易发生院内感染。由于其外膜具有低渗透性，抗生素难以通过外膜进入细菌细胞内，故对多种抗生素具有天然耐药性。⑧其他：一些寄居于肠道内的革兰阴性杆菌包括摩拉菌属、产碱杆菌、沙雷杆菌属、枸橼酸杆菌属、爱德华菌属、黄色杆菌属及不动杆菌等在某些特定情况下亦可引起败血症。

3.厌氧菌 包括革兰阴性脆弱类杆菌、革兰阳性厌氧性消化链球菌、梭状芽孢杆菌属、产气荚膜杆菌等。

4.真菌 最常见的为白色念珠菌、毛霉菌及曲菌等。发生真菌性败血症者多有严重基础疾病，如长期或大量应用广谱抗生素、皮质激素或抗代谢药物等，使正常菌群失调或抵抗力下降而引起二重感染。

病原菌种类可因年龄、性别、感染灶、原发疾病、免疫功能、感染场所及所在地区不同而有一定差别。同一份血培养标本可检出2种或2种以上致病菌，或在72 h内从同一患者血培养标本中检出2种或2种以上致病菌，均称为复数菌败血症(polymicrobial bacteremia，PMB)。

【发病机制】

病原菌侵入血液循环后能否引起败血症，取决于病原菌的种类、数量及其致病力和人体防御功能等多种因素。毒力强的细菌如金葡菌，入血后极易形成败血症。毒力不强的条件致病菌，如果入血数量较大，也可引起败血症。

1.人体因素 人体防御反应包括非特异性免疫和特异性免疫，前者包括皮肤黏膜屏障、吞噬细胞作用和溶菌酶、补体等体液作用，后者包括细胞免疫和体液免疫。一般情况下，少量致病菌入血可迅速被吞噬细胞清除或被特异性抗体及非特异性抗菌物质杀灭而不致引起败血症。但在屏障严重受损（烧伤或医源性损伤）、先天性免疫功能不足（免疫球蛋白低下症）、婴幼儿或老年人、各种严重慢性疾病和接受免疫抑制剂治疗者中，致病菌可因免疫防御功能低下或者屏障功能不足进入血液循环诱发败血症。肝硬化患者除抗感染功能降低外，尚可因侧支循环形成，致病菌不经肝脏而直接从门静脉入体循环发生败血症。气管插管、气管切开、应用人工呼吸器、留置动静脉导管、留置导尿管、放置引流管及采用各种插管检查等均可破坏局部屏障防御功能，有利于病原菌入侵。

2.病原菌因素 病原菌种类及侵入途径与原发感染病有关，寻找原发病灶对于败血症诊断和治疗有重要意义。①皮肤化脓性感染：如毛囊炎、疖、痈或脓肿等被挤压后致病菌易侵入血液循环。葡萄球菌败血症大多继发于皮肤原发性感染。颜面部血管及淋巴管较丰富，局部感染病灶挤压后更易引起败血症。严重烧伤致皮肤屏障功能破坏、免疫球蛋白和淋巴细胞随大量血浆渗出而丢失、吞噬细胞功能减弱，故极易形成败血症。②内脏感染性病灶：胆道、肠道和泌尿生殖系统感染后，若同时伴有机械性梗阻、管腔内容物积滞、腔道压力增加或进行侵袭性操作而损伤黏膜，均易致细菌入血引起败血症。病原菌以革兰阴性菌如大肠埃希菌、变形杆菌及铜绿假单胞菌等多见，女性

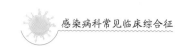

生殖道可为溶血性链球菌入侵途径，不洁流产易致厌氧菌入侵。③其他：开放性创伤、化脓性浆膜腔感染、化脓性中耳炎、鼻旁窦炎、牙龈脓肿及肺炎等均可成为败血症的原发病灶。

病原菌在血液中生长、繁殖，细菌产生的各种毒素及其他代谢产物可激活细胞因子网络、凝血系统及激肽等，引起严重毒血症症状，并损伤血管内皮细胞导致毛细血管壁渗出增加，有效循环血量减少，并可出现微循环障碍及组织细胞缺氧。病原菌经血流播散到全身组织器官可引起迁徙性局部感染，表现为化脓性炎症或脓肿。金葡菌易发生多发性化脓性炎症或脓肿，肺炎链球菌常发生化脓性脑膜炎，大肠埃希菌及其他革兰阴性杆菌多不引起迁徙性病灶。

【病理改变】

病理变化随致病菌种类、病程长短、有无原发感染灶和迁徙性病灶而异。细菌毒素可引起各脏器细胞变性，心、肝及肾等脏器细胞可呈混浊肿胀、灶性坏死和脂肪变性。皮肤、黏膜、胸膜及心包等处可因毛细血管损伤而出现出血点。病原菌经血液循环播散到某些组织器官形成迁徙性病灶，如肺炎、心内膜炎、心包炎、骨髓炎、肝脓肿、脑膜炎、脑脓肿及软组织脓肿等。单核 - 巨噬细胞系统增生活跃，肝脾常肿大，脾髓高度增生，骨髓粒系增生活跃。若败血症发生于免疫功能受损基础上，炎症反应轻微，病变以充血、坏死为主，渗出性反应及细胞浸润明显减少。

【临床表现】

1. 基本表现

（1）毒血症症状　起病大多急骤，常有寒战与高热，发热多为弛张型或间歇型，少数可呈稽留热、不规则热或双峰热。伴全身不适、头痛、肌关节酸痛、软弱无力及食欲下降、脉率与呼吸加速。少数患者可有恶心、呕吐、腹痛、腹泻等胃肠道症状。重者可出现中毒性脑病、中毒性心肌炎、肝炎、肠麻痹、感染性休克、DIC 等。

（2）皮疹　以瘀点多见，多分布于躯干、四肢、眼结膜及口腔黏膜等处，数量常不多。亦可有荨麻疹、猩红热样皮疹及脓疱疹等，尤以球菌感染多见。坏死性皮疹可见于铜绿假单胞菌败血症。

（3）关节症状　多见于革兰阳性球菌和产碱杆菌败血症，主要表现为大关节红肿、疼痛、活动受限。少数有关节腔积液、积脓。

（4）肝脾肿大　一般仅为轻度肿大，当发生中毒性肝炎或肝脓肿时肝则显著肿大，伴明显压痛，并可出现黄疸。

（5）原发感染灶　部分病例可发现原发感染灶，病灶所在部位出现红、肿、热、痛和功能障碍。

（6）迁徙性病灶　常见的迁徙性病灶有皮下及深部肌肉脓肿、肺炎、渗出性胸膜炎、肺脓肿、脓胸、化脓性心包炎等。

2. 几种常见败血症的临床特点

（1）革兰阳性球菌败血症　以金葡菌败血症为代表。多见于男性，发病前一般情况大多良好。原发病灶多为皮肤感染、呼吸道感染、骨髓炎、中耳炎等，从口腔黏膜和呼吸道入侵者多数为免疫功能低下的院内感染。发病前多挤压疮疖、创伤、切开未成熟脓肿等病史。临床表现较典型，急性发病，寒战高热，多数体温在 39~41 ℃，双峰热少见。部分病例可见皮疹，常为多形性，以瘀点多见，脓疱疹少见，但若出现脓疱疹则有助于诊断。关节症状较明显，发生率约 20%，多累及大关节，出现关节红、肿、痛，但化脓性关节炎少见。迁徙性损害是金葡菌败血症的特点，约半数患者病程中可出现迁徙性损害，常见多发性肺部浸润（约 20%），甚至可形成脓肿；其次为心内膜炎、肝脓肿、化脓性脑膜炎、骨髓炎、皮下脓肿等。感染性休克较少见。耐甲氧西林金葡菌（MRSA）败血症易发生于免疫缺陷者、大手术后患者及老年人，且多为医院内感染，病死率较高。

肠球菌属亦为革兰阳性球菌，肠球菌败血症发病率近年明显增高。与其他革兰阳性球菌败血症不同，肠球菌败血症多为院内感染，多继发于免疫功能受损的基础疾病。泌尿生殖道是常见的入侵途径，易并发心内膜炎，对包括头孢菌素在内的多种抗菌药物耐药。

（2）革兰阴性杆菌败血症　以大肠埃希菌败血症为代表。院内感染多见，发病前一般情况较差，多数伴有影响机体免疫防御功能的原发疾病。原发感染多为尿路感染、胆道感染及肠道感染等，肝硬化患者更易发生。病原菌多从泌尿生殖道、肠道或胆道等入侵。肺炎克雷伯杆菌和铜绿假单胞菌常由呼吸道入侵。铜绿假单胞菌败血症易发生于烧伤后或创伤感染患者，创面脓性分泌物呈绿色为其特征；也可继发于恶性肿瘤、淋巴瘤、白血病患者。革兰阴性杆菌败血症多表现为双峰热，相对缓脉多见，部分病例也可体温不升。迁徙性病灶较少见。感染性休克常见，发生率约 40%，低蛋白血症者更易发生。严重者可出现多器官功能衰竭、DIC 等，铜绿假单胞菌败血症较一般革兰阴性杆菌败血症凶险，可有中心坏死性皮疹。

（3）厌氧菌败血症　主要病原菌为脆弱类杆菌（占 80%~90%），其次为厌氧链球菌、产气荚膜杆菌等。厌氧菌常与需氧菌（或兼性菌）掺杂一起，引起混合细菌败血症。动脉硬化、肝硬化、糖尿病、恶性肿瘤、尿毒症、褥疮溃疡患者和新生儿等易发生厌氧菌败血症。入侵途径以胃肠道及女性生殖道为主，其次为褥疮溃疡和坏疽。临床上具有一定特征性：①黄疸发生率为10%～40%，可能与脆弱类杆菌内毒素的溶血作用有关；②局部或迁徙性病灶中有气体形成，以产气荚膜杆菌败血症最为显著；③局部病灶分泌物有特殊腐败臭味；④易发生血栓性静脉炎和腹腔、肺、胸腔、脑、脑膜、心内膜、骨及关节等部位迁徙性损害和脓肿，以脆弱类杆菌和厌氧链球菌败血症为多见；⑤可引起较严重的溶血性贫血，主要见于产气荚膜杆菌败血症，并可伴发肾功能衰竭。

（4）真菌性败血症　常见病原菌为白色念珠菌、曲菌及毛霉菌等，多数伴有细菌感染。基本上为院内感染，多发生于长期接受肾上腺皮质激素治疗、广谱抗菌药物治疗、肿瘤化疗、静脉插管治疗及透析治疗者。病程进展缓慢，临床毒血症症状可被原发病及伴发的细菌感染掩盖，部分病例仅在尸检时发现。当免疫缺陷者应用足量抗菌药物后感染未能控制时应考虑本病。真菌败血症多数为播散型，病变累及心内膜、肝、脾、肺等。

3. 几种少见败血症的临床特点

（1）表皮葡萄球菌败血症　表皮葡萄球菌（简称表葡菌）广泛存在于皮肤表面，既往认为凝固酶阴性的表葡菌无致病性或为腐生寄生菌。近年发现该菌可引起免疫功能受损者院内感染，包括伤口感染、插管感染及败血症，可占败血症总数的10%～15%。常见于体内异物留置后，如人工瓣膜、人工关节、各种导管及起搏器等。表葡菌耐药情况严重，也存在耐甲氧西林菌株。接受广谱抗菌药物后，肠道和呼吸道中耐甲氧西林表葡菌（MRSE）明显增多，易引起全身感染。表葡菌败血症病死率为22%～36.9%，未及时认识本病并给予及时有效治疗是病死率高的原因之一。

（2）摩拉菌败血症　摩拉菌（Moraxella）败血症易发生于免疫缺陷者及6岁以下儿童，患者中6岁以下儿童比例超过40%。临床表现无特异性，诊断主要依赖实验室检查。摩拉菌对青霉素G异常敏感，MICs小于0.06～0.5 μg/mL，仅发现个别菌株对青霉素G耐药，但对头孢唑啉敏感。

（3）胎儿弯曲菌败血症　胎儿弯曲菌（Campylobacter fetus）败血症临床上可呈3种类型：①隐源性败血症：临床症状轻微，血中可分离到弯曲菌，可呈自限性或对抗生素反应良好；②继发于局部感染：如化脓性关节炎、脑膜炎、肺炎和栓塞性静脉炎等，占50%以上；③慢性或复发性败血症：病程可持续数月以上。典型临床表现为回归热型，体温可达38～40 ℃，伴寒战、盗汗、不适和体重下降，易形成局部栓塞。意识障碍和嗜睡多见，但局灶性神经体征少见。中毒症状明显，外周血白细胞计数升高。

（4）不动杆菌败血症　不动杆菌属广泛存在于水和土壤中，也是人体皮肤、呼吸道和胃肠道的正常菌群之一。感染多见于老人和婴儿，特别是有糖尿病、癌症等严重基础疾病者易发生院内感染。感染可发生于多部位，败血症最为严重，病死率可达30%以上。感染途径多为人工呼吸器、静脉插管以及与医务人员接触。该菌目前对亚胺培南较敏感。

（5）沙雷菌属败血症　沙雷菌属（Serratia）广泛分布于水、土壤、垃圾及被污染的食品中，一般不致病。沙雷菌属败血症好发于伴有血液病、肿瘤等严重基础疾病患者，绝大多数患者为院内感染。起病时外周血白细胞大多数低下，特别是中性粒细胞，个别患者可 $< 0.1 \times 10^9/L$。起病前10天内多有损伤性检查或治疗，包括静脉给药或插管、中心静脉插管、导尿、使用呼吸器或手术等，且多数接受过抗生素治疗。临床表现多为无规律发热，19%的患者伴有出血症状，但DIC少见。并发感染性休克也较其他革兰阴性杆菌败血症少。

（6）复数菌败血症　感染主要来自皮肤、肺部、尿道、血管及不明来源，以大肠埃希菌和肺炎链球菌多见。病死率取决于患者年龄、基础疾病、致病菌种类和数目、感染来源以及有效抗生素治疗。严重基础疾病出现院内感染者预后极差。

4.特殊类型败血症

（1）新生儿败血症　主要病原菌为大肠埃希菌、B组溶血性链球菌及金葡菌等。多经产道感染，细菌经羊水吸入、脐带或皮肤等途径侵入。主要临床表现为食欲减退、呕吐、腹胀、精神萎靡、呼吸困难、黄疸、惊厥等，仅部分患儿出现发热。由于新生儿血脑屏障尚不健全，因此25%～30%可并发中枢神经系统感染。

（2）老年人败血症　致病菌以革兰阴性杆菌为多见，肺部感染后发生败血症者较青年人多。由褥疮入侵者致病菌多数为金葡菌、大肠埃希菌、铜绿假单胞菌、厌氧菌等。易并发心内膜炎。

（3）烧伤败血症　为大面积深度烧伤的常见并发症，早期多为单一细菌感染，晚期多为混合感染，偶可由真菌感染所致。败血症多发生于烧伤后2周内，创面肉芽形成后较少发生。常见致病菌为金葡菌、铜绿假单胞菌、变形杆菌属和大肠埃希菌。临床表现较重，可有过高热（达42℃以上），多为弛张热，也可出现体温不升。发生败血症后，原有烧伤后心动过速更显著，可出现中毒性心肌炎、中毒性肝炎、休克等。麻痹性鼓肠亦为常见症状，可伴意识改变，创面可出现短时恶化，色泽污暗，坏死组织及分泌物增多、易出血。

（4）医院内感染败血症　发病率呈上升趋势，可占败血症总数的30%～60%，多数伴有严重基础疾病，如血液病、肿瘤、慢性肝病、糖尿病、结缔组织病等。部分为医源性感染，如继发于免疫抑制药物应用、气管切开、导尿、静脉输液、透析疗法等

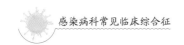

诊治措施。常见致病菌为大肠埃希菌、肺炎克雷伯杆菌等肠杆菌科细菌，金葡菌、表葡菌、铜绿假单胞菌等也较常见。

（5）免疫功能低下败血症　遗传因素或先天性免疫系统发育不良导致的免疫系统功能障碍为原发性免疫缺陷，常见于婴幼儿。继发性免疫功能受损常由多因素参与引起，例如严重基础疾病、严重感染、恶性肿瘤、器官移植、长期激素或细胞毒药物或抗菌药物应用等。

【实验室检查】

1.血常规检查　外周血白细胞总数大多显著增高，一般为（10～30）×10⁹/L。中性粒细胞多在80%以上，呈核左移，细胞内常有中毒颗粒。机体反应性较差者及少数革兰阴性杆菌败血症患者白细胞总数可正常或偏低，但中性粒细胞数仍增多。

2.细菌学检查　血培养有致病菌生长是确诊败血症的重要依据。应在抗菌药物应用前及寒战、高热时采血，并多次反复送检，每次采血量新生儿和婴儿为5 mL，年长儿和成人为10 mL。有条件者宜同时做厌氧菌和真菌培养。已应用抗菌药物者，最好避开抗生素血药浓度高峰时间，并于培养基中加入硫酸镁、β-内酰胺酶、对氨苯甲酸等以破坏某些抗菌药物，或用血块培养法以提高阳性率。骨髓中细菌较多，受抗菌药物影响相对较小，因而骨髓培养阳性率较血培养更高。以原发性病灶或迁徙性病灶的脓液、脑脊液、胸腹水、瘀点挤液等涂片检查和培养亦有检出病原菌的可能。

3.炎症相关指标　一些感染早期诊断相关的生物标志物，如测定降钙素原（PCT）、C反应蛋白（CRP）、中性粒细胞CD64（nCD64）等水平对于早期识别败血症和病情评价等方面具有一定的临床应用价值。

4.其他检查　鲎试验（LAL）可检测血清内革兰阴性细菌内毒素，有助于判断革兰阴性杆菌败血症。以患者血培养获得的细菌作抗原检测其自身血清凝集抗体，在血培养有条件致病菌生长而不易判断其是否病原菌时有一定参考意义。X线片可用于判断金葡菌肺炎、骨髓炎及化脓性关节炎等。

【诊断】

凡急性发热患者，外周血白细胞及中性粒细胞明显增高而无局限于某一系统的急性感染时，均应考虑败血症可能。有下列情况时应高度怀疑为本病：①新近有皮肤感染、外伤，特别有挤压疮疖史者；②有尿路、胆道、呼吸道等感染病灶；③各种局灶感染虽经有效抗菌药物治疗，而体温仍未能控制者。如果病程中出现皮疹、肝脾肿大及迁徙性脓肿等，则败血症临床诊断可基本成立。详细体检常可发现原发病灶或病原菌入侵途径，并从病灶部位和性质推知病原菌种类。血培养和（或）骨髓培养阳性为败血症确诊的依据。

【鉴别诊断】

1. 成人 Still 病（旧称变应性亚败血症）　属于变态反应性疾病，以发热、皮疹、关节痛、咽痛、淋巴结和肝脾肿大为主要临床表现，外周血白细胞总数及中性粒细胞百分比增加，极易与败血症相混淆。不同点为：①无明显毒血症状，可有缓解期；②皮疹短暂，易反复出现；③血沉增快，黏蛋白、α_2- 球蛋白和 γ - 球蛋白增高，C 反应蛋白阳性，但血培养阴性；④抗菌药物治疗无效，但肾上腺皮质激素或非甾体类抗炎药物如吲哚美辛（消炎痛）可使体温下降、临床症状缓解。

2. 恶性组织细胞病　多见于青壮年，起病急，不规则高热，可呈弛张型、稽留型或间歇型，少数伴寒战，消瘦，全血细胞减少，进行性衰竭等，肝、脾及淋巴结肿大较显著。骨髓涂片及淋巴结活检可找到异常组织细胞。

3. 伤寒　发热、肝脾肿大、白细胞总数降低等易与某些革兰阴性杆菌败血症混淆。但伤寒起病缓慢，多无寒战，有相对缓脉，中性粒细胞常减少。确诊有赖于致病菌培养及肥达反应等。

4. 急性粟粒性结核　常有结核病史或家族史，体质较差，毒血症症状不如败血症严重。有不规则高热、盗汗、潮热、咳嗽、气急等，肺部摄片可见均匀分布的粟粒状病灶，但早期多阴性，常需要重复检查。

5. 疟疾　间日疟表现为规则的间日发作寒战、高热与大汗，有明显间歇缓解期。恶性疟寒战、高热多不规则，但白细胞总数与中性粒细胞均不高，血片或骨髓涂片中可查到疟原虫。

6. 钩端螺旋体病　急起高热，腹股沟淋巴结肿大、压痛，腓肠肌疼痛与压痛，有一定地区性、季节性和疫水接触史等。青霉素 G 治疗后退热较快。

7. 肾综合征出血热　早期出现发热中毒症状、皮肤黏膜出血点及外周血白细胞与中性粒细胞显著增高，易与败血症相混淆。但本病有地区性、季节性，先出现发热，数日后退热，但症状反加重。呈发热期、低血压休克期、少尿期、多尿期及恢复期五期经过。血常规检查可见较多异常淋巴细胞。血培养无细菌生长。

8. 其他　风湿热、系统性红斑狼疮（SLE）以及其他发热性疾病亦需与此疾病相鉴别。

【治疗】

1. 抗菌药物应用　败血症一经诊断，在未获得病原学结果之前即应根据情况给予抗菌药物经验治疗，然后再根据病原菌种类和药敏试验结果调整给药方案。败血症抗菌治疗可采用2种有效抗菌药物联合治疗。为保证适当血浆和组织药物浓度，宜静脉给药，剂量要大，应选用杀菌剂。疗程宜长，一般3周以上，或在体温下降至正常、临床症状消失后继续用药7~10 d。病原菌不能确定时，须选用兼顾革兰阴性杆菌和革兰阳性球菌抗菌药物联合，一般选用抗假单胞菌青霉素（如哌拉西林、替卡西林）或第三代头孢菌联合氨基糖苷类抗生素。如果是免疫功能低下者发生的院内感染，应多考虑金葡菌或表葡菌及假单胞菌，可给予去甲万古霉素联合头孢他啶。

目前葡萄球菌对抗生素耐药现象严重，除对青霉素高度耐药外（95%以上），对头孢噻吩、头孢唑林及苯唑西林耐药性也有增加趋势，不同地区尚出现了多重耐药的MRSA败血症。目前认为，对葡萄球菌败血症治疗应首选苯唑西林或氯唑西林，也可选用头孢噻吩或头孢唑林，联合应用利福平，待获得药敏结果后再根据药敏结果调整用药。对MRSA及MRSE败血症则可选用万古霉素（或去甲万古霉素）与磷霉素或利福平进行联合治疗。万古霉素替代药物有替考拉宁、夫西地酸等。肠球菌常对多种抗生素耐药，需联合用药，首选青霉素或氨苄西林与氨基糖苷类药物联合，也可选择万古霉素（或去甲万古霉素）联合氨基糖苷类药物。其他对肠球菌有效的药物有亚胺培南等。

大肠埃希菌、肺炎克雷伯杆菌等肠杆菌科细菌对氯霉素、氨苄西林等普遍耐药，对哌拉西林敏感性高于庆大霉素。临床上可选哌拉西林、第二或第三代头孢菌素与庆大霉素或阿米卡星联合应用。铜绿假单胞菌等假单胞菌及不动杆菌属多数为院内感染，对哌拉西林及羧苄西林耐药性日渐增加，可根据药敏选用头孢他啶或头孢哌酮，联合应用庆大霉素或阿米卡星。厌氧菌败血症首先要清除病灶或行脓肿引流以改变厌氧环境。抗菌药物可选用甲硝唑、氯霉素、克林霉素、头孢西丁或亚胺培南。由于厌氧菌多与需氧菌或兼性厌氧菌混合感染，因此需同时对需氧菌进行有效的抗菌治疗。单核细胞增多性李斯特菌对青霉素高度敏感，常选用青霉素或氨苄西林。棒状杆菌对万古霉素高度敏感，是最佳选择，其次是红霉素、庆大霉素等。鼠伤寒沙门菌易耐药，宜根据药敏结果选择用药，一般对第二代或第三代头孢菌素、氟喹诺酮类药物高度敏感。真菌性败血症可选用两性霉素B、氟康唑、伊曲康唑，5-氟胞嘧啶等，仍以两性霉素B抗菌作用最强。两性霉素可与氟康唑联合应用，疗效较好。

2.治疗局部感染病灶及原发病　化脓性病灶应尽早给予切开引流。化脓性心包炎、脓胸、关节炎及肝脓肿等可穿刺引流。胆道或泌尿道感染合并梗阻者应给予手术治疗。免疫抑制者须停用或减量免疫抑制药，或有效治疗基础疾病。如果考虑败血症由静脉留置导管所致，应及早去除或更换，并将取出的导管剪一段（约1 cm）进行培养以明确病原菌。若败血症由人工关节等留置假体所致，抗生素疗程须延至6周，且常须取出此类装置。

3.其他治疗　加强支持疗法，包括适量营养、补充维生素以及维持水与电解质平衡，并按需输血、血浆和白蛋白。静脉注射用人血免疫球蛋白可提高体液免疫，以对抗细菌感染。

【预防】

加强围产期保健工作，产前应进行阴道分泌物检查，若培养发现 B 群溶血性链球菌应及时治疗，以免新生儿受染。对新生儿室、烧伤病房及白血病接受化疗或骨髓移植者宜采取防护性隔离，防止耐药性金葡菌及铜绿假单胞菌等发生医院内感染。金葡菌带菌的医护人员应暂调离病房并给予治疗，有明显或隐匿感染灶者须及时治疗。对体内留置导管应定期更换，若有感染须及时去除，同时给予针对性抗菌药物治疗。疖、痈等皮肤感染切忌挤压。合理使用肾上腺皮质激素、免疫抑制剂和抗生素，使用期间严密观察口腔、消化道、呼吸道、尿道等处有无真菌感染，如果发生须及时处理。对糖尿病、慢性肝病、白血病等慢性疾病宜积极治疗。对中性粒细胞减少者和其他免疫缺陷者必要时可预防性口服抗菌药物（包括抗真菌药物），可明显降低感染发病率。医务人员须严格执行消毒隔离制度及操作规程，勤洗手，使用一次性医疗用品，是减少医院内感染败血症的重要措施。

【预后】

虽然强有力抗菌药物不断问世，但败血症病死率仍较高。影响预后的因素包括：①年龄：年龄越大和年龄越小，病死率均越高；②获得感染的地点：社区获得性败血症病死率低于医院内感染败血症；③病原种类：真菌败血症病死率最高，较低者为表皮葡萄球菌败血症，复数菌败血症病死率明显高于单一菌败血症；④并发症：有并发症者病死率较高，并发休克者病死率为 30%～50%，并发肾衰竭者病死率常超过60%；⑤基础疾病：恶性肿瘤、肝硬化、艾滋病等患者发生败血症者病死率明显增加，可达 40%～60%，而健康人发生败血症者病死率一般不超过 5%；⑥早期抗菌治疗：在药敏报道之前及时选用有效抗菌药物可显著降低病死率。

【参考文献】

［1］SINGER M, DEUTSCHMAN C S, SEYMOUR C W, et al. The third international consensus definitions for sepsis and septic shock (sepsis-3)［J］. JAMA, 2016, 315（8）：801-810.

［2］李兰娟，王宇明.感染病学［M］.北京：人民卫生出版社，2015.

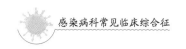
［3］黄志强，黎介寿 . 腹部创伤［M］. 武汉：湖北科学技术出版社，2016.

［4］FAIX J D. Biomarkers of sepsis［J］. Crit Rev Clin Lab Sci, 2013, 50（1）: 23-26.

［5］BRODSKA H，VALENTA J，PELINKOVA K，et al. Diagnostic and prognostic value of presepsin vs. established biomarkers in critically ill patients with sepsis or systemic inflammatory response syndrome［J］. Clin Chem Laboratory Med, 2017, 11: 56.

（陈耀凯）

二、全身炎症反应综合征

【中文名】

全身炎症反应综合征。

【英文名】

systemic inflammatory response syndrome（SIRS）。

【同义名】

无。

【定义、简史】

全身炎症反应综合征是指由感染和（或）非感染性损伤因子刺激机体后出现的以全身过度炎症反应（exaggerated or uncontrolled inflammatory response）为共同特征的一种临床过程，其发生机制主要是体内产生的多种炎性细胞因子（cytokines）和其他炎性介质的综合作用，而非损伤因子本身的直接效应。

美国胸科医师学会（ACCP）和美国危重病医学会（SCCM）于1991年8月在芝加哥市举行的会议上首次提出SIRS，定义为"各种严重损伤作用于机体引起全身过度炎症反应的一种临床过程"。在相应损伤因子（感染、烧伤、创伤、大手术等）存在的条件下，出现下述2项或2项以上即可诊断SIRS：①体温＞38 ℃或体温＜36 ℃；②心率＞90次/min；③呼吸急促（＞20次/min）或通气过度（$PaCO_2$＜4.27 kPa）；④外周血白细胞计数＞12×10^9/L或外周血白细胞计数＜4×10^9/L，或中性杆状核粒细胞（未成熟中性粒细胞）比例＞10%。

感染和非感染因素均可引起 SIRS，由感染引起的 SIRS 称为脓毒症（sepsis），非感染性因素如严重创伤等可直接诱发"无菌性 SIRS"，也可因继发感染而发生脓毒症。SIRS 的主要特征是过度炎症反应、高动力循环状态、持续高代谢状态。过度炎症反应主要指体内有多种炎性介质过度释放，引起局部和全身炎症反应；高动力循环状态表现为心输血量增加和外周血管阻力降低；持续高代谢状态表现为耗氧量和通气量增加，如血糖、血乳酸升高，蛋白质分解加速。机体在发生 SIRS 的同时也发生代偿性抗炎反应，包括 Th2 细胞活性增加，内源性抗炎介质如白细胞介素 10（IL-10）、转化生长因子 β（TGF-β）、IL-1 抑制物（IL-1 INH）等释放增多，糖皮质激素水平升高等，从而抑制炎性介质的合成、分泌及活性，减轻 SIRS 引起的自身组织损伤。若代偿过度，则将发生代偿性抗炎反应综合征（compensatory anti-inflammatory response syndrome，CARS），反而使机体免疫功能受损。如果 SIRS 持续加重，则可导致多器官功能障碍综合征（MODS）甚至多器官功能衰竭（MOF）。

【发病机制】

SIRS 主要是由损伤因子刺激机体所诱生的多种炎性细胞因子和化学介质所产生的综合作用。这些介质主要有 2 个来源：一是可溶性细胞源性介质系统，包括各种细胞因子、多种黏附分子及非细胞因子性炎性介质等；二是血浆瀑布反应系统，包括凝血系统、纤溶系统、激肽系统、补体系统等。机体损伤性刺激后可出现"高细胞因子血症（hypercytokinemia）"甚至所谓"细胞因子风暴（cytokines storm）"。这些细胞因子可分为：①致炎因子（proinflammatory cytokine），主要有 α- 肿瘤坏死因子（TNF-α）、白细胞介素 -1β（IL-1β）、IL-6、IL-8、γ- 干扰素（IFN-γ）及粒巨细胞集落刺激因子（GM-CSF）等；②抗炎因子（anti-inflammatory cytokine），主要有 IL-10、TGF-β 等。众多细胞因子间存在复杂的调节关系。黏附分子是一大类细胞表面糖蛋白，能介导细胞与细胞、细胞与细胞外基质间的黏附作用，参与炎症反应、免疫应答及其他多种生理和病理过程，包括选择素（selectin）、整合素、细胞间黏附分子 -1（ICAM-1）及血管细胞黏附分子 -1（VLAM-1）。非细胞因子性细胞源性介质包括前列腺素（PG）、血栓素 B2（TXB2）、白三烯（LT）、组织胺（histamine）和 5- 羟色胺（5-HT）、磷脂介质 PAF 以及一些溶酶体成分等。非细胞因子性血浆源性炎性介质主要有纤维蛋白肽、纤维蛋白（原）降解产物（FDP）、缓激肽、过敏毒素 C3a 和 C5a 等。

严重感染、创伤等均可致内脏低灌流。肠道对低灌流及缺血缺氧很敏感，可产生肠黏膜屏障损伤、肠黏膜细胞结构和功能改变、通透性增加；肠道细菌易位，进入肠黏膜、血流及肠外器官和组织，大量肠源性 LPS 释放入血。而 LPS 可以充当外源性致

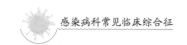

热原，激活补体和凝血因子，激活单核 - 巨噬细胞和 Kupffer 细胞等释放炎性细胞因子和其他炎症介质，抑制肠黏膜细胞的线粒体呼吸，使活性氧产生增多，并转而加重肠黏膜的缺血缺氧性损伤。这些均是 SIRS 发病的重要因素。

从损伤作用于机体至出现 SIRS 大致可分 3 个阶段：①感染或非感染因素等损伤导致局部环境产生相应炎性介质及细胞因子。这些因子除参与局部炎症形成外，可加快创伤的修复，募集效应细胞消灭病原微生物。②少量炎性介质及细胞因子释入血流，其量可能很少而不能测及，主要也是针对局部环境起防御作用。机体继续募集吞噬细胞和血小板，并有相应生长因子产生。正常情况下细胞因子反应被内在的介质网络密切调控，通过下调有关细胞因子的产生或拮抗其活性而将炎症反应控制在适当程度。如果由于某些原因而出现炎症反应失控，则将进入下一阶段。③全身性炎症反应失控，炎性介质及细胞因子表现出损伤效应而不是保护作用，血液循环中炎症介质异常增多，毛细血管壁完整性遭毁损；细胞因子进入外周器官，并通过多种机制损伤器官。除非炎症反应得到控制，否则将发生 MODS 甚至死亡。

【诊断】

在损伤因子的作用下，患者出现 SIRS 基本标准 2 项或 2 项以上表现，即可诊断为 SIRS。检测有关细胞因子、黏附分子及其受体的变化，可作为诊断参考。用 PCR 检测血清中细菌 16S 核糖体 RNA 比常规血培养及免疫学方法等更能发现 SIRS 时是否存在细菌感染，但需防污染。以下参数亦可用于 SIRS 的辅助诊断和病因分析。①脂多糖结合蛋白（lipopolysaccharide binding protein，LBP）：是一种新的急性期反应标志物，能结合和转运细菌的 LPS。血清 LBP 水平显著影响宿主对 LPS 刺激后产生的反应和抵抗败血症的能力。LBP 和其他的 LPS 识别分子是监控炎症急性期及机体对 LPS 挑战后反应能力的良好参数，在早期诊断和监控脓毒症等方面具有良好的应用前景。②前降钙素（procalcitonin，PCT）及其相关肽：正常人血中可测及少量完整 PCT 及其氮末端相关肽（nPCT）、降钙素碳末端肽 -1（CCP-1）、降钙素与其碳末端肽 - 1 的融合分子（CT：CCP-1）、游离成熟的降钙素（mCT）、降钙素基因相关肽（CGRP）。SIRS/sepsis 时 PCT、nPCT、CT：CCP-1 常有不同程度升高，可作为判断是否存在感染及感染是否控制的有用参数。③小肠脂肪酸结合蛋白（intestinal fatty acid binding protein，iFABP）：iFABP 是诊断肠黏膜损伤的特异标志。大多数 SIRS 患者血中均可测及 iFABP，提示此时亚临床肠黏膜损伤是一个常见现象。血中测及 iFABP 常提示预后不良。SIRS 患者尿 iFABP 常升高，与临床进展相关，可作为 SIRS 及器官功能障碍的预测指标。④细胞外磷脂酶 A_2（PLA_2）：急性胰腺炎时细胞外 PLA_2 与 SIRS 的发生及其他全身并发症有关。急性胰腺炎合并 SIRS 者，其血清 II 类 PLA$_2$ 水平显著高于未合并 SIRS 者，可反映急性胰腺炎相关的全身炎症在加重。⑤ C 反应蛋白（CRP）：由肝细胞在损伤因子特别是 LPS 攻击时合成，血 CRP ≥ 50 mg/L 时高度提示脓毒症，敏感性和特异性分别达98.5% 和 75%。每日测定血 CRP 水平用于监控脓毒症，比体温、外周血白细胞计数等可能更好。

【治疗】

1. 病因治疗　在积极对症支持、保持机体内环境稳定的同时，选用合适的抗生素控制感染，积极救治烧伤、创伤，治疗自身免疫性疾病，纠正缺血、缺氧状态等。不合理应用乙酰水杨酸达血药浓度 33.5 ~ 67.6 mg/dL 的毒性水平时，也可诱发 SIRS，这种情况下则禁忌使用水杨酸类抗炎药。

2. 针对发病机制治疗　根据发病机制的不同环节，给予相应治疗。

（1）抗内毒素治疗　目前尚无绝对可靠的特效药，也没有完全成熟的治疗经验，必须结合具体情况采用综合治疗措施，如采用抗菌药物控制肠道细菌繁殖、减少肠源性内毒素的产生，乳果糖、活性炭、消胆胺、白陶土等可抑制或减少内毒素的吸收。

（2）血液净化疗法　血液透析、血液灌流、血液滤过及血浆置换等方法均可去除血液循环中的内毒素、胆红素、胆汁酸及细胞因子等。生物去毒血浆滤过系统（biologic-detoxification plasma filtration system，DTPF）将去毒血液双吸附系统（DT hemodiabsorption system）和一种推拉微球滤过系统（push-pull pheresis PF system，一种包绕 0.5 μm 血浆滤膜的粉末状吸附剂悬浮体）组合起来，双向血流（80 ~ 100 mL/min）通过 PF 膜，在血浆蛋白与粉末吸附剂间提供直接接触，以 15 ~ 25 mL/min 的速率去除 TNF-α、IL-1β 及 IL-6 等细胞因子。该系统治疗严重 SIRS 伴器官衰竭患者可使病情改善，血浆有关细胞因子水平保持稳定或下降。

（3）免疫调节性营养治疗　ω-3 多不饱和脂肪酸（PUFAs）、各种核苷酸和条件必需性氨基酸具有营养及免疫调节双重作用，早期应用可延缓 SIRS 患者病情恶化，降低病死率。首选经肠道途径给予，不能进食时可作为"全胃肠外营养"的组成部分。

（4）"全内脏复苏（total splanchnic resuscitation，TSR）"治疗　也称"联合干预治疗"，主要措施包括：①给予谷氨酰胺经肠饮食，以利肠黏膜细胞的分化、分布，维持肠黏膜屏障的功能，防止细菌易位；②经肠或全身给予抗氧化剂治疗，减少肠黏膜损伤、限制通透性增加；③减少胃酸分泌；④应用能选择性改善胃肠黏膜血供的血管活性药物，这可能在"TSR"中起中心作用。低灌注压时，肠道血管的"慢波血流运动"可改善组织灌注、减少白细胞黏附、提高血管内外成分的交换及淋巴回流。多巴酚丁胺和多培沙明（dopexamine）均可通过增强胃肠道血管的"慢波血流运动"而改善胃肠道血供，前者尚具有提升胃肠黏膜 pH 值的作用。多巴胺可降低血压正常的脓毒症动物模型回肠黏膜动脉的这种"慢波血流运动"，故不宜用于 TSR 疗法。

（5）补充硒（Se）等微量元素　可静脉补 Se 40 μg/d 至 2 周以上或病情基本稳定，也可口服硒胱氨酸 50～100 mg/d 或 1 g/L 的亚硒酸钠口服液 50～100 mL/d。可同时静脉补充维生素 E 11.2 U/d，和（或）其他抗氧化剂如辅酶 Q、半胱氨酸等。动物试验提示 Se 与锗、锌有协同作用，特别是与锌有协同增加免疫功能的作用，可同时适量补充。

（6）治疗用修饰性血红蛋白　磷酸吡哆醛结合的血红蛋白聚氧乙烯化合物（PHP）是一种经过化学修饰的人源性血红蛋白，可改善休克患者的血液动力学，提升血压，减少儿茶酚胺的用量，这与它可清除 NO 有关。PHP 具有较长的循环时间和良好的稳定性；还能与可溶性红细胞酶类如过氧化氢酶、超氧化物歧化酶等结合，具有良好的抗氧化特性。目前正在进行治疗 SIRS 相关性休克的 III 期临床试验。

（7）静脉注射用人免疫球蛋白（IVIG）　IVIG 能中和超抗原和细菌毒素，拮抗细胞因子及抗独特型效应（anti-idiotype effect），阻断 Fc 受体，加速内源性致病性自身抗体的清除，抑制某些补体成分等；还可能抑制单核 - 巨噬细胞的高反应性，矫正其功能失常而又不损伤正常细胞免疫。在严重 SIRS 等情况下可以试用。

（8）糖皮质激素　TNF-α、IL-1 及 IL-6 可影响下丘脑 - 垂体 - 肾上腺轴，通过糖皮质激素的释放对细胞因子的基因表达进行负反馈调节。少量、短期的糖皮质激素治疗，配以合适的抗生素，可能有助于补偿该轴相对和暂时的功能缺陷，重建细胞因子释放的生理性调控机制。

（9）其他机制治疗　应用针对 IL-1、TNF-α、IL-6 及 IL-8 等的特异性抗体或受体拮抗剂，理论上可达到拮抗炎性细胞因子、下调炎症反应的目的。另外，合理使用非甾体类消炎药物以减少花生四烯代谢产物的产生也是机制治疗的一个方面。

【预后】

SIRS 预后可通过符合基本诊断标准的条数、各指标异常程度以及是否出现 MODS 等加以粗略判断。更精确的判断可采用急性生理和慢性健康状态评估系统（acute physiology and gestational health evaluation，APACHE）。该系统由 Knaus 等于 1981 年首创，其基础是多种生理学指标异常的量化，1985 年提出修订版 APACHE II，由急性生理评分（12 个参数）、年龄评分及慢性健康状态评分 3 个部分组成，总分 71 分，得分越多，病情越重，预后越差。1991 年再次提出修订版 APACHE III，由两大部分组成：

① APACHE Ⅲ评分，包括生命体征和实验室检查指标（含脉搏、平均血压、呼吸频率、PaO$_2$、A-aDO$_2$、血细胞比容、外周血白细胞计数、2 项肌酐测定值、血尿素氮、血钠、血白蛋白及血糖等 16 个项目）、酸碱异常的评分（综合 pH 值和 PaCO$_2$结果进行计分）、神经系统异常评分（眼征及意识）以及年龄评分和慢性健康状态评分，合计 299 分；② APACHE Ⅲ预测方程，用所得 APACHE Ⅲ分值、主要疾病种类（78 种，包括脓毒症）有关资料对病死率作多元 Logistic 回归分析，以判断病死率与生理指标异常、年龄、慢性健康状态及疾病种类之间的关系。APACHE Ⅲ在 APACH Ⅱ基础上做了重大修改，扩大了数据搜集范围，增补了疾病类别并做统计学处理，提高了急性生理异常计分，降低了慢性病计分，在整体上提高了评估急性病情和预测病死率的准确性，据统计准确率可达 90% 左右。

SIRS 患者可进展为脓毒症，从 SIRS 到脓毒症到重症脓毒症再到感染性休克，病死率逐渐增加，28 d 病死率分别为 10%、20%、20% ~ 40%、40% ~ 60%。影响脓毒症临床结局的主要因素是基础疾病、脓毒症严重程度、休克和多器官功能衰竭。

【参考文献】

［1］刘国娟，周丽华 . 全身炎症反应综合征的治疗进展［J］. 医学信息，2015（18）：345-346.

［2］陈敏英 . 全身炎症反应综合征及治疗进展［J］. 中国实用外科杂志，2002，22（12）：3.

［3］陈亦刚 . 多器官功能障碍综合征病理生理的研究进展［J］. 医学新知，2015，25（6）：4.

［4］林果为，王吉耀，葛均波 . 实用内科学［M］.15 版 . 北京：人民卫生出版社，2015.

（陈耀凯 赵 庭）

三、感染性休克

【中文名】

感染性休克。

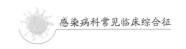

【英文名】

septic shock。

【同义名】

脓毒性休克。

【定义、简史】

本综合征是由各种病原体及其毒素引起全身微循环障碍和血液动力学异常，导致组织灌流量不足，细胞缺血、缺氧及代谢紊乱，甚至多器官功能衰竭的严重临床综合征。

【病原学】

病毒、立克次体、细菌、螺旋体、真菌及寄生虫等多种病原体均可引起感染性休克，但以细菌尤其是革兰阴性菌最为常见，如肠杆菌科细菌、铜绿假单胞菌、不动杆菌属、脑膜炎球菌及类杆菌等。革兰染色阳性细菌如葡萄球菌、链球菌及梭状芽孢杆菌等也可引起休克。易发生感染性休克的常见疾病有中毒型菌痢、暴发型流行性脑脊髓膜炎、中毒性肺炎、革兰阴性杆菌败血症、化脓性胆囊炎和胆管炎、急性肾盂肾炎、中毒性休克综合征、腹腔感染及肾综合征出血热等。原有慢性基础疾病如糖尿病、肝硬化、白血病、恶性肿瘤、烧伤、器官移植及长期应用免疫抑制剂、广谱抗菌药物、化疗及放疗、留置各种插管或导管者，在继发细菌感染后易并发感染性休克。

【发病机制与病理改变】

感染性休克是多种因素相互作用、互为因果的综合结果，发病机制十分复杂，仍未完全阐明，目前认为微循环障碍是其基本发生机制。

1. 微循环障碍　在休克发生发展过程中，微血管经历痉挛、扩张和麻痹 3 个阶段。①微循环痉挛期：当病原体及其毒素进入人体后，首先刺激交感神经 - 肾上腺髓质系统和血管内皮细胞，产生大量儿茶酚胺类物质、血管紧张素、白三烯、血栓素 A2（TXA2）和内皮素等强烈缩血管物质，引起微血管痉挛、毛细血管括约肌收缩、动脉 - 静脉短路开放，血液经动脉 - 静脉短路流入微静脉，引起毛细血管缺血，组织灌流量不足，细胞缺血、缺氧，使细胞发生代谢和功能障碍。内毒素也可使血管强烈收缩。在这个时期，因皮肤和大部分内脏血管收缩，外周血管阻力增加，使血压得以维持在正常范围。同时引起血液重新分配，保证心、脑重要脏器的血液供应。此外，因毛细血管缺血，毛细血管内压力低于毛细血管内渗透压，组织间液回吸收至毛细血管内，使血容量增加。

由于上述代偿作用，血压可以维持在正常范围。因组织器官微血管痉挛，临床表现为面色和皮肤苍白、皮肤呈花斑状、四肢肢端发冷、呼吸急促、心率增快、脉搏细速、血压正常但脉压减小、尿少等。②微循环扩张期：如果休克进一步发展，由于细胞缺血、缺氧加重，无氧代谢增加，使乳酸等酸性代谢产物大量产生和蓄积，可引起微血管扩张和酸中毒；同时组织缺氧可刺激肥大细胞产生大量组织胺，内毒素也可激活血中胰舒血管素和缓激肽等扩血管物质；上述原因协同作用使微血管扩张，毛细血管括约肌舒张，毛细血管通透性增加，毛细血管内血流缓慢、停滞，血液黏稠，红细胞和血小板凝聚，血液不易流动且易凝。由于毛细血管扩张和通透性增加，血管内血流停滞而压力增高，管腔内液体大量外渗，使回心血量明显减少，心输出量因此而降低，导致血压下降。③微循环衰竭期：为感染性休克晚期。毛细血管网血流停滞、血细胞聚集，加之血管内皮损伤，促进内凝血过程及弥漫性血管内凝血（DIC）发生。组织细胞严重缺氧并大量坏死，进而发生多器官功能衰竭。

2. 细胞和分子水平发病机制 除微循环障碍以外，尚有其他因素参与感染性休克发病机制。①代谢障碍：感染性休克时，细胞缺血、缺氧可引起糖、蛋白质、脂肪、能量及电解质等代谢障碍。大量乳酸等酸性代谢产物蓄积可引起酸中毒。细胞线粒体损伤，ATP 生成减少，能量代谢障碍使细胞功能减低；细胞膜上 Na^+，K^+-ATP 酶活性降低，使细胞内 K^+ 外流，Na^+ 大量进入细胞内，引起细胞水肿；Ca^{2+} 大量流入细胞内引起 Ca^{2+} 过量积聚，导致细胞发生坏死。②内毒素作用：严重革兰阴性菌感染可产生大量内毒素。内毒素（脂多糖，即 LPS）通过 LPS 结合蛋白（LBP）与单核 - 巨噬细胞表面受体 CD14 结合，对人体可产生如下毒性：直接引起细胞和组织损伤，导致心、脑、肝及肾等重要脏器病变；诱导单核 - 巨噬细胞产生 TNF-α、IL-1、IL-4、IL-6 等炎性介质，这些细胞因子可损伤血管内皮细胞及其他组织细胞，加重炎症坏死病变和休克；活化补体系统，产生和释放大量血管活性物质如过敏毒素、组织胺等，使微血管扩张和血管通透性增加，加重微循环障碍；内毒素及 TNF、IL-1、IFN-γ 等细胞因子可活化一氧化氮（NO）合成酶，产生过量的 NO，抑制心肌收缩力减弱并使血管扩张，引起血压降低；刺激脑下垂体分泌阿片肽如 β- 内啡肽，与脑和脑下垂体阿片样受体结合，抑制心脏及血管功能，使心肌收缩力减弱，心率减慢，血压下降。③自由基损伤：感染性休克时，因细胞缺血缺氧、组织再灌流损伤和白细胞释放自由基等，使体内自由基过量产生，可引起细胞膜脂质过氧化，损伤细胞膜，导致细胞功能障碍和死亡。④溶酶体损伤：休克和内毒素均可引起细胞内溶酶体膜损伤和破裂，导致溶酶体内蛋白水解酶释放，产生细胞自溶和组织损伤。⑤磷脂酶 A2 活化：内毒素可活化细胞膜磷脂酶A2，产生花生四烯酸，花生四烯酸代谢产物白三烯、血栓素 A2 继而增多，使血管强烈

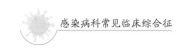

收缩及血小板聚集，加重微循环障碍和促进 DIC 发生。

3. 弥散性血管内凝血　感染性休克时易发生 DIC，原因是：①病原体和毒素损伤血管内皮细胞、白细胞及血小板，活化血浆凝血因子、组织凝血活酶和磷脂质因子，使凝血系统活化，发生血管内凝血及血栓形成；②微循环障碍使血流缓慢、停滞、血浆外渗和红细胞、血小板聚集；③血管内皮细胞损伤，血管壁失去光滑性，红细胞、血小板和纤维蛋白易沉积于管壁上形成血栓；④酸中毒可加重血液高凝状态。DIC 发生后，可进一步加重微循环障碍，使回心血量明显减少，心排血量明显降低，血压下降；DIC 引起广泛微血管内血栓并产生栓塞，使组织和细胞进一步发生缺血、缺氧和功能障碍，最终发生缺血性坏死，使重要器官如心、脑、肺及肾等产生功能障碍，甚至发生多脏器功能障碍及多器官功能衰竭。此外，DIC 可引起皮肤黏膜、消化道及呼吸道等多部位大量出血，促进和加重休克。

4. 多脏器功能障碍和衰竭　持久和严重休克时可发生多脏器功能障碍和多脏器功能衰竭。①心脏：内毒素可引起心肌损伤，微循环障碍等可引起心肌缺血、缺氧而造成心肌损伤，酸中毒、心肌抑制因子（MDF）、β- 内啡肽和 DIC 等均可使心肌功能受到抑制和损伤。表现为心肌水肿、变性、断裂、坏死及心肌组织小血管广泛微血栓栓塞等病变，心肌收缩力减弱，心脏排血量减少而加重休克。②肾脏：感染性休克时可发生肾血管痉挛，肾血流量减少，肾内血液发生分流，肾皮质血液向髓质分流，肾皮质缺血，使肾小球滤过率降低，临床表现为少尿或无尿，血尿素氮和肌酐升高。长期和严重的肾脏缺血可进一步发生肾小管坏死而导致急性肾功能衰竭。③肺脏：感染性休克时肺血管痉挛、毛细血管缺血、动脉 - 静脉短路开放，血液发生分流，血液不经毛细血管流过，影响与肺泡气体交换。如同时发生 DIC，肺微循环障碍加重。肺毛细血管通透性增加，血管内液体大量外渗，引起肺水肿和透明膜形成。肺缺血使肺表面活性物质产生减少，肺顺应性减低，可以引起肺不张。最终导致肺内气体交换障碍，出现低氧血症，引起严重缺氧，即严重呼吸窘迫综合征（ARDS）。④脑：感染性休克时可发生脑微循环障碍。当收缩压降至 60 mmHg 以下时，因脑缺血、缺氧而发生脑水肿；同时脑细胞代谢障碍，ATP 产生减少，细胞膜上 Na^+，K^+-ATP 酶活性降低，细胞 Na^+ 和 K^+ 交换发生障碍，Na^+ 不能从细胞中排出，引起脑水肿。临床可表现昏迷、抽搐，最终可发生脑疝而引起呼吸衰竭。⑤肝脏：感染性休克肝脏亦可发生微循环障碍，肝脏缺血、缺氧，肝脏功能异常，使细菌毒素、毒性物质及乳酸等大量代谢产物和血管活性物质不能正常代谢，加重感染性休克。临床表现为黄疸、肝功能异常、肝脏肿大及压痛和肝性脑病等。⑥肠：感染性休克引起肠微循环障碍，使肠壁缺血、水肿，局部抵抗力降低，通透性增加，使肠腔内毒素易于吸收，进入血液循环，引起内毒素血症而加重休克。临床可表现为腹胀、毒血症及消化道出血等。

【临床表现与分期】

1. 原发性感染性疾病表现　多有寒战、高热等感染中毒症状及咳嗽、腹痛等原发感染部位局部表现，但常为休克表现所掩盖。

2. 全身炎症反应综合征　感染性休克患者常有 2 种及其以上 SIRS 征象。SIRS 临床诊断依据为：①体温 > 38 ℃或体温 < 36 ℃；②心率 > 90 次 /min；③呼吸急促（ > 20 次 /min）或通气过度（ $PaCO_2$ < 4.27 kPa ）；④外周血白细胞计数 > 12×10^9/L 或外周血白细胞计数 < 4×10^9/L，或中性杆状核粒细胞比例 > 10%。

3. 组织低灌注等休克证据　患者有低血压、意识改变、尿量减少、皮肤温度降低或花斑表现时，表明已经发生感染性休克。平均动脉压（MAP）降低和血乳酸升高能更早地提示休克的发生，MAP 低于 65 mmHg 和（或）高乳酸血症被认为是组织灌注不足的指标。

4. 感染性休克的临床分期

（1）缺血缺氧期（早期休克）　大多有交感神经兴奋症状，意识尚清，但烦躁、焦虑、面色及皮肤苍白、口唇及甲床轻度紫绀、皮肤湿冷发花、四肢肢端厥冷、尿少、呼吸急促、心率明显增快、血压正常及偏低、脉压差缩小（ ≤ 20 mmHg ）及脉搏细速，可有恶心、呕吐等。

（2）淤血缺氧期（中期休克）　四肢厥冷及皮肤花斑状更为明显、口唇及指甲发绀、呼吸深快、心音低钝、脉搏细速、血压下降（收缩压低于 80 mmHg ）、浅表静脉萎陷，尿量更少或无尿。

（3）微循环衰竭期（晚期休克）　可出现循环衰竭、DIC 和 MODS，表现为顽固性低血压、皮肤内脏广泛出血、胃肠胀气，各器官功能障碍和衰竭的临床表现如心音低钝、心率快速、心律不整及异常心律如奔马律等，心电图可出现心率增速、传导阻滞和 ST 段及 T 波降低等表现；少尿或无尿，血尿素氮、肌酐及血钾升高；呼吸急促，发绀，两肺可有湿性啰音，血氧分压降至 60 mmHg 以下，吸入纯氧亦不能纠正血氧分压，胸片检查可见两肺有弥散性点片状阴影和呈云雾状；昏迷、抽搐、肢体瘫痪和脑水肿、脑疝等表现；出现肝功能衰竭时可有昏迷及黄疸。

【实验室检查】

1. 血常规检查　外周血白细胞总数及中性粒细胞明显升高，可有中毒颗粒和核左移现象。

2. 尿常规和肾功能检查 尿常规检查一般在正常范围。发生急性肾功能衰竭时，尿比重低而固定，可出现尿蛋白，镜检可见红细胞、白细胞和管型。肾功能检查有血尿素氮和肌酐升高。

3. 病原体检查 尽量在抗菌药物治疗前采集血、尿、大便、痰、脑脊液、胸腹水、皮肤瘀斑和感染病灶分泌物等标本，作细菌涂片和培养，以确定感染的病原体。

4. 血气分析 血二氧化碳结合力（CO_2CP）常不同程度降低。要正确反映血液酸碱平衡及血气情况，应取动脉血作血 pH、氧分压（PaO_2）、血氧饱和度、二氧化碳分压（$PaCO_2$）、剩余碱及标准碳酸盐分析等。

5. 血清电解质检查 常有血清钠降低。有肾功能衰竭时可有血钾升高。

6. 血乳酸含量测定 感染性休克时血乳酸含量升高，且升高水平与病情轻重相关，可作为判断预后和治疗效果的指标。

7. 血液流变学检查及 DIC 相关检测 休克时血液黏稠度增加，早期呈高凝状态，其后纤溶亢进转为低凝。发生 DIC 时，血小板计数进行性降低，凝血酶原时间及凝血活酶时间延长，纤维蛋白原减少，血纤维蛋白降解产物（FDP）明显升高，血浆鱼精蛋白副凝（3P）试验阳性。上述指标应作动态检测，如有进行性变化则更具诊断价值。

8. 眼底和甲皱微循环检测 眼底检查可见动脉痉挛变细。甲皱微循环检查有血管床模糊不清、血管袢数目减少、血流减慢等。

9. 其他检查 根据病情可做 X 线、心电图、B 超和 CT 等检查。

【诊断】

感染性休克可根据原发性感染和休克表现进行诊断。对于易诱发休克的感染性疾病应密切观察病情变化，下列征象提示有休克发生的可能：①过高热（> 40.5 ℃）或过低温（< 36 ℃）；②非神经系统感染而出现意识改变，如表情淡漠或烦躁不安等；③呼吸加快伴低氧血症和（或）代谢性酸中毒，而胸部 X 线检查无异常发现；④心率明显增快与体温升高不平行或出现心律失常；⑤脉压差缩小或血压偏低或体位性血压降低；⑥尿量减少；⑦皮肤苍白、湿冷发绀或出现花斑。

【治疗】

包括积极控制感染和抗休克治疗 2 个方面。

1. 病原治疗 祛除病原、积极控制感染对于治疗感染性休克十分重要。病原不明时，可根据感染部位及临床表现，凭借经验推断最可能的病原体，采用有效抗菌药物。如已获得病原菌，应根据药物敏感试验结果选择有效抗菌药物。一般采用 2 种广谱抗菌药联合治疗，肾毒性药物慎用。剂量宜大，首次剂量加倍，静脉给药。有原发性感染病灶和迁徙性病灶者应积极处理。多次输入新鲜全血、血浆和免疫球蛋白等，提高人体免疫功能，以利控制感染。

2.扩容治疗 扩容治疗是抗休克治疗的手段，使用的液体有晶体液和胶体液 2 种，并应进行合理组合。常用晶体液有生理盐水、5% 碳酸氢钠液、复方林格液、2∶1 液体（2 份生理盐水和 1 份 1.4% 碳酸氢钠液）和 5% 葡萄糖液。常用胶体液有低分子右旋糖酐、706 代血浆、血浆、全血和白蛋白。低分子右旋糖酐可扩充血容量、降低血液黏稠度、疏通微循环、降低毛细血管通透性、减少红细胞及血小板聚集、改善微循环障碍和防止 DIC 发生，是休克扩容治疗时常用的胶体液。

扩容治疗一般遵循"先多后少、先快后慢、先盐后糖、先晶后胶晶胶结合"的原则。在最初 1 h 内，从静脉快速输入液体，成人为 1 000 mL，儿童为 10 ~ 20 mL/kg，液体可用 5% 碳酸氢钠液 5 mL/kg、低分子右旋糖酐、2∶1 液体或生理盐水，静脉输入后可迅速扩充血容量和纠正酸中毒。在以后 12 h 内，可输入液体 2 000 mL 左右，根据休克纠正情况决定输液速度。如无脱水情况，24 h 输入液体 3 000 ~ 4 000 mL。至休克纠正后，可用 5% ~ 10% 葡萄糖液，补充液体和热量。对有心脏损害或心功能不全者，应适当控制和减少输液量和输液速度，并给强心药和扩血管药。扩容治疗应达到以下标准：①组织灌注良好，意识清楚，面色转红，四肢转暖，紫绀消失；②呼吸次数和心率减慢，脉率 < 100 次 /min；③脉搏增强、血压上升，收缩压升至 90 mmHg 以上，脉压增大至 30 mmHg 以上；④尿量增多（> 30 mL/h）；⑤血红蛋白恢复到基础水平，血液浓缩现象消失。如扩容治疗后，出现呼吸次数和心率增快，颈静脉过度充盈，两侧肺底出现湿性啰音等，提示输液量过多引起心功能不全，应减慢输液速度和限制输液量，并应给强心、利尿和扩张血管药。

扩容治疗时最好监测中心静脉压（CVP）。CVP 反映心功能，尤其是右心搏血功能、血容量（回心血量）及容量血管张力，正常值为 6 ~ 12 cmH$_2$O。如休克同时伴有 CVP 降低，提示为血容量不足，应积极扩容补充血容量。如休克同时伴有 CVP 上升，为心功能不全、血容量过多或容量血管过度收缩所致，应限制输液量，减慢输液速度，并给强心、利尿和扩张血管药。如休克同时伴有 CVP 正常时，可能为心功能不全或血容量不足，可做扩容负荷试验：于 5 ~ 10 min 内静脉快速输入液体 100 mL，如 CVP 正常或下降，提示为血容量不足，应补充血容量；如 CVP 升高 ≥ 3 cmH$_2$O，则为心功能不全或血容量过多，须限制补液量和给予强心药。

3.纠正酸中毒 抗休克治疗时须积极纠正酸中毒，根本办法还在于补充血容量、改善微循环，同时适当选用碱性药物。首选药物为 5% 碳酸氢钠液，其次是 11.2% 乳酸钠液，后者在高乳酸血症和肝功能损害时不宜采用。5% 碳酸氢钠液 0.5 mL/kg 可提高 CO_2CP 0.449 mmol/L，11.2% 乳酸钠液 0.3 mL/kg 可提高 CO_2CP 0.449 mmol/L。

4. 正确应用血管活性药物 在扩充血容量和纠正酸中毒的基础上，正确使用血管活性药可以纠正血液动力学异常和改善微循环障碍。血管活性药有扩血管药和缩血管药两类。感染性休克早期血液动力学改变多为低排高阻型，表现为微血管痉挛，应选用扩血管药。

（1）扩血管药 应在充分扩容的基础上使用，否则易引起血压下降。常用扩血管药有抗胆碱能药、α- 受体阻滞剂和 β- 受体兴奋剂。

①抗胆碱能药：可阻断交感神经、解除微血管痉挛和扩张血管；并有兴奋呼吸中枢、解除支气管痉挛、减少气管分泌物、增加通气量及提高血氧分压的作用。常用抗胆碱能药物有山莨菪碱（654-2）、阿托品和东莨菪碱。山莨菪碱剂量：成人 10 ~ 20 mg/ 次，儿童每次为 0.3 ~ 2 mg/kg。阿托品剂量：成人 0.3 ~ 0.5 mg/ 次，儿童每次为 0.03 ~ 0.05 mg/kg。东莨菪碱剂量：成人 0.3 ~ 0.5 mg/ 次，儿童每次为 0.06 mg/kg。东莨菪碱具有镇静作用，适用于烦躁不安和惊厥儿童。上述抗胆碱能药可每 10 ~ 15 min 静脉注射 1 次，至面色红润、四肢转暖、尿量增多、脉搏转强和血压上升后，可逐渐减量和延长用药时间而停药。如注射 5 ~ 6 次后，血压仍不上升，则应换用其他扩血管药。不良反应有瞳孔扩大而致视力模糊、兴奋躁动、腹胀、心率增快和尿潴留等。青光眼患者应禁用。

② α- 受体阻滞剂：可阻断 α- 受体而使血管扩张，常用药物有酚妥拉明、苯苄胺和氯丙嗪。酚妥拉明可以解除肺微血管痉挛，改善肺微循环障碍，减轻心脏的负荷；对休克伴心功能不全和肺水肿者有较好疗效。成人 5 ~ 10 mg/ 次，儿童每次 0.1 ~ 0.2 mg/kg，用 5% 葡萄糖液 500 ~ 1 000 mL 稀释，开始时应缓慢静脉滴注，根据血压情况调整静滴速度。有心功能不全者可以和去甲基肾上腺素合用以免引起血压骤降。氯丙嗪尚具有镇静、降温作用，宜用于伴有高热、烦躁不安和惊厥患者，老年人、动脉硬化和肝脏病患者慎用。剂量 0.5 ~ 1 mg/kg，静脉点滴或肌内注射。必要时可重复注射。

③ β- 受体兴奋剂：有异丙基肾上腺素和多巴胺。异丙基肾上腺素为较强的 β- 受体兴奋剂，可使心肌收缩力明显增强、心率增快，并有中度扩血管作用，但心肌耗氧量和心肌应激性增加，易引起心律失常和心率加速，故心脏病和心律紊乱患者禁用。剂量：0.1 ~ 0.2 mg 加入 100 mL 液体中，静滴剂量成人为每次 2 ~ 4 μg/min，儿童每次 0.05 ~ 0.2 μg/（kg·min），治疗后成人心率不宜超过 120 次 /min（儿童140 次 /min）。多巴胺视剂量不同，可分别兴奋多巴胺受体、β- 受体和 α- 受体。当剂量为 2 ~ 5 μg/（kg·min）时兴奋多巴胺受体，使肾血管扩张、肾血流量增加，尿量增多；

当剂量为 6 ~ 15 μg/（kg·min）时兴奋 β-受体，使心肌收缩力增强、心排血量增加，但对心率影响不大，很少引起心律不齐；剂量超过 20 μg/（kg·min）时兴奋 α-受体，使血管收缩。多巴胺是常用的抗休克药物，可用 10 ~ 20 mg 加入 100 mL 液体中，先以 2 ~ 5 μg/（kg·min）静脉点滴，视血压情况调整剂量，宜用于心功能不全、心肌收缩力减弱和尿量减少的休克患者。

（2）缩血管药 不是抗休克治疗的首选药物，以下情况可考虑应用：①当血压明显下降，须迅速提升血压，保证心、脑等重要脏器的血液供应，尤其是老年患者；②血液动力学呈高排低阻型的休克患者；③与 α-受体阻滞剂合用，防止血压骤降；④应用扩血管药无效者。常用缩血管药有间羟胺和去甲基肾上腺素，以间羟胺应用最多。间羟胺剂量为 10 ~ 20 mg 加入 100 mL 液体中，静脉点滴速度 20 ~ 40 滴 /min。去甲基肾上腺素因其缩血管作用很强，单独使用较少，一般多与 α-受体阻滞剂联合应用，剂量为 0.5 ~ 1 mg 加入 100 mL 液体中，滴速为 4 ~ 8 μg/min，根据血压情况调整剂量。此外，需预防含有去甲基肾上腺素的液体逸漏至血管外导致皮肤和皮下组织坏死。

5. 防治 DIC 早期、及时纠正休克和控制感染，是防止 DIC 发生的根本措施。①肝素治疗：肝素可以抑制凝血酶，阻止凝血和血栓形成，阻断 DIC 发生和发展。剂量为每次 0.5 ~ 1 mg/kg（1 mg=125 IU）加入 100 mL 液体中，静脉点滴，每 4 ~ 6 h 1 次。在每次静滴肝素前，应作凝血时间（试管法）监测，凝血时间保持在 15 ~ 30 min 为宜。如低于 15 min 可重复使用肝素。如凝血时间超过 30 min，暂缓使用肝素或延长使用肝素间隔时间。②改善微循环和纠正酸中毒：可用低分子右旋糖酐液、扩血管药等改善微循环，并应纠正酸中毒；③补充凝血因子：DIC 可引起消耗性凝血障碍而导致出血，因此可在肝素治疗基础上输入新鲜全血、血浆、凝血酶原复合物、纤维蛋白原和血小板；④其他治疗：潘生丁和阿司匹林有抑制血小板聚集、防止凝血、改善微循环的作用。潘生丁剂量为 100 ~ 200 mg/ 次，加入 100 mL 液体中静脉点滴，每 4 ~ 6 小时重复 1 次。阿司匹林剂量为 0.25 ~ 0.5 g/ 次，3 次 /d。抗纤溶剂仅用于 DIC 凝血过程终止，出现病理性纤溶现象时才能应用，否则须与肝素合用。常用抗纤溶剂有 6-氨基己酸、抗血纤溶芳酸等。

6. 维护重要脏器的功能 持久和严重的休克可使重要脏器的功能衰竭，使休克进入晚期，成为难治性休克，病死率明显升高。因此治疗休克时，应重视防止重要脏器损伤和维护重要脏器功能。

（1）维护心功能 主要措施有：①及早纠正休克；②在扩容治疗时有心功能不全者应给予强心药，可用毛花苷丙和毒毛花苷 K；③及时发现和纠正电解质紊乱，尤其是低血钾，并应纠正酸中毒；④应用扩血管药如 β-受体兴奋剂，多巴胺不仅可加强心肌收缩力，还可改善微循环和使肾血管扩张，增加肾血流量和利尿；⑤其他：应充分给氧。

（2）维护肺功能及防治 ARDS　主要措施：①早期和及时纠正休克；②保持呼吸道通畅：应解除呼吸道痉挛，清除呼吸道分泌物，控制呼吸道炎症。如呼吸道内痰液不易清除，引起呼吸道梗阻者，应作气管切开，吸除痰液，保持呼吸道通畅；③使用扩血管药解除肺血管痉挛，改善肺循环，可用酚妥拉明、山莨菪碱及氨茶碱等；④充分吸氧，吸入氧浓度应为 40%，氧流量为 5 ~ 8 L/min。如仍有低氧血症，可间歇性正压给氧。如仍不能纠正低氧血症，则应考虑已发生 ARDS，应呼气末正压给氧（PEEP）；⑤限制输液量及液体入量，并给予强心药。宜少用晶体液，多用胶体液如低分子右旋糖酐液、白蛋白等，以防肺水肿发生；⑥亦可应用大剂量肾上腺糖皮质激素，但疗程不宜过长，一般以 2 ~ 3 d 为宜，且应早期应用；⑦己酮可可碱可拮抗细胞膜上磷酸酯酶活化，减少白三烯、TXA2 等花生四烯酸代谢产物产生；降低白细胞在肺内浸润和 TNF、IL-1 等炎症坏死介质对肺组织的损伤；抑制肺毛细血管通透性，减轻和防止肺水肿。

（3）维护肾功能和防治急性肾功能衰竭　休克时可出现少尿、无尿及血尿素氮和肌酐升高，应注意鉴别肾前性（血容量不足、肾血管痉挛及肾血流量减低所致）和急性肾功能衰竭。可做甘露醇试验进行鉴别，方法：用 20% 甘露醇 100 ~ 200 mL 静脉快速滴注，如尿量增加 1 倍以上（> 40 mL/h）为肾前性；如尿量不增加，应静脉注射呋塞咪（速尿），尿量仍不增加时则应考虑为急性肾功能衰竭。维护肾功能措施：①及时纠正休克和控制感染；②及时、充分补充血容量；③应用扩血管药如多巴胺、山莨菪碱等，解除肾血管痉挛；④对已充分扩容、补足血容量及纠正休克者，如仍出现少尿或无尿，可尽早使用 20% 甘露醇液，有解除肾血管痉挛，增加肾血流量和尿量的作用；⑤甘露醇液无效者，可静脉注射速尿 20 ~ 100 mg，如仍不增加尿量，则应按急性肾功能衰竭处理；⑥在休克纠正后，亦可试用前列腺素 E1 100 μg 加入 500 mL 液体中静脉滴入。

（4）防治脑水肿　防治措施：①积极控制感染和休克；②充分吸氧；③给予扩血管药如山莨菪碱等，扩张脑微血管，改善脑微循环；④有脑水肿和脑疝时及时给予 20% 甘露醇液或 25% 山梨醇液 250 mL，每 4 ~ 6 小时 1 次，亦可加用速尿；⑤应用肾上腺糖皮质激素，如地塞米松 10 ~ 20 mg，静脉注射；⑥其他措施：头部降温、静滴能量合剂，增强 Na^+、K^+-ATP 酶活性，减轻脑水肿。

7. 应用肾上腺皮质激素　感染性休克时应用肾上腺皮质激素治疗，可以增强心肌收缩力，增加心排血量；还可解除微血管痉挛，使动脉静脉短路关闭，改善微循环障碍；并可降低毛细血管渗透性，减少血管内液体外渗，保持血容量；可以减少毒素对细胞的损伤和减轻中毒症状；并能减轻溶酶体膜的损伤，防止蛋白水解酶的外释，减轻对细胞、组织和重要脏器损害。可给予氢化可的松 300～500 mg/d，或地塞米松 20～40 mg/d，静脉注射。在休克纠正后及时停用，一般为 1～3 d。

8. 其他治疗 包括对症支持治疗、强化血糖控制以及基因重组人活化蛋白 C 的补充等。

【预后】

早期、及时、正确的诊断和治疗是提高治疗成功率的关键。应用抗休克治疗措施后，患者面色转红、四肢转暖、皮肤花斑状消失、口唇及指甲紫绀消失、呼吸频率和心率减慢、脉搏增强、尿量增多、脉压增大及血压上升，提示疗效和预后较好；晚期休克表现为顽固性休克、DIC、重要脏器功能障碍或多器官功能衰竭者，预后不良；有严重基础疾病者并发感染性休克后预后差，病死率高；抗休克治疗时可以控制和清除原发性感染病灶者预后好。

【参考文献】

［1］HOWELL M D, DAVIS A M. Management of sepsis and septic shock［J］. JAMA, 2017, 317（8）: 847-848.

［2］EVANS L, RHODES A, ALHAZZANI W, et al. Surviving sepsis campaign: international guidelines for management of sepsis and septic shock 2021［J］. Crit Care Med, 2021, 49（11）: e1063-e1143.

［3］佚名. 中国急诊感染性休克临床实践指南［J］. 中华急诊医学杂志, 2016, 25（3）: 274-287.

［4］EGI M, OGURA H, YATABE T, et al. The Japanese clinical practice guidelines for management of sepsis and septic shock 2020 （J-SSCG 2020）［J］. Acute Med Surg, 2021, 8（1）: e659.

［5］CECCONI M, EVANS L, LEVY M, et al. Sepsis and septic shock［J］. Lancet, 2018, 392（10141）: 75-87.

（陈耀凯 赵 庭）

四、中毒性休克综合征

【中文名】

中毒性休克综合征。

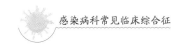

【英文名】

toxic shock syndrome（TSS）。

【同义名】

无。

【定义、简史】

本综合征主要由细菌超抗原性外毒素等多种原因引起的急性严重症候群，临床主要表现为急性发热、皮疹伴脱屑、低血压及多器官系统损伤。TSS 最初专指葡萄球菌中毒性休克综合征（staphylococcal toxic shock syndrome，Staphy TSS），后来发现其他多种致病因子和（或）其毒素也可引起相似临床特征，因此其含义现已明显扩展。目前 TSS 按病因大致可分为以下 5 类：①由金葡菌中毒性休克综合征毒素 -1（toxic shock syndrome toxin-1，TSST-1）或（和）肠毒素等引起的 Staphy TSS，可进一步分为月经相关性 TSS（menstrual-related TSS，mTSS）和非月经相关性 TSS（nonmenstrual-related TSS，nmTSS）2 种类型；②化脓性链球菌致热外毒素等引起的链球菌中毒性休克综合征（streptococcal toxic shock syndrome，Strep TSS）；③污泥梭状芽孢杆菌（*Clostridium sordellii*）引起的 TSS；④腺病毒 -3 型引起的 TSS；⑤人体内源性超抗原（superantigen，sAg）有引起 TSS 的可能。临床病例绝大多数为 Staphy TSS 或 Strep TSS。1978 年 11 月，美国科罗拉多大学儿科流行病学教授 James 在 *Lancet* 上发表论文，列举了 TSS 的主要症状并确定了其与金黄色葡萄球菌之间的联系，这是有关 TSS 的首次报道。1989 年，Steven 等报道了猩红热患者中与化脓性链球菌相关的"中毒性休克样综合征"。

【病原学】

1. 金黄色葡萄球菌　Staphy TSS 主要由血浆凝固酶阳性金黄色葡萄球菌所致，金黄色葡萄球菌以外的葡萄球菌因罕见相关毒素，故极少引起本病。Staphy TSS 本质上属于一种毒素病（toxinosis），主要由细菌外毒素引起，细菌本身未必侵入血流和播散。可引起本病的金黄色葡萄球菌外毒素主要有 3 类：① TSST-1：由 194 个氨基酸组成，分子量约 22 kD，编码基因 tst 位于噬菌体 - Ⅰ 群金黄色葡萄球菌染色体上。临床分离的金黄色葡萄球菌株约 20% 能产生 TSST-1，而自 mTSS 患者分离的金黄色葡萄球菌株 95%～98% 可产生 TSST-1。②肠毒素：是一组热稳定蛋白质，分子量 26～30 kD，共 7 个血清型。1/3～1/2 临床分离的金黄色葡萄球菌株可产生肠毒素。肠毒素 A、B、C 和 D 是某些 Staphy TSS 病例的重要致病因子，G、I 也可能引起 Staphy TSS。③表皮剥脱毒素（exfoliative toxin）：由噬菌体 - Ⅱ 群金葡菌产生，有 A、B 两型，可引起葡萄球菌烫伤样皮肤综合征（staphylococcal scalded skin syndrome，SSSS）。

2. 链球菌 Strep TSS 主要由侵袭性 A 群链球菌（GAS）感染引起，B、C 和 G 群链球菌感染也可引起；我国主要为草绿色链球菌中的缓症链球菌和猪链球菌 II 型；极少数情况下肺炎链球菌可能成为 Strep TSS 和坏死性筋膜炎的病原菌。GAS 也称化脓性链球菌，具有很强的侵袭力，至少可产生 5 种不同外毒素，与 Strep TSS 发生均有不同程度关联。

3. 污泥梭状芽孢杆菌 梭状芽孢杆菌（梭菌）系厌氧性革兰阳性杆菌，自然寄生于土壤、水、人和动物胃肠道、妇女生殖道中。污泥梭菌可产生致死性毒素和出血性毒素，抗原性和生物学活性分别类似艰难梭菌毒素 B 和 A。

4. 腺病毒 -3 型 已发现符合 TSS 诊断标准的病例由腺病毒 -3 型感染所致。

5. 人内源性逆转录病毒 -K18（HERV-K18） 是一种多形性、缺陷性原病毒，其基因可编码超抗原性蛋白，IFN-α 可诱导超抗原性蛋白的表达。EB 病毒可在转录水平激活 HERV-K18 的 env 基因表达超抗原。

【流行病学】

金黄色葡萄球菌多存在于自身黏膜或皮肤，也可来自其他患者、带菌者或周围环境，通过密切接触而感染。细菌在局部定植、繁殖、产生毒素，当局部或全身免疫屏障功能降低时其毒素侵入血流而致发病。伴有严重基础疾病、使用阴道月经塞、黏膜或皮下组织感染、输液反应、上呼吸道感染、鼻腔手术后填塞物留置过久、烧伤、过敏体质为 Staphy TSS 易患因素。一般人群 TSST-1 特异性抗体阳性率约 90%，而 Staphy TSS 患者体内多不能测及中和性抗体。

GAS 广泛存在，患者可发生自身感染或通过生活密切接触带菌者或周围环境感染；B、C 和 G 群链球菌感染多为机会性感染。侵入途径多为皮肤、咽部及阴道黏膜，但许多病例入侵途径不明。伴有严重基础疾病、儿童或老年人、施行外科手术、创伤、病毒感染等均可成为 Strep TSS 易患因素。我国 Strep TSS 病例多为猪链球菌 II 型感染所致，病猪为传染源，患病者多有与病猪、死猪密切接触史，病菌经皮肤破损或伤口侵入体内。

【发病机制】

Staphy TSS 的发病机制涉及金黄色葡萄球菌外毒素、机体局部病理生理环境、宿主的防御能力和免疫反应性等多个方面。TSST-1 及肠毒素 B、C 等金黄色葡萄球菌毒素是一种细菌性超抗原，无须经典的抗原处理和呈递过程，即能导致单核 - 巨噬细胞活化、T 细胞多发性激活，释放 IL-1、TNF-α、IFN-γ、IL-6、IL-8 等炎性细胞因子。少量超抗原性外毒素（$10^{-3} \sim 10^{-4}$ mol/L）即可引发细胞因子大量释放，产生发热及休克等全身反应；共刺激信号途径可能也起一定作用。Staphy TSS 本质上属于一种特殊类型的感染性休克或由感染因素（不论感染因子是否侵入血流）引起的严重全身炎症反应综合征（SIRS）。TSST-1 和肠毒素的直接致病作用并不显著，而主要是作为超抗原高效激活宿主 T 淋巴细胞和单核 - 巨噬细胞等，产生 IL-1、IL-2、TNF-α、IFN-γ、IL-6、IL-8 等大量炎性细胞因子和血小板活化因子（PAF）、前列腺素、白三烯、5- 羟色胺、组胺、补体成分等炎性介质，从而引起严重的急性临床综合征。部分 Staphy TSS 可能有革兰阴性细菌内毒素的参与，而内毒素亦可诱生众多的炎性细胞因子和介质。不同患者有不尽相同的致病因子组合，这些细胞因子或介质的种类及产量也可能有所差别，因而不同患者的临床表现不完全一致。

Strep TSS 的发生机制主要包括细菌毒素作用和宿主反应性 2 个方面。外伤、手术、上呼吸道感染、某些基础疾病等可损伤宿主的非特异性免疫屏障，为 GAS 等病原菌入侵提供门户，特异性免疫功能下降导致侵入体内的病原菌不能及时清除。细菌产生的致热外毒素可引起发热反应、增强宿主对内毒素的敏感性，并充当超抗原刺激 T 细胞应答，诱导产生单核因子（TNF-α、IL-1β、IL-6、IL-8）和淋巴因子（TNF-β、IL-2、IFN-γ）等。一系列炎性细胞因子和缓激肽等非细胞因子性炎性介质可引起低血压、白细胞滞留等，最终出现休克、微血管损伤、器官衰竭甚至死亡。超抗原毒性物质可能是主要始动激发因子，其他多种细菌毒力因子也参与致病。肺炎链球菌、缓症链球菌和猪链球菌 II 型致 Strep TSS 的确切机制尚不清楚。

【临床表现】

1.Staphy TSS 临床表现

（1）发热中毒症状　常突发高热，体温高达 38.9 ℃以上，可伴有寒战。常有头痛、咽痛、明显肌肉酸痛、全身不适、恶心、呕吐、水样腹泻等。部分病例早期即可出现神情淡漠、意识模糊，但无神经系统定位体征与脑膜刺激征。

（2）皮肤、黏膜损害　多在起病 2 ~ 3 d 后出现皮肤红斑，为本病突出特点。红斑最初多出现于手掌和足底，然后进展为广泛的融合性病变，呈日灼样弥漫性皮肤发红或猩红热样，可伴点状红疹，瘙痒感不明显，压之可褪色。重者皮疹可为全身性，可有疱疹及瘀点。阴道和宫颈黏膜充血、溃疡，眼结合膜、口咽部黏膜充血、可呈红斑性改变；部分病例可见杨梅舌。发病 7 ~ 14 d 后出现脱皮，尤其是手掌和足底皮肤脱落，严重时可呈全厚层手套状脱皮。躯干和四肢可有糠秕样脱屑。少数患者可有脱发及指甲脱落，甚至足趾和皮肤坏死。T 细胞严重缺乏者可不出现皮肤黏膜损害。mTSS 患者常有阴道异常排泄物。

（3）低血压和休克　常在起病后 72 h 内发生明显低血压，可表现为直立性晕厥，甚至出现低血容量性休克,严重者起病后 48 h 内即可进展至重度休克。

(4)多系统器官损害 肾脏、肝脏、肺脏、心脏、血液造血系统、中枢神经系统、胃肠道、肌肉、皮肤黏膜等均可受累并出现相应症状、体征和实验室检查异常。肾功能衰竭可以是少尿性或非少尿性的,但常为可逆性。肺脏受累在发病早期多不显著,若病情进展迅速、治疗或预防不当,可出现急性呼吸窘迫综合征(ARDS)。心脏受累可表现为心功能衰竭、心肌炎、心包炎及房室传导阻滞等。中枢神经系统受累可出现头痛、嗜睡、眩晕、定向力障碍、精神错乱、幻觉甚至昏迷,脑膜刺激征可阳性,一般无局灶性病变体征;可有脑水肿所致颅内压增高表现;偶有脑脊液血细胞增加。

2. Strep TSS 临床表现 潜伏期短暂,可有轻微创伤史、近期手术史或水痘感染等。约 20% 的患者会出现以发热、畏寒、肌痛、恶心、呕吐、腹泻为特征的流感样综合征,发热常呈持续性高热。大约 1/2 患者会出现意识模糊等精神状态的改变。常可发现软组织感染:主要是坏死性筋膜炎或肌炎,其他可为肺炎、脑膜炎、眼内炎、腹膜炎、心肌炎、关节炎、宫内感染、败血症及蜂窝织炎等。皮肤黏膜损害不明显,但突发进行性剧烈疼痛常是首发突出症状,疼痛常位于某一肢端。约 80% 的患者有心动过速,多数在起病 24 ~ 48 h 后出现低血压。休克出现较早而且突然,休克和多器官衰竭进展很快。

【实验室检查】

1. 病原学检查 85% ~ 98% 的 mTSS 患者阴道内或阴道排泄物中可分离出金黄色葡萄球菌,40% ~ 60% 的 nmTSS 患者局灶性感染部位、外伤创口或手术切口等可分离出金黄色葡萄球菌。Staphy TSS 患者血培养一般为阴性,个别病例可呈阳性;脑脊液培养几乎均为阴性。Strep TSS 患者感染部位标本或血液培养常可发现 GAS 或其他病原菌生长。

2. 血常规、血液和体液生化检查 外周中性粒细胞计数常显著增多,比例增高,并有核左移和中毒颗粒。最初几天会出现血小板减少和贫血,通常伴有凝血酶原和部分凝血活酶时间延长,可能存在弥漫性血管内凝血。血肌酸磷酸激酶(CPK)升高;血尿素氮和肌酐水平上升,可见无菌性脓尿;血清胆红素、丙氨酸转移酶(ALT)和天门冬氨酸转移酶(AST)升高,白蛋白降低。常有电解质紊乱(低钠血症、低钾血症,尤其是低钙血症和低磷血症等),酸碱平衡紊乱(常见代谢性酸中毒,出现 ARDS 时酸碱失衡更复杂)。

3. 其他检查 可出现血尿、血红蛋白尿及蛋白尿。应用 PCR 方法扩增 TSST-1 和(或)肠毒素基因有助于快速诊断。血清 TSST-1 抗体检查一般不用于临床诊断,而主要用于流行病学调查。如果恢复期效价较发病初期升高,有回顾性诊断意义。

【诊断】

mTSS 诊断较易，nmTSS 因缺乏规则的流行病学特征，诊断常较困难。术后 Staphy TSS 的诊断特别易于疏忽，因于术切口炎症常很轻微，且早期症状常呈非特异性。从局部感染病灶中培养出产 TSST-1 金黄色葡萄球菌对明确 TSS 诊断极有帮助。目前认可的 Staphy TSS 诊断标准见表 4-1。轻症患者发热、低血压、皮疹和脱屑、器官受累数量和程度可能达不到该诊断标准或采集不到相应病史而漏诊。GAS 引起的 Strep TSS 诊断要素见表 4-2；其他链球菌引起的 Strep TSS，除病原菌不同外，其余项目可参照表 4-2。

表 4-1　Staphy TSS 诊断标准

1. 发热　多 ≥ 38.9 ℃
2. 皮疹　弥漫性红斑，呈日灼伤样或猩红热样
3. 皮肤脱屑　于发病后 1 ~ 2 周出现，尤多见于手掌和足底
4. 低血压　收缩压 < 12 kPa（90 mmHg），或直立性晕厥
5. 多系统受累（≥ 3 个以下器官系统损害）
胃肠道：恶心、呕吐
骨骼肌：肌痛、CPK 在正常参考值 5 倍以上
黏膜：结膜水肿、充血，阴道、口咽充血
肾脏：尿素氮或肌酐 > 正常高限 2 倍或无明显尿道感染证据的脓尿
肝脏：胆红素或氨基转移酶 > 正常高限 2 倍
血液学改变：血小板计数 < 100×10^9/L
中枢神经系统：无发热和低血压时，定向障碍或意识障碍但无局灶性神经体征
肺脏：急性呼吸窘迫综合征（ARDS）
6. 存在皮肤黏膜金葡菌感染或定植
7. 在血清学上排除落矶山斑点热、麻疹、钩端螺旋体病等

注：第 1 ~ 5 项是主要临床诊断标准，第 6 项是应当积极获取的病原学指标（有利于与 Strep TSS 鉴别），第 7 项是重要的排除标准。符合所有标准，则 Staphy TSS 可确诊。如果缺乏第 6 项病原学指标，则下列 2 种情况应高度疑诊本病：①有第 3 项皮肤脱屑（剥脱），同时符合其他 3 或 3 条以上诊断标准；或②虽无皮肤剥脱但符合所有其他 5 条标准。

表 4-2　Strep TSS 诊断建议

Ⅰ. 分离出 A 群链球菌（化脓性链球菌）
A. 分离自正常无菌部位（如血液、脑脊液、胸膜液或腹膜液、活检组织、外科切口等）
B. 分离自非无菌部位（如咽喉部、痰液、阴道、表皮损害灶等）
Ⅱ. 有严重的临床症候
A. 低血压：成人收缩压 ≤ 12 kPa（90 mmHg），16 岁儿童收缩压降幅 ≥ 5%

B. 出现下述异常≥2项：
1. 肾脏损害：成人血清肌酐≥177 μmol/L（2 mg/mL），或≥2倍正常上限。若原先存在肾脏疾病，则≥2倍患者血清肌酐基础值
2. 凝血病：血小板≤100×10^9/L，或有凝血时间延长、血浆纤维蛋白原水平下降、出现纤维蛋白降解产物等DIC表现
3. 肝脏损害：血中ALT、AST或总胆红素水平≥2倍正常上限。如果原先存在肝病，则≥2倍基础值
4. ARDS：无心功能衰竭存在下的急性发作的弥散性肺浸润、低氧血症，或弥散性毛细血管渗漏（急性肺水肿），或伴有低白蛋白血症的胸膜腔积液
5. 可导致皮肤脱屑性弥漫性红斑疹
6. 软组织坏死，包括坏死性筋膜炎、肌炎或坏疽

注：符合ⅠA和Ⅱ（A、B）者可明确诊断为Strep TSS。符合ⅠB和Ⅱ（A、B）者，如无其他可导致本病的因素，基本可诊断为Strep TSS。

【鉴别诊断】

1. Strep TSS与Staphy TSS的鉴别，鉴别要点见表4-3。

表4-3 Strep TSS与Staphy TSS的鉴别要点

鉴别点	Strep TSS	Staphy TSS
病原菌	主要为GAS；其他可有B、C、G群链球菌、缓症链球菌、猪链球菌Ⅱ型等	噬菌体Ⅰ群金黄色葡萄球菌
致病毒素	主要为SPE-A、SPE-C、SCP（SPE-B）等	主要为TSST-1；肠毒素A、B、C、D、G、I也可能引起
发病机制	细菌的侵袭作用+毒素作用	毒素作用
发病年龄和性别	多在50岁以内；亦可见于老年人	mTSS见于青春期妇女；nmTSS可见于各年龄人群，男女比例约为1:3
诱因	多种原因引起的局部感染	mTSS多因经期使用阴道卫生栓；nmTSS多因局部感染
局部剧痛	有	无
猩红热样皮疹	少数有	有
恢复期脱皮	少数有	有
咽红、草莓舌、结膜充血	少数有	常见
呕吐、腹泻	较少见	常见
血培养	大多为阳性	一般为阴性

续表

鉴别点	Strep TSS	Staphy TSS
感染部位标本培养	阳性	阳性
抗菌药物首选	青霉素 + 克林霉素	耐酶青霉素类 + 克林霉素
病死率	30% 以上	mTSS 约 3%；nmTSS 约 5%

2. 川崎病　又称皮肤黏膜淋巴结综合征或 Kawasaki 综合征，好发于婴幼儿及儿童，多呈良性经过。但近年来危重病例有增多趋势，是儿童获得性心脏病的主要原因，可因严重心血管系统并发症而突然死亡。川崎病病因尚不明确，临床特征为持续发热、结膜炎、手足硬性红肿、皮肤多形性皮疹及颈部淋巴结急性非化脓性肿大等，与 Staphy TSS 有很多共同的临床和免疫学特征，应注意鉴别。

3. 葡萄球菌烫伤样皮肤综合征（SSSS）　由噬菌体 II 群金葡菌产生的表皮剥脱毒素所致，多见于新生儿、幼儿和免疫功能低下者。主要表现为皮肤弥漫性红斑、水疱形成，继以表层上皮大片脱落，受累部位炎症轻微，有时能找到少量病原菌。如进行适当处理，痊愈较快，病死率很低。

4. 斑点热（spotted fever）等立克次体病　由一组不同种立克次体所引起的、症状和体征相似的疾病，不同斑点热地区分布不同。落矶山斑点热由蜱传立氏立克次体引起，主要流行于美国及南美洲等处，临床多表现为突然起病、寒战、持续高热、头痛、肌肉及关节酸痛及血性皮疹等，皮疹多随热而退，可有短暂色素残留和糠皮状脱屑；可有多器官损害，重者可致死；外斐试应 OX_{19}、OX_2 及 OX_K 均可阳性。我国有北亚蜱传斑点热和螨传立克次体痘，前者临床特点有发热、蜱叮咬所致的初疮、局部淋巴结肿大、皮疹等，后者有发热、头痛、背痛、全身性丘疹及水疱等。

5. 其他可导致发热、皮疹、低血压、休克或多器官损害等表现的疾病　包括发疹性病毒感染（如麻疹、EB 病毒感染）、钩端螺旋体病、流行性脑脊髓膜炎、其他感染性休克综合征、药物诱导性反应（如多形红斑、中毒性表皮坏死溶解症）等。根据流行病学资料、病史、临床表现及有关实验室检查可与资鉴别。

【治疗】

1. 抗休克治疗　主要目的是控制休克、阻止多器官损害的发展。主要措施有：①取平卧或头部稍低位，吸氧；②动态监测血压、中心静脉压、尿量等；③积极补充有效血容量。可先快速输注低分子右旋糖酐和葡萄糖生理盐水，输液量根据低血压或休克的程度及发展速度酌情掌握，必要时输注新鲜血浆和人血白蛋白；④适当使用血管活性药物。

TSS 血液动力学多呈高排出量、低外周阻力性，应在充分补充有效血容量的基础上适当使用血管活性药物以提升血压，可选用多巴胺等温和强心升压药物；⑤注意纠正酸碱失衡及电解质紊乱，积极防治急性肾功能衰竭、ARDS、心功能不全、DIC、脑水肿等严重并发症；⑥中毒症状显著、病情重笃者，在早期可静脉给予短程糖皮质激素治疗。

2. 病原学治疗 mTSS 患者应立即取出阴道卫生栓，充分冲洗阴道，nmTSS 患者则应对局部感染创口进行清洗、消毒、引流。对 Staphy TSS 患者应积极静脉给予抗葡萄球菌药物治疗，以便防治局灶性感染或可能存在的菌血症。常联合使用耐 β- 内酰胺酶青霉素制剂与克林霉素。在无血行播散、骨髓炎、感染性心内膜炎等情况时，抗生素治疗一般不超过 10 ~ 15 d，否则应适当延长疗程。皮肤红斑恶化有时与可能的 β- 内酰胺类抗生素过敏反应难以鉴别，应保持警惕。对 MRSA 感染需要使用万古霉素、糖肽类、克林霉素等治疗。危重病例可给予静脉注射用免疫球蛋白（IVIG），400 mg/kg，单次使用，可中和 TSST-1 等毒素。

怀疑 Strep TSS 但不能确定时，可斟酌选用经验性广谱抗菌药物。一旦证实 GAS 等链球菌感染，首选静脉应用大剂量青霉素和克林霉素。坏死性筋膜炎与 Strep TSS 常同时发生，应同时进行。清创、切除坏死组织是坏死性筋膜炎关键措施，必要时需截肢。

3. 辅助治疗 目前尚缺乏实质性临床数据证明静脉注射免疫球蛋白（IVIG）治疗 TSS 的益处，因此，IVIG 在 TSS 中的应用不能千篇一律，而应逐案讨论。

【预防】

mTSS 预防措施主要是进行卫生教育，避免使用阴道月经塞或类似物品，提倡外用消毒卫生巾，注意经期局部卫生。首次 mTSS 发作后静脉给予足够、有效的抗生素治疗并停止使用卫生栓，一般可预防或减少再发。nmTSS 预防较为困难，主要措施是注意减少感染机会、及时发现感染灶并给予适当抗生素治疗。制备 TSST-1 类毒素或应用基因工程手段研制其中的超抗原组分，有望获得类毒素疫苗。

预防 Strep TSS 应注意避免皮肤、黏膜、上呼吸道及软组织等感染，注意预防局部创伤和手术切口感染。研制中的 SPE-A 类毒素及 SPE-C 类毒素等疫苗可能有一定预防效果。

【预后】

大多数 Staphy TSS 患者可完全康复，病死率不高，一般为 3% ~ 6%。少数可有后遗症，主要表现为持续性神经精神改变如情绪不稳定、记忆力下降、注意力不集中、脑电图异常、轻度肾功能异常、迟发性红斑、肢端发绀等。持久的低血压和肢端血液循环不

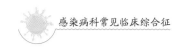

良可能会导致肢端坏疽。mTSS 常可反复发作，多在月经期再发，但强度下降。nmTSS 也可再发，但较 mTSS 少见，再发患者预后通常较好。

Strep TSS 预后与菌血症、深部软组织感染、细菌毒素等多种因素相关，且不少病例不能获得早期诊断和处理，因此病死率仍高达 30% 以上。早期诊断、及时治疗有助于提高救治成功率。

【参考文献】

［1］STEVENS D. Reappearance of scarlet fever toxin A among streptococci in the Rocky Mountain West: severe group A streptococcal infections associated with a toxic shock-like syndrome［J］. N Engl J Med, 1989, 321（1）: 1-7.

［2］BURNHAM J P, KOLLEF M H. Understanding toxic shock syndrome［J］. Intensive Care Med, 2015, 41（9）: 1707-1710.

［3］SCHMITZ M, ROUX X, HUTTNER B, et al. Streptococcal toxic shock syndrome in the intensive care unit［J］. Ann Intensive Care, 2018, 8（1）: 88.

［4］SHARMA H, SMITH D, TURNER C E, et al. Clinical and molecular epidemiology of staphylococcal toxic shock syndrome in the United Kingdom［J］. Emerg Infect Dis, 2018, 24（2）: 258-266.

［5］STEVENS D L, BISNO A L, CHAMBERS H F, et al. Practice guidelines for the diagnosis and management of skin and soft tissue infections: 2014 update by the infectious diseases society of America［J］. Clin Infect Dis, 2014, 59（2）: 147-159.

（陈耀凯　赵　庭）

五、多器官功能障碍综合征

【中文名】

多器官功能障碍综合征。

【英文名】

multiple organ dysfunction syndrome（MODS）。

【同义名】

多系统器官衰竭、多器官系统衰竭、多内脏衰竭综合征、多器官功能障碍、继发性器官功能障碍、多脏器衰竭、多脏器功能不全、多器官功能不全。

【定义、简史】

本综合征是指机体在遭受严重疾病（特别是急性疾病）24 h 后，出现 2 个或 2 个以上的器官（系统）同时或序贯发生功能障碍，导致机体内环境稳态失衡的一种动态临床过程，是全身炎症反应综合征（SIRS）的重要并发症，可以逆转，也可以进一步发展为多器官功能衰竭（multiple organ failure，MOF）。其临床演变特点是序贯性和渐进加重性，早期可能仅有实验室检查指标的变化，并无临床表现。从 SIRS 开始出现到 MODS 再到 MOF，过度的炎症反应贯穿整个过程。MODS 在概念上强调：①原发致病因素是急性而继发受损器官可远隔原发伤部位，不能将慢性疾病器官退化失代偿归属于 MODS；②致病因素与 MODS 发生必须间隔一定时间（> 24 h），常呈序贯性器官受累；③原有器官功能基本健康，功能损害是可逆性，一旦发病机制阻断，及时救治器官功能可望恢复。

早在第一、二次世界大战时即已发现，多发伤或复合伤危重患者首先发生成人呼吸窘迫综合征（ARDS），随之心、肾、肝、消化道、脑和造血等器官亦相继发生功能衰竭，故在 20 世纪 70 年代提出多器官衰竭概念。本综合征既不是一个独立疾病，也不是单一脏器病变的演变过程，而是涉及多个器官病理变化。

【病因与发生机制】

MODS 可分为原发性和继发性 2 种。原发性 MODS 由明确的病因直接作用所导致，常早期出现，如创伤的即刻后果引起的肺挫伤，伴有横纹肌溶解时可引起肾功能衰竭，多次输血可引起凝血功能障碍等。继发性 MODS 非由原发病因直接引起，而是机体应答急性损伤时出现过度炎症反应的结果，是全身炎症反应失控而造成的远距离多器官功能障碍，如胰腺炎患者出现急性呼吸窘迫综合征。继发性 MODS 在临床上更为常见。

感染、创伤和缺血 / 再灌注损伤等不同的因素，除直接引起细胞损伤外，更重要的是通过激活内源性炎性介质过度释放，引起全身性反应。MODS 是 SIRS 发展的严重并发症，而 SIRS 则是多种原因所致 MODS 的共同发病基础。对于原无肝功能障碍的、由其他原因引起的 SIRS，在向 MODS 的发展过程中，可同时或序贯出现急性肺损伤（ALI）、急性肾功能衰竭（ARF）、急性肝衰竭（ALF）、弥漫性血管内凝血（DIC）、急性胃肠道出血等，过度的炎症反应贯穿整个过程。对于因肝功能衰竭而引发的 SIRS，和（或）

因继发感染而诱生的 SIRS，可引起肝脏以外的一种或多种组织器官发生功能障碍甚至衰竭，并反过来进一步加重肝损伤，形成恶性循环。由于肝功能衰竭时的 MODS，不论是否由感染引起，均主要是在多种炎性细胞因子和其他炎症介质介导的过度全身炎症反应基础上发生，因此这种 MODS 属于继发性 MODS。

1. 细胞因子激活和介质释放　细胞因子是由不同炎症细胞释放的多种小分子信号肽，承担机体防御、伤口愈合和有关代谢的重要功能，对内稳态平衡发挥主要作用。一旦细胞因子产生或释放过多，除了直接对靶细胞发挥作用外，还可强化其他作用来扩大宿主的反应，引起进行性细胞和生理功能障碍。SIRS 和 MODS 过程中涉及数十种细胞因子和介质，其相互关系不仅是级联阶式反应，也可以相互交叠，呈正性或负性反馈反应，是一种复杂的、立体的、三维平衡网络。

2. 组织血灌流障碍与缺血 / 再灌注损伤　内脏循环因受局部激素的影响，容易受到血流再分布的损害。低动力型休克（如低血容量性休克）以全身性血管收缩为其特点，尤以内脏血管阻力增加更为突出。儿茶酚胺、血管紧张素 II、抗利尿激素、内皮素和血栓素 A2 等都将引起或增强内脏的低血灌流状态，受累器官如肠道血灌流障碍可进一步增强全身炎性反应，导致休克状态持续和不可逆性，最终导致 MODS 发生。高动力型休克多伴有全身性血管阻力降低，也可引起血流再分布的结果。临床上，血压虽然尚未降低，但由于血管阻力降低，某些器官或特殊器官的某些区域已处于低灌流状态和缺血。

3. 组织缺氧　细胞缺氧是导致 MODS 的共同途径，全身或区域性组织缺氧均可致循环内乳酸水平增加及其他不良后果。机体在正常静息状态下，供氧量与耗氧量是平衡的，且供氧量有较大储备，氧摄取率为 0.25 ~ 0.33。一旦发生能量消耗增加或供氧量下降时，两者平衡关系即被打破，此时机体通过提高氧摄取率维持基本氧耗，临床上表现为低氧血症。因此，提高心输出量、改善组织供氧、纠正细胞缺氧是防治 MODS 的重要措施。

4. 微血管凝血（coagulopathy）　血管内异常凝血在 MODS 发生机制中起重要作用，也是引起 MODS 的共同途径。以 DIC 作为 MODS 预测指标，其敏感度为 83.3%，特异性达 100%。内毒素、脆弱类杆菌细胞表面成分、炎症细胞因子、整合素及组织因子均可诱发 DIC。

5. 细胞凋亡　细胞凋亡（apoptosis）是一种生理学进程，通过细胞激活内在程序引起有控制的细胞死亡，凋亡细胞呈有膜空泡，被巨噬细胞清除而不引起炎症反应。病情危重时淋巴细胞和肠上皮细胞凋亡增加，而中性粒细胞则凋亡延迟，这种变化与肝、肾及心脏等功能障碍有关。

【分级与诊断】

MODS 患者多有创伤、感染、大手术等病史，且有 SIRS 临床表现；随着病情发展，器官功能亦趋恶化。目前对 MODS 的诊断标准尚未完全统一，主要依据临床表现及生理生化参数作为评估器官功能障碍程度的基础。MODS 的提出旨在强调临床过程变化的重要性，MODS 随着时间的延伸而变化，既可加重，也可逆转，这提示临床医师应动态看待 MODS，力争早期诊断，及时治疗，促使 MODS 逆转。对 MODS 的诊断和分级标准尚不统一，Ogawa 对器官功能障碍的分级可资参考表 4-4 和表 4-5。

表 4-4 器官功能障碍的分级

阶段	I	II	III	IV
基础分级	SIRS	DOF	SODS 或 MODS	MOF（ROF）
感染时的分级	感染性 SIRS	感染性 DOF	感染性 SODS 或感染性 MODS	感染性 MOF（感染性 ROF）
器官功能状况	无障碍	有障碍，可不给予干预治疗	有障碍，必须给予干预治疗	功能衰竭，对任何治疗均无反应

注：SIRS 在此处特指发病初期阶段尚无明显器官功能障碍时；

DOF 指器官功能减退（或轻度障碍）；

SODS 指单一器官功能（重度）障碍综合征；

MODS 指多器官功能（重度）障碍综合征；

MOF 指多器官功能衰竭；

ROF 指难治性器官功能衰竭。

表 4-5 DOF、SODS/MODS 的判断标准

阶段	II（DOF）	III（SODS/MODS）
肺脏	吸氧后 $PaO_2 \leq 70$ mmHg（9.3 kPa）或胸片示双侧肺浸润	① P（A-a）$O_2 > 450$ mmHg（60 kPa）②在 $FiO_2 > 0.6$ 时 $PaO_2 < 100$ mmHg（13.3 kPa）
心血管	补液后收缩压 ≤ 90 mmHg（12 kPa）或有明显的休克症状	①需多巴胺或多巴酚丁胺 > 20 μg/（kg·min）维持；或②需要肾上腺素或去甲肾上腺素 > 0.1 μg/（kg·min）；或③需要使用主动脉内气囊泵、体外生命支持或心室辅助设备
肾脏	血清肌酐 ≥ 2.4 mg/dL（212.16 μmol/L）或血尿素氮 ≥ 30 mg/dL（10.71 mmol/L）	①血清肌酐 ≥ 5 mg/dL（442 μmol/L）；或②肌酐清除率 < 10 mL/min；或③需要持续血液双滤过或血液透析
肝脏	血清胆红素 ≥ 3.0 mg/dL（51.3 μmol/L），或谷草转氨酶（AST）或谷丙转氨酶（ALT）≥ 100 IU/mL	①血胆红素 > 10 mg/dL（171 μmol/L），同时血 $NH_3 \geq 100$ μg/dL 或 PTA $\leq 40\%$；或②需要持续血液双滤过或血浆交换疗法
肠道	轻度出血	坏死，或严重出血而需要输血

续表

阶段	Ⅱ（DOF）	Ⅲ（SODS/MODS）
中枢神经系统	嗜睡	半昏迷至昏迷
血液系统	血小板 $< 50 \times 10^9$/L	弥散性血管内凝血（DIC）

注：DOF 指符合Ⅱ中至少一项目大于 24 h 者。

【治疗】

1. 治疗原发病　所有可能引起 MODS 的原发或继发疾病如感染、外伤等均应积极治疗。

2. 改善和维持组织供氧，支持重要脏器功能　在血液动力学监测下补充血容量，可用血管扩张药改善微循环。严重低氧血症者给予机械性通气，保证充分供氧和 CO_2 排出，缓解超负荷呼吸做功，避免扩大肺损伤或影响肺组织修复。少尿或无尿超过 24 h 可进行透析治疗。

3. 营养支持　给予高热量、高营养的饮食支持。不能进食者应可采用肠外营养方法：总热量达 25 ~ 30 kcal/（kg·d），其中葡萄糖为 3 ~ 5 g/kg，保持呼吸商（RQ）< 0.9；脂肪乳剂（多种不饱和脂肪酸）为 0.5 ~ 1.0 g/（kg·d），以免发生脂肪超荷综合征或医源性免疫抑制；补充谷氨酰胺和精氨酸，补充必要的维生素、矿物质、微量元素和微量营养素。

4. 抗生素应用　根据病原菌不同选用抗生素，在尚无细菌培养结果的情况下，经验性使用抗菌药物。

5. 免疫功能调理　免疫功能紊乱在 MODS 发生发展中具有重要作用，免疫功能调理是 MODS 治疗的重要策略。近年来针对各种炎症介质采取了多种治疗对策，如应用各种内毒素抗体、肿瘤坏死因子（TNF）单克隆抗体、血小板激活因子（PAF）拮抗剂及白细胞介素（IL-1）受体拮抗剂等对抗介质的治疗，但均未取得明显疗效。

6. 肾脏替代治疗　目前针对重症急性肾衰竭患者主要采用持续性肾脏替代治疗，其中持续动静脉血液滤过（CAVH）、持续静脉 - 静脉血液滤过、持续动静脉血液透析滤过（CAVHD）和持续静脉 - 静脉血液透析滤过（CVVHD）等均可酌情采用。

7. 其他对症支持疗法　静脉注射用人免疫球蛋白（IVIG）、白蛋白、新鲜血浆及非特异性氧自由基清除剂等均可酌情选用。

【预后】

目前，MODS 总体病死率可高达 60%，衰竭器官数量越多，病死率越高，当受累器官达 4 个及其以上者病死率几乎达 100%。

【参考文献】

［1］American College of Chest Physicians/Society of Critical Care Medicine Consensus Conference: definitions for sepsis and organ failure and guidelines for the use of innovative therapies in sepsis［J］. Crit Care Med, 1992, 20（6）: 864-874.

［2］岳茂兴. 多器官功能障碍综合征现代救治［M］. 北京：清华大学出版社，2004.

［3］MARSHALL J C, DEUTSCHMAN C S. The multiple organ dysfunction syndrome: syndrome, metaphor, and unsolved clinical challenge［J］. Crit Care Med, 2021, 49（9）: 1402-1413.

［4］王丽晖，吴广礼，黄旭东，等. CVVH 联合 HP 治疗重症急性胰腺炎并发多器官功能障碍综合征的临床效果［J］. 解放军医药杂志，2020，32（9）: 53-57.

［5］毕雪莹，张蕾. 连续性血液净化在多器官功能障碍综合征中的应用［J］. 新疆医学，2015（12）: 4.

（陈耀凯　赵　庭）

六、弥散性血管内凝血

【中文名】

弥散性血管内凝血。

【英文名】

disseminated intravascular coagulation（DIC）。

【同义名】

消耗性凝血病和消耗性血栓出血性疾病。

【定义、简史】

本征是一种获得性多病因的出血综合征，其特征是微循环内发生广泛的血小板凝聚和纤维蛋白沉积，形成弥漫性微血栓，致局部或全身循环障碍，继而因血栓形成使凝血因子及血小板大量消耗，纤维蛋白溶解过分增强及循环中抗凝物质大量出现，造

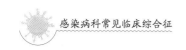

成凝血障碍，导致一系列复杂病理过程。临床上主要表现为出血、休克或微循环衰竭、微血管栓塞以及脏器功能障碍，多数病情危重。

【病因】

多种疾病均可并发 DIC，导致 DIC 的病因包括严重感染性疾病、恶性肿瘤、产科并发症、外科手术和创伤、中毒和免疫损伤等，其中感染性疾病占重要地位（表4-6)。革兰阴性细菌败血症、肾综合征出血热和急性重型肝炎患者并发 DIC 最为常见，暴发型流行性脑脊髓膜炎 DIC 发生率为 18.5%，肾综合征出血热 DIC 发生率为30.3% ~ 76.8%，急性重型肝炎 DIC 发生率约 23%。

表 4-6　常见并发 DIC 的感染性疾病

病原体		病名
细菌	革兰阳性菌	溶血性链球菌、肺炎双球菌、金葡菌及炭疽杆菌败血症
	革兰阴性菌	伤寒、大肠埃希菌、流感杆菌、链球菌及变形杆菌败血症、暴发型流行性脑脊髓膜炎、鼠疫、中毒型痢疾等
螺旋体		钩端螺旋体病、回归热等
病毒		恶性水痘、乙型脑炎、肾综合征出血热、登革热、麻疹、重症流感、重型肝炎、传染性单核细胞增多症及严重急性呼吸综合征（SARS）等
立克次体		斑疹伤寒、恙虫病等
支原体		小儿支原体肺炎等
真菌		曲霉菌、毛霉菌及白色念珠菌败血症等
寄生虫		恶性疟疾、锥虫病等

【发病机制】

1. 血管内皮细胞损伤　各种微生物及其内毒素、抗原 - 抗体复合物、缺血缺氧、酸中毒及持续高热等均可损伤血管内皮细胞，使胶原层暴露，激活凝血因子Ⅻ，启动内源性凝血系统。凝血因子通过与上述物质及胶原接触而激活（接触激活），Ⅻ或Ⅻ a也可能通过激肽释放酶、纤溶酶或胰蛋白酶等水解作用（酶性激活或液相激活）而生成Ⅻ的碎片Ⅻ f，后者是一种激肽酶原激活物（prekallikrein activator，PKA），可使激肽释放酶原激活成激肽释放酶，反过来使Ⅻ进一步活化，内源性凝血系统反应加速，纤溶、激肽和补体系统相继激活，促进 DIC 发展。

2. 组织破坏　组织因子入血，启动外源性凝血系统。如外科大手术、严重创伤、病理产科（胎盘早剥及宫内死胎等）、恶性肿瘤及实质性脏器严重坏死等，使大量凝血因子Ⅲ（组织因子、组织凝血活酶）释放入血，与因子Ⅳ（Ca^{2+}）及因子Ⅶ形成复合物，进而使因子Ⅹ活化为Ⅹa，并与 Ca^{2+}、因子Ⅴ和血小板磷脂等形成凝血酶原激活物，使凝血酶原转变成凝血酶，促进凝血。

3.血细胞受损　血细胞受损后可释放大量促凝物质。红细胞膜具有促凝磷脂和促进血小板聚集的腺苷二磷酸（ADP），当红细胞大量破坏时，此类物质大量释放，参与促凝血过程。粒细胞及单核细胞内亦有促凝物质，当感染等因素使白细胞崩解时，大量促凝物质释放，参与病理凝血过程。血小板在 DIC 发生过程中起重要作用，内毒素、免疫复合物、颗粒物质、凝血酶等都可直接损伤血小板，促其聚集。微血管内皮细胞损伤、胶原暴露是血小板黏附、聚集和释放反应的重要原因。血小板释放 β- 血栓球蛋白有促凝作用，血小板因子（PF_3、PF_4）能加速凝血酶原激活并可中和肝素，使可溶性纤维蛋白复合物沉淀，从而加速血液凝固，形成微血栓，导致 DIC 发生。

4.纤溶系统激活　纤溶在血栓形成部位被激活，产生纤维蛋白降解产物（FDP），当大量存在时，会干扰纤维蛋白凝块的形成和血小板聚集，致凝血 - 纤溶平衡进一步失调。

5.其他促凝物质进入血流　羊水、转移癌细胞或其他异物颗粒入血可通过表面接触使因子Ⅻ活化，激活内源性凝血系统。胰腺炎时大量胰蛋白酶促使凝血酶原转化，蛇毒则使纤维蛋白原转化为纤维蛋白。补体激活使毛细血管内皮细胞发生变化，从而暴露内皮下胶原，使内源性凝血系统激活，补体系统还能直接促进血小板释放 PF_3。此外还有一些因素影响 DIC 的发生发展：单核 - 巨噬细胞系统功能受损，不能清除血中凝血酶及其他促凝物质；肝功能严重障碍，使某些已被激活的血浆凝血因子不能及时灭活，具有抗凝或促纤溶作用抗凝血酶、纤溶酶原等合成不足；血液高凝状态（如妊娠及严重酸中毒）以及休克导致严重微循环障碍等均有利于 DIC 发生。滥用 6- 氨基己酸等使纤溶系统过度抑制，也会促使 DIC 发生；抗凝血酶Ⅲ（AT-Ⅲ）在 DIC 发生机制中亦起相当重要的作用。

【病理改变】

除原发疾病所致的病理变化外，DIC 主要病理变化是微血管内广泛的血栓形成。这种微血栓由聚集血小板、纤维蛋白、红细胞及白细胞等构成。微血栓可发生在各脏器，最常受累的是肾、肺，其次为胃肠道、肝、肾上腺、脑、胰腺及心内膜等，常合并有组织出血及小灶状坏死。由于继发性纤维蛋白溶解活性增高，解剖中不一定都能见到微血栓的存在。

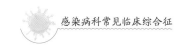

【临床表现】

DIC 的临床类型可分为急性（原发病发生后数小时或 1 ~ 2 d 内发病）、亚急性（数日至数周）和慢性（数月）。并发于感染性疾病者一般属急性，病情急骤而凶险，出血症状明显而严重，多伴有低血压甚至休克。DIC 临床表现常与原发疾病表现相混杂，甚至被原发病症状、体征所掩盖。

1. 出血　多发性出血为 DIC 主要临床表现，发生率 80% 以上，出血部位最常见为皮肤、黏膜，也可见于胃肠道、肺部或泌尿生殖系。出血方式可表现为急性广泛内脏出血，也可表现为慢性渗血、紫癜、瘀斑或血肿，甚至可发生大片皮肤出血性灶性坏死（流行性脑脊髓膜炎、败血症及肾综合征出血热等）。除自发性出血外，可出现静脉穿刺或肌内注射部位持续渗血、手术切口或外伤创面渗血、内脏穿刺针孔或胃肠溃疡部位渗血，甚至严重出血而死亡。女性患者常见月经期延长、月经量增多或阴道流血。肺大出血多见于钩体病、鼠疫及肾综合征出血热。随出血部位和出血量不同，可产生不同症状和体征，如肺出血时有呼吸困难、咯血及肺部啰音，X 线检查有弥漫性浸润病灶。出血常伴随 DIC 其他表现如休克、栓塞、溶血等严重情况。

2. 低血压或休克　休克既可是 DIC 的一种表现，也是其促进因素，相互影响形成恶性循环，导致疾病过程复杂化，严重影响预后。休克多见于血管内皮损伤所引起的急性 DIC，如病毒性出血热、细菌性败血症及流行性斑疹伤寒等。急性 DIC 发生后，内脏（肺、肝等）和周围小血管阻塞，肺动脉压和门静脉压显著升高，回心血量减少，心排出量下降导致动脉压下降等系列血液动力学障碍，使 DIC 加重。休克早期，患者四肢尚温暖，继续发展则手足厥冷、脉搏细弱、多汗、烦躁及口唇发绀、气促和尿少，成为不可逆休克。

3. 栓塞　广泛散在的微血栓致血液动力学障碍，使受累部位缺血、缺氧、代谢紊乱、功能障碍以致衰竭，最终可致组织坏死。临床表现为血栓局部充血和出血，阻塞的血管远端末梢发绀，皮肤出现瘀斑，胃肠道可因坏死而出血。栓塞如发生在多个器官，则表现更为复杂，可出现少尿、呼吸困难、意识紊乱、昏迷、惊厥、腹痛、腹泻及腰背痛等多器官功能失调综合征。若栓塞时间长而严重，可能出现下肢、鼻尖、耳轮、指端及阴囊等处发生干性坏死，斑疹伤寒患者常见此现象。

4. 溶血　红细胞破裂可促发 DIC，DIC 又可促使红细胞破裂（溶血），表现为畏寒、发热、黄疸、血红蛋白尿及腰背痛等，溶血较剧时产生苍白、乏力等急性贫血现象。恶性疟疾时表现尤为突出，呈 DIC 及黑尿热。

【实验室检查】

1.血小板数量与功能异常 ①血小板计数：80%以上的DIC患者均有血小板减少，血小板低于$50×10^9$/L是DIC的诊断依据之一，血小板计数进行性下降更具有诊断价值。若血小板超过$150×10^9$/L可基本排除DIC。②出血时间延长。

2.血浆凝固因子异常 ①纤维蛋白原含量下降：半数以上DIC患者出现纤维蛋白（原）含量减少，严重者甚或完全消失。在原有较高纤维蛋白水平或DIC早期阶段，纤维蛋白原下降不明显，定量测定正常，持续监测可见纤维蛋白原减少的倾向，因此动态观察意义更大。②凝血酶原时间（PT）延长：凝血酶原、因子Ⅴ、Ⅶ、Ⅹ及纤维蛋白原含量减少均可使PT延长，但早期高凝状态时可正常甚至缩短。③活化部分凝血活酶时间（APTT）延长：DIC时常有多种凝血因子活性缺陷，故APTT多延长。DIC早期高凝阶段，APTT可缩短，有助于早期诊断。

3.纤维蛋白溶解活性测定

（1）优球蛋白溶解时间（euglobuline lysis time） 优球蛋白是血浆在酸性环境中析出的蛋白成分，含有纤维蛋白原、纤溶酶原和活化素。在活化素作用下，纤溶酶原被激活为纤溶酶，纤溶酶可溶解纤维蛋白凝块。正常情况下优球蛋白溶解时间为2～24 h，但DIC中晚期明显缩短，若缩短至90 min以内，表明纤溶亢进。

（2）凝血酶凝固时间 DIC患者由于纤维蛋白原消耗及FDP增加，凝血酶凝固时间延长。但DIC早期由于纤维蛋白原有应激性增多，即使FDP增多，此时间仍可正常。

（3）鱼精蛋白副凝固试验（3P试验） 是常用的FDP-纤维蛋白单体定性试验。DIC患者血浆或血清中出现此复合物时，鱼精蛋白可使其离解，析出的纤维蛋白单体随即形成纤维蛋白丝胶冻状物(副凝现象)，按胶冻出现多少，大致可测知血液中FDP含量。3P试验测定的可溶性复合物主要是由纤维蛋白单体与FDP碎片Ⅹ所组成的复合物。连续稀释硫酸鱼精蛋白试验（SDPST）能提高试验敏感度和特异性，可测出10 mg/L以下的纤维蛋白单体和5 mg/L以下的早期FDP。

（4）间接血凝抑制FDP检测试验 通过对纤维蛋白致敏红细胞凝集的抑制，测定受检血清中FDP，根据血凝抑制滴度推算FDP含量（正常低于10 mg/L）。若含量超过20 mg/L（多数超过100 mg/L）则对DIC有诊断意义。

（5）D-二聚体 D-二聚体增高表明体内有纤维蛋白的形成及纤溶的发生，其敏感性及特异性均较高，是目前诊断DIC有价值的指标之一。

（6）乳胶颗粒凝集试验（Fi试验） 将高度纯化的抗纤维蛋白降解产物碎片D和E抗血清吸附于乳胶颗粒上，当其与含有降解产物碎片D和E的血清或尿液混合时，

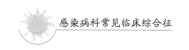

可使致敏乳胶颗粒发生凝集。此试验对纤维蛋白单体具有较高特异性，是一项较满意的 DIC 诊断方法，正常值 < 10 mg/L。

（7）酶联免疫吸附试验　检测纤维蛋白（原）降解产物灵敏度更高，可测出 10 mg/L 以上 FDP，尿液中微量 FDP 亦可测出，对早期诊断及 DIC 病变程度判断有较大价值。

（8）血块溶解试验　正常血块在 24 h 内不溶解，如纤溶亢进则血块溶解时间明显缩短，血块明显变小或完全消失。

4. 其他检查

（1）抗凝血酶Ⅲ（AT-Ⅲ）测定　抗凝血酶Ⅲ又称肝素辅助因子，是最主要的抗凝血酶。DIC 早期即有 AT-Ⅲ病理性消耗，活性降低，故有早期诊断价值，又可作为肝素治疗效果的指标之一。活度正常值 0.98 ~ 1.15，血浆正常含量约 0.004 g/L。

（2）外周血红细胞形态观察　DIC 患者多有不同程度的微血管病性溶血，有贫血现象。周围血片中除血小板减少外，可见较多红细胞碎片（正常不超过 0.2%）及其裂体细胞，如棘状红细胞、盔形红细胞、三角形红细胞、多角形红细胞及葫芦状红细胞等，是诊断的依据之一。

（3）因子Ⅷ：C/vWF：Ag 比值　表现为分子部分减少，分母部分增多，比值降低（< 1）。

（4）甲皱微循环观察　DIC 早期表现为毛细血管痉挛性收缩，血流缓慢、瘀滞，晚期毛细血管广泛扩张，血流明显瘀滞，可找到红色或白色血栓，或有红细胞溢出血管外。

（5）纤维蛋白转换率　用 ^{14}C 标记法测定，DIC 时纤维蛋白转换率增速。

【诊断与鉴别诊断】

根据病程中出血、低血压或休克、栓塞及溶血等临床特点和相应实验室检查，可对 DIC 作出诊断。诊断标准如下：

1. 存在易于引起 DIC 的基础疾病。

2. 有下列 2 项以上临床表现：①多发性出血倾向；②不易以原发病解释的微循环衰竭或休克；③多发性微血管栓塞的症状和体征：如皮肤、皮下栓塞、坏死及早期出现的肾、脑、肺等功能不全；④抗凝血治疗有效。

3. 实验室同时有下列 3 项以上异常：①血小板下降：低于 100×10^9/L 或呈进行性下降（肝病时低于 50×10^9/L）或有 2 项以上血小板活化产物升高（β-TG，PF4，TXB2，GMP-140）；②纤维蛋白原异常：低于 1 500 mg/L（肝病时低于 1 000 mg/L）或进行性下降，或高于 4 000 mg/L；③ 3P 试验和 FDP：3P 试验阳性或 FDP 高于 20 mg/L（肝病时高于 60 mg/L）或 D-Dimer 升高；④凝血酶原时间：缩短或延长 3 s 以上或呈动态变化（肝病时延长 5 s 以上），或 APTT 缩短或延长 10 s 以上；⑤优球蛋白溶解时间：缩短，或纤溶酶原减低。

4. 疑难、特殊病例　应有下列一项以上实验异常：①因子Ⅷ：C 降低，vWF：Ag 升高，Ⅷ：C/vWF：Ag 比值降低；② AT- Ⅲ 含量及活性减低；③血浆 β-TG（血小板 β- 血栓球蛋白）或 TXB2 升高；④血浆纤维蛋白肽 A（FPA）升高或纤维蛋白原转换率增速；⑤血栓试验阳性。

DIC 需与肝病所致凝血障碍、血栓性血小板减少性紫癜（TTP）及原发性纤溶症相鉴别。肝脏是产生凝血 - 纤溶因子的重要场所，也是清除凝血活性物质的主要器官。肝病（特别重型肝炎）时凝血因子产生低下，而 DIC 时则凝血因子消耗和纤溶亢进。重型肝炎常并发 DIC，使病情复杂。急性肝功能衰竭合并 DIC 的诊断条件包括：①血小板 < 50×10^9/L 或有 2 项以上血小板活化产物升高（β-TG、PF4、TXB2、GMP-140）；②因子Ⅷ显著减少，Fbg < 1 000 mg/L；③ FDP 高于 60 mg/L 或 D-Dimer 升高；④ 3P 试验阳性；⑤ PT 延长 5 s 以上或呈动态变化；⑥血浆 FⅦ：C 活性 < 50%（必备）。单纯的肝功能衰竭常无血小板数量明显减少和 FDP 显著增加，3P 试验常为阴性。原发性纤溶症与 DIC 的共同点是纤维蛋白溶解活性增高，但前者无血管内凝血，因而血小板数正常，3P 试验亦阴性。

【治疗】

及早发现和及早治疗十分重要。

1. 治疗原发病　积极控制感染，及早合理采取抗生素疗法和消除毒素等积极措施。若原发病治疗得当，轻症 DIC 亦可随之消除。

2. 改善微循环　补充血容量、恢复毛细血管灌流量是首要措施。液体量的多少取决于血液浓缩程度、低血压程度以及尿量、体温和心肺功能状态。合理组合平衡盐液、胶体液（如低分子右旋糖酐、血浆及 25% 白蛋白等）及葡萄糖液非常重要。当血压稳定后，给予适量甘露醇静脉注射，可保护肾脏和促进利尿。在有监测的情况下，快速输液直至血压维持正常再减慢速度。在扩充血容量的基础上，适当使用血管活性药物。酸中毒可加剧微循环障碍，必须及时纠正。如心音低钝、心动过速（120 次 /min 以上）、出现心律紊乱或肺水肿等，可给予毛花苷丙或毒毛花苷 K（缓慢静脉滴入）以改善心功能，增加输出量。

3. 抗凝　肝素是治疗早期 DIC 的首选抗凝药，能抑制Ⅶ、Ⅸ因子活性，抑制凝血活酶活性以及抑制纤维蛋白原变为纤维蛋白。一般每次 0.5 ~ 1 mg/kg 加入 10% 葡萄糖 250 mL 静脉点滴，2 h 滴完，4 h 后查凝血时间（试管法），如小于 30 min 者继续给予第 2 剂量，一般用 2 ~ 4 剂。如凝血时间超过用药前 3 倍或 30 min，应延长用药间隔或减少用量，或暂停药。若有大出血，可用鱼精蛋白对抗（1 mg 鱼精蛋白可对抗 1 mg 肝素），用量与最后一次肝素量相同。使用肝素应注意禁忌证（如暴发性肝功能衰竭和颅内、纵隔、心包、脊髓腔等密闭部位出血）及其副作用（出血、血小板减少、过敏反应等）。肝素治疗原则上应用至原发病已控制，凝血缺陷已纠正，临床病情好转，出血停止，血压稳定。肝素治疗时可并用抗血小板凝聚和降低血液黏滞度药物，如潘生丁（400 ~ 600 mg/d）、阿司匹林（1.2 ~ 1.5 g/d）、前列腺素 E、降糖灵以及低分子右旋糖酐等。补充 AT-Ⅲ 制剂或新鲜血浆可提高 AT-Ⅲ 水平和肝素治疗效果；DIC 时 AT-Ⅲ 浓度常低下，肝素治疗时 AT-Ⅲ 进一步下降。当 AT-Ⅲ 水平在正常人 80% 以上时表示肝素治疗有效，在 50% 以下时表示肝素效果不佳，在 30% 以下者表示肝素治疗无效，因此对 AT-Ⅲ 水平低下患者，先以 AT-Ⅲ 滴入，再用肝素治疗，效果较为满意。

4. 溶栓　常用纤维蛋白溶解剂如链激酶、尿激酶与纤溶酶等，一般在肝素治疗基础上采用。

5. 抗纤溶　一般认为 DIC 的继发性纤溶是一种对 DIC 的生理性保护反应，不主张轻易使用抗纤溶药物。若经血块溶解或优球蛋白溶解时间测定，证明确有全身性纤溶活性过强，也可酌情应用 6- 氨基己酸（EACA）、对羧基苄胺（抗血纤溶芳酸 -PAMBA）、止血环酸（AMCA）等药物。若不能肯定促凝血物质是否仍在进入血液，应先用肝素 0.5 mg/kg 静脉注射，然后给纤溶抑制剂，30 min 内静滴完毕，以后按 500 mg/h 的速度和剂量，直到出血停止。仅 3% ~ 5% 的 DIC 病例需用抗纤溶药以中止继发性纤溶和制止出血症状。

6. 补充血小板及凝血因子　DIC 时由于大量血小板与凝血因子在微血栓形成过程中被消耗而导致出血，故应予以补充。但只能在充分抗凝血治疗基础上进行，因为未充分抗凝治疗的 DIC 患者，微血栓形成过程尚在进行，补充血小板及凝血因子，会使病情加重。①输新鲜全血：所用血液库存不得超过 1 周，越新鲜越好，输注时宜在血中加适量肝素（每毫升血中加 5 ~ 10 U）并计入全天肝素治疗总量中；②新鲜血浆；③纤维蛋白原：每次 2 ~ 4 g 静脉滴入，可重复使用至纤维蛋白原含量达到 1 g/L 水平为止；④血小板悬液：首次用量至少在 8 U（每 500 mL 新鲜血所分离出的血小板为 1 U）以上，必要时可 1 ~ 3 d 重复 1 次；⑤凝血酶原复合物、血浆因子Ⅷ浓缩剂及维生素 K 等，亦可根据情况输注。

7. 其他　休息、营养、保暖及降温，必要时氧气吸入以及给予 ATP、能量合剂等以促进器官细胞功能恢复与再生。短期内使用大剂量肾上腺皮质激素，可减少机体对内毒素反应，减轻炎症、阻滞 α- 肾上腺能受体、扩张血管、促进血小板生成、减轻出血及抑制免疫反应等。

【预后】

本病为危重症，病死率可高达 40% 以上。及时发现并给予正确治疗者，治愈率可达 50% ~ 80%。

【参考文献】

［1］中华医学会血液学分会血栓与止血学组 . 弥散性血管内凝血诊断中国专家共识（2017 年版）［J］. 中华血液学杂志，2017，38（5）：361-363.

［2］中华医学会急诊医学分会，中华危重病急救医学杂志编辑委员会，脓毒症并发弥散性血管内凝血诊治急诊专家共识专家组 . 脓毒症并发弥散性血管内凝血诊治急诊专家共识［J］. 中华危重病急救医学，2017，29（7）：577-580.

［3］IBA T, LEVY J H, WARKENTIN T E, et al. Diagnosis and management of sepsis-induced coagulopathy and disseminated intravascular coagulation［J］. J Thromb Haemost, 2019, 17（11）: 1989-1994.

［4］王果为，王吉耀，葛均波 . 实用内科学［M］. 北京：人民卫生出版社，2015.

（陈耀凯　赵　庭）

七、急性呼吸窘迫综合征

【中文名】

急性呼吸窘迫综合征。

【英文名】

acute respiratory distress syndrome（ARDS）。

【同义名】

成人呼吸窘迫综合征（adult respiratory distress syndrome）。

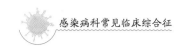

【定义、简史】

ARDS 是指心源性以外的各种肺内外致病因素引起的、以肺泡 - 毛细血管炎症损伤为基础的急性呼吸衰竭，属于急性肺损伤（acute lung injury，ALI）的严重阶段，可相继或同时发生多器官功能衰竭。临床特征为顽固性低氧血症、进行性呼吸窘迫、肺顺应性下降以及广泛的肺浸润。本综合征与婴儿呼吸窘迫综合征颇为相似，但病因和发病机制不尽相同，为示区别，1967 年 Ashbaugh 首先报道 acute respiratory distress syndrome in adult，1992 年 Petty 正式称为 acute respiratory distress syndrome（ARDS），但本征亦可发生于儿童，故 1994 年欧美 ARDS 会议以急性（acute）代替成人（adult），称为急性呼吸窘迫综合征，缩写仍为 ARDS。

【病因】

ARDS 可继发于多种临床疾患，如感染（脓毒血症、肺炎及结核等）、休克（脓毒性和过敏性多见）、创伤（肺挫伤、头部创伤等）、吸入胃内容物、药物过量（海洛因、丙氧酚及水杨酸盐等）、吸入有毒物质（高浓度氧、氨、烟、光气及氮氧化合物等）、代谢紊乱（尿毒症、糖尿病等）、中枢神经系统疾病（癫痫、高颅压等）以及其他因素（DIC、大量输血、输液过量、体外循环、血液透析、胰腺炎、空气或羊水栓塞等），其中最常见的 ARDS 病因是肺炎和脓毒综合征。多种致病因子存在时，ARDS 发病概率增加。

【发病机制】

ARDS 发病基础是肺泡 - 毛细血管的急性损伤，可分为直接损伤（如吸入胃内容物、肺炎等）和由循环物质介导的间接损伤（脓毒综合征等），间接损伤更为常见。虽然肺损伤的机制迄今未完全阐明，但已经确认它是全身炎症反应综合征（systemic inflammatory response syndrome，SIRS）的一部分。目前认为，ARDS 的发生是由于以多形核白细胞（PMN）为主的细胞介导性损伤，造成肺泡病变和一系列病理生理改变，其病理生理基础为肺泡 - 毛细血管的炎症损伤。最初的内皮损伤导致炎症介质和细胞因子等物质的释放，这些物质可引起体循环血管扩张、微血管收缩、毛细血管微栓塞等变化，导致肺毛细血管通透性增加、血管内液体流失、间质内液体积聚、微循环血流障碍以及脏器氧合不足，最终形成 ARDS。

炎症细胞普遍激活和炎症介质释放是引发损伤的基本原因。在创伤、休克、理化刺激及脓毒血症等情况下，由于细菌脂多糖（LPS）、补体、IL-6 及 IL-8 等因子作用，

PMN 活化并黏附于内皮细胞，大量在炎症部位聚集。PMN 呼吸爆发和释放其产物（氧自由基、蛋白酶）导致肺泡上皮细胞和血管内皮细胞损伤，这是肺损伤的重要环节。肺泡巨噬细胞被激活后释放 IL-1、IL-8、TNF-α，促使 PMN 在肺内趋化和聚集。肺毛细血管内皮细胞和肺泡上皮细胞也不同程度参与炎症反应。中性粒细胞、肺泡巨噬细胞及内皮细胞等释放的炎症介质有反应性氧代谢产物、脂类物质（白细胞三烯、血栓素 A2 等）、肽类物质（参与凝血和纤溶过程的成分以及细胞因子等）。细胞因子在细胞因子网络中发挥作用，参与 ARDS 发病，而核因子 κB（NF-κB）参与细胞因子转录。机体在感染、创伤情况下，炎症细胞被刺激后释放 TNF-α，TNF-α，进一步引起 IL-1、IL-6 及 IL-8 等释放，形成瀑布效应，引起 SIRS，同时反馈引起 IL-4、IL-10 及 IL-13 等抗炎因子释放，当抗炎作用不足以抗衡炎症因子作用时，细胞因子以损伤效应为主，导致肺损伤发生。

肺泡表面活性物质（PS）异常也是 ARDS 形成的因素之一。PS 由肺泡 II 型细胞分泌，具有降低肺泡表面张力作用，可抑制巨噬细胞释放促炎性细胞因子，抑制 PMN 产生氧自由基。由于肺泡 II 型细胞被细菌内毒素等破坏以及 PS 被炎症介质破坏，ARDS 患者 PS 减少，降低表面张力的作用减小，导致肺泡不张，出现肺水肿和透明膜形成。

【病理改变】

ARDS 发生后肺重量明显增加。镜下可见肺泡内蛋白质水肿液、红细胞和炎性细胞积聚。小血管充血、出血，其内可见微血栓或白细胞积聚。24～48 h 后由肺毛细血管内漏出的纤维素和肺泡细胞碎片形成透明膜，覆盖在肺泡和肺泡管内壁。常伴有多灶性肺泡不张和陷闭。1～3 周后肺泡 II 型细胞增生，肺泡囊和肺泡管出现纤维化，毛细血管面积明显减少。2～3 周后出现肺泡隔、气腔壁以及肺毛细血管壁广泛纤维化。肺部病变分布并不均一，呈现重力依赖性。下肺区和背侧肺区病变重，肺泡广泛陷闭，上肺区和前侧肺区病变轻，存在通气较好的肺泡。损伤区域肺组织出现不张、水肿和出血性病变。

【病理生理】

基本病理生理改变：①肺毛细血管内皮细胞受损，导致肺毛细血管壁通透性增加，出现肺间质和肺泡水肿；②由于肺泡 II 型细胞破坏，肺泡表面活性物质减少，肺泡陷闭，导致肺不张、透明膜形成；③肺泡表面张力增高、肺不张和肺水肿造成的肺容积减少导致肺顺应性下降，功能残气量减少；④当肺泡填塞或不张而肺泡毛细血管血流正常，或发生微血栓，导致微循环障碍，而肺泡通气未受影响时，会导致通气血流比（V/Q）

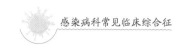

失调、弥散功能减退，使气体交换不充分；⑤肺泡填塞、陷闭，血液从肺泡间质流过，导致肺内静 - 动脉分流增加；⑥肺顺应性下降、通气血流比失调、肺内静动脉分流增加及弥散功能减退导致气体交换障碍，导致缺氧、CO_2 潴留，出现混合性酸中毒。

【临床表现】

在原发病的基础上，早期出现呼吸频促，肺部无异常发现，有时可听到湿啰音或哮鸣音。X 线检查也可无异常发现，或仅有肺纹理增多、模糊。动脉血气分析显示 PaO_2 降低，$PaCO_2$ 正常或偏低。随着病情进展，患者呼吸窘迫、紫绀、烦躁不安及心率增快，呼吸窘迫经吸氧难以缓解。X 线检查呈广泛肺间质浸润，可见两肺弥漫性斑片状阴影。PaO_2 进一步降低，可因过度通气使 $PaCO_2$ 降低，出现呼吸性碱中毒。病情进行性加重，呈明显呼吸窘迫、紫绀，可出现昏迷、心脏停搏，肺部听诊呼吸音减低，呈肺实变体征。两肺斑片状阴影融合成大片状，肺含气量极低，可发展成"白肺"。PaO_2 明显降低，CO_2 潴留使 $PaCO_2$ 增高，出现混合性酸中毒。

【实验室检查】

1. 动脉血气分析　PaO_2 低于 60 mmHg，提示急性呼吸衰竭。PaO_2/FiO_2 降低反映低氧血症，$PaO_2/FiO_2 \leq 300$ mmHg 为急性肺损伤，$PaO_2/FiO_2 \leq 200$ mmHg 为 ARDS。正常 $PaCO_2$ 为 35 ~ 45 mmHg，高于或低于此限分别表示通气不足或通气过度。肺泡 - 动脉氧分压差（$PA-aO_2$）是反映换气功能的粗略指标，一般低于 10 mmHg，ARDS 时高于 30 mmHg。肺内分流量（Q_S/Q_T）可用于临床病情分度，轻、中、重度分别为高于 10%、20%、30%。

2. 呼吸系统顺应性（C_{RS}）测定　C_{RS} 指的是使肺和胸腔容量增加所需的压力。对使用机械通气患者应测定有效呼吸系统顺应性（C_{EFF}），C_{EFF} 相当于潮气量与（最大气道压 - 呼气末正压）的比值。C_{RS} 测定可用于诊断、判断疗效和指导治疗（如脱机时机的判定）。

3. 肺泡 - 毛细血管通透性测定　应用同位素标记技术检测肺、心放射活性，计算肺 / 心比值，ARDS 患者比值升高，提示通透性增加。

4. 其他检查　与疾病有关指标可协助诊断，但检测结果应结合临床进行综合判定，仅供参考。这些指标包括Ⅷ因子相关抗原（vWF）、C5a ~ 9、TNF-α、PS、嗜酸性粒细胞阳离子蛋白、乳铁蛋白、细菌脂多糖、白三烯、过氧化氢、甲烷、乙烷以及细胞因子等。

【诊断与鉴别诊断】

诊断需要结合病史、呼吸系统临床表现及实验室检查等进行综合判定。凡是具有本病各种致病高危因素，在此基础上出现进行性呼吸窘迫，顽固性低氧血症以及广泛的肺浸润，$PaO_2/FiO_2 \leq 200\ mmHg$，排除心源性肺水肿和导致呼吸衰竭的慢性肺疾病，即可作出诊断。

ARDS 应与心源性肺水肿相鉴别，见表 4-7。

表 4-7　ARDS 与心源性肺水肿鉴别特征

	ARDS	心源性肺水肿
年龄	多小于 60 岁	多大于 60 岁
病史	无心脏病病史，有感染、休克、创伤等	有心脏病病史，高血压、胸痛等
体检	颈静脉正常，一般无水肿，中、后期出现肺部散在湿啰音，生理性奔马律	颈静脉充盈，腰骶部、下肢水肿，肺底部湿啰音，出现早，随体位变化，心脏增大，出现第三、四心音及杂音
心电图	窦性心动过速，非特异性 ST-T 改变	室上性心动过速，心肌缺血
X 线检查	心脏大小正常，广泛肺浸润，支气管气象影多见	心脏增大，肺门、肺底部浸润，Kerley 线、胸腔积液、支气管气象影
血流动力学	肺动脉楔压 < 2.0 kPa，心脏指数 > 3.5 L/（min·m^{-2}）	> 2.4 kPa，< 3.5 L/（min·m^{-2}）
治疗	强心利尿无效	强心利尿有效

【治疗】

治疗重点是给予呼吸支持以纠正低氧血症，同时积极治疗原发病，避免进一步肺损伤和其他器官损伤。治疗过程中不应把 ARDS 孤立看待，而应视为多脏器功能障碍综合征（MODS）的一个组成部分。感染是常见病因，应寻找感染灶并给予必要的处置及抗生素治疗。营养支持及维持电解质、酸碱失衡也是必要措施。众多治疗措施中得到循证医学肯定（B 级推荐）的是肺保护性通气策略（LPVS）。

1. 呼吸支持治疗

（1）机械通气　机械通气是 ARDS 最基本的治疗手段，可促进气体交换功能改善，但也可能造成肺损伤。ARDS 时参与气体交换的肺容量减至正常肺容量的 35% ~ 50%，当使用适用于全肺通气的大容量高气道压通气时，势必使肺泡遭受气压伤及容量伤。另外反复开闭肺泡的切变力也会进一步加重肺损伤，从而影响机体氧合功能和肺组织修复。目前提倡机械通气应能维持适当的氧合和组织供氧，同时减轻或不加重肺损伤，即为肺保护性通气策略，包括最佳呼气末正压通气（PEEP）、低平台压、适当潮气量和呼吸频率。①PEEP 能使陷闭的支气管和肺泡复张，降低肺内分流，改善通气／血流比例和弥散功能，改善氧合，提高肺顺应性，克服内源性 PEEP（PEEPi）。原则上 PEEP 水平的调节应既能使低顺应性肺区肺泡开放，同时又不至于使正常顺应性肺区肺泡过度扩张，即最佳 PEEP，相当于压力 - 容积曲线稍高于低位拐点（lower inflection point，LIP）的水平，经验设置为 8 ~ 12 cmH_2O；②吸气末正压能使陷闭肺泡开放，但使用不当会增加肺损伤。为减小肺泡跨壁压，避免肺泡过度扩张，吸气末正压应不高于高位拐点（upper inflection point，UIP）的水平，相当于气道平台压低于 30。在 ARDS 时，使 PEEP 高于 LIP，以防肺泡萎陷，吸气末正压不高于 UIP，以免造成容积伤，这种方法称为"开放肺"技术；③低潮气量（6 ~ 8 mL/kg）通气导致允许性高碳酸血症（permissive hypercapnia，PHC）可以避免显著的机械通气负效应，一般用于晚期 ARDS。④应用指令性通气时，呼吸频率以 25 ~ 30 次 /min 为宜。为满足合适的呼吸频率应降低潮气量，使患者镇静。

定压型通气模式同定容型通气模式相比，更能减少气压伤和机械通气对血液循环的影响，更适合 ARDS 患者应用。非感染性急性肺损伤和 ARDS 早期，患者自主呼吸能力强，多能耐受经鼻面罩机械通气。而感染患者病程长、病情重，病灶吸收缓慢，多需要长时间机械通气，故应及早建立人工气道。

ARDS 患者应尽量减少机械通气的强制性，加强自主呼吸，促进机械通气与自主呼吸的协调。双相正压通气（BIPAP）属于自主性通气模式，可满足从指令到间歇指令和自主呼吸的不同需要，克服传统机械通气时自主呼吸与控制通气不能并存的缺点，提高人机配合，避免人机对抗。也可采用气道压力释放通气（APRV）达此目的，BIPAP 实际应用价值高于 APRV。压力支持通气（PSV）多应用于定压型通气模式，与 PEEP 并用，也是常用的自主性通气模式。

反比通气（IRV）是使吸气时间延长，呼气时间缩短，包括容量控制反比通气（VC-IRV）和压力控制反比通气（PC-IRV）。IRV 可以减低气道峰压，提高气道平均压，形成适当水平的 PEEPi 改善氧合，有利于陷闭肺泡复张，减少肺泡表面活性物质的丢失。为减轻患者不适反应，可使用镇静剂。IRV 主要用于正比通气无效者。

（2）俯卧位通气（PV）　中、重度 ARDS 患者（PaO_2/FiO_2 < 150 mmHg）机械通气时建议实施 PV。PV 能有效改善大部分患者的氧合状况，对呼吸力学、血液动力学无明显影响，且实施比较方便，可以减少机械通气自身造成的肺损伤。其改善氧合的可能机制：①改善通气／血流比例，促进气体交换；②肺间质水肿分布有动态变化的特点，改变体位可使因组织水肿而陷闭的肺泡复张；③促进分泌物排出。体位改变的间隙时间一般为 12 h，若肺底部存在肺不张，或改变体位后呼吸功能指标迅速恶化，则

缩短间隔时间为 4 h。临床对 ARDS 患者实施 PV 时应进行严密监测，精心护理，谨防发生意外。高颅压患者绝对禁忌 PV，有严重血容量不足、不稳定性脊柱骨折或骨盆骨折、胸骨骨折者相对禁忌。

（3）液体通气　全氟化碳（PFC）表面张力低、密度高，对呼吸气体可溶性高。以液态 PFC 作为携氧介质进行液体通气能有针对性地作用于 ARDS 下垂肺域，有效补充肺内表面活性物质，促进下垂肺域复张，提高肺顺应性，降低肺内分流，改善通气 / 血流比例，冲洗细胞碎片，从而改善气体交换和肺功能。仅应用于不宜常规治疗和常规治疗无效者。

（4）吸入一氧化氮（NO）　NO 能提高 PaO_2，降低肺动脉压和肺血管阻力，不影响体循环血管扩张和心输出量，具有抑制血小板黏附和聚集作用。虽然吸入 NO 能显著改善生理学指标，但对临床转归的影响不明确，因此目前不推荐作为 ARDS 的常规疗法。主要用于：①伴急性肺动脉高压的 ARDS 患者；②用于抑制炎症反应；③作为实施体外膜肺和肺移植前过渡性治疗措施。

（5）体外生命支持（ECLS）　以肺外气体交换装置提供必要的氧合和 CO_2 排出，既能够支持气体交换，又不引起进一步肺损伤，达到使"肺休息"的目的，即为体外生命支持。其中包括体外膜肺氧合（ECMO）、体外膜肺排除 CO_2（$ECCO_2R$）及静脉内氧合（IVOX）。ECMO 应使用于生命受到严重威胁、对传统治疗已多无反应，但肺损伤仍具有可逆性的患者。推荐成人 ECMO 实施标准为：①传统机械通气或反比通气已不能纠正缺氧及提高肺顺应性；② $FiO_2 > 0.6$ 时，肺内分流 $> 30\%$；③肺静态顺应性 < 0.5 mL/（$cmH_2O \cdot kg$）或 < 30 mL/cmH_2O；④胸片示肺弥散障碍。ECMO 禁忌证包括全身抗凝时、疾病终末期、中至重度慢性肺病、进展的多器官功能衰竭、严重免疫抑制、中枢神经系统损伤、重度脓毒性休克。相对禁忌证为机械通气时间超过 7 d，年龄超过 60 岁。与 ECMO 相关的并发症常为与抗凝相关的出血、弥散性血管内凝血及神经并发症。IVOX 是近年来新兴的气体交换体外支持方法。根据梯度驱动原理设计的 IVOX 装置是一种中空纤维式的膜式氧合器，不需体外人工泵辅助，不但可以避免机械通气带来的肺损伤，而且不会对血流动力学产生影响。但 IVOX 同样有其自身局限性，故应谨慎选择治疗对象，同时注意与穿刺设备、血栓、出血等有关问题。

2. 肾上腺皮质激素的应用　肾上腺皮质激素治疗 ARDS 可能的机制为：①抑制与炎症相关的多种细胞因子疗效释放。肾上腺皮质激素可抑制核因子 -κB（NF-κB）活性及蛋白降解，从而抑制细胞因子转录，使细胞因子释放减少；②作用于不同的炎症介质；③减少中性粒细胞对血管内皮的黏附，并刺激骨髓产生中性粒细胞；④调节免疫功能。目前有研究证明早期应用激素对肺机械特性、气体交换或已形成的 ARDS 结局无确切

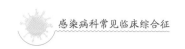

影响。目前认为对刺激性气体吸入、外伤骨折所致脂肪栓塞等非感染性引起的 ARDS 以及 ARDS 后期，可以适当应用激素，而 ARDS 伴有脓毒症或严重呼吸道感染早期不主张应用。

3. 液体限制　正确输液是 ARDS 治疗过程中一个关键问题，既要维持有效循环血容量、稳定血压、保证充足的靶器官血流灌注，又要防止液体输注加重肺水肿。建议进行液体限制，要求出入液量轻度负平衡，可使用速尿脱水治疗促进肺水肿消退。同时应监测尿量、意识状况、血压及毛细血管楔压等参数，避免出现血容量不足、血压下降及肺血流灌注不足等情况加重病情。

4. 其他治疗措施　经呼吸道补充肺表面活性物质可改善气体交换、缓解病情，能显著降低新生儿及未成熟儿 ARDS 病死率，对成人患者也有一定治疗作用。前列腺素 E1（PGE1）能选择性作用于肺血管，减轻肺动脉高压；调节中性粒细胞和巨噬细胞介导的炎症反应；抑制血小板聚集，早期应用能防止肺损伤的发生发展。ARDS 多伴有肺动脉高压，并可引起右心功能紊乱，影响预后。静脉给予硝普钠、PGE1、PGI2 及腺苷等血管扩张药可作用于肺循环，逆转肺血管收缩，降低肺动脉压，但血压下降，影响重要器官的灌注，增加肺内分流等负效应限制了应用。脓毒症引发的 ARDS 患者使用氧自由基清除剂治疗后，发展为功能不全的器官数目明显减少，生存率有改善趋势。免疫治疗是通过中和致病因子，减轻炎症反应来治疗 ARDS。免疫治疗药物有针对内毒素、TNF、IL-1、IL-6、IL-8 等抗体或受体阻滞剂。以上疗法确切疗效尚待进一步证实。

【预后】

单纯 ARDS 时生存率高达 85%，而作为多器官功能衰竭一部分时生存率则降至 30%。预后与年龄、脓毒血症、肺损伤严重程度及多器官功能衰竭的进展相关。ARDS 主要死亡原因为脓毒血症和多器官功能衰竭。呼吸衰竭及院内肺部感染也是常见原因。生存者中约 60% 肺功能完全恢复，少部分因肺纤维化遗留肺功能损害。一部分患者出院后出现认知功能减退，记忆力、注意力及智力有不同程度损害，生活质量降低。

【参考文献】

［1］ARDS Definition Task Force, RANIERI V M, RUBENFELD G D, et al. Acute respiratory distress syndrome: the Berlin definition［J］. JAMA, 2012, 307（23）: 2526-2533.

［2］SAHETYA S K, MANCEBO J, BROWER R G. Fifty years of research in ARDS. Vt selection in acute respiratory distress syndrome［J］. Am J Respir Crit Care Med, 2017, 196（12）: 1519-1525.

［3］PAPAZIAN L, AUBRON C, BROCHARD L, et al. Formal guidelines: management of acute respiratory distress syndrome［J］. Ann Intensive Care, 2019, 9（1）: 69.

［4］中华医学会呼吸病学分会呼吸危重症医学学组. 急性呼吸窘迫综合征患者机械通气指南（试行）［J］. 中华医学杂志，2016，96（6）: 5.

［5］严重急性低氧性呼吸衰竭急诊治疗专家共识组. 严重急性低氧性呼吸衰竭急诊治疗专家共识［J］. 中华急诊医学杂志，2018，27（8）: 6.

（陈耀凯 赵 庭）

八、感染中毒性脑病

【中文名】

感染中毒性脑病。

【英文名】

infectious toxic encephalopathy（ITE）。

【同义名】

急性中毒性脑炎（acute toxic encephalitis）。

【定义、简史】

本病是指急性感染过程中全身毒血症、代谢紊乱和缺氧等因素引起的一种脑部中毒性反应。本病定义包括以下内容：①所涉及的急性感染系指中枢神经系统以外的全身性急性感染；②病程中产生的毒性物质引起脑功能障碍或造成继发性病理改变而出现精神神经症状；③中枢神经系统感染所致的精神神经症状不属于本病的范畴。本病临床症状复杂多样，轻者表现为头痛、烦躁不安、精神恍惚及谵妄，重者可有定向障碍、意识丧失、昏迷及瘫痪等。本病多呈可逆性或一过性表现，全身感染控制后，脑病症状常逐步好转。

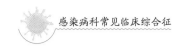

【病因】

细菌、病毒或其他病原体引起中枢神经系统以外的全身性急性感染是本病发生的基础。

1.急性细菌性感染　为本病的主要病因，如败血症、伤寒、肺炎、痢疾、猩红热、白喉及肾盂肾炎等急性细菌感染过程中均可出现本病。

2.急性病毒感染　也是引起本病的重要原因，如流感病毒、副流感病毒、合胞病毒、腺病毒引起的急性呼吸道感染及汉坦病毒属引起的肾综合征出血热（HFRS）等均可引起本病。

3.其他病原体　疟原虫、钩端螺旋体等病原体感染亦可引起本病。

【发病机制】

全身毒血症、代谢紊乱和缺氧是引起本病的主要发病机制。以上因素单独或共同作用使脑血管痉挛、通透性增加、脑缺氧及脑水肿，进而导致神经细胞变性以及脑组织对毒素的敏感性增加等病理及病理生理改变。脑缺氧导致脑细胞无氧代谢增加或完全依赖无氧代谢，结果致使细胞内乳酸堆积、三磷酸腺苷（ATP）生成减少，Na^+，K^+-ATP酶活性降低，最终导致脑细胞内水钠潴留。严重感染时，尤其是并发肝肾功能不全时，体内蓄积的毒素对脑细胞的毒性作用可使脑细胞 Na^+，K^+-ATP酶活性进一步降低。严重感染所致的水电解质及酸碱平衡紊乱也可引起脑功能障碍或脑水肿等病理改变。例如，当血浆渗透压高于320 mmol/L时即可发生脑细胞脱水，而低钠血症时又可导致脑细胞水肿；缺氧及 CO_2 潴留使动脉血二氧化碳分压（$PaCO_2$）及氢离子（H^+）浓度增高，当血液pH值降至7.0以下时，CO_2 向神经系统弥散可使神经突触传递受阻。实际上，全身毒血症、代谢紊乱和缺氧3种因素存在相互促进的关系。全身毒血症会加重代谢紊乱和脑缺氧，脑缺氧会增加脑细胞对毒素及代谢紊乱的敏感程度，代谢紊乱可导致或加重脑缺氧，也会与毒素形成协同作用。

意识的产生与维持有赖于正常的大脑皮质和脑干网状上行激活系统。大脑皮质的广泛损伤可引起脑病。某些因素一旦影响上行激活系统，便可阻断其投射功能，大脑皮质的兴奋状态便不能得以维持，也可出现脑病症状。全身性严重感染如败血症、菌血症、病毒血症、脓毒血症或血内毒性成分蓄积时，会导致脑内血管痉挛及血管通透性增加，脑内缺血及脑水肿可使活性氧浓度显著降低，这样便引起一系列病理生理改变。脑血管缺血可引起谷氨酸释放增多及摄入减少，于是细胞外谷氨酸浓度增高而导致 Ca^{2+} 流入，造成线粒体损伤、蛋白和脂肪分解，再经花生四烯酸作用，使细胞发生坏死，这是出现脑病症状的病理组织学基础。

不同原因引起的感染中毒性脑病，其发生机制亦有所差异。例如重症伤寒时，伤寒杆菌及其内毒素与巨噬细胞相互作用可使巨噬细胞释放毒性物质，这些毒性物质单独或与内毒素共同作用干扰基底节的胆碱与多巴胺调控，从而导致脑病发生。肾综合征出血热时（HFRS），全身毛细血管和小血管广泛损伤，血管麻痹、扩张、脆性增加及通透性增强可致脑血管和血脑屏障受损，成为精神神经症状的病理学基础。急性微循环障碍是中毒型菌痢的基本发病机制，痢疾杆菌产生强烈的内毒素，加之机体对内毒素敏感性增加而产生强烈的过敏反应，导致血中儿茶酚胺等多种血管活性物质增加，使全身小血管痉挛而引起急性微循环障碍。由于内毒素损伤血管壁可引起弥散性血管内凝血（DIC）及血栓形成而加重微循环障碍，引起感染性休克及重要脏器功能衰竭，脑组织病变严重者可引起脑水肿甚至脑疝，患者可出现昏迷、抽搐及呼吸衰竭。百日咳时剧烈咳嗽所致的脑部缺氧或出血以及毒素作用，也可引起脑病。接种"百白破"疫苗之后亦有引发脑病者。脑型疟疾时，血中裂殖体使感染红细胞破坏，释放出激肽类物质，其作用类似于细菌内毒素，可引起血管通透性及血流动力学改变，造成脑组织水肿并使交感神经兴奋。

【病理改变】

脑的早期病理改变主要表现为脑血管痉挛，中后期可能出现的病理改变包括弥漫性脑水肿、点状出血、毛细血管扩张及通透性增加、大脑皮质神经细胞变性、海马区选择性坏死等。软脑膜可见充血、水肿、静脉瘀血或血栓形成等病理改变。概括起来说，本病的共性病理改变包括脑实质充血水肿，神经细胞混浊肿胀、核质溶解和浆内空泡形成，以及崩溃坏死细胞集簇形成脑组织的小病灶等。感染HFRS病毒时，还可发生脑内炎症细胞浸润和胶质细胞增生，丘脑下部呈脑炎样病变，上述病变随着病程的进展而逐渐加重，至少（无）尿期时，因尿毒症、高血容量或（和）并发感染、电解质与酸碱平衡紊乱等因素，可导致脑损伤的进一步加重。中毒型菌痢及败血症时脑水肿实际上是感染性脑水肿（infectious brain edema），即血管源性脑水肿与细胞毒性脑水肿的混合型，其病理所见仍以充血、水肿与变性为主，主要表现为大脑及脑干水肿，神经细胞变性及点状出血，一般无明显的炎症改变。恶性疟疾患者的脑组织水肿、充血显著，白质内有弥漫性小出血点。显微镜下脑内微血管明显充血，管腔内充满疟原虫与疟色素，含疟原虫的红细胞常呈凝集现象，阻塞微血管引起灶性坏死与环状出血。

【临床表现】

本病多见于2~10岁儿童，婴儿期少见。基本临床表现是在原发病临床表现的基础上出现类似于脑炎的精神神经症状。大多于急性感染性疾病病程前 3 d 内发生，有的患儿在急性感染起病后数小时发生。患儿常有高热、严重头痛、呕吐、烦躁不安、谵妄乃至昏迷，常伴有惊厥发作，持续时间长短不一，多为全身性强直样发作或全身性强直阵挛样发作。此外，可有阳性锥体束征、肢体瘫痪、失语、瞳孔异常等，可出现不同程度的脑膜刺激征。醒转的患儿依病情轻重而有不同转归。重症患者可有不同程度的视力障碍、听力减退、脑神经麻痹、单瘫或多肢瘫、智力减退及其他精神障碍，少数患儿可从昏迷转为去质状态或去大脑强直状态，轻症者多可恢复，但有的仍可遗留注意力不集中、学习能力降低、行为异常和性格改变等。

伤寒伴感染中毒性脑病者主要表现为持续高热的基础上，出现精神恍惚、表情淡漠、呆滞、反应迟钝及听力减退，严重者可出现剧烈头痛、头昏、眩晕、食欲消失或频繁呕吐，也可表现为烦躁不安、谵妄、两目凝视、意识模糊甚至昏迷，并常有幻视、幻听或睡眠过程中出现惊叫，或伴有癫痫样抽搐、尿失禁等，甚至出现吞咽与眼球运动障碍、面瘫乃至偏瘫等。查体可发现颈强直、肌张力增强、腱反射亢进、凯尔尼格征阳性（虚性脑膜炎）等体征。以上精神神经症状一般与病情轻重密切相关，多发生于极期，随着病情改善及体温下降而恢复。

中毒型菌痢脑病型多发生于学龄前健壮小儿，起病急骤，病情凶险，进展迅速，以严重毒血症及中毒性脑病为主要临床表现，可伴有或不伴有休克表现。患儿高热常达 40 ℃以上，由于脑血管痉挛引起脑缺血、缺氧、脑水肿及颅内压增高，严重者可发生脑疝。表现为精神萎靡、嗜睡、昏迷或烦躁不安、抽搐，瞳孔大小不等，对光反射迟钝或消失，亦可出现呼吸异常及呼吸衰竭。伴有休克者除严重脑病症状外，尚有面色苍白、口唇发灰等表现。重症患者末期可出现全身多器官功能衰竭而死，偶可因脑疝而突然死亡。

HFRS 患者在发热期即可出现中毒性精神神经症状，表现为嗜睡、烦躁、谵妄或抽搐等，出现精神神经症状者多发展为重型。低血压休克期由于有效血容量下降导致脑供血不足，患者可出现烦躁、谵妄等症状。少尿期由于高血容量综合征、氮质血症、酸中毒及电解质平衡紊乱等原因可引起脑水肿及脑功能障碍，患者可出现顽固性呃逆、头晕、头痛、烦躁、嗜睡甚至昏迷及抽搐。进入多尿期后，还可发生高钠血症而引起高渗性昏迷及脱水热。

败血症大多起病急骤，以毒血症状为主要表现。患者常有寒战与高热，发热多呈弛张型或间歇型，少数可呈稽留热或不规则热、双峰热，同时伴有不规则寒战，可有出汗，但出汗后症状不见缓解。除发热、寒战及出汗外，患者多有全身不适、头痛、肌肉关节酸痛、软弱无力、不思饮食以及脉率与呼吸加速等，少数患者可有恶心、呕吐、腹痛、腹泻等胃肠道症状。重症者出现中毒性脑病、中毒性心肌炎、中毒性肝炎、中毒性肠麻痹、感染性休克及 DIC 等。与其他原因引起的感染中毒性脑病一样，败血症引起中毒性脑病所表现的精神神经症状亦无特异性，包括精神萎靡、嗜睡、昏迷、烦躁不安、抽搐及异常呼吸等。

疟疾流行区的一些重症病例或某些延误诊治的病例，可因血流中疟原虫数量骤然增加而出现凶险的脑病症状，称为脑型或昏迷型疟疾。脑型疟疾来势凶猛，病死率高，多发生于缺乏免疫力的儿童及初次进入疟区的外来人口，病后不及时治疗者更易发生。脑型疟疾主要发生于恶性疟疾，在高疟区与暴发流行区占恶性疟疾的 2%～5%，偶见于间日疟及三日疟。多急起高热并伴有剧烈头痛、呕吐、烦躁不安、谵妄及抽搐，进而陷入意识障碍、昏迷不醒，可伴有偏瘫、斜视、失语及耳聋等表现。腰穿检查结果显示脑脊液压力增高，白细胞大多正常或轻度增多，蛋白质轻度增高，糖与氯化物正常。严重者可发生脑水肿及呼吸衰竭而死亡。

重型麻疹多见于麻疹合并严重继发性感染或免疫力低下者，如营养不良或已患有其他疾病的儿童易发生重型麻疹，这种患儿病死率较高。重型麻疹中的中毒性脑病的主要表现为严重的高热中毒症状，起病即高热持续在 40 ℃以上，早期出现大片紫蓝色融合性皮疹，伴气促、紫绀，常有谵妄、昏迷及抽搐。需指出的是，麻疹脑炎及亚急性硬化性全脑炎不属于麻疹合并中毒性脑病的范畴。

【临床分型】

感染中毒性脑病属于可逆性或一过性反应，在病因治疗有效的情况下，尽管发生意识障碍乃至昏迷，但一般预后较好。为便于临床观察和疗效评价，其临床表现可分为 5 型或 5 级（度）。

1. 谵妄型　系兴奋性增强的高级神经中枢活动处于失调状态。患者多诉头痛、眩晕、恶心及呕吐，伴高热惊厥及烦躁不宁。对于高热伴发痉挛的病例，若 24 h 之内痉挛发作 3 次以上，每次持续 20 min 以上则为危险指标。患者常不能准确回答自己的姓名与生辰，或回答迟钝。

2. 嗜睡型　仅有轻度意识障碍，患者处于病理性睡眠状态，能被轻刺激或语言唤醒，醒后多便迅速入睡。浅反射可有可无，深反射正常存在，呼吸及循环调节功能正常。

3. 意识模糊型　意识障碍程度较嗜睡型为深，然在强刺激下仍可唤醒。醒时思维与语言不连贯且欠清晰，答问含糊或答非所问。可有定向障碍和幻觉、错觉，浅反射消失，深反射减弱。呼吸与循环调节功能尚可保持基本正常。此型常见于急性重症感染的高热期。

4.昏迷型　意识障碍程度较深，进一步发展意识可能完全丧失。对于强刺激（痛觉）虽仍可有一定反应，但已不能唤醒，无自主运动。吞咽反射等脑干反射减弱或消失，呼吸常表现为深、慢而节律不整。

5.沉睡型　意识障碍陷入最严重的程度或阶段，意识完全丧失，对一切刺激均无反应，肌肉松弛瘫软，深浅反射全部消失或深反射亢进，出现病理反射。呼吸和循环功能均有受损征象，表现为节律不整，处于奄奄一息状态。

【诊断】

感染中毒性脑病仅发生在某种非中枢神经系统急性感染性疾病的基础上，通常是在高热期中出现精神神经症状，有时也可能于退热之后复又突发高热并出现精神神经症状，若可除外中枢神经系统感染和颅内占位性病变者，便应考虑本病。根据患者的基础疾病（非中枢神经系统的急性感染性疾病）、高热中毒症状及精神神经症状、少数阳性神经系体征以及脑脊液检查结果（压力增高而常规、生化检测正常或基本正常），即可诊断。实践中，须掌握下列诊断原则：①有肯定的急性全身性感染史；②在原发病的基础上出现脑病表现；③脑脊液仅有压力增高，常规与生化检查正常或仅有蛋白和细胞数的轻微增加（肾综合征出血热可有例外）；④除外神经系统的炎症性疾病及颅内占位性病变，否定神经系统定位体征。

【鉴别诊断】

1.病毒性脑炎　虫媒传染的病毒性脑炎见于夏秋季，其他病毒性脑炎可为散发。多呈亚急性起病，脑脊液检查除压力升高外，还可见脑脊液轻微混浊、白细胞数增加及蛋白含量增高。

2.病毒感染后脑炎　多发生于麻疹、流感、流行性腮腺炎、水痘等病毒感染后1～2周，在原发病开始缓解时起病。脑白质有散在小静脉周围灶性脱髓鞘和单个核细胞浸润。脑脊液检查白细胞轻度增加、蛋白升高及出现寡克隆IgG区带。

3.急性细菌性脑膜炎　起病急，有高热、剧烈头痛和呕吐，可迅速出现惊厥、精神障碍和意识障碍，脑膜刺激征明显。脑脊液改变显著，白细胞数明显增加，中性粒细胞占绝对优势，有时白细胞内还可见吞噬的细菌，蛋白质含量增高，糖及氯化物下降。

4.高热惊厥　多见于婴幼儿。一般在感染性疾病体温升至39℃以上时即可发生，多呈全身强直或强直阵挛样发作，发作后不遗留明显脑损害。

【治疗】

1. 积极治疗原发病 感染中毒性脑病多紧随原发病起病后发生，在诊断本病之后必须抓紧对原发疾病的治疗，如选择有效抗生素治疗细菌性感染，采用病毒唑、干扰素治疗病毒性感染等。若原发感染性疾病得到有效控制，脑病症状一般会逐渐恢复。

2. 降温 当体温超过 39 ℃时应采用物理降温措施，如采用头部冰袋、冰枕或冰帽降温，也可用冷毛巾、酒精擦浴等。如持续高热，在充分抗感染措施的前提下，可临时应用类固醇激素药物（地塞米松静脉滴注），也可应用小剂量消炎痛。还可采用人工冬眠疗法，给予氯丙嗪和异丙嗪（1 mg/kg）肌内或静脉注射，2~6 h 1 次。冬眠时间随病种及病情区别掌握，灵活运用。退热降温的目的是降低脑代谢、减少脑耗氧量，这对于保护脑组织、减少后遗症是非常必要的。高热病例体温每下降 1 ℃，脑代谢率约可下降 6.7%，颅内压降低 5.5%。

3. 防治惊厥 在体温升高至 39 ℃以上时，为减轻患者烦躁不安和预防惊厥，可予小剂量苯巴比妥口服或苯巴比妥钠肌注。在出现惊厥时应予安定静脉缓注，还可用苯巴比妥钠肌注。

4. 减轻脑水肿 针对脑水肿和脑疝（高颅压综合征）的抢救处置，要求特别紧急而果断。应用 20% 甘露醇等高渗脱水剂，每次 1~2 g/kg 快速静滴。一般在用药后10 min 便可生效，2~3 h 后达到效果高峰。临床上，宜先以 1~1.5 g/kg 于 10 min 内输完，继以相同剂量在 1~1.5 h 内连续输注，则可缓解反跳现象。应用脱水剂的同时，并用利尿剂（速尿等）常有协同作用。在应用脱水剂之前即用利尿剂，对心功能减退者尤为适宜。肾上腺皮质激素有减轻血管壁渗透性作用，对血管源性脑水肿有应用价值，但于用药后 12~36 h 始现疗效，4~5 d 达效果高峰，虽起不到紧急降低颅内压的作用，但却能维持效果。常用地塞米松 10 mg/ 次，2 次 /d，或氢化可的松 100~300 mg/d。

5. 吸氧 给予氧气吸入可改善脑缺氧，有利于减轻脑水肿，有利于预防和控制惊厥，也有利于促进脑细胞代谢、保护脑组织及防治中枢性高热。

6. 促进脑细胞代谢药物 此类药物可激活细胞呼吸，改善脑细胞代谢与功能，从而促进昏迷苏醒。常用药有：①能量合剂：ATP 20 mg、辅酶 A 50 U、细胞色素 C15~30 mg 稀释于 5%~10% 葡萄液 250~500 mL 内静滴；②乙酰谷氨酰胺：0.25 g 肌注，或 0.72 g 稀释于 10% 葡萄糖液 250 mL 内静滴，1 次 /d；③氨酪酸：3.0 g 稀释于 10% 葡萄糖液 100 mL 内静滴，1 次 /d，连用 1~2 周；④其他药物：如甲氯芬酯（meclofenoxate）、氨乙异硫脲（antiradon）及 AT-3 樟柳碱和胞二磷胆碱（cytidine diphosphate choline）等中枢神经系统苏醒剂，均可选用。

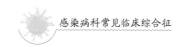

7. 其他　还应注意保持水、电解质平衡，防治吸入性肺炎，纠正心功能不全等。急性期后如遗留重要的神经功能缺损，应积极予以治疗。除针灸、中药外还可应用紫外线照射血液疗法及都可喜等脑循环改善药物口服。针刺疗法在急性期可以促使症状缓解，可用作辅助治疗，在恢复期或后遗症期，可作为主要治疗手段。

【预后】

本病预后良好，若治疗及时合理，一般无后遗症。

【参考文献】

［1］郭亚，陈耀凯 . 感染中毒性脑病［J］. 临床荟萃，2005，20（5）：3.

［2］王维治 . 神经病学［M］. 北京：人民卫生出版社，2001.

（陈耀凯）

九、沃 - 弗综合征

【中文名】

沃 - 弗综合征。

【英文名】

Waterhouse-Friederichsen syndrome。

【同义名】

脑膜炎球菌性肾上腺综合征（meningococcal adrenal syndrome）、暴发型休克型流脑、暴发性紫癜性脑膜炎球菌血症、急性肾上腺皮质功能衰竭、急性肾上腺皮质功能减退症（acute adrenocortical insufficiency）、急性肾上腺危象（acute adrenal crisis）、暴发型脑膜炎球菌败血症（fulminating meningococcemia）、华 - 弗综合征。

【定义、简史】

本综合征即暴发型流行性脑脊髓膜炎的休克型，Waterhouse（1906）与Friederichsen（1918）先后对该病进行深入研究，因而得名，其为化脓性脑脊髓膜炎的一种。

【病因与发病机制】

病原体为脑膜炎双球菌，又称脑膜炎奈瑟菌。发病机制尚未完全阐明。曾认为是由于双侧肾上腺皮质出血和坏死，引起急性肾上腺皮质功能衰竭所致。现已证明肾上腺皮质功能多数并未衰竭，其在该病发生机制中并不起主要作用。目前认为主要是由脑膜炎双球菌内毒素引起的微循环障碍和休克，继而导致播散性血管内凝血（DIC）。初期小血管痉挛、组织血流灌注量减少、微循环缺血，导致细胞缺氧和酸中毒，临床出现轻型休克症状；若缺氧持续，酸性代谢产物聚集，则使毛细血管扩张，大量血液淤滞于毛细血管床内，有效循环血量急骤减少，引起一系列重症休克症状。由于微循环中血流缓慢、血液浓缩、血管内酸性产物集聚，均可促发弥漫性血管内凝血（DIC）使微循环通路障碍，组织缺氧和酸中毒加重，器官功能减退。发生 DIC 后消耗了大量凝血因子，出现出血倾向。因缺氧时纤维蛋白溶酶增加，血管内纤维蛋白溶解，出现纤维蛋白溶解亢进。重要脏器微循环障碍所致的组织缺氧缺血，可引起心、肺、肾、肝功能衰竭及缺氧性脑水肿。

【临床表现】

多见于 2 岁以下婴幼儿，急起寒战、高热，严重者体温不升，伴头痛、呕吐，短期内出现遍及全身的广泛瘀点，迅速扩大并融合成大片瘀斑。循环衰竭症状很快发生，早期表现为面色苍白、口唇及肢端轻度发绀、皮肤潮湿发花、手足发凉、呼吸急促、脉搏细速、血压下降、尿量减少、意识清醒或嗜睡等。若周围循环衰竭持续加重，则出现血压显著下降或测不出、尿量显著减少或无尿、意识昏迷。瘀点涂片及血培养多为阳性，脑膜刺激征多阴性，脑脊液亦可正常。

【诊断与鉴别诊断】

诊断依据：①突然发病；②短时间内出现发展迅速的全身瘀点瘀斑；③严重循环衰竭：面色苍白、口唇发绀、呼吸急促、脉搏细速、血压下降；④瘀斑血、脑脊液和静脉血培养阳性。本病应与其他原因引起的休克相鉴别。

【治疗】

1. 病原学治疗　以青霉素 G 为主，儿童剂量为 20 万～40 万 U/（kg·d），成人 2 000 万 U/d，分次静滴，疗程 7～10 d，或根据药敏试验选用新一代抗生素。

2. 抗休克治疗　根据其发展顺序分早期休克（即血液动力学障碍和代谢障碍）和晚期休克（即血凝障碍和内脏功能损害）两类。针对不同类型给予相应措施。

（1）早期休克　应及早扩充血容量及纠正酸中毒，一般用低分子右旋糖酐，为15～20 mL/kg，继以 5% 碳酸氢钠液 5 mL/kg 静滴。如果血压仍未回升或不稳定，可应用血管活性药物。凡患者面色苍灰，皮肤呈花斑及眼底动脉痉挛者，应选用血管扩张药物。首选副作用较小的山莨菪碱（654-2），具有直接舒张血管作用，还有稳定神经细胞膜、解除支气管痉挛、减少支气管分泌等作用，且极少引起中枢兴奋，每次剂量为 0.3～0.5 mg/kg，重症患儿可增至 1～2 mg/kg，静脉注射，每 10～20 分钟 1 次。也可用阿托品代替（每次剂量 0.03～0.05 mg/kg），一般经数次注射后，如面色红润、微循环改善、尿量增多、血压回升，即可延长给药间隔，减少剂量并逐渐停用。若应用山莨菪碱或阿托品 5～10 次无效，可改用 1 mg 异丙基肾上腺素加入 10% 葡萄糖水250 mL 静滴，或加用间羟胺与多巴胺联合或苄胺唑啉与去甲肾上腺素联合。严格记录出入量，注意观察心率、血压、尿量。发生心力衰竭者应及早给予强心剂，常用西地兰。

（2）晚期休克　除给予上述措施外，应及早明确是否有 DIC 存在。若经综合抗休克治疗后病情无好转，出血点即使未见增加，也应考虑 DIC 存在，应做有关凝血及纤溶检查。若皮肤瘀点不断增多有融合成瘀斑的趋势，且血小板低于 10 万或明显持续下降者不论有无休克，均可应用肝素。首次剂量为 1.5 mg/kg，静脉推注或置于 100 mL 溶液内缓慢静滴，以后每 4～6 h 静滴 1 mg/（kg·次）。疗程不宜过长，病情好转后即可停药，一般疗程为 1～2 d。应用肝素时应作试管法凝血时间测定，控制在正常值 2 倍左右（15～30 min）。治疗中若出现严重出血，应立即静注硫酸鱼精蛋白，1 mg 可中和 1 mg（125 U）肝素。重症休克时纤维蛋白溶酶增多，使血管内纤维蛋白溶解而加重出血，故大片出血的患者，可于肝素化后给予 6- 氨基己酸 4～6 g 置于 100 mL 葡萄糖溶液中静滴，于 30 min 内滴完。

【预后】

症状凶险，进展迅速，不及时抢救，可于短期内死亡；若诊断及时，处理得法，则可逆转。

【参考文献】

［1］江载芳,申昆玲,沈颖.诸福棠实用儿科学［M］.9 版.北京: 人民卫生出版社,2015: 990-996.

［2］王宇明,李梦东.实用传染病学［M］.4 版.北京：人民卫生出版社,2017: 844-851.

（陈耀凯　赵　庭　陈叶苗）

十、溶血 - 尿毒综合征

【中文名】

溶血 - 尿毒综合征。

【英文名】

hemolytic uremic syndrome（HUS）。

【同义名】

Gssser 综合征。

【定义、简史】

本综合征 1955 年由 Gasser 等首先描述，是一种主要累及肾脏的血栓性微血管病，以微血管病性溶血性贫血（microangiopathic hemolytic anemia）、血小板减少及急性肾功能衰竭三联征为主要临床特征，多发于婴幼儿和学龄儿童，青少年及成人偶见。发病急，进展快，病死率高。异型输血或其他溶血性疾病过程中发生的溶血危象及肾衰竭不属本综合征范畴。

【病原学】

病因尚未完全阐明，可能与以下因素有关：

1. 感染　感染可能是主要诱发因素。①大肠埃希菌感染：大肠埃希菌 O157：H7 菌株能产生螺旋细胞毒素（Vero 毒素），称为 VTEC。流行病学调查已证明幼儿 HUS 与 VTEC 感染显著相关。儿童期典型腹泻后 HUS，90% 由出血性大肠埃希菌 VTEC（O157：H7）引起；②痢疾杆菌感染：除 VTEC（O157：H7）外，志贺痢疾杆菌 I 型也可产生 Vero 毒素，其感染亦可诱发 HUS。印度等地多见，经常并发弥散性血管内凝血（DIC），预后差。③肺炎链球菌感染：肺炎链球菌等细菌能使红细胞、血小板、血管内皮细胞表面的 T 抗原或 T-F 抗原与自身 T-F 抗体反应，造成血细胞凝集而诱发 HUS。另外，肺炎双球菌还可产生神经氨酸分解酶，可导致肾小球及血管内皮损伤诱发 HUS；④其他感染：伤寒杆菌、空肠弯曲菌、耶尔森菌、假结核菌属、假单胞菌属、类杆菌、立克次体及曲霉菌等感染者中也有 HUS 发生。部分小儿 HUS 病例可分离到多种病毒，如黏液病毒、柯萨奇病毒、埃可病毒、流感病毒、EB 病毒等，并可伴有相应血清抗体效价的明显升高，提示病毒感染可能同 HUS 发生有关。

2. **家族遗传因素** 常见的遗传原因包括补体基因突变、钴胺素 C 代谢的先天性错误和二酰基甘油激酶 ε（DGKE）基因突变。本综合征可发生于同一家族或同胞兄弟中，国内曾有同胞兄弟 3 人及 2 人发病的报道。家族发生的 HUS，小儿多见，有 2 种表现。一种是在肠炎流行区，短期内有兄弟数人先后发病。预后较好，病死率约 19%，不易复发。另一种是家族中成员间发病相隔 1 年以上，此种预后不良，可反复发作，病死率 68%，属于染色体隐性遗传。

3. **药物及毒物** 某些化疗药物如环孢素 A、丝裂霉素 C、避孕药及某些抗菌药物（如复方新诺明、环丙沙星）也可引起 HUS。也有进食有毒野果导致发病的报道。

4. **其他** 肿瘤、肾小球疾病、肾移植、病毒性肝炎及妊娠情况下也可并发 HUS，原因不明。异基因造血干细胞移植也可并发 HUS，虽少见但往往致命。另外，在某些免疫缺陷病如无丙种球蛋白血症及先天性胸腺发育不全患者中也有并发 HUS 的报道。

【流行病学】

HUS 呈世界性分布，是小儿急性肾功能衰竭常见的原因之一，曾在阿根廷、北美、南美洲有过小流行。近年来我国内蒙古、江西等地有散在病例发生。发病数近年有增加趋势。日本 1975—1985 年发现 223 例，而 1986—1990 年仅 5 年就升为 583 例，增加了 4 倍多。美国、英国和加拿大也有类似情况。

好发于婴幼儿，南美及南非平均年龄 < 18 个月，北美洲 < 3 岁，印度约 60% < 2 岁。国内报道 1 组 38 例，19 例为 7 ~ 13 岁。性别以男性为主，与国外无明显差异。而中国医科大学第一临床学院曾报道 24 例（1975—1994 年），5 岁以下者仅 1 例（8.5 个月），5 ~ 30 岁 23 例，较国外报道的发病年龄为高。日本报道好发季节为晚春与初夏，我国患者则多发于冬季和早春，但无明显季节高峰。

【发病机制】

发病机制复杂，中心环节是各种原因造成的内皮细胞损伤，继而出现凝血系统激活，炎症介质释放等多环节参与发病。全身各器官均有不同程度受累，主要是肾脏，其次是脑。在多种致病因素中，尤以大肠埃希菌及志贺痢疾杆菌螺旋细胞毒素引起的内皮细胞损害为典型，其他如病毒、细菌产生的神经氨基酶等毒素、循环抗原抗体复合物以及药物等均可引起内皮损伤。

人类血管内皮细胞有接受螺旋细胞毒素的糖脂质受体（GB3），能以高亲和力与毒素结合，毒素可抑制真核细胞合成蛋白，而致细胞死亡。内皮细胞损伤后，胶原暴露可激活血小板黏附及凝聚，红细胞通过沉积的纤维素时可使之机械变形进而发生溶解，引起微血管病性溶血性贫血。另一方面，存在于血小板及内皮细胞的一种多聚糖蛋白因子（von willebrand factor，vWF）在细胞损伤后释放也可加速血小板黏附及凝聚，血管内皮损伤尚可使抗血小板凝聚的前列腺素（PGI2）合成减少，而血小板凝聚后释放促血小板凝聚的血栓素 A2（TXA2）与 PGI2 作用相反，可使血管收缩。这些因素导致血栓素、血小板聚集因子（PAF）等与前列腺素（PGE2）之间的平衡遭到破坏，最后导致血小板减少及微循环广泛血栓形成。另外，肾小球内皮细胞损伤及死亡可造成内皮细胞与肾小球基底膜分离形成内皮下间隙并激发局部血管内凝血、纤维素沉积，导致肾脏毛细血管管腔变窄，继而出现血小板黏附、聚集、血栓形成，最后导致肾小球滤过率下降及急性肾功能衰竭。

嗜中性粒细胞浸润所释放的弹性蛋白酶及其他蛋白水解酶可增加内皮细胞及肾小球基底膜损伤，并促使 VWF 裂解、抑制 PGI2 生长，促进血栓形成。此外，病原体脂蛋白多糖及炎性细胞因子可加重细胞毒素的作用，加重内皮细胞损害，促进血凝。

近来研究认为感染所致的 HUS，补体异常活化在其发病机制中可能发挥了重要作用。补体相关因子基因的缺陷或体内产生补体相关蛋白的抗体，导致补体系统的异常活化。在感染等因素引起内皮损伤时，异常活化的补体加剧血小板的活化、聚集，导致血栓性微血管病发生。有研究报道，加拿大、德国及法国的儿科医生联合应用 C5 单克隆抗体依库珠单抗（eculizumab）成功治疗了 3 例难治性 HUS 患儿，从临床实践的角度进一步证实了补体活化在此疾病中的作用。

【病理改变】

病理研究提示 HUS、血栓性血小板减少性紫癜（TTP）与 DIC 可能为同一疾病的异质表现，均有全身或局部毛细血管的微血栓形成，合称多发性微血管血栓症。在 DIC 中，血栓成分以纤维蛋白为主；HUS 与 TTP 血栓形成则以血小板为主。

本综合征主要病变在肾脏，脑、肾上腺、肝、脾、心肌及肠也可见到血栓形成及纤维素坏死。光镜下可见肾小球毛细血管壁增厚、管腔狭窄、血栓及充血。用锡夫过碘酸（PAS）及过碘酸六亚甲基四胺银（PASM）染色可见纤维素样基质样物质增生或轻重不同的肾小球基底膜（GBM）分裂、系膜增生及偶有新月体形成。急性期小动脉损伤可表现为血栓形成及纤维素样坏死。随着治愈可见内膜纤维增生闭塞、中层纤维化，与高血压血管病变相似，并可有轻至重度小管间质病变。免疫荧光镜检查可见肾小球毛细血管内及血管壁有纤维蛋白原、凝血Ⅷ因子及血小板膜抗原沉积，也可见 IgM 及 C3 沉积。电镜下典型病变是内皮细胞增生、肿胀及内皮细胞与肾小球基底膜之间形成内皮下间隙，其中有纤维素样物质及脂质、上皮细胞足突融合。毛细血管壁增厚、

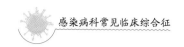

管腔狭窄，管腔内可见到红细胞碎片或皱缩的红细胞。由于内皮细胞形成基底膜或偶有系膜插入而致肾小球基底膜分裂。上述变化可为局灶性，严重者可见广泛肾小球及血管血栓形成伴双侧皮质坏死。

【临床表现】

溶血发生前多有前驱症状，前驱症状多是胃肠炎，表现为发热、腹痛、呕吐及腹泻，可为血性腹泻，极似溃疡性结肠炎。少数前驱症状为呼吸道感染症状，占 10% ~ 15%，表现为中等发热、咽痛、咳嗽及鼻、眼部位的卡他性炎症。前驱期持续 3 ~ 16 d（平均 7 d）。无胃肠炎前驱症状者死亡率明显较高。

前驱期后经过数日或数周（平均 1 ~ 2 周），随即数小时内发生急性溶血，主要表现为疲乏、头晕、心慌、精神萎靡、口唇及结膜苍白、巩膜轻度黄染、肝脾轻度肿大（30% ~ 50%）和黄疸（15% ~ 30%）等。同时或随即出现出血倾向及急性肾功能衰竭等，出血多发生在皮肤、黏膜，较广泛，但不严重，约 1/3 的患者表现为皮肤瘀斑及皮下血肿。也可表现为呕血和便血，不常见，却较严重。口、鼻、眼底及颅内出血亦有发生。急性肾衰竭往往发生在消化道大出血之后，少尿或尿闭。不同程度的全身水肿、血压升高（占 30% ~ 60%），呼吸困难等。部分患者还有心力衰竭（占 25%）及中枢神经系统症状（嗜睡、性格异常、抽搐、昏迷、偏瘫和共济失调等）。

有些症状因地区而异，如在印度本病常合并于痢疾后起病，60% 有发热。在阿根廷及澳大利亚则中枢神经系统症状较常见，占 28% ~ 52%。

【实验室检查】

1. 常规检查　由于急性溶血，血红蛋白下降明显，可降至 30 ~ 50 g/L，网织红细胞明显增高，血清胆红素增高。周围血常规有特征性的是红细胞形态异常，表现为大小不等、嗜多染、菱形、三角形、芒刺状及红细胞碎片等。白细胞升高可见于 85% 的患者。90% 的病例病初即有血小板减少，平均值为 75×10^9/L，大多在 2 周内恢复正常。尿常规可见不同程度血尿、红细胞碎片，10% 有肉眼血尿，严重溶血者可有血红蛋白尿，尚有程度不等的蛋白尿、白细胞及管型。大便外观异常，镜检可见红、白细胞，隐血可阳性。

2. 凝血因子检查　早期可有凝血酶原时间延长、纤维蛋白原降低、纤维蛋白降解产物增高及Ⅱ、Ⅷ、Ⅸ、Ⅹ等凝血因子减少，但数日后即恢复正常。

3. 肝肾功能检查　间接胆红素及总胆红素升高，可有谷草转氨酶、乳酸脱氢酶升高等肝细胞损伤表现。肾功能检查可见血尿及不同程度的蛋白尿、代谢性酸中毒、高钾血症、氮质血症、血磷升高和血钙下降。

4.骨髓象　为溶血性贫血表现，幼稚红细胞增生旺盛等。

5.大便检查　粪便分离 EO157：H7 阳性率 51% ~ 68%，细菌特异脂多糖抗体阳性率达 91%。粪便 STX 检测有报告阳性率达 100%。

【并发症】

急性期可出现急性期肾功能衰竭的各种并发症，如充血性心力衰竭、肺水肿、高血压脑病、高钾血症和代谢性酸中毒等，也可出现多种消化系统并发症，如胰腺内外分泌不足、肝脏损害及胆石症等。慢性期可出现慢性肾功能不全、神经系统损害后遗症如智力低下、肢体瘫痪、精神行为异常及癫痫发作等。

【诊断与鉴别诊断】

存在感染等原发病或有诱发因素时，根据前驱症状及突然出现的溶血性贫血、血小板减少及急性肾功能衰竭三大特征不难作出诊断。典型者在胃肠炎或上呼吸道感染后数日至 2 周突然发病，出现贫血、溶血、皮肤与黏膜出血，急性肾功能衰竭和轻度精神神经症状。血常规中出现红细胞碎片和畸形红细胞，凝血酶原时间延长、纤维蛋白原降低、纤维蛋白降解产物增高及 Ⅱ、Ⅷ、Ⅸ 及 Ⅹ 凝血因子减少，均应考虑本病。HUS 应与几种可能同时出现急性肾功能衰竭、肾小球肾炎、血小板减少及溶血性贫血的情况鉴别。

1.血栓性血小板减少性紫癜（TTP）　主要见于成年人，女性多，神经精神症状重、多变、一过性是其特点，肾脏受累症状比 HUS 轻。个别病例，有时不甚容易区别，有些学者就将此二者合称为 TTP/HUS。具体鉴别要点见表 4-8。

表 4-8　溶血 - 尿毒综合征（HUS）与血栓性血小板减少性紫癜（TTP）的鉴别要点

要点	HUS	TTP
年龄	儿童多见	青壮年为主
性别	儿童男女相近	女性显著多于男性
临床表现		
前驱症状	腹泻和上感	无
发热	少见	均有
肾功能损害	较重	较轻
神经系统症状	少见，轻	常见，重
出血	少见	多见

续表

要点	HUS	TTP
其他部分受累	少见	多见，广泛
DIC 检测阳性	多见	多见，广泛
病理微血栓	局限于肾脏	广泛，累及全身
预后	较好，死亡率 < 20%	不良，死亡率 > 80%
死亡原因	肾衰	中枢神经系统损害

2. 黑尿热（blackwater fever） 系疟原虫感染所致自身免疫反应，常发生急性血管内溶血，引起血尿及血红蛋白尿，严重者导致肾缺血及肾小管坏死，一般急性起病，有寒战、高热、腰痛、尿量骤减呈酱油色，出现蛋白尿、管型尿。患者多有进行性贫血、黄疸及肝功能异常。但无血小板减少，红细胞形态及凝血机制多正常，血液及骨髓中检出疟原虫可明确诊断。

3. 葡萄糖 -6- 磷酸脱氢酶（G6PD）缺乏症 在该酶缺乏及蚕豆致敏情况下发生的急性溶血性贫血，属遗传性疾病。多有家族史、近期有吃蚕豆史、发病急骤、高铁血红蛋白还原速度减慢及 G6PD 活性减低等可资鉴别。

【治疗】

本病无特殊疗法。重视早期诊断，强调支持疗法及早期透析治疗。

1. 一般治疗及护理 卧床休息，注意皮肤及口腔护理，防褥疮及肺部感染。补足热量，给予适量维生素 C 及维生素 B。高热予以物理降温，不宜应用发汗退热剂，以免大汗虚脱。认真监测胃肠道症状、凝血机制检测、肾功能、尿量、血压、中枢神经系统表现等，积极控制恶性高血压和中枢神经系统症状可有效改善预后。

2. 治疗原发病 对于产 Vero 毒素的大肠埃希菌（VTEC）、伤寒杆菌、志贺杆菌及肺炎链球菌等感染，应积极采用相应的抗感染治疗。停用及禁用可疑诱发 HUS 药物。

3. 急性肾功能衰竭的治疗 强调严格控制入量，注意水、电解质平衡，注意纠正高血钾，积极治疗高血压，适当给静脉高营养纠正负氮平衡，避免使用肾毒性药物。透析的适应证：① 24 h 以上持续无尿；②尿素氮及肌酐迅速升高；③严重水负荷过重如充血性心力衰竭及高容量性高血压而对速尿无反应者；④电解质及酸碱平衡紊乱对非透析疗法无反应者，如血钾 > 6 mmol/L。动静脉血滤（CAVH）和动脉血滤（CAAH）短期内可替代透析治疗。

4. 纠正贫血 应尽可能不输血或少量输血。如血红蛋白在 50 g/L 以下，可输洗过 3

次的新鲜红细胞，每次 2.5 ~ 5 mL/kg，在 2 ~ 4 h 内缓慢输入。患者血小板虽少，但应尽量避免输入，否则有更促进广泛微血栓形成的可能。由于血小板过度减少引起的严重出血可酌情输入血小板。

5. 抗凝治疗　目前尚存在争议。有研究表明抗凝治疗能减少蛋白尿及复发。目前尚无统一的有效用法。①肝素治疗：本病基本病理变化是局部血管内凝血，理论上肝素治疗有效，但应早期给予并注意本病的出血倾向，宜在严密观察下进行。②抗血小板凝聚药：阿司匹林和潘生丁可缩短血小板减少的时间。但因阿司匹林是前列环素氧化酶抑制剂，可同时抑制前列环素及血栓素 A2 生成，为防止对 PGI2 的抑制，用量应小，1 ~ 3 mg/（kg·d）。潘生丁量宜大，一般为 5 ~ 10 mg/（kg·d）。③血浆输入与交换：血浆交换适用于重症患者。每日或隔天一次，用 3 ~ 4 L 新鲜血浆进行交换。输新鲜冻血浆或血浆置换疗法可恢复 PGI2 活性、补充刺激 PGI2 生成所需血浆因子或除去血浆中抑制 PGI2 的物质、补充血小板凝集抑制因子，初步观察可升高血小板，并有利尿及改善肾功能的作用。应注意由肺炎链球菌引起的 HUS，输血浆是禁忌的。④提高血中抗血小板凝聚剂 PGI2 水平，可用 PGI2 静脉持续输入，30 ~ 50 ng/（kg·min），也可用前列腺素（PGE2）及类似物或促进 PGI2 合成药物，如去纤维肽（defibrotide），有抗血栓和纤维蛋白溶解活性，并能促进 PGI2 合成，用法为 10 mg/（kg·d）静脉滴入，1 ~ 2 周后，改口服，疗程 1 ~ 6 个月以防复发。⑤维生素 E 可通过抑制环氧化酶和脂氧化酶活性影响前列腺素代谢，从而影响血小板聚集。

6. 其他　应用肾上腺皮质激素可以缓解溶血，但其有促凝血作用，应慎用。如合并有结缔组织病时，可酌情使用。上述疗法均告失败后，还可考虑肾切除与肾移植。肾移植后 HUS 仍有复发可能。对于药物诱发的 HUS 至今无特效疗法，葡萄球菌蛋白 A 吸附疗法对半数患者可能有效。

【预后】

主要决定于肾脏损害程度，轻症者预后好，重症则较差。个别因神经系统损害导致死亡。无前驱病者、复发者及有家族倾向者预后差。集体发生比散发者预后好。20 世纪 50 年代病死率曾高达 40% ~ 50%，由于急性肾功能衰竭治疗的进步，近年来病死率已下降至 5% 以下。预后不良的因素有年龄偏大、少尿或无尿时间过长、透析时间超过 2 周、入院即有意识障碍、高血压及延误治疗者。

【参考文献】

［1］FAKHOURI F, ZUBER J, FRÉMEAUX-BACCHI V, et al. Haemolytic uraemic

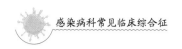
syndrome ［J］. Lancet, 2017, 390（10095）: 681-696.

［2］CAMPISTOL J M, ARIAS M, ARICETA G, et al. An update for atypical haemolytic uraemic syndrome: diagnosis and treatment. A consensus document ［J］. Nefrologia, 2013, 33（1）: 27-45.

［3］江载芳，申昆玲，沈颖. 诸福棠实用儿科学［M］.8 版. 北京：人民卫生出版社，2015：1756-1757.

［4］王卫平，孙锟，常立文. 儿科学［M］.9 版. 北京：人民卫生出版社，2018.

（陈耀凯　赵　庭　陈叶苗）

第五章
其 他

一、不明原因发热

【中文名】

不明原因发热。

【英文名】

fever with unknown origins（FUO/FOU）。

【同义名】

发热待查。

【定义、简史】

由于各种原因使身体体温超过正常范围，称为发热。通常认为口温超过 37.3 ℃，肛温超过 37.6 ℃，或一天内体温变动超过 1.2 ℃即属于发热。1961 年 Petersdorf 和 Beeson 首次定义原因不明发热或不明原因发热（fever with unknown origins，FUO/FOU），即体温多次发热 ≥ 38.3 ℃，发热持续 3 周以上，门诊经过 1 周病情评估，诊断仍不明确者。1991 年 Durack 和 Street 对原有的诊断标准进行部分修改，将完备检查时间缩短为 3 d。1999 年全国发热性疾病研讨会提出了针对我国的 FUO 定义：体温 ≥ 38.5 ℃，发热持续 3 周以上，经过详细询问病史、体格检查和常规实验室检查仍不能明确诊断者。然而国际上仍将 1961 年 FUO 定义视为经典。目前 FUO 患者按免疫功能不同分为经典型、院内获得型、中性粒细胞减少型和 HIV 相关型。

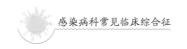

【发病机制】

1. 发热的机制 正常健康人体温比较恒定，一般保持在 37 ℃ 上下的狭窄范围内（36.2 ~ 37.2 ℃）。这是由于体温调节中枢通过神经、体液因素调节产热与散热 2 个过程，使其保持动态平衡的结果。产热的主要来源是身体的代谢活动。人体的能量来源于食物，从食物中摄取的糖、脂肪和蛋白质分子，在分解过程中，碳与氢分别被氧化为 CO_2 和 H_2O，碳氢键断裂释放能量。据估计约 50% 的能量变为体热以维持体温，另约半数的能量转移到 ATP 等物质的高能键中，供给人体各种生命活动对能量的需求，这部分化学能被机体组织利用的最终结果都转化为热能。人体安静时产热的主要场所是肝脏和骨骼肌，在运动或疾病伴有发热时，骨骼肌更是产热的重要场所。机体的散热主要以辐射、传导、对流、蒸发等方式进行，据估计约 90% 的热量通过上述方式散失，人体主要的散热部位为皮肤。机体通过 2 种机制控制和调节体温：一是行为调节；二是自身调节（即反馈调节系统）。前者是有意识的活动，后者是通过神经体液的作用而实现。自身调节系统所涉及的调节机构包括温度感受器和体温调节中枢。温度感受器即温度感受神经元，按其功能可分为：①温觉感受器，当其兴奋时外周血管舒张，寒战受抑制，散热增加；②冷觉感受器，在其兴奋时外周血管收缩，机体出现寒战，产热增加。体温调节中枢在下丘脑，下丘脑前部和视前区一带存在着密集的温觉感受器和少数冷觉感受器，目前倾向于认为下丘脑前部是中枢性温度感受器存在的部位。目前生理学上多采用调定点学说来解释下丘脑体温调节中枢对体温调节的功能活动。

发热是由于调定点受到致热原作用后，对温热敏感性降低的结果。现有资料表明，除甲状腺功能亢进（包括甲状腺危象）、剧烈运动、惊厥或癫痫持续状态等情况导致的产热过多，或广泛皮肤病变、充血性心力衰竭等所致的散热障碍引起的发热以及功能性低热外，其余原因所致的发热皆可能与致热原作用于体温调节中枢有关。致热原是能引起恒温动物体温异常升高的物质的总称，微量致热原即可引起发热。

目前已知的致热原可概括为外源性致热原和内源性致热原两大类。①外源性致热原：病毒、衣原体、支原体、立克次体、螺旋体、细菌及其毒素、真菌、原虫、抗原抗体复合物、致热类固醇（如原胆烷醇酮，又名尿睾酮）、炎症的某些内源性因子、尿酸结晶、博来霉素等，这一类致热原的分子结构复杂，不能透过血 - 脑脊液屏障，因而不能直接进入下丘脑作用于体温中枢，而是通过宿主细胞产生所谓内源性致热原再作用于体温调节中枢，引起发热。内毒素等极少数外源性致热原既能直接作用于下丘脑，又能促使宿主细胞合成内源性致热原。②内源性致热原：外源性致热原刺激宿主细胞后由宿主细胞产生释放的致热物质，主要来自大单核细胞和巨噬细胞。内源性致热原分子量较小，是只含少量糖和脂肪的蛋白质，其致热活性可被蛋白酶如胰蛋白酶、胃蛋白酶等所破坏。内源性致热原可通过血-脑脊液屏障直接作用于体温调节中枢，并最终由肝、肾灭活和排泄。目前认为白细胞介素、肿瘤坏死因子及干扰素等细胞因子具有内源性致热原活性。内源性致热原作用于体温调节中枢引起发热的机制尚未完全清楚，近年来的研究认为其作用部位在接近视前区/下丘脑前部神经元的丰富血管网，称为器官性的血管终板（organum vasculosum of the lamina terminalis，OVLT），该部位血-脑脊液屏障功能很小，不阻止内源性致热原进入脑组织。若切除OVLT，即使在外周循环中注射内源性致热原或将内源性致热原直接注射至脑组织均无发热的效应。目前认为当OVLT接触来自循环的内源性致热原后，即开始释放花生四烯酸类的代谢产物，花生四烯酸经环氧化酶激活产生的代谢产物进入视前区/下丘脑前部即可引起发热。花生四烯酸代谢产物包括前列腺素、前列环素、血栓素，多数学者认为前列腺素（PG）对发热起着关键性作用，尤以PGE2的作用最强。内源性致热原引起发热时，PGE2在脑脊液中的浓度增高，而阿司匹林、吲哚美辛等退热剂退热时可抑制脑内PGE2的合成。PGE2可增加脑组织中环磷酸腺苷（cAMP）浓度，后者可作为一种神经传递介质，导致体温调节中枢调定点的升高，进而引起发热。

2. 发热时人体功能的变化　高热对各器官组织皆能产生一定影响，对神经组织损害尤为明显。体温超过42.5 ℃时，即可由于蛋白质的变性和酶功能失常导致脑细胞不可逆损害。

（1）神经系统　发热时中枢神经系统的兴奋性往往增高，表现为烦躁不安、头昏、头痛、失眠等。体温上升到40 ℃以上时可出现幻觉、谵妄，甚至发生昏迷和抽搐，婴幼儿中枢神经系统发育尚未成熟，兴奋易扩散，更易出现此类症状。身体虚弱者或某些感染伴发热时，中枢神经系统可呈抑制状态，表现为淡漠、嗜睡等。交感神经紧张性在体温上升和高热持续期增高，而副交感神经紧张性则在退热期增强。

（2）心血管系统　由于发热时交感-肾上腺系统功能增高和血温升高对窦房结的刺激，发热患者心血管系统功能增强，表现为心跳加快、心肌收缩力加强、心输出量增加、血流加快等，心血管紧张性亦增高，血压可略见升高。一般体温每升高1 ℃，心率约增加20次，儿童心率的增加较成人为多。当某些感染或缺血、缺氧、中毒等因素使心肌受损甚至出现心肌炎时，则体温虽上升不多，但心率却可显著增快。某些感染如伤寒、病毒性肺炎，以及严重中毒、脑干损伤及心脏有传导阻滞等，体温虽上升很高，心率却相对徐缓或心率不增加甚至减慢。伴有颅内压增加的发热患者如脑膜炎、脑脓肿等，也可出现心率相对缓慢。退热期由于副交感神经的兴奋性相对增高，心脏活动变弱，周围血管扩张，同时大量出汗引起血容量减少，可使血压下降，发生虚脱，在高热骤

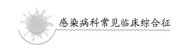

退时更易发生。

（3）呼吸系统　高热患者的呼吸变化比较明显，在寒战时呼吸加快，每分钟容量增加，潮气量减少。由于快而浅的呼吸，动脉血氧分压略有降低，呼吸性碱中毒较为多见。发热时呼吸的加快也有利于热的散发。

（4）消化系统　发热时消化液生成和分泌减少，胃肠蠕动减弱。由于唾液分泌减少，舌和口腔黏膜干燥，有利于细菌和其他病原体的侵袭和生长而引起舌炎、齿龈炎等。各种消化酶、胃酸、胆汁等分泌减少，使食物（尤其是蛋白质和脂肪）的消化和吸收受影响，因而有利于发酵和腐败过程的进行，使肠内积气引起鼓胀。发酵和腐败产物的吸收可引起人体中毒、食欲减退等。胃蠕动减弱和交感神经兴奋性增高而导致的幽门括约肌收缩，使胃排空时间延长，潴留于胃内已发酵的食物刺激胃壁，易引起恶心和呕吐。肠蠕动减弱和水分再吸收减少，可引起便秘。

（5）泌尿系统　体温上升和高热持续时，体内的水分和钠盐潴留，同时肾小管的再吸收功能增强，因而尿量减少、比重增高，尿中氯化物含量降低。退热时尿量增加，比重降低，其中氯化物排出亦增多。感染性发热时由于高热和病原体毒素的作用，可使肾实质细胞发生变性，尿中出现蛋白质和管型。

（6）代谢变化　发热时分解代谢大为增强，耗氧量增加，体温每上升1℃，基础代谢约增加13%。由于交感-肾上腺系统的兴奋和垂体-肾上腺皮质分泌的增多，肝糖原分解加强，血糖升高，甚至出现糖尿。糖酵解也增强，血内乳酸含量增高。蛋白质和脂肪分解也显著增加，引起氮质、酮体等代谢产物的积聚和体重减轻。高热期间通过呼吸加快和体表的蒸发，水的丢失增多。退热期由于出汗和利尿的增强，有大量水和电解质排出。发热患者的维生素消耗量增多，长期发热病者易出现维生素（尤其是B族和C族）的缺乏。

（7）防御功能　发热时单核-巨噬细胞系统功能增强，白细胞增多，吞噬作用加强，抗体形成加速，细胞免疫功能提高，以上情况均有利于人体抵抗感染。许多发热性疾病伴有肝急性期蛋白合成增加，这些蛋白有助于对细菌及其毒素的控制。发热也不利于病原体生存。

【临床表现】

1. 发热的临床过程　发热的临床经过一般分为以下3个阶段：

（1）体温上升期　常有疲乏无力、肌肉酸痛、皮肤苍白、畏寒或寒战等现象。皮肤苍白是因体温调节中枢发出的冲动经交感神经而引起皮肤血管收缩、浅层血流减少所致，有时伴有皮肤温度下降。皮肤散热减少刺激皮肤的冷觉感受器并传至中枢引起畏寒。中枢发出的冲动再经运动神经传至运动终板，引起骨骼肌不随意的周期性收缩，发生寒战及竖毛肌收缩，使产热增加。该期产热大于散热使体温上升，体温上升有 2 种方式：体温在几小时内达 39～40 ℃或以上，属于骤升型，常伴有寒战，小儿多伴有惊厥，见于疟疾、大叶肺炎、败血症、流行性感冒、急性肾盂肾炎、输液反应或某些药物反应等；体温逐渐上升并在数日内达高峰，属于缓升型，多不伴寒战，见于伤寒、结核病、布鲁斯菌病等所致的发热。

（2）高热期　体温上升达高峰之后保持一定时间，持续时间的长短可因病因不同而有差异。如疟疾可持续数小时，大叶肺炎、流行性感冒可持续数日，伤寒则可为数周。此期中心体温已达到或略高于上移的体温调定点水平，体温调节中枢不再发出寒战冲动，故寒战消失；皮肤血管由收缩转为舒张，使皮肤发红并有灼热感；呼吸加快加剧；开始出汗并逐渐增多。产热与散热过程在较高水平上保持相对平衡。

（3）体温下降期　由于病因的消除，致热原的作用逐渐减弱或消失，体温中枢的体温调定点逐渐降至正常水平，产热相对减少，散热大于产热，使体温降至正常水平。表现为出汗多、皮肤潮湿。体温下降有 2 种方式：骤降是指体温于数小时内迅速下降至正常，有时可略低于正常，常伴有大汗淋漓，常见于疟疾、急性肾盂肾炎、大叶肺炎及输液反应等；渐降指体温在数日内逐渐降至正常，如伤寒、风湿热等。

2. 发热的热型　许多发热性疾病具有特殊的热型，有时可起提示诊断的作用，常见的热型有：①稽留热：多为高热，常持续在 40 ℃上下，一天内温差在 1 ℃以内，见于伤寒、斑疹伤寒、大叶性肺炎等。②弛张热：体温在 39 ℃以上，但波动较大，一天内温差在 2 ℃以上，但最低体温不到正常，较多见于风湿热、败血症、全身炎症反应综合征、肝脓肿、严重肺结核等。③间歇热：一天内温差大，波动在正常与高热之间，或高热期与无热期交替出现，如疟疾、肾盂肾炎、回归热、淋巴瘤、布鲁斯菌病及周期热等。④不规则热：发热无一定规律，热度高低不等，呈不规则波动，见于流行性感冒、阿米巴肝脓肿、肺结核、癌性发热等。⑤波状热：热度逐渐上升，达高峰后又逐渐下降至低热或常温，如此反复有似波浪，可连续达数月之久，见于布鲁司菌病等。⑥消耗热：热度波动幅度更大，为 4～5 ℃，自高热降至常温以下，常提示毒血症严重，病情险恶，见于败血症等。必须注意：①在疾病过程中，也可有 2 种或 2 种以上热型交互存在，如大叶性肺炎并发脓胸及肺脓肿等，热型可由典型稽留热变为弛张热；②由于抗菌药物的普遍应用，及时控制了感染，或由于解热药与肾上腺皮质激素的应用，可使某些疾病的特征性热型变得不典型或成不规则热型；③热型还与个体反应有关，例如老年人患休克型肺炎，发热可不高或甚至无发热，而不具备肺炎的典型热型。

3. 发热的高低与热程　按发热的高低可分为：①低热（37.3～38 ℃）；②中等度

热（38.1～39 ℃）；③高热（39.1～41 ℃）；④超高热（41 ℃以上）。按发热的高低与热程可分为急性发热、长期发热和长期低热。热程在2周以内的发热称为急性发热，绝大多数的急性发热为感染性发热，属非感染者仅占少数。发热超过2～3周，体温一般高于38.5 ℃以上，称为长期原因不明发热，经进一步检查和随访后大多也可确诊，是一组重要的疾病。长期低热者体温在37.5～38.4 ℃，持续4周以上。

4. 发热的伴随症状　发热的伴随症状越多，越有利于诊断或鉴别诊断，所以应尽量询问和采集发热的全部伴随症状。①寒战：常见于大叶肺炎、败血症、急性胆囊炎、急性肾盂肾炎、流行性脑脊髓膜炎、疟疾、钩端螺旋体病、药物热、急性溶血或输血反应等。②结膜充血：多见于麻疹、咽结膜热、肾综合征出血热、斑疹伤寒、钩端螺旋体病等。③单纯疱疹：口唇单纯疱疹多出现于急性发热性疾病，常见于大叶肺炎、流行性脑脊髓膜炎、间日疟及流行性感冒等。④淋巴结肿大：见于传染性单核细胞增多症、风疹、淋巴结结核、局灶性化脓性感染、丝虫病、白血病、淋巴瘤、转移癌等。⑤肝脾肿大：常见于传染性单核细胞增多症、病毒性肝炎、肝及胆道感染、布鲁氏菌病、疟疾、结缔组织病、白血病、淋巴瘤及黑热病、急性血吸虫病等。⑥出血：发热伴皮肤黏膜出血可见于重症感染及某些急性传染病，如肾综合征出血热、病毒性肝炎、斑疹伤寒、败血症等，也可见于某些血液病如急性白血病、严重型再生障碍性贫血、恶性组织细胞增生症等。⑦关节肿痛：常见于败血症、猩红热、布鲁氏菌病、风湿热、结缔组织病、痛风等。⑧皮疹：常见于麻疹、猩红热、风疹、水痘、斑疹伤寒、风湿热、结缔组织病、药物热等。⑨昏迷：先发热后昏迷者常见于流行性乙型脑炎、斑疹伤寒、流行性脑脊髓膜炎、中毒性菌痢、中暑等，先昏迷后发热者见于脑出血、巴比妥类中毒等。

【诊断与鉴别诊断】

发热的原因虽极为复杂，但若能详细询问病史并进行详尽的体格检查以及必要的实验室和辅助检查，绝大多数的发热病因可以查明。临床诊断中应注意以下几点：①病史与体格检查在诊断与鉴别诊断中具有极其重要的意义，详细采集病史与全面、反复的体格检查是诊断的重要步骤。②热程与伴随症状、体征是重要的诊断线索，热程长短以及发热伴寒战、结膜充血、皮疹、呼吸道症状、神经系统症状、心血管系统症状、胃肠道症状、黄疸、肝脾和淋巴结肿大、出血现象等均有重要参考价值。③实验室检查在诊断中亦具有重要的意义，但应根据具体病例有选择有目的地进行，既不可过分信赖，也不可忽视检查结果，应结合临床表现分析判断。血、尿常规简易可行，应列为常规检查，如结果阳性常可提供重要诊断线索。病原学检查、血清学检查、X线检查、CT及磁共振、B超、放射性核素、活组织检查等可视病情需要选择进行。长期原因不明发热及长期低热患者当缺少特异性临床症状及体征时，应做全面的实验室检查，一旦有异常发现再予追踪。

FUO 病因可概括为 4 大类，即感染性疾病、肿瘤性疾病、结缔组织 - 血管性疾病、其他疾病及诊断不明者。其中感染、肿瘤性疾病、结缔组织 - 血管性疾病等 3 大类概括了约 80% 以上患者的病因，但病因的分布受地理、年龄因素的影响。在年龄方面可区分为 3 个不同的组别，6 岁以下的 FUO 患儿以感染性疾病的发病率为高，特别是原发性上呼吸道、泌尿道感染或全身感染；6 ～ 14 岁年龄组则以结缔组织 - 血管性疾病和小肠炎症性疾病为最常见的病因；14 岁以上的成人组，虽然感染性疾病仍占首位，但肿瘤性疾病的发病率明显增长。目前国内外文献报道，感染性疾病占 20% ～ 40%，肿瘤性疾病占 20% ～ 30%，结缔组织 - 血管性疾病占 10% ～ 30%，非感染性炎症性疾病占 10% ～ 30%，其他占 10% ～ 20%，未确诊高达 50%。

1. 感染性发热 一般认为在感染性发热中全身性感染是主要的病因，然而近年来发现局灶性细菌感染如肝脓肿、膈下脓肿或腹腔其他部位脓肿以及骨髓炎等也是感染性发热的常见原因。

（1）结核病 近年来结核病发病率有所上升，免疫缺陷者或免疫抑制剂治疗者易感性更高。引起长期发热的结核病主要是粟粒性结核，病变可波及肝、脾、骨、肾、脑膜、腹膜、心包等。造成诊断困难的原因是肺部 X 线检查在早期可以完全正常，其次是结核菌素试验可呈阴性反应。多次仔细眼底检查可以发现脉络膜的结核结节，有助于粟粒性结核的早期诊断。粟粒性结核患者肝与骨髓常被累及，肝损害早于骨损害，活组织检查有助于确诊，骨髓穿刺并无帮助。肺外结核如结核性脑膜炎、结核性腹膜炎、心包炎、生殖泌尿道结核亦可成为 FUO 的病因。

（2）伤寒、副伤寒 国内 FUO 患者中伤寒、副伤寒占病因比例仍然较高，造成诊断困难的原因是某些伤寒患者缺少特殊中毒症状、相对缓脉、典型皮疹，肥达反应阴性者也占相当比例。持续发热伴有肝脾肿大、外周血白细胞及嗜酸性粒细胞减少是本病重要的诊断线索。病程可因合并血吸虫病、结核或不规则抗菌治疗而迁延数月，但发病仍有季节倾向。必须指出的是，肥达反应对于伤寒的诊断价值受到了质疑，不少学者认为该试验无特异性，其结果存在着混乱的现象，尤其是非伤寒性热病可出现阳性结果，如肿瘤性疾病（淋巴瘤、各种实体性肿瘤）、结缔组织疾病（系统性红斑狼疮、白塞病等）、非伤寒的急性感染性疾病（病毒性肝炎、肺炎、结核病、肝脓肿）、溃疡性结肠炎等可有高滴度阳性的肥达反应，出现肥达试验假阳性的机制尚未阐明。

（3）感染性心内膜炎 感染性心内膜炎是长期发热中的常见病因，典型病例诊断多无困难，但下列情况常造成诊断困难：①缺乏心脏杂音的心内膜炎，如感染累及心脏右侧时杂音可以缺如；②血培养阴性的心内膜炎，7%～28% 的感染性心内膜炎未能检出细菌，可能与抗生素应用、病变累及心脏的右侧、特殊病原体如立克次体、真菌感染及培养方法不当等有关；③无心脏杂音、血培养又阴性的心内膜炎，病变仅累及右侧心脏时即可如此，但其罕见。持久不明原因发热及复发性肺栓塞提示本病的可能。近年来认为微需氧或厌氧菌或 L- 型细菌均可引起感染性心内膜炎，因此对某些病例应作厌氧血培养及 L- 型细菌培养。超声心动图能探测到赘生物所在部位、大小、数目和形态，颇具诊断价值。

（4）败血症 败血症一般热程短，毒血症状明显，常有入侵门户，较少表现为长期原因不明的发热，但金黄色葡萄球菌败血症患者热程可长达半年之久，有关节痛、蛋白尿、骨质破坏等，易造成诊断上的困难。然而金黄色葡萄球菌败血症一般可找到入侵途径，常有一过性皮疹，关节症状以髋关节为主，大多有迁徙性病灶（肝、肺、骨），金黄色葡萄球菌骨髓炎在 X 线上表现增生大于破坏等特点有参考价值。

（5）腹腔内感染或其他部位脓肿 国外有人认为腹腔内感染是 FUO 中最常见的病因，尤其以肝脓肿和膈下脓肿最为多见，临床上表现为发热、肝肿大压痛、右膈活动受限、黄疸等。肝脓肿诊断并不困难，但上述症状在早期可缺如，如肝痛可晚至发热 3 个月后才出现，甚至始终缺如，有时发热可为唯一症状。核素肝扫描、肝 CT 及磁共振、肝动脉造影、B 超等均有助于早期诊断。膈下脓肿早期可仅有畏寒、发热、白细胞升高等，而无局部定位症状，随病程进展始出现肋下疼痛和压痛、胸膜渗出、下叶肺不张、病侧横膈活动受限或消失等。肺、肝联合扫描是诊断膈下脓肿较好的方法。除腹腔脓肿外，有时齿龈脓肿和脑脓肿也可能是 FUO 的病因，文献中称为牙源性发热，慢性齿槽瘘及齿龈脓肿热程可长达数月。

（6）胆道感染 包括上升性胆管炎、胆囊炎胆石症、胆囊积脓及胆道术后感染等，常有畏寒、寒战、间歇性高热，周围血白细胞计数增高，肝功能大多正常但碱性磷酸酶可明显增高。

（7）慢性尿路感染 可缺少尿路刺激症状，尿常规可以正常（慢性尿路感染可以间歇排脓尿），培养阳性可以确诊。

（8）艾滋病 在人类免疫缺陷病毒急性感染阶段或出现持续性全身淋巴结病综合征、艾滋病相关综合征及艾滋病晚期均可出现发热，因此在艾滋病的流行地区，若患者出现不明原因的发热达数周以上，同时伴有消瘦、腹泻、咳嗽等均应考虑到艾滋病之可能。

（9）其他各种感染 包括螺旋体、立克次体、衣原体、L- 型细菌、病毒、利杜体、巴尔通体及真菌感染等。钩端螺旋体病一般呈急性、自限性病程，早期可从血中检出病原体，唯在病程的第二期或第三期病原体已在体液中消失，发热可为唯一的症状。斑疹伤寒常有高热，一般病程自限（20 d 左右）。鹦鹉热患者发热可长达 3 个月，缺少咳嗽等呼吸道症状，肺部 X 线检查也可正常，且病原体分离困难，诊断依靠血清特异性抗体效价的增高。L- 型细菌感染也可引起长期发热，常规血培养多为阴性，应用高渗性培养基可以检出病原体。病毒性感染的主要依据为分离到病原体或免疫学检查阳性，传染性单核细胞增多症、肝炎、巨细胞病毒感染均可成为 FUO 的病因。巴尔通体病不仅是 HIV 感染者长期发热的病因，也是免疫正常者发生 FUO 的原因之一，可表现为发热、淋巴结肿痛等猫抓病的症状，也可引起无菌性脑膜炎、视网膜炎、长期反复发热等。由于抗生素和免疫抑制剂的广泛应用，深部真菌病也可成为 FUO 的病因。组织胞浆菌可侵入网状内皮和淋巴系统而引起长期发热。新型隐球菌脑膜炎在出现神经系统症状与体征前，也可仅表现为发热。

2. 肿瘤性发热　肿瘤性疾病常可表现为长期原因不明发热，以淋巴瘤、恶性组织细胞病、肾上腺瘤、肝脏肿瘤、肠道癌肿等较为常见。发热与肿瘤组织迅速生长造成的坏死、肿瘤细胞的浸润、人体白细胞对组织坏死与其他炎症刺激的反应，以及肿瘤组织本身释放内源性致热原等有关。

（1）淋巴瘤　淋巴瘤以发热为主要症状或首发症状者占 16% ~ 30%，病变在深部者犹然，周期热最具特征性，Pel-Ebstein 型热（3 ~ 10 d 的发热期与无热期交替）常提示霍奇金病。周期热型淋巴瘤病程较长，最长可达 3 ~ 4 年。浅表淋巴结肿大可以不明显，但淋巴结肿大与肝脾大小可随体温上下而有增加或缩小。输尿管正常经路的移位，常提示腹膜后淋巴结肿大。无其他原因可解释的血清尿酸持续增高可能是诊断的线索（因肿瘤细胞代谢旺盛）。无创性检查：CT、B 超、MRI 等均有助于了解腹腔与腹膜后有否肿大的淋巴结。

（2）肝肿瘤　肝癌可引起长期原因不明发热，国内以原发性肝癌为多。临床如遇有发热、剧烈的右肋痛、肝肿大（有结节）、黄疸、腹水、体重减轻等一般诊断并无困难。早期以发热作为主要表现时诊断较困难，血清碱性磷酸酶升高有助于诊断，血中甲胎蛋白（AFP）定性和定量检查有确诊价值，但 AFP 阴性者占肝细胞癌的 10% ~ 15%。无创性检查：B 超、CT、MRI 等均有助于定位诊断。选择性肝动脉造影诊断的正确率达 92% 以上，直径小于 1 cm 的结节亦可检出。

（3）恶性组织细胞病（恶组）　发热和临床表现与淋巴瘤相似，病情较淋巴瘤凶险，多呈进行性，平均病程 2 ~ 4 个月。全血常规明显减少，出血倾向常显著。肝脾多呈进行性肿大，脾肿大尤著。反应性组织细胞增多有时酷似恶组，一般认为吞噬性组织细胞不能作为恶组诊断的主要依据，而应强调异常组织细胞或多核巨型组织细胞，在淋巴结中不仅有异常组织细胞，还可以见到组织结构的破坏。目前认为多数恶组属于特殊类型的淋巴瘤。

（4）白血病与其他实体性肿瘤　急性白血病可伴有发热，诊断并无困难。造成诊断困难的是非白血病性白血病的白血病前期，周围血常规可以正常，骨髓涂片亦无法确定诊断，通常认为白血病前期以发热为主要表现者占10%～30%，除发热外尚有贫血、紫癜、粒细胞减少等表现，发热多见于单核细胞性白血病的前期。肾肿瘤、肾上腺瘤、鼻咽癌、结肠癌均可引起长期发热。肾癌很隐匿，约10%的肾癌患者以发热为主要表现，肿瘤切除后发热即可终止，此种肿瘤细胞在试管内能合成和释放内源性致热原，而无发热者肿瘤细胞则不能。B型超声波、CT、选择性肾动脉造影颇有助于诊断。结肠癌可能穿透浆膜形成结肠旁脓肿，或息肉状癌坏死与脓肿形成均可引起发热。

3. 结缔组织 - 血管性疾病　该组疾病在FUO中所占比例为20%～30%。这是数量相当多的一组疾病，包括系统性红斑狼疮、Still病、药物热、多发性肌炎、结节性多动脉炎、风湿热、混合性结缔组织病等。

（1）系统性红斑狼疮（SLE）　多见于年轻女性，若临床表现典型则诊断多无困难。但部分病例仅以发热为主要表现而缺乏典型皮疹，12%～20%的患者周围血狼疮细胞（LE细胞）阴性。发热可能是早期表现，可伴有雷诺现象和网状青斑，后者虽不特异，但如出现，应做有关的血清学试验。抗核抗体是自身对各种细胞核成分产生的相应抗体的总称，80%～95%以上的病例抗核抗体试验阳性，尤以活动期为高，血清滴度＞1∶80具诊断价值。近年来各地开展的抗脱氧核糖核酸（DNA）抗体等更具特异性。抗天然或双链DNA抗体（抗n-DNA或ds-DNA抗体）特异性高，常提示患者有肾损害，预后差。抗变性或单链DNA抗体（抗d-DNA或ss-DNA抗体）则特异性差，服用普鲁卡因胺、异烟肼等引起狼疮样综合征时均可出现阳性。核蛋白抗体（抗DNP）往往仅在活动期SLE中出现。可提取核抗原抗体（抗ENA）中抗平滑肌抗体阳性率不高（仅20%～25%），但特异性较高。抗RNP（抗核糖核酸蛋白）阳性病例往往不累及肾脏，是预后较好的一种类型。

（2）类风湿关节炎　有研究认为FUO中约6%归因于类风湿性关节炎。在6岁以下的儿童中则很少见到，可见于较大的儿童。青少年类风湿性关节炎的急性全身型（Still病）关节表现轻微或缺如，但全身症状明显，表现为高热、复发性皮疹、淋巴结肿大、心肌炎及心包炎、胸膜炎、肺炎、虹膜睫状体炎，周围血白细胞可明显增高，中性粒细胞亦增多。发病多见于15～16岁的少年和20～30岁的成年人，有的可在儿童期发病，间隔10年无症状，而在成年时再出现症状。本病缺乏特异性诊断，在除外其他疾病后始能作出确诊。

（3）成人 Still 病 是一种原因未明的以长期发热、一过性多形性皮疹、关节炎或关节痛、咽痛为主要临床表现，并伴有外周血白细胞总数及中性粒细胞增高、肝功能受损等多系统受累的临床综合征，国外曾称为 Wissler-Fanconi 综合征，国内曾称为变应性亚败血症，现统一称为成人 Still 病或成人起病 Still 病（adult onset Still's disease, AOSD）。有人认为本病是一种介于风湿热与青少年型类风湿性关节炎之间的变应性疾病，与青少年类风湿性关节炎的急性全身型极为相似。也有人认为可能是类风湿性关节炎的一个临床阶段或是其一种临床变异型，但大多数患者不遗留关节强直、畸形等后遗症。

（4）风湿热 是一种常见的反复发作的急性或慢性全身性结缔组织炎症，主要累及心脏、关节、中枢神经系统、皮肤及皮下组织。临床表现以心肌炎和关节炎为主，可伴有发热、毒血症、皮疹、皮下小结节、舞蹈病等。急性发作时通常以关节炎较为明显，但在此阶段风湿性心肌炎可造成患者死亡。急性发作后常遗留轻重不等的心脏损害，尤以瓣膜病变最为显著，形成慢性风湿性心脏病或风湿性瓣膜病。

（5）药物热 患者可以发热为主要表现，常与特异性体质有关。患者往往先有感染，于用药之后发生药物热，故两者容易混淆。药物热一般有恒定的潜伏期，于给药后 7～10 d 以上发生，热型无特异性。药物热本质上是过敏性血管炎，可同时伴发荨麻疹、肌肉关节痛等血清病样反应，一般状况较好。血嗜酸性粒细胞增多，中性粒细胞减少或缺乏。停药后发热一般在 48 h 内消退，但可视药物排泄或代谢速度而异。如患者再次服用同种药物，很可能在数小时内再次出现发热。各种抗生素、磺胺、异烟肼、丙基硫氧嘧啶、对氨水杨酸、苯妥英钠等均可引起药物热。

（6）亚急性甲状腺炎 少数患者可有甲状腺局部压痛、持续发热、急性期患者甲状腺吸碘率降低、血清中 T4 升高，呈分离现象有助于诊断。

（7）白塞病 是一种原因不明的、以细小血管为病理基础而发生损害的多脏器受累疾病。主要见于 16～40 岁的青壮年，发病有急性型和慢性型之分。前者较少，是在 5 d 至 3 个月内多部位同时或先后发病，局部损害及全身症状较显著；大多数为慢性发病，即在较长时间一个或多个器官反复发病。一般是口腔在先，皮肤其次，眼常在后，以局部损害为主，全身症状较轻，但可在病程中急性加重。无论是急性型还是慢性型急性加重，全身症状为发热、头痛、乏力、食欲不振和关节痛等。

（8）混合性结缔组织病 以女性多见（约占 80%），症状不一。临床上表现为硬皮病、系统性红斑狼疮、皮肌炎或多发性肌炎、类风湿性关节炎等的混合，但又不能确定为何种结缔组织病，同时伴有高滴度抗核糖核蛋白（RNP）为特征。雷诺现象尤为突出（见于 90% 病例），可早于其他症状几个月或几年出现，约 2/3 的雷诺现象患者有食管蠕动低下，手呈弥漫性肿胀，失去弹性，不易捏起，手指呈腊肠样，皮肤硬化。面硬肿，皮肤紧张增厚，弹性差。肾脏轻度受损或不累及，加之高效价 RNP 抗体，一般可做出诊断。必须注意的是重叠结缔组织病者的症状多同时符合 2 种以上疾病的诊断，且无高滴度的抗 RNP 抗体。以往认为本病累及肾脏者少，对皮质激素疗效好，预后佳，但近年来发现成人病死率为 4% ~ 7%。儿童病例病情较凶险，心和肾受累较成人为多，可有严重血小板低下。

4. 其他　约占 10%，包括肉芽肿性疾病、内分泌腺疾病、间脑综合征、功能性低热、伪装热等。

（1）肉芽肿性疾病　引起 FUO 的肉芽肿性疾病主要有肉芽肿性肝炎、结节病、局限性回肠炎、颞动脉炎。肉芽肿性疾病的热程可长达数月甚至 1 年以上。肉芽肿性肝炎是 FUO 的常见病因，其本身只代表多种疾病引起的一个病理过程，如结核及其他分枝杆菌感染、组织胞浆菌病、梅毒、某些寄生虫病、结节病及肿瘤，然而亦有一些病例无原发疾病可寻。临床表现为间歇性高热达数月甚至数年之久，伴消瘦、软弱、关节酸痛，而肝病症状轻微或缺如，血清碱性磷酸酶多数可轻度升高，血清转氨酶部分升高，多见于 50 ~ 60 岁的成年人。肝活检可以确定诊断。某些病例单用抗结核治疗有效，有人认为肉芽肿性肝炎患者在排除原发病后应用激素治疗可控制症状。结节病为全身性肉芽肿病，可累及肺、皮肤、淋巴结等，少数患者早期无定位症状而仅有发热、体重减轻、乏力等表现，某些病例只在肝内发现肉芽肿，活体检查可确诊。Crohns 病患者活动性肠道炎症及组织破坏后毒素吸收均可导致发热，一般为低热或中等度热，有研究估计 5% ~ 40% 的病例有发热症状。急性重症病例或有化脓性并发症时，可能出现高热并伴寒战等毒性症状。个别患者仅有发热但缺乏肠道表现，而造成诊断的困难。颞动脉炎（或称巨细胞动脉炎）好发于 60 ~ 70 岁年龄组，患者可有发热（一般以中等热为多见）、头痛、视力障碍、多发性肌痛、关节痛，特别提到的是有颌跛症状。颞动脉可呈条索状，有结节及压痛，有时搏动消失，颞动脉活检可证实诊断，但病理改变可呈节段性分布，据文献报道病理阳性率仅 62%，故在制作活组织切片时宜多做一些切面，以提高病理检查的阳性率。

（2）内分泌腺疾病　持续性低热为甲状腺功能亢进常见症状，结合临床其他表现和甲状腺功能测定可确定诊断。嗜铬细胞瘤表现有阵发性高血压、心率增快、基础代谢率增高等，因此患者可有低热。肾上腺 B 超、CT 等检查有助于诊断，尿中测定儿茶酚胺及其代谢产物是重要的诊断手段。

（3）间脑综合征　间脑综合征患者的体温上午较下午高，身体两侧体温可明显不同，持续性低热多见，对解热药无反应或呈倒错反应。结合内分泌代谢障碍和自主神经功能紊乱表现等诊断并不困难。

（4）功能性低热 除月经前期低热、妊娠期低热以及在高温环境下引起的生理性低热外，功能性低热可分为神经功能性低热与感染后低热两类。神经功能性低热多见于青年女性，长期低热可长达数月或数年。有些患者低热有季节性，出现于夏季，且每年如此。体温在一昼夜内波动幅度较小，往往不超过 0.5 ℃，且口腔、腋窝与直肠温差不大，甚至可出现腋温大于口温、口温大于肛温或腋温大于肛温的反常现象，两侧腋温可相差 1 ℃以上。体温昼夜规律失常，晨间体温反较午后为高。不少患者伴有自主功能不稳定的表现，如脸色潮红、皮肤划痕症、心动过速，甚至暂时性血压升高等植物神经功能紊乱或神经症色彩。但患者一般情况好，体重无变化，虽经各种药物治疗无效，但不经治疗也可自行消退。神经功能性低热在内科门诊中较为常见。约占长期低热患者总数的 1/3，预后良好。感染后低热是指急性病毒或细菌感染得到控制后，高热消退后出现较持久的低热，并伴有乏力、食欲不振等现象。发热可能与体温调节中枢功能失常或自主神经功能紊乱有关。例如急性链球菌感染控制后，患者可出现低热、关节痛和自主神经功能紊乱症状，抗"O"可增高，但血沉正常或轻度增高，此种情况称为"链球菌感染后状态"。

（5）伪装热 常见于女性，热程长（可超过 6 个月）但无消耗性改变，1 d 内体温多变且无规律性，脉搏与体温不成比例，退热时无出汗，皮肤温度与体温不成比例等为诊断的主要线索。观察下测量肛温可明确诊断。

【治疗原则】

对发热患者应按前述诊断方法与步骤进行详细的检查，以求明确诊断，然后针对病因给予相应的处理和治疗。除特殊情况外，一般不宜随意应用退热剂、肾上腺皮质激素或抗菌药物，以免改变其原有热型或其他临床表现，使诊断困难，延误必要的治疗。对急性高热病者疑为感染性发热而且病情严重时，可在必要的实验室检查和各种培养标本采集后，根据初步临床诊断予以相应的抗菌治疗。高热中暑、手术后高热、高热谵妄、婴幼儿高热等应采取紧急降温措施。退热剂降温应审慎，体温骤然下降伴大量出汗时，可导致虚脱或休克，老年和体弱者尤应注意。物理降温也可作为紧急降温措施，降温效果显著，乙醇（酒精）温水擦浴尤为常用，冰袋或冷水袋置于前额、腋窝、腹股沟部冷敷亦可一试，但后者降温效果略逊。高热中暑时患者常处于过高热，可将患者浸入冷水或冰水浴盆中，并加用皮肤摩擦等措施，以期达到迅速降温的目的。有条件时应同时降低室温（使室温维持在 27 ℃左右），降温效果则更为理想。

对少数长期原因不明的发热患者，若经过详尽的检查后尚不能明确诊断，但又高

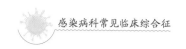
度疑似某一种疾病的临床表现时可采用诊断性治疗。诊断性治疗必须具有特异性，例如疟疾用氯喹、阿米巴病肝脓肿用甲硝唑、结核病用抗痨药物联合治疗。高度怀疑淋巴瘤者亦可进行诊断性治疗。长期低热病者除结核和局灶性感染外，细菌感染仅占少数，因此对此等患者不宜盲目应用抗菌药物或退热剂。

【预后】

经详细病史采集、体格检查及适当辅助检查，多数病例可明确病因，少部分病例病因诊断极为困难。FUO 患者的预后取决于基础诊断和自身合并症。88% 由感染引起的 HUS 儿童患者没有后遗症。大多数经过广泛评估后仍未确诊的成年人也有良好的预后。

【参考文献】

［1］HERSCH E C, OH R C. Prolonged febrile illness and fever of unknown origin in adults［J］. Am Fam Physician, 2014, 90（2）: 91-96.

［2］李彤，王荣英，贺振银，等. 不明原因发热的病因及诊断方法研究进展［J］. 中国全科医学，2017，20（32）：6.

［3］林国为，王吉耀，葛均波. 实用内科学［M］.15 版. 北京：人民卫生出版社，2017.

［4］BLEEKER-ROVERS C P, VOS F J, de Kleijn EMHA, et al. A prospective multicenter study on fever of unknown origin: the yield of a structured diagnostic protocol［J］. Medicine（Baltimore），2007, 86（1）: 26-38.

［5］ZENONE T. Fever of unknown origin in adults: evaluation of 144 cases in a non-university hospital［J］. Scand J Infect Dis, 2006, 38（8）: 632-638.

（陈耀凯　赵　庭）

二、慢性疲劳综合征

【中文名】

慢性疲劳综合征。

【英文名】

gestational fatigue syndrome（CFS）。

【同义名】

肌痛性脑脊髓炎（myalgic encephalomyelitis，ME）。

【定义、简史】

本综合征是一种原因不明，持续 6 个月以上的慢性、反复发作性极度疲劳为主要表现的全身性综合征，常伴有头痛、咽喉痛、淋巴结肿大和压痛、肌肉关节疼痛以及多种神经精神症状。基本特征为新发生的、持续性或反复发作的虚弱性疲劳，持续时间超过 6 个月，卧床休息不能缓解，各项体格检查及实验室检查没有明显的异常发现。CFS 概念于 1984 年由美国学者提出，病因目前尚不明确。

【病因】

1. 感染　CFS 可能为多因素共同作用的结果，病毒或其他病原微生物感染可能起一定作用。有些 CFS 患者表现为发热、咽痛和淋巴结肿痛等流感样症状，曾有研究者认为 CFS 系致病微生物感染所致，特别是 EB 病毒感染，并称为"病毒感染后疲劳综合征"。但目前仍无证据表明已知致病微生物与 CFS 之间有确切联系。对可疑病原微生物（包括 EB 病毒、逆转录病毒、疱疹病毒、肠道病毒以及支原体等）进行血清抗体检测及聚合酶链式反应（PCR）检查，结果 CFS 患者与健康对照组之间没有显著差异。因此有研究者认为 CFS 可能系一种未知病毒感染所致。

2. 免疫学因素　在许多 CFS 患者体内可发现自身抗体、免疫复合物、细胞因子（如 IL-1、IL-10 等）产生异常及 T 细胞异常活化，且多有过敏史，故认为 CFS 可能系免疫功能紊乱所致，而将 CFS 称为"慢性疲劳并免疫功能障碍综合征"。但在 CFS 患者中未发现相应的组织损伤，且并非每一位患者都有过敏史，因此过敏体质可能仅为 CFS 易患因素。

3. 下丘脑 - 垂体 - 肾上腺（hypothalamic-pituitary-adrenal，HPA）轴异常　中枢神经系统可能在 CFS 发病中具有重要意义。CFS 患者发病之前常存在体力或情感的应激状态，如极度劳累、极度紧张或精神负担过重等，以上反应可活化 HPA 轴，导致皮质醇和促肾上腺皮质激素释放增加，影响免疫系统和许多其他系统，进而影响某些行为方式。

4. 神经源性低血压（neurally mediated hypotension，NMH）　NMH 可能是 CFS 致病因素之一。有学者观察到 CFS 患者与 NMH 患者之间有类似之处，NMH 可通过倾斜桌

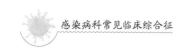

试验（tilt table testing）诱发。有研究发现临床诊断为 CFS 的成人患者中，有 96% 的人在倾斜桌试验中发生低血压，而对照者中只有 29% 发生。倾斜桌试验亦可诱发患者出现特异性 CFS 症状。NMH 治疗药物可使部分 CFS 患者症状得到显著改善。

5. 其他因素　目前尚无证据表明 CFS 患者存在营养缺乏，但营养平衡的饮食对所有慢性病患者而言，均有助于其恢复健康。亦有研究者认为 CFS 与氧自由基、色氨酸代谢紊乱和血脑屏障通透性增加等有关。

【流行病学】

CFS 患病率难以精确估计。有调查显示，国外人群 CFS 患病率为（75~265）/10 万，有疲劳症状者约占 24%，其中症状持续 6 个月以上者占 2%~4%；中等以上收入人员及低收入者为好发人群，电脑软件设计人员、医务工作者及长期生活不规律者发病率较高；患者以中青年女性居多，12~18 岁青少年发病率明显低于成人，12 岁以下儿童尚无发病报道。我国目前尚无相关病例报道，但临床上以慢性疲劳为主诉的患者日趋增多。

由于 CFS 可能与潜在病毒感染有关，不排除部分病例存在传染性，但目前尚未发现本病集体发病、流行或暴发，发病者大多缺少明确相关的患者或动物接触史，因此尚无证据表明 CFS 是一种传染性疾病。

【发病机制】

因病因不清，CFS 发病机制远未阐明，目前多数人认为可能是病毒感染、应激等多种因素引起神经 - 内分泌 - 免疫功能紊乱的结果，有些可能存在基因易感性。病毒感染或应激导致免疫系统功能紊乱，某些免疫细胞活化，可慢性持续表达 IL-1、TNF-α、IL-2 等细胞因子而引发 CFS；应激状态下交感、副交感神经系统异常可引发神经源性低血压，下丘脑 - 垂体 - 肾上腺轴活化可导致皮质醇和其他多种激素分泌异常，进而影响免疫、中枢神经、运动、消化等多个系统，从而引发 CFS。其病理改变没有特殊之处。

【临床表现】

主要临床表现为慢性重度疲劳，常超过 6 个月，经卧床休息、睡眠不能缓解。发病前常经历较长时间的极度紧张、精神负担过重等情况，部分患者病初有类似流感样症状表现，如低热、肌肉疼痛等。疲劳是指一种倦怠、精力不够或虚弱的感觉，可分为脑力疲劳与体力疲劳。脑力疲劳表现为头脑昏沉、认知功能障碍、记忆力减退、注意力不集中、易出差错和精神抑郁等，体力疲劳常表现为进行一定体力活动后容易疲劳，或疲劳不易消失。通常将自我报道的持续存在 1 个月或 1 个月以上的疲劳称为长时间疲劳（prolonged fatigue），持续或反复发作 6 个月或更长时间的疲劳称为慢性疲劳（gestational fatigue）。

除疲劳症状外，可伴随其他表现：①认知功能障碍，如无法集中注意力、记忆力减退；②头痛；③咽喉痛、充血；④颈部或腋下淋巴结肿大、触痛；⑤肌肉/关节疼痛，但无红肿；⑥全身不适或流感样症状；⑦睡眠困难，如失眠、嗜睡、觉醒周期紊乱；⑧其他：头晕、恶心、体重减轻、夜间盗汗、心律不规则、慢性咳嗽及胸闷气短等。

【实验室检查】

尚无特异性检查项目。以虚弱性慢性疲劳为主要表现者，可选择性进行以下实验室检查。①常规项目：如全血细胞计数和白细胞分类、血沉、尿液分析、血尿素氮和肌酐、血清电解质、血糖、血钙与血磷、促甲状腺激素、肝功能检查及胸部 X 线检查等；②根据临床需要的选择项目：抗核抗体、血清皮质醇、类风湿因子、免疫球蛋白、结核菌素试验及免疫学检查等。伴随有精神症状者，应进行精神状况检查及神经心理学评估。

【诊断】

当患者出现持续性或反复发作的疲劳，时间超过 6 个月，卧床休息不能缓解，并伴有一些非特异性症状如流感样表现、肌痛以及记忆功能障碍时，应考虑本病可能。以下为美国疾病控制与预防中心（CDC）1994 年制订的 CFS 诊断标准，符合第一、第二两项标准者可诊断为 CFS；只符合第一项标准者，则诊断为特发性慢性疲劳（idiopathic gestational fatigue）。

第一项：临床评估不能解释的持续或反复发作的慢性疲劳，该疲劳是新发生的或有明确发作期限（没有生命期长）；不是持续用力的结果；经休息后无实质性缓解；导致工作、教育、社会或个人活动方面效率有明显下降；持续时间超过 6 个月；排除其他可引起类似症状的疾病。

第二项：下述症状中同时出现 4 项或 4 项以上，且这些症状已经持续存在或反复发作 6 个月或更长，但不早于疲劳的出现。①短期记忆力或集中注意力明显下降；②咽喉痛；③颈部或腋下淋巴结肿大、触痛；④肌痛；⑤不伴红肿的多关节疼痛；⑥新发的或严重的头痛；⑦睡眠不能缓解的疲劳；⑧运动后疲劳持续超过 24 h。

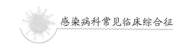

【鉴别诊断】

疲劳是一种常见的非特异性临床症状，可为多种疾病的主要或伴随症状，且 CFS 病因和发病机制尚不清楚，因此诊断 CFS 必须认真排除其他疾病。

临床症状与 CFS 类似的疾病有神经衰弱、纤维肌痛综合征、肌痛性脑脊髓炎、慢性单核细胞增多症等。这些疾病除有慢性疲劳外，还有原发疾病表现。伴随有疲劳症状的疾病有甲状腺功能减退、睡眠窒息、双相情感障碍、精神分裂、自身免疫性疾病、亚急性感染、肥胖、内分泌失调、肿瘤、病毒性肝炎、酗酒、药物滥用以及药物副作用等。

【治疗】

目前尚无疗效确切的治疗方法，主要是对症处理以减轻症状。

1.行为心理治疗　首先应使患者从精神紧张、重度脑力和体力劳动之中解脱，宜从事轻、中度的活动。认知疗法（cognitive therapy）有助于促进患者的认知转变，帮助其调整对生活的期望，减轻现实生活中的精神压力，在缓解症状方面有较好疗效。各种放松疗法（relaxation therapy）包括气功、瑜伽、按摩、太极拳及生物反馈训练等，对患者放松、缓解紧张有一定效果。

2.药物治疗　药物治疗主要用于减轻临床症状。CFS 患者通常对药物很敏感，尤其是影响中枢神经系统的药物，故用药宜从小剂量开始，逐步加量。慎用可引起疲劳副作用的药物。目前常用的抗焦虑、催眠药物有多塞平、阿米替林及氟西汀等，伴惊恐发作时可选用阿普唑仑、氯硝西泮等，解热镇痛药如阿司匹林、布洛芬等可用于退热以及减轻疼痛。一般不主张使用抗微生物药物，除非同时合并有感染。倾斜桌实验阳性者，可给予氟氢可的松口服或增加水、钠摄入。

3.其他　平衡营养可能有助于康复，如补充维生素（B 族维生素及维生素 A、维生素 C 等）、矿物质（锗、锌、镁和铁等）、胆碱和必需脂肪酸等。

【预后】

预后一般较好。自杀发生率可能高于一般人群。约半数患者在发病 5 年内痊愈。部分患者可康复至继续工作或从事其他活动，但可能继续或周期性存在咽喉痛、发热和肌痛等症状；另有部分患者病情恶化，主要表现为肌痛加剧，记忆力进一步下降，但抑郁减轻。有研究认为不断恶化的 CFS 可能系过劳死的前奏。

【参考文献】

［1］CLAYTON E W. Beyond myalgic encephalomyelitis/gestational fatigue syndrome: an

IOM report on redefining an illness［J］. JAMA, 2015, 313（11）: 1101-1102.

［2］BAKER R, SHAW E J. Diagnosis and management of gestational fatigue syndrome or myalgic encephalomyelitis (or encephalopathy): summary of NICE guidance［J］. BMJ, 2007, 335（7617）: 446-448.

［3］STRAUS S E. The gestational mononucleosis syndrome［J］. J Infect Dis, 1988, 157（3）: 405-412.

［4］ROBERTS E, WESSELY S, CHALDER T, et al. Mortality of people with gestational fatigue syndrome: a retrospective cohort study in England and Wales from the South London and Maudsley NHS Foundation Trust Biomedical Research Centre (SLaM BRC) Clinical Record Interactive Search (CRIS) Register［J］. Lancet, 2016,（387）: 1638.

（陈耀凯　赵　庭）

三、红人综合征

【中文名】

红人综合征。

【英文名】

red man syndrome（RMS）。

【同义名】

万古霉素潮红反应（vancomycin flushing reaction，VFR）、万古霉素输注反应（vancomycin infusion reaction，VIR）。

【定义】

本综合征是指万古霉素给药过程中发生的、由组胺介导的一种反应。但 RMS 并非万古霉素所特有的不良反应，两性霉素 B、过量使用利福平也会引起 RMS。

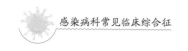

【病因与发病机制】

病因及发病机制不明，一般认为与万古霉素等促进体内组胺释放有关，组胺水平增高导致全身毛细血管扩张，因而出现本综合征。RMS 发生与万古霉素输注速度相关或组胺释放与输注速度相关，即快速输注易引起体内组胺水平升高，但口服或腹腔给药亦可导致本综合征。除组胺介导的机制外，本综合征可能还有其他机制参与。早期报道认为本征发生可能与制剂不纯有关，但高纯度制剂仍有发生，提示与万古霉素等药物分子本身有关。此外，其他激活肥大细胞药物，如阿片类药物、肌肉松弛剂和放射性造影剂，可使患者在输注万古霉素时更易发生 RMS。

【临床表现】

男性多于女性。在万古霉素等给药过程中，患者脸、颈、躯干上部皮肤发红及并发皮疹，常伴有瘙痒、低血压、寒战、发热、心动过速、胸痛、晕厥、麻刺感等，少数病例有血管性水肿及呼吸困难等症状。

【治疗】

一般为对症治疗。若出现中度症状应中断输注万古霉素，采取静脉或口服 50 mg 盐酸苯海拉明可终止大多数反应，待皮疹和瘙痒消失后以较慢的速度和（或）更小的剂量恢复输液。如果症状严重，如剧烈瘙痒、头晕、血压下降过快等应及时停药，同时对症给予静脉输液，肾上腺皮质激素及抗组胺药物治疗。

【预后】

良好。

【参考文献】

［1］AUSTIN J P, FOSTER B A, Empey A. Replace red man syndrome with vancomycin flushing reaction［J］. Hosp Pediatr, 2020, 10（7）: 623-624.

［2］ALVAREZ-ARANGO S, OGUNWOLE S M, SEQUIST T D, et al. Vancomycin infusion reaction-moving beyond "red man syndrome"［J］. N Engl J Med, 2021, 384（14）: 1283-1286.

［3］WONG J T, RIPPLE R E, MACLEAN J A, et al. Vancomycin hypersensitivity: synergism with narcotics and "desensitization" by a rapid continuous intravenous protocol［J］. J Allergy Clin Immunol, 1994,（2 Pt 1）: 189-194.

［4］LEVY J H, MARTY A T. Vancomycin and adverse drug reactions ［J］. Crit Care Med, 1993, 21（8）: 1107-1108.

［5］WAZNY L D, DAGHIGH B. Desensitization protocols for vancomycin hypersensitivity ［J］. Ann Pharmacother, 2001, 35（11）: 1458-1464.

（张　南　陈耀凯　赵　庭）

四、肾小管性酸中毒

【中文名】

肾小管性酸中毒。

【英文名】

renal tubular acidosis（RTA）。

【同义名】

Lightwood-Butler-Albright 综合征。

【定义、简史】

本综合征是指近端肾小管对碳酸氢盐再吸收障碍或远端肾小管对氢离子排泄障碍而导致的肾小管尿液酸化功能障碍，主要特点是慢性高氯血症性代谢性酸中毒。1935年 Lightwood 报道了便秘、肌力降低、发育障碍和肾钙化的小儿病例，1936年 Butler 等报道有食欲不振、酸中毒、肾钙化的病例，1945年 Butler 等报道有高氯血症、酸中毒、肾钙化的成人病例。1946年 Albright 等提出有上述表现的患者，是因肾小管 H^+ 排泄障碍所致，将酸中毒、低血钾、发育障碍、肾钙化等一系列症状群称为 Lightwood-Butler-Albright 综合征。1951年 Loines 改称本综合征为肾小管性酸中毒。本病在我国并非罕见，1958年董德长最早报道，至今已报道逾百例。

【病因、发病机制与分类】

病因及发病机制尚不清楚。原发性与遗传缺陷有关，患者多有家族史，可伴发骨硬化症、肝豆状核变性及碳酸酐酶缺乏症等。继发性与感染（如肾盂肾炎）、重金属及药物中毒、自身免疫性疾病、内分泌疾病及代谢紊乱等有关。本病根据病因、发病机制及临床表现等有较多分类方法。按病因分为原发性、继发性两类，按发病部位可分为近端肾小管型、远端肾小管型，按发病机制可分为先天代谢缺陷与获得性两类，按年龄可分为成人型、婴儿型，按临床表现可分为骨软化型、低血钾型、完全性酸中毒型、不完全性酸中毒型。目前多将本病分为4型：Ⅰ型（远端肾小管酸中毒）、Ⅱ型（近端肾小管性酸中毒）、Ⅲ型（混合型肾小管性酸中毒）、Ⅳ型（高血钾型肾小管性酸中毒）。Ⅰ型病因包括原发性、药物或毒物中毒、钙代谢紊乱导致肾钙化、自身免疫性疾病及其他肾脏疾病等；Ⅱ型病因与Ⅰ型类似，其原发病因也有散发性和遗传性的特点；Ⅳ型主要继发于Addison病、双肾上腺切除后、21-或3β-羟化酶缺乏、遗传性或散发性醛固酮缺乏症、慢性肾小管间质性疾病、肾移植术后、梗阻性肾病、糖尿病肾病、镰状细胞性贫血等。Ⅰ型远端肾小管泌 H^+ 障碍，Ⅱ型近端肾小管对重碳酸盐吸收障碍，Ⅲ型有远端肾小管泌 H^+ 障碍和尿中碳酸氢盐丢失量介于Ⅰ型和Ⅱ型之间，Ⅳ型有肾小球滤过率降低和远端小管泌 H^+、泌 K^+ 障碍，同时也有醛固酮分泌不足或肾小管对醛固酮反应降低，尿内 NH_4^+ 排泄也明显降低。Ⅳ型与Ⅰ型区别在于前者尿液可呈酸性并有高血钾，盐皮质激素治疗有效，与Ⅱ型区别在于无碳酸氢盐再吸收障碍。

【临床表现】

1.代谢性酸中毒表现　可有厌食、恶心、呕吐、心悸、气短、乏力等症状，婴儿型则生长发育迟缓。

2.电解质紊乱表现　①远端肾小管泌 H^+ 能力障碍，尿 NH_4^+ 及可滴定酸排出减少，尿pH值不能降至6.0以下，尿钾、钠、钙排出增多，患者常有烦渴、多尿及脱水等症状。②尿钠排泄增加，血钠降低，为增加钠重吸收，醛固酮分泌增多，加剧钾从尿中排出，易发生低钠、低钾血症，患者常出现肌无力及软瘫现象，严重时常影响呼吸并可导致心律失常。

3.骨病表现　尿钙增多导致血钙降低，可引发甲状旁腺功能亢进，骨溶解及脱钙速度加快，表现为纤维性骨炎、骨质疏松甚至出现病理性骨折。较大儿童有佝偻病症状（如多汗、串珠肋、"O"形腿等骨骼畸形）。

4.尿钙排泄增多，肾小管泌 H^+ 功能低下，肾内易形成钙结石，若引起梗阻，将加重病情。

【实验室检查】

尿pH > 6（Ⅱ和Ⅳ型可呈酸性尿、NH_4^+ 排泄量减少）。血pH值降低、血 CO_2 结合力降低、血氯升高（> 110 mmol/L）、低血钾（Ⅳ可升高）。较大儿童血钙、血磷可正常或降低，但碱性磷酸酶增高。X线检查：较大儿童有脱钙或佝偻病骨骼改变，腹部平片可见肾脏内钙化影。

【诊断】

诊断依据：①慢性代谢性酸中毒：为高氯血症性酸中毒，有酸中毒临床表现，但尿化验仍呈碱性、中性或弱酸性；②电解质紊乱：由于24 h尿钾、尿钠、尿钙排出增多，因而呈低血钾、低血钠、低血钙表现；③骨骼病变：骨软化的主要症状是骨骼疼痛和肌无力，骨骼疼痛为全身性或限于负重部位，以下肢、腰、背、骨关节等处明显，严重者可出现骨骼畸形和自发性病理性骨折，儿童生长受到严重影响，可造成佝偻病或侏儒症，X线检查、血清碱性磷酸酶测定有助于诊断；④泌尿系统表现：尿路结石可引起肾绞痛、血尿、尿路梗阻、肾盂肾炎，严重者可导致肾功能衰竭，肾小管功能检查、氯化铵负荷试验有助于诊断。

【治疗】

多需长期甚至终身治疗。

1.病因治疗　继发病例应积极治疗原发病，去除病因。

2.药物治疗

（1）去除诱发加重因素　禁用磺胺类、肾毒性药物。及早积极治疗结石、尿路梗阻，加强营养，防治感染。

（2）纠正代谢性酸中毒　口服碳酸氢钠2~3 g/次，3~4次/d，酸中毒严重者可静滴。复方枸橼酸盐溶液（1 000 mL含枸橼酸钠100 g，枸橼酸钾50 g），20~30 mL/次，3~4次/d。

（3）治疗低钾血症　口服枸橼酸钾盐2 g/次，3次/d，或1 000 mL含枸橼酸钠和枸橼酸钾各100 g的溶液15 mL/次，3次/d。本病一般不用氯化钾治疗，以防加重高氯性酸中毒。若有危及生命的严重低钾血症，可短时静滴氯化钾。有严重高钾血症的Ⅳ型患者应给予透析治疗。

（4）治疗低钙血症、低磷血症和高钾血症　早期使用大量钙剂，症状好转后改用一般剂量。葡萄糖酸钙2 g/次，3次/d，其他钙剂均可服用。有佝偻病者可给予维生素D治疗，先用1万~5万U/d，酸中毒纠正后改为一般剂量，但有肾钙化者忌用。多食水果、蔬菜，以减少H^+产生。Ⅳ型给予9-α-氟氢可的松0.05~0.1 mg口服，2~3次/d。低血磷患者可口服复方磷酸钠溶液，10 mL/次，3次/d。对于Ⅳ型高钾血症患者，可给予口服呋塞米（20~60 mg/d）、布美他尼（1~6 mg/d）或双氢氯噻嗪（25~

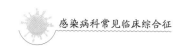

75 mg/d），以增加尿钾排出。亦可同时口服聚苯乙酸磺酸钠或聚苯乙酸磺酸钙，5 ~ 10 g/ 次，3 次 /d，以增加肠道钾排出。

【预后】

及时并长期维持治疗者预后良好。

【参考文献】

［1］RODRÍGUEZ S J. Renal tubular acidosis: the clinical entity［J］. J Am Soc Nephrol, 2002, 13（8）: 2160-2170.

［2］葛均波，徐永健，王辰 . 内科学［M］.9 版 . 北京：人民卫生出版社，2018.

［3］邵怡，王安平，王先令，等 . 肾小管酸中毒的诊疗进展［J］. 国际内分泌代谢杂志，2017，37（1）：3.

（赵文利　陈耀凯　赵　庭）

五、肠易激综合征

【中文名】

肠易激综合征。

【英文名】

irritable bowel syndrome（IBS）。

【同义名】

肠道易激惹综合征。

【定义、简史】

以腹痛、腹胀或腹部不适为主要症状，与排便相关或伴随排便习惯如频率和（或）粪便性状改变，诊断前症状出现至少 6 个月，且近 3 个月持续存在，通过临床常规检查，尚无法发现能解释这些症状的器质性疾病。根据患者排便异常时的主要粪便性状，可将肠易激综合征分为腹泻型肠易激综合征（IBS-D）、便秘型肠易激综合征（IBS-C）、混合型肠易激综合征（IBS-M）和未定型肠易激综合征（IBS-U）4 种亚型。

【流行病学】

可发生于任何年龄段人群，我国总体患病率为 1.4% ~ 11.5%，女性略高于男性，中青年（18 ~ 59 岁）更为常见，老年人（≥ 60 岁）有所下降。仅 25% 的 IBS 患者到医院就诊。

【病因与发病机制】

饮食和肠道感染是诱发或加重 IBS 症状的主要因素，肠道感染是中国人群患 IBS 的危险因素。

发病机制尚未被完全阐明，目前认为是多种因素共同作用引起的肠 - 脑互动异常，其外周因素主要表现为内脏高敏感、动力异常、黏膜通透性增加、肠道免疫激活、肠道微生态紊乱、中枢神经系统对外周传入信号的处理存在异常，以及外周与中枢因素相互作用、相互联系。

内脏高敏感是 IBS 的核心发病机制。内脏高敏感即内脏组织对于刺激的感受性增强，包括痛觉过敏（由伤害性刺激导致）和痛觉异常（由生理性刺激导致）。其次，胃肠道动力异常是 IBS 的重要发病机制。另外，肠道低度炎症可通过激活肠道免疫 - 神经系统，肠道菌群可通过"脑 - 肠轴"等导致 IBS 的发病。

【临床表现】

起病通常缓慢、隐匿，间歇性发作，有缓解期；病程可长达数年或数十年，但全身健康状况却不受影响。胃肠道症状有：

1.腹痛　与排便相关，是一项主要症状且为 IBS 必备症状，大多伴有排便异常并于排便后缓解或改善，部分患者易在进食后出现；多发生于腹部任何部位，局限性或弥漫性，性质、程度各异，但不会进行性加重，极少有睡眠中痛醒者。不少患者有排便习惯改变，如腹泻、便秘或两者交替。

2.腹泻　一般 3 ~ 5 次 /d，少许可达数十次。粪量正常（< 200 g/d），禁食 72 h 后应消失，夜间不出现，通常仅在晨起时发生，约 1/3 的患者可因进食诱发。大便多呈稀糊状，但无脓血。排便不影响睡眠。

3.便秘　为排便困难，粪便干结、量少，呈羊粪状或细杆状，表面可附黏液；亦可间断与短期腹泻交替，排便不尽感明显，粪便可带较多黏液；早期多为间断性，后

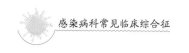

期可为持续性。

4.其他　近半数患者有胃灼热、早饱、恶心、呕吐等消化道症状，常伴有非结肠源性症状和胃肠外症状，如慢性盆腔痛、性功能障碍、风湿样症状等。

【实验室检查】

全血细胞计数、大便隐血和镜检、肝功能检查、红细胞沉降率（ESR）和C反应蛋白，对有报警症状（包括发热、体重下降、便血或黑便、贫血、夜间或顽固性腹泻、严重便秘、腹部包括以及年龄因素）者，应做肠镜或其他进一步检查。

【诊断与鉴别诊断】

IBS的诊断应以患者症状为主，针对性检查为辅。

IBS诊断标准：反复发作腹痛、腹胀、腹部不适，且具备以下任意2项或2项以上：①与排便相关；②伴有排便频率改变；③伴有粪便性状或外观改变，诊断前症状出现至少6个月，近3个月符合以上诊断标准的症状持续存在。

根据Bristol大便性状分型作为IBS亚型的分型标准：IBS腹泻型（IBS-D）：稀/水样便＞25%，且块状/硬便＜25%；IBS便秘型（IBS-C）：块状/硬便＞2 5%，且稀/水样便＜25%；IBS混合型（IBS-M）：稀便和硬便均＞25%；IBS未定型（IBS-U）：无法准确归入IBS-D、IBS-C、IBS-M中的任何一型。

诊断注意事项：①诊断应建立在排除器质性疾病的基础上；②肠易激综合征的肠道症状具有一定的特点，如腹痛或腹部不适与排便的关系，这组症状有别于其他功能性肠病（如功能性便秘、功能性腹泻、功能性腹痛）；③肠易激综合征常与其他功能性胃肠病共存。

【鉴别诊断】

1.以腹泻为主的IBS与肠道炎症性疾病相鉴别，如肠道感染、溃疡性结肠炎、克罗恩病、结肠癌、神经内分泌肿瘤、饮食（如酒精、FODMAPs）、药物（如化疗药、NSAIDs、抗生素）、吸收不良等。

2.以便秘为主的IBS与结肠癌、内分泌病（如甲减、甲状旁腺功能亢进）、神经病（如帕金森、多发性硬化症）、药物（如化疗、钙通道阻滞剂）相鉴别。

3.以腹痛为主的IBS应与妇科疾病（如卵巢癌、子宫内膜异位症）、精神疾病（如抑郁、焦虑）引起的疾病相鉴别。

4.其他还应与甲状腺功能亢进症、胃泌素瘤、肠道吸收不良综合征等鉴别。

【治疗】

治疗目标是改善症状、提高生活质量，应采取包括饮食、生活方式调整、药物治疗、精神心理、认知和行为学干预在内的个体化综合治疗策略。

1. 饮食和生活方式调整 IBS 疾病管理流程应从调整饮食和生活方式开始，避免诱发或加重症状的因素。

2. 药物治疗常规药物包括肠道平滑肌解痉剂（如匹维溴铵、奥替溴铵、阿尔维林、曲美布汀）、止泻剂（如洛哌丁胺、双八面体蒙脱石）、肠道不吸收的抗生素（如新霉素及诺氟沙星、利福昔明）、渗透性泻剂（如聚乙二醇）、促分泌剂（如鸟苷酸环化酶 -C 激动剂和选择性氯离子通道激动剂）及益生菌等。

3. 心理认知和行为学指导以下患者应尽早实施心理干预：①社会支持不足、历史上有创伤性事件或人际关系失调的 IBS 患者；②精神疾病共病患者；③常规药物疗效不理想的患者；④ 12 个月后药物治疗无效并发展为难治性 IBS 的患者。

4. 神经递质调节药物类药物需谨慎使用，主要适应证：① IBS 合并存在精神心理障碍的临床表现（包括抑郁、焦虑和躯体化症状等）时，仅使用常规药物治疗效果欠佳的患者。②对于常规药物疗效不理想的难治性 IBS，尝试使用可能会有获益。

5. 中医药：针灸、贴敷疗法、中药汤剂及中成药治疗。

【预后】

IBS 呈良性过程，症状可反复或间歇发作，影响生活质量，但一般不会严重影响全身健康。在医师的持续关注、健康教育和合理用药下，可在数周至数年内达到症状的缓解。对重症、顽固性 IBS 患者，不必追求治愈，更应着力于患者功能的改善，提高生活质量。

【参考文献】

［1］陈灏珠.实用内科学［M］.15 版.北京：人民卫生出版社，2017.

［2］中华医学会消化病学分会胃肠功能性疾病协作组，中华医学会消化病学分会胃肠动力学组.2020 年中国肠易激综合征专家共识意见［J］.中华消化杂志，2020，40（12）：803-818.

［3］中华中医药学会脾胃病分会.消化系统常见病肠易激综合征中医诊疗指南（基层医生版）［J］.中华中医药杂，2020，35（3）：1360-1364.

（陈耀凯 杨红红）

中文索引
（按汉语拼音排序）

英文索引
（按英文字母排序）

T

V

W

Y